AF537867

Haug

Stefan von Löwensprung
Natalie Rosenhauer-von Löwensprung

Anthroposophische Medizin in der Naturheilpraxis

2., aktualisierte und erweiterte Auflage

36 Abbildungen

Karl F. Haug Verlag · Stuttgart

Stefan von Löwensprung
Lortzingstr. 49
73660 Urbach
Deutschland

Natalie Rosenhauer-von Löwensprung
Schwabmünchener Str. 25A
86807 Buchloe
Deutschland

Bibliografische Information der Deutschen Nationalbibliothek
Die Deutsche Nationalbibliothek verzeichnet diese Publikation in der Deutschen Nationalbibliografie; detaillierte bibliografische Daten sind im Internet über http://dnb.d-nb.de abrufbar.

Ihre Meinung ist uns wichtig! Bitte schreiben Sie uns unter:
www.thieme.de/service/feedback.html

© 2024. Thieme. All rights reserved.
Karl F. Haug Verlag in Georg Thieme Verlag KG
Rüdigerstraße 14, 70469 Stuttgart, Germany
www.haug-verlag.de

Printed in Germany
1. Auflage 2013

Covergestaltung: © Thieme
Bildnachweis Cover: © Karin Jähne/stock.adobe.com
Zeichnungen (sofern in der Abbildungslegende nicht anders ausgewiesen): Helmut Holtermann, Dannenberg
Alle anderen Abbildungen (sofern in der Abbildungslegende nicht anders ausgewiesen): Natalie Rosenhauer-von Löwensprung und Stefan von Löwensprung
Redaktion: Ute Haßfeld, Dortmund
Satz: Druckhaus Götz GmbH, Ludwigsburg
Druck: Westermann Druck Zwickau GmbH, Zwickau

DOI 10.1055/b000 000 570

ISBN 978-3-13-244298-6 1 2 3 4 5 6

Auch erhältlich als E-Book:
eISBN (PDF) 978-3-13-244305-1
eISBN (epub) 978-3-13-244306-8

Wichtiger Hinweis: Wie jede Wissenschaft ist die Medizin ständigen Entwicklungen unterworfen. Forschung und klinische Erfahrung erweitern unsere Erkenntnisse, insbesondere was Behandlung und medikamentöse Therapie anbelangt. Soweit in diesem Werk eine Dosierung oder eine Applikation erwähnt wird, dürfen die Lesenden zwar darauf vertrauen, dass Autor*innen, Herausgeber*innen und Verlag große Sorgfalt darauf verwandt haben, dass diese Angabe **dem Wissensstand bei Fertigstellung des Werkes** entspricht.
Für Angaben über Dosierungsanweisungen und Applikationsformen kann vom Verlag jedoch keine Gewähr übernommen werden. **Jede*r Benutzende ist angehalten**, durch sorgfältige Prüfung der Beipackzettel der verwendeten Präparate und gegebenenfalls nach Konsultation eines/r Spezialist*in festzustellen, ob die dort gegebene Empfehlung für Dosierungen oder die Beachtung von Kontraindikationen gegenüber der Angabe in diesem Buch abweicht. Eine solche Prüfung ist besonders wichtig bei selten verwendeten Präparaten oder solchen, die neu auf den Markt gebracht worden sind. **Jede Dosierung oder Applikation erfolgt auf eigene Gefahr des Benutzenden.** Autor*innen und Verlag appellieren an alle Benutzenden, ihnen etwa auffallende Ungenauigkeiten dem Verlag mitzuteilen.

Marken, geschäftliche Bezeichnungen oder Handelsnamen werden nicht in jedem Fall besonders kenntlich gemacht. Aus dem Fehlen eines solchen Hinweises kann nicht geschlossen werden, dass es sich um einen freien Handelsnamen handelt.

Das Werk, einschließlich aller seiner Teile, ist urheberrechtlich geschützt. Jede Verwendung außerhalb der engen Grenzen des Urheberrechtsgesetzes ist ohne Zustimmung des Verlages unzulässig und strafbar. Das gilt insbesondere für Vervielfältigung und Verbreitung in gedruckter Form, Übersetzung, Übertragung und Bearbeitung in andere Sprachen oder Fassungen sowie die Einspeicherung und Verbreitung in elektronischen Medienformen (z. B. CD-Rom, DVD, USB-Speicher, Datenbank, cloud-basierter Dienst, e-book und sonstige Formen des electronic publishing) und auch öffentlicher Zugänglichmachung (z. B. Internet, Intranet oder andere leitungsgebundene oder -ungebundene Datennetze), u. a. durch Wiedergabe auf stationären oder mobilen Empfangsgeräten, Monitoren, Smartphones, Tablets oder sonstigen Empfangsgeräten per Download (z. B. PDF, ePub, App) oder Abruf in sonstiger Form etc.

Wo datenschutzrechtlich erforderlich, wurden die Namen und weitere Daten von Personen redaktionell verändert (Tarnnamen). Dies ist grundsätzlich der Fall bei Patient*innen, ihren Angehörigen und Freund*innen, z. T. auch bei weiteren Personen, die z. B. in die Behandlung von Patient*innen eingebunden sind.

Die abgebildeten Personen haben in keiner Weise etwas mit der Krankheit zu tun.

Thieme Publikationen streben nach einer fachlich korrekten und unmissverständlichen Sprache. Dabei lehnt Thieme jeden Sprachgebrauch ab, der Menschen beleidigt oder diskriminiert, beispielsweise aufgrund einer Herkunft, Behinderung oder eines Geschlechts. Thieme wendet sich zudem gleichermaßen an Menschen jeder Geschlechtsidentität. Die Thieme Rechtschreibkonvention nennt Autor*innen mittlerweile konkrete Beispiele, wie sie alle Lesenden gleichberechtigt ansprechen können. Die Ansprache aller Menschen ist ausdrücklich auch dort intendiert, wo im Text (etwa aus Gründen der Leseleichtigkeit, des Textumfangs oder des situativen Stilempfindens) z. B. nur ein generisches Maskulinum verwendet wird.

Widmung

Unseren Kindern in Liebe gewidmet.

Vorwort zur 2. Auflage

Wir freuen uns, naturheilkundlichen Therapeutinnen und Therapeuten nun wieder eine aktuelle Hilfestellung in Form dieser 2. Auflage der *Anthroposophischen Medizin in der Naturheilpraxis* zur Verfügung zu stellen, in der mögliche Alternativen in der Arzneitherapie aufgezeigt werden.

Seit der 1. Auflage sind fast genau zehn Jahre verflossen, zehn Jahre, in denen sich einiges ereignet und geändert hat und dies betrifft auch die Anthroposophische Medizin in der Naturheilpraxis.

Wir erleben gerade einen gewaltigen Wandlungsprozess, der auch die Heilkunst betrifft. Zum Jahreswechsel 2022/2023 wurden umfangreiche Änderungen in den Arzneimittelsortimenten der anthroposophischen Herstellerfirmen umgesetzt, die einiges in der bisherigen Verordnungspraxis ändern werden.

In einem Naturbild kann diese Situation mit der Wandlung von der Raupe zum Schmetterling verglichen werden. Das „alte", Substanzen einsetzende und verwandelnde System kommt zu einem Ende, in der Puppe findet (gut geschützt im Verborgenen) die Metamorphose zum Schmetterling statt, der dann in einer völlig neuen Gestalt für eine völlig neue Umgebung in Erscheinung tritt.

In der Entwicklung einer einjährigen Pflanze entspricht dies dem Knospenstadium: die vegetative Blattentfaltung ist zurückgenommen, die farbige Blüte, die sich den kosmischen Umkreiskräften öffnet, aber noch nicht da.

Auf die Heilkunst bezogen kann dies heißen, dass künftig die nicht rein medikamentösen Therapiemöglichkeiten, die äußeren Anwendungen und Körpertherapien, in denen der Mensch im wahrsten Sinne des Wortes behandelt wird, die künstlerischen Therapien, in denen die Eigenaktivität des Hilfe Suchenden eine wesentliche Rolle spielt und die unterschiedlichsten Formen der Gesprächstherapie bis hin zur Biografie-Arbeit und der Einbeziehung erweiterter astrologischer Aspekte in dem geschützten Heilraum zwischen Therapeutin bzw. Therapeut und Klientin bzw. Klient immer mehr an Bedeutung gewinnen werden.

Im Bewusstsein jedes einzelnen Menschen wird das Thema „Gesundheit" immer mehr in den eigenen Fokus rücken dürfen, da „äußere Systeme" nicht mehr verlässlich sind. So kann auch hier ein Wandel stattfinden, von der Pathogenese zur Salutogenese. Statt: „Welche Kräfte und äußeren Bedingungen machen mich krank?" wird der Blick sich immer mehr auch auf die Frage richten: „Welche Kräfte halten mich gesund und tragen zu nachhaltiger Gesundung bei?"

Auf diesem Weg zur „inneren Heilerin" bzw. zum „inneren Heiler" unterstützt fachkundige Begleitung und die Therapeutin bzw. der Therapeut wird immer mehr zum empathischen Begleiter dieses Menschwerdungsprozesses, in dem irdisch-substanzielle und kosmisch-geistige Kräfte sich begegnen können.

Für diesen Weg wünschen wir viel Kraft, Zuversicht und Vertrauen.

Buchloe und Urbach, im Juli 2023
Natalie Rosenhauer-von Löwensprung
Stefan von Löwensprung

Vorwort zur 1. Auflage

Dieses Buch ist aus dem Bedürfnis zahlreicher Therapeuten entstanden, ein verständliches Nachschlagewerk mit stark praktischem Bezug für die Praxis der Anthroposophischen Medizin zur Verfügung zu haben. Es ist uns – den Autoren – eine große Freude und ein großes Anliegen, das wertvolle komplexe Wissen, das Rudolf Steiner vor knapp 100 Jahren aus den verschiedenen Traditionen vereint hat, in einer modernen und möglichst klaren Sprache auszudrücken. Dabei haben wir bewusst gewagt, die originären Aussagen und Inhalte in eine neuere, unserem heutigen Sprachgebrauch leichter zugängliche Begrifflichkeit zu setzen. Die Intention dieses Buches ist, möglichst zahlreichen Therapeuten einen Einstieg und eine erste Orientierung im System der Anthroposophischen Medizin zu bieten, in der Hoffnung, dass bei vielen Anwendern somit das Interesse erwacht, sich noch tiefgehender mit diesen Inhalten zu befassen. Aus diesem Grund befindet sich im Anhang des Buches eine umfassende Literaturliste zu den verschiedenen anthroposophischen Aspekten der Heilkunst. Wir möchten Interessierte aus ganzem Herzen ermuntern, die großartige weiterführende bzw. vertiefende Literatur zu studieren.

Anthroposophische Medizin versteht den Menschen als eine Einheit von Körper, Seele und Geist. Sie verfügt über eine sehr klare und doch komplexe Systematik, die einzelnen Ebenen – angefangen von der Körperlichkeit, über seelische Prozesse bis hin zu geistigen Entwicklungsmöglichkeiten – zu erkennen, zu beschreiben und im Krankheitsfall auch zu behandeln. Sie bietet Therapeuten einen Weg, den Patienten in seiner Erkrankung als ganzen Menschen zu erfassen und zugleich seine individuellen seelischen Ausprägungen und geistigen Aspekte in Zusammenhang zu seiner aktuellen Situation zu bringen. Somit bietet die Anthroposophische Medizin eine sehr wirkungsvolle Methodik, Patienten individuell ganzheitlich und nachhaltig zu therapieren, und ist damit so aktuell wie selten zuvor.

Der praktische Teil dieses Buches ist in Indikationen untergliedert. Er enthält zum einen eine kurze Charakteristik der den einzelnen Krankheitsbildern zugrunde liegenden Verschiebungen im Kräfte- und Funktionshaushalt, zum anderen eine Zusammenstellung allgemeiner Hinweise und möglicher indizierter Arzneimittel. Um ein besseres Verständnis und somit eine eindeutigere Zuordnung der passenden Medikamente zu ermöglichen, haben wir die einzelnen Arzneien kurz gemäß anthroposophischer Gesichtspunkte beschrieben – dies zur raschen Orientierung der Therapeuten und praxisbezogenen Handhabung. Die vertiefende Lektüre ausführlicher Beschreibungen der Wirkungsweise der Arzneimittel soll hierdurch nicht ersetzt, sondern angeregt werden.

In dieser Hinsicht möchte dieses Buch zu einem Verständnis der Anthroposophischen Medizin als praxisbezogenes Werkzeug beitragen, welches Einsichten in die vielfältigen Zusammenhänge menschlichen Lebens vermitteln und zu praktischen Erfolgen in der Behandlung und Therapie von Patienten führen kann. Wir haben versucht, auch integrative brückenschlagende Hinweise zu anderen Verfahren zu geben, wo uns dies sinnvoll erschien und durch eigene Erfahrungen gedeckt ist.

Die Autoren sind sich der großen Bedeutung der Frauen bei der Umsetzung einer an den Entwicklungsgesetzmäßigkeiten des Menschen orientierten ganzheitlich-integrativen Heilkunst bewusst; dennoch wurde aus Gründen der einfacheren Lesbarkeit im Text durchgehend die männliche Form gewählt.

Altomünster, im Juni 2013
Natalie und Stefan Rosenhauer-von Löwensprung

Inhaltsverzeichnis

Teil 1 Theoretische Grundlagen

Teil 2 Allgemeine Grundlagen der Therapie

Teil 3 Bewährte Therapiekonzepte

Teil 4 Anhang

Autor und Autorin

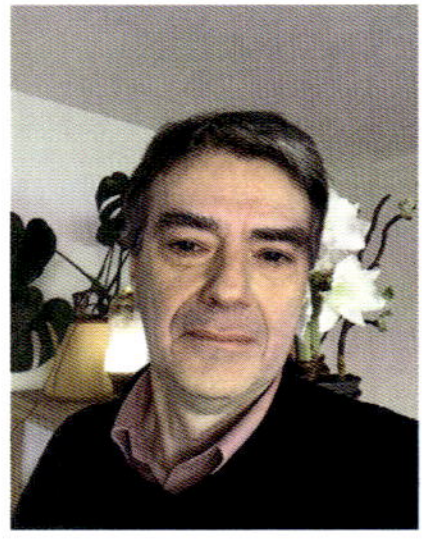

Stefan von Löwensprung

- Seit 1994 Arzt, zunächst im anthroposophisch orientierten Sanatorium Haus am Stalten im Südschwarzwald.
- 1997–2001 Arzt in der Medizinisch-Wissenschaftlichen Abteilung der Firma Helixor, Rosenfeld; Schularzt der Waldorfschule Balingen.
- 2002–2023 Arzt in der Medizinisch-Wissenschaftlichen Abteilung der Weleda AG, Schwäbisch Gmünd.
- Seit 2004 Dozent bei Heilpraktiker-Schulungen zur Anthroposophischen Medizin.
- Ab 2024 Dozent und Verantwortlicher für den Bereich Medizin der Holiversität.
- Vortrags- und Seminartätigkeit in Deutschland, Schweiz und Österreich.
- Fachfortbildungen „Anthroposophische Medizin“ in Kooperation mit Verbandsschulen.
- Mitautor des *Handbuchs für die Naturheilpraxis* (Elsevier, 2011) und des Buchs *Die Mistel – eine Heilpflanze für die Erkrankungen unserer Zeit* (Pflaum, 2010).

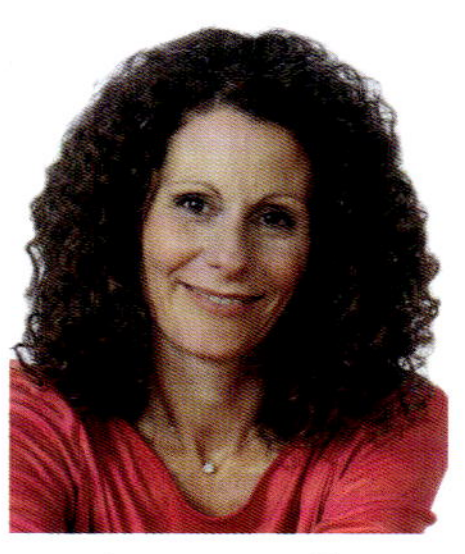

Natalie Rosenhauer-von Löwensprung

- Seit 2003 selbstständige Heilpraktikerin. Langjährige Ausbildungen in Homöopathie u. a. bei Georgos Vithoulkas und in Akupunktur bei Prof. Dr. Ton van der Molen.
- Praxisschwerpunkte: Anthroposophische Medizin, astrologische Biografiearbeit und wesensgemäße Pflanzenheilkunde.
- Referentin, Dozentin, Seminar- und Fachfortbildungsleiterin im In- und Ausland.
- Mitautorin des *Handbuchs für die Naturheilpraxis* (Elsevier, 2011) sowie Autorin zahlreicher Publikationen im Bereich ganzheitlicher Naturheilkunde.

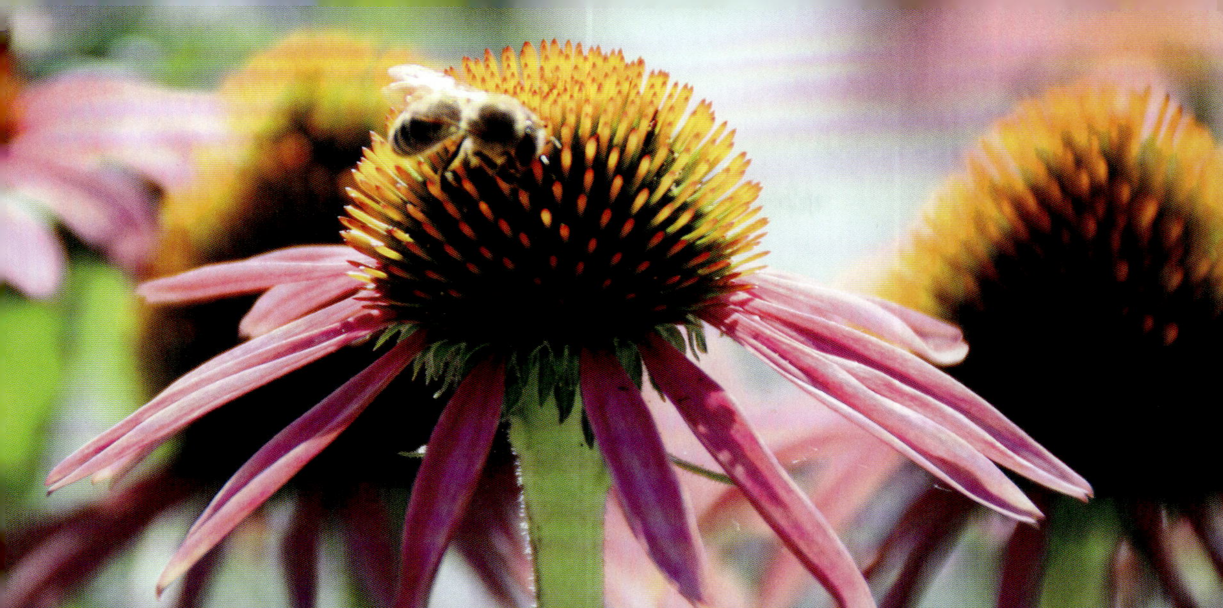

Teil 1
Theoretische Grundlagen

1 Was ist Anthroposophische Medizin?

1.1 Einleitung

„Anthroposophische Medizin" ist ein ganzheitliches, auf dem anthroposophischen Menschen- und Naturverständnis basierendes, in der Tradition des Abendlandes stehendes System. Es weist trotz seiner Eigenständigkeit Gemeinsamkeiten bzw. Ähnlichkeiten auf mit anderen therapeutischen Richtungen (Naturheilkunde, Homöopathie, Spagyrik, Alchemie) sowie psychologisch-psychotherapeutischen Verfahren.

Die Anthroposophische Medizin beschreibt in detaillierter Weise das Zusammen- und Wechselwirken aller unterschiedlichen Kräfte, Systeme, Lebensfunktionsebenen und individueller Prägungen im menschlichen Organismus. Hierdurch steht dem Therapeuten eine sehr genaue Diagnostik und umfassende Behandlung der individuellen Erkrankungssituation des Patienten zur Verfügung.

Primär werden in der Anthroposophischen Medizin folgende Organisationsebenen und Funktionssysteme unterschieden:

- **Viergliedrigkeit:** Ebene der Physischen Organisation, der Lebensorganisation, der Seelenorganisation und der Ich-Organisation
- **Dreigliederung:** Funktionssysteme des Sinnes-Nerven-Systems, des Rhythmischen Systems und des Bewegungs-Stoffwechsel-Systems
- **Konstitutionen** der Elemente auf der Ebene der Lebensorganisation und der planetaren Einflüsse auf der Ebene der Seelenorganisation
- **Lebenslaufgesetzmäßigkeiten** und die Idee von Karma und Reinkarnation als Ausdruck der Ebene der Ich-Organisation

Aus diesem speziellen Menschen- und Naturverständnis heraus entwickelte sich der Bedarf nach geeigneten Arzneimitteln, mit welchen man, entsprechend der gewonnen Krankheitserkenntnis, die Gesundungsprozesse ganzheitlich anregen und mobilisieren kann. Diese Fragestellung führte zur Entwicklung der anthroposophischen Arzneimittel, die nach eigenständiger Ratio (einem eigenständigen Verständnis abweichend von der Homöopathie) zum Einsatz kommen.

1.2 Historische Einordnung und Entwicklung

In den letzten 500–600 Jahren, beginnend mit der Renaissance, hat sich die naturwissenschaftlich orientierte „Schulmedizin" entwickelt. Ihr Schwerpunkt liegt ganz auf dem materiellen Leib und der physikalisch-chemischen bzw. molekularen Ebene sowie auf der Pathogenese, der Entstehung von Krankheiten und deren Beseitigung. Der Höhepunkt dieser Entwicklung ist die „Reparatur" des Leibes, die heute insbesondere im Fachgebiet der Unfallchirurgie praktiziert wird, aber auch die Transplantationsmedizin mit all ihren unbeantworteten Fragestellungen.

So großartig die Fortschritte der Schulmedizin auch sein mögen, so fehlt ihr doch eine ganzheitliche Sichtweise. Durch die zunehmende Spezialisierung und das heute vorhandene enorme Detailwissen ist es kaum noch möglich, die Ganzheit des erkrankten Menschen zu erfassen und alle Teilerkenntnisse und Diagnosen bei einem Arzt zusammenzuführen. Jeder diagnostiziert und behandelt sein Fachgebiet und im Allgemeinen fehlt das alles zusammenführende „geistige" Band.

Neben dieser Entwicklung haben sich einerseits die traditionellen abendländischen und orientalischen Medizinsysteme weiter erhalten und -entwickelt, die wir heute als die naturheilkundlichen Behandlungsmethoden und -verfahren kennen, andererseits entstanden ganz neue Systeme, z. B. die von Samuel Hahnemann (1755–1843) begründete Homöopathie; Letztere ist, ihrem Selbstverständnis nach, eine Alternative zur Schulmedizin, wenn Anwendungsvoraussetzungen und -bedingungen als Ganzes beachtet werden.

Paracelsus (Theophrastus Bombastus von Hohenheim, 1493–1541), steht zeitlich etwa am Scheideweg dieser Entwicklungen. Er fasst einerseits „altes Wissen" zusammen, ebnet (zusammen mit anderen) aber auch den Weg in die moderne Medizin, indem er z. B. dazu aufruft, „durch der Natur Examen" zu gehen.

1.3
Die von Rudolf Steiner begründete Geisteswissenschaft „Anthroposophie“

Anfang des 20. Jahrhunderts entwickelte Rudolf Steiner (1861–1925) seine Geisteswissenschaft, die 1912, nach der Trennung von der theosophischen Gesellschaft, dann unter dem Namen „Anthroposophie“ bekannt wurde (Anthroposophie = die Weisheit vom/des Menschen). Rudolf Steiner beschreibt neben dieser Welt- und Menschenerkenntnis auch einen modernen Schulungsweg, durch den prinzipiell jeder zu einer ganzheitlichen Menschen- und Welterkenntnis gelangen kann ([35], [36], [37], [38]).

Rudolf Steiner entwickelt in vielen Vorträgen und Vortragszyklen sein ganzheitliches, spirituelles Menschen- und Naturverständnis und beantwortet konkret ihm gestellte Fragen auch zu einzelnen Lebensgebieten. Bereits 1911 hält er – damals noch mit der „theosophischen Gesellschaft“ verbunden –, den Vortragszyklus *Eine okkulte Physiologie*, in der eine kosmologische Medizin entwickelt wird. Die Frage zur „Erweiterung der Heilkunst“ wurde erst Jahre später, nicht von einem Arzt, sondern von Oskar Schmiedel (1887–1959), einem Chemiker, gestellt. Diese Frage führte im Frühjahr 1920 zum Vortragszyklus *Geisteswissenschaft und Medizin* [49], dem dann weitere Vortragszyklen ([50], [51], [53]) folgten sowie das gemeinsam mit der Ärztin Ita Wegman verfasste Buch *Grundlegendes für eine Erweiterung der Heilkunst nach geisteswissenschaftlichen Erkenntnissen* [40].

Darüber hinaus finden sich – wie gesagt – wesentliche Aussagen auch in vor Laien oder für andere Berufsgruppen gehaltenen Vorträgen und Vortragszyklen, s. Literaturverzeichnis (S. 243).

1.4
Anthroposophische Medizin

Die Anthroposophische Medizin wurde damals nicht als „Alternative“, sondern als eine durch das anthroposophische Menschen- und Naturverständnis erweiterte „Schulmedizin“ eingeführt. An den ersten Vortragszyklen nahmen v. a. Ärzte, Jungmediziner und Medizinstudenten teil, die bereits der Anthroposophie nahestanden, sowie Pharmazeuten und andere Naturwissenschaftler, die dann im „klinisch-therapeutischen Institut“ (heute Weleda AG) begannen, einen Teil der Arzneimittel, die in den Vortragszyklen beschrieben worden waren, herzustellen [32].

So entstand in den 1920er- und 1930er-Jahren eine enge Zusammenarbeit von Ärzten und Pharmazeuten. Zu dem originären „anthroposophischen Arzneimittelsortiment“ (sog. „Arlesheimer Präparate Liste“, 1920–1925) kamen weitere homöopathische und naturheilkundliche Arzneimittel hinzu, die sich bewährt hatten und nun in „Weleda-Qualität“ zur Verfügung standen.

Der Kreis anthroposophischer Ärzte blieb klein und diese Therapierichtung entwickelte sich bis in die 1960er-Jahre weitgehend unbemerkt – sowohl von der Schulmedizin als auch von der „traditionellen Naturheilkunde“. Das Arzneimittelsortiment jedoch wuchs stetig, einerseits durch den Bedarf an ganz individuell für einen oder wenige Patienten benötigten Arzneimitteln, die dann in das Sortiment aufgenommen wurden, andererseits durch die Gründung einer 2. anthroposophischen Arzneimittelfirma (Wala), in der die von Dr. Rudolf Hauschka auf Anregung Rudolf Steiners nach „rhythmischen Verfahren“ hergestellten Präparate vertrieben wurden. Auch diese Arzneimittel wurden in enger Zusammenarbeit von Ärzten und Pharmazeuten entwickelt [61].

Anfang der 1960-Jahre wurde in Deutschland eine neue Arzneimittelgesetzgebung geschaffen, und es traten zunehmend strengere Auflagen für die Neuzulassung von schulmedizinischen Arzneimitteln in Kraft. Gleichzeitig war die Frage zu klären, was mit den bereits auf dem Markt verfügbaren Arzneimitteln – auch den nicht schulmedizinischen – geschehen solle. Schon bald war klar, dass hier differenziert vorgegangen werden müsse, da die klassischen naturheilkundlichen Mittel und die Homöopathika eine ganz andere Grundlage haben, ebenso die „anthroposophischen Arzneimittel“, die aus dem anthroposophischen Menschen- und Naturverständnis heraus entwickelt wurden und bei denen die „Biografie der Arzneisubstanz“, d. h. Gewinnung, Verarbeitung und

Neukomposition der Einzelbestandteile, eine wesentliche Rolle spielten.

So wurden therapierichtungsspezifische Kommissionen eingerichtet: für die „Anthroposophische Medizin" die Kommission C, für die Homöopathie die Kommission D und für die Phytotherapie die Kommission E. Gleichzeitig wurden diese 3 „besonderen Therapierichtungen" im Sozialgesetzbuch Fünftes Buch (SGB V) verankert.

Die vorhandenen Arzneimittel wurden entsprechend dem Selbstverständnis und in der Sprache der jeweiligen Therapierichtung von Anwendern (Ärzten) der Arzneimittel in „Monografien" charakterisiert und dann sukzessive im Bundesanzeiger veröffentlicht [10].

Diese Arzneimittel-Monografien der Kommission C wurden Grundlage der Nachzulassung und die Indikationsgebiete der anthroposophischen Arzneimittel. Über dieses Nachzulassungsverfahren wurde die Anthroposophische Medizin erst einer größeren Öffentlichkeit bekannt. Nachdem die Vertreter der Anthroposophischen Medizin bis dahin relativ verborgen wirkten, begann nun auch eine öffentlichere Auseinandersetzung mit Vertretern der Schulmedizin und die Notwendigkeit, die Eigenständigkeit der Therapierichtung und deren Erweiterung zu charakterisieren mit dem zugrunde liegenden anthroposophischen Menschen- und Naturverständnis.

Daneben galt und gilt es, den Unterschied zur Homöopathie deutlich zu machen, gerade weil in der pharmazeutischen Zubereitung vieler anthroposophischer Arzneimittel auch das homöopathische Verfahren des Potenzierens zur Anwendung kommt.

Dieser Prozess wird bis heute fortgeführt! Auch eine allgemein gültige Charakterisierung der Ausbildung für die besondere Therapierichtung „Anthroposophische Medizin" steht noch aus. Bisher war die Ausbildung sehr individuell. Hinzu kommt, dass die „Anthroposophische Medizin" nicht nur von Ärzten, sondern auch von Heilpraktikern (in der Schweiz: Naturärzten) erfolgreich angewandt wird. Teilgebiete finden sich in der Arbeit von Heilpädagogen [54], Priestern [55], Psychotherapeuten und anderen nicht akademischen Berufsgruppen (Heileurythmisten [23], [52] dürfen erst mit „ärztlicher Diagnose" und entsprechend der Verordnung tätig werden), Kunsttherapeuten, Biografie-Beratern u.v.m.

Die Anthroposophie Rudolf Steiners ist prinzipiell jedem zugänglich; auch die Publikationen zur Anthroposophischen Medizin sind heute verfügbar ([8], [11], [18], [19], [34], [59], [60]). Ebenso stehen die meisten der Anthroposophischen Arzneimittel (mit Ausnahme der verschreibungspflichtigen, nur ärztlich verordnungsfähigen) jedem zur Verfügung. Aber nur wenige dieser Arzneimittel können im Rahmen der Selbstmedikation oder durch apothekergestützte Beratung angewandt werden. Der Einsatz des Großteils dieses Arzneimittelsortiments geschieht durch Ärzte und Heilpraktiker, die sich die Anthroposophische Medizin und ihre Arzneimittel individuell erarbeitet haben.

Die seit 2004 vollzogenen Gesundheitsreformen haben die besonderen Therapierichtungen ins Abseits gedrängt, indem einerseits die Erstattungsfähigkeit der Arzneimittel in der gesetzlichen Krankenversicherung (GKV) an die Verschreibungspflicht gekoppelt wurde, andererseits in einer „Ausnahmeliste" definiert wurde, bei welchen Diagnosen auch nicht verschreibungspflichtige Arzneimittel der Phytotherapie (entsprechend der Homöopathie und Anthroposophischen Medizin) noch zulasten der GKV verordnet werden dürfen.

Die therapeutische Erfahrung geht weit über die in den Monografien der Kommission C formulierten Anwendungsgebiete hinaus, wie das *Vademecum Anthroposophische Arzneimittel* deutlich macht [14].

! Beachte

Als weltoffene, brückenbauende Therapierichtung kann die Anthroposophische Medizin einen wesentlichen Beitrag zu einer sich an den Entwicklungsgesetzmäßigkeiten orientierenden, individuellen „menschengemäßen Heilkunst" in Gegenwart und Zukunft leisten.

2 Anthroposophisches Menschen- und Naturverständnis als Grundlage der Anthroposophischen Medizin

2.1 Analogien der Entwicklung des Menschen und der Natur

Die Anthroposophische Medizin verbindet ihr Verständnis des menschlichen Organismus, samt seiner Funktionsebenen, mit der Entstehung und Entwicklung der Naturreiche. Für ein Verstehen der Zusammenhänge von Körper, Seele und Geist im anthroposophischen Sinne ist es daher sinnvoll, sich die Analogien zwischen der Entwicklung des Menschen und der Natur zu vergegenwärtigen.

Rudolf Steiner charakterisiert aus seiner geisteswissenschaftlichen Forschung heraus die gemeinsame Entwicklung von Kosmos, Erde, Mensch und den Naturreichen. Er macht damit Zusammenhänge in moderner Form neu zugänglich, die zu anderen Zeiten und in anderen Kulturzusammenhängen auch schon als Wissen vorhanden waren. Durch die Kulturentwicklung und den immer mehr auf das Materielle gerichteten Blick sind die hinter dem physisch-sinnlich Wahrnehmbaren anderen Ebenen immer mehr aus dem Bewusstsein des Einzelnen verschwunden. Rudolf Steiner knüpft an Goethes Naturbetrachtung und die traditionelle, vorwiegend abendländisch-christlich geprägte ganzheitliche Betrachtung an, aus welcher er eine Wissenschaft vom Geistigen entwickelt, die er „Anthroposophie“ (S.17) nennt. Dieses anthroposophische Menschen- und Naturverständnis führte auch zu einer erweiterten Medizin, in der der individuelle Mensch im Mittelpunkt steht.

Für das Verständnis ist es zunächst einmal sinnvoll, die Gesamtheit des Menschen von verschiedenen Gesichtspunkten aus zu charakterisieren und diese dann miteinander zu vernetzen. Eine erste Blickrichtung bezieht sich auf das Verhältnis des Menschen zu der ihn umgebenden Natur.

2.2 4 Organisationsebenen

Die 4 Organisationsebenen beschreiben den Menschen und sein Verhältnis zu den Naturreichen. Der Abdruck dieser Organisationsebenen (von Rudolf Steiner als „Wesensglieder“ bezeichnet), findet sich in den bereits im antiken Griechenland beschriebenen Elementen, die wir heute als Aggregatzustände bezeichnen:

- Das **feste Element** verbindet uns mit dem Mineralreich und dem Planeten Erde als Ganzem. Es gestaltet unsere **Physische Organisation**.
- Das **Element Wasser** und die Hydrosphäre ist Grundvoraussetzung aller Lebensvorgänge, die in uns Menschen, den Tieren und im Pflanzenreich wirksam sind und auch als differenzierte Flüssigkeitsorganisationen in Erscheinung treten. Die **Lebensorganisation** schafft ihr materielles Abbild im Flüssigkeitsorganismus.
- Auf das **Element Luft**, die Atmosphäre, stützen sich Atmungsvorgänge im weitesten Sinne, die bei Mensch und Tier Seelisches mit dem leiblichen Organismus verbinden und auch einen inneren Luftorganismus bilden, die innere Atmung. Dieser ist Abbild der **Seelenorganisation**.
- Das **Element Feuer**, die Wärme ist nur von wenigen Wesen, den Warmblütlern (Vögel, Säugetiere und Mensch), verinnerlicht. (Ein diesem Wärmeorganismus entsprechendes Phänomen finden wir z.B. im Bienenstock, in dem auch eine konstante Temperatur aufrechterhalten wird, erzeugt durch die Bewegung von vielen Einzeltieren, die sich einer höheren Intelligenz unterordnen.)
- Nur der Mensch kann jedoch diese innere Wärme differenziert auf leiblicher, seelischer (Mitgefühl) und geistiger Ebene (Begeisterungsfähigkeit) nutzen. Sein Wärmeorganismus ist Werkzeug der 4., der **Ich-Organisation**, die den Menschen über die übrige Natur erhebt.

► **Tab. 2.1** Übersicht zu den 4 Organisationsebenen.

Wesensglied	Naturreich	Element	Organismus
Ich-Organisation	Mensch	Feuer	Wärmeorganismus
Seelenorganisation	Tier	Luft	Luftorganismus
Lebensorganisation	Pflanze	Wasser	Flüssigkeitsorganismus
Physische Organisation	Mineral	Erde	Erdorganismus

Im Menschen beschreiben diese 4 Ebenen seine körperliche, seelische und geistige Gesamtheit sowie die alles durchdringende Lebenskraft (► Tab. 2.1). Sie sind dabei nicht getrennt voneinander wirksam, sondern wirken als dynamische Funktionsprozesse im menschlichen Organismus zusammen.

2.2.1 Physische Organisation und das Mineralreich

Der **physisch-materielle Leib** ist heute anatomisch, histologisch und bis in den molekularen Bereich bekannt; das Anliegen der schulmedizinischen Erforschung ist das Eingreifen und das Manipulieren auf einer möglichst kleinen und überschaubaren Ebene, um eindimensional-kausale, reproduzierbare Wirkungen erzielen zu können.

Das Wort Substanz (lat. *substare*), mit dem wir **Physisch-Materielles** bezeichnen, weist uns jedoch darauf hin, dass es sich um etwas „Darunterstehendes" handelt, das von übergeordneten Kräften gesteuert und beeinflusst wird. Dieses „Darüberstehende" gestaltet die Substanzen im Pflanzen- und Tierreich und auch in uns Menschen. Das Physisch-Mineralische ist jeweils das Ergebnis des Zusammenwirkens der „darüber stehenden" Kräfte. Das rein materielle Endergebnis des physisch-materiellen Leibes tritt uns nur im Augenblick des Todes entgegen, wenn die übergeordneten Organisationsebenen sich endgültig aus der Materie/Substanz lösen, die dann sofort beginnt, sich aufzulösen, zu verwesen.

Praxistipp

Substanzielle Arzneimittel wirken im Organismus nur so lange, wie sie unverändert im Körper zirkulieren und gemäß dem Schlüssel-Schloss-Prinzip auf molekularer Ebene Prozesse beeinflussen (meist hemmend oder blockierend).

Heute tritt uns die reine Substanzebene in der Natur als **Mineralreich** entgegen, das letztlich auch ein Endergebnis von Lebensprozessen ist. Das Mineralreich lässt sich mit dem Periodensystem der Elemente beschreiben und wird mit den naturwissenschaftlichen Methoden erforscht, ebenso wie der physisch-materielle Leib des Menschen.

Ein und dieselbe Substanz kann jedoch in ganz unterschiedlicher Form auftreten. Kalziumphosphat z. B. kann sich im Mineralreich in schönen gelben Kristallen zeigen, in Mensch und Tier tritt dieselbe Substanz als Bestandteil der Knochen in Erscheinung. Dabei wird es gestaltet von den übergeordneten Ebenen und wird funktionell an die jeweils individuelle Situation angepasst, die sich aus dem Gebrauch, z. B. des Bewegungsorganismus, ergibt. Sie wird im lebendigen Prozess gehalten.

Beachte

Die Physische Organisation des Menschen umfasst alles, was mit naturwissenschaftlichen Methoden untersucht, erforscht und nach rein physikalisch-chemischen Gesetzmäßigkeiten beschrieben werden kann, wie z. B. das Gebiet der Unfallchirurgie, in der es um die Reparatur/Wiederherstellung des materiellen Leibes geht.

2.2.2 Lebensorganisation und das Pflanzenreich

Von der Empfängnis bis zum Todesaugenblick ist der physisch-materielle Leib durchdrungen von einer Ebene, die Rudolf Steiner den „Ätherleib" nannte, der als **Lebensorganisation** oder Bildekräfteleib beschrieben werden kann. Hahnemann nannte diese Organisation Lebenskraft, Hildegard von Bingen „vis viridis", und Paracelsus nutzte den Begriff „Archäus". Auf der einen Seite bewirkt diese Lebensorganisation durch den Stoffwechsel Aufbau, Wachstum, Regeneration und Gestaltung des Leibes, auf der anderen Seite wirkt sie durch das Bewusstsein (Nervensystem) in Gedächtnis und Erinnerung. Die Lebensorganisation ist dem seelischen Erleben und Bewusstsein des Menschen nur in geringem Maße zugänglich, sie ist aber permanent tätig, tags und nachts. Sie hält uns am und im Leben, v. a. über rhythmische Prozesse.

Die Kräfte der Lebensorganisation lassen sich am deutlichsten im **Pflanzenreich** studieren, hier gestalten diese **Bildekräfte** die physisch-materiellen Substanzen sehr differenziert und führen zu der großen Fülle der Erscheinungsformen im Pflanzenreich. Die Kräfte der Lebensorganisation vermitteln auch außerirdische, planetarische Kräfte bzw. bringen diese zur Erscheinung. So können z. B. die Planetenbewegungen von Venus und Merkur – von der Erde aus betrachtet – mit der Blütengestalt der Rosen- und Liliengewächse in Verbindung gebracht werden ([24], [66]):

- Die Venus bildet mit ihrer Bewegung „vor" und „hinter" der Sonne ein Pentagramm, das als Bildungsgeste in den Blüten der Rosengewächse zu finden ist (▶ **Abb. 2.1**).
- Merkur bildet mit seinen Schleifen um die Sonne ein Hexagramm, das in der Blütenbildung der Liliengewächse zu finden ist.

Auch Töne können stehende Wellen erzeugen, die sehr Pflanzenblütenformen gleichen (▶ **Abb. 2.2**). Diese Phänomene können darauf hinweisen, dass Gestaltbildung nicht nur genetisch veranlagt ist, sondern auch mit aus dem Umkreis kommenden Kräften in Verbindung steht [25].

Die Lebenskräfte im Pflanzenreich bewirken auch – im Zusammenhang mit den 4 Elementen, dem Festen, Flüssigen, Gasförmigen und Wärmehaften – z. B. die Gestaltung des vegetativen Teils der Blätter zwischen Wurzel und Blüte in gesetzmäßiger Weise: So sind die wurzelnahen Blätter geprägt durch die Ausbildung langer Stiele (Element Erde), dann gehen die Blätter in die Spreite/Flächenbildung (Element Wasser), später in die Fiederung/Gliederung (Element Luft) und letztlich im blütennahen Bereich werden die Blätter spitz (Element Feuer; [3], [15]).

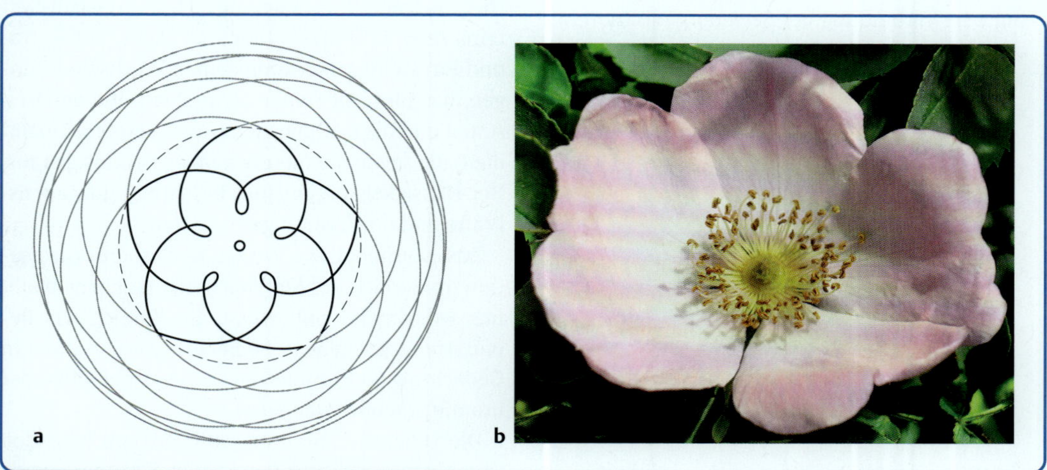

▶ **Abb. 2.1** Pentagramm – Bewegung der Venus und Rosenblüte.

a Bewegung der Venus von der Erde aus betrachtet – vor und hinter der Sonnenbahn (= gestrichelter Kreis). Diese bildet ein fast perfektes Pentagramm.

b Der Blütengestaltung der Rosengewächse liegt das Pentagramm als Bildungsgesetzmäßigkeit zugrunde.

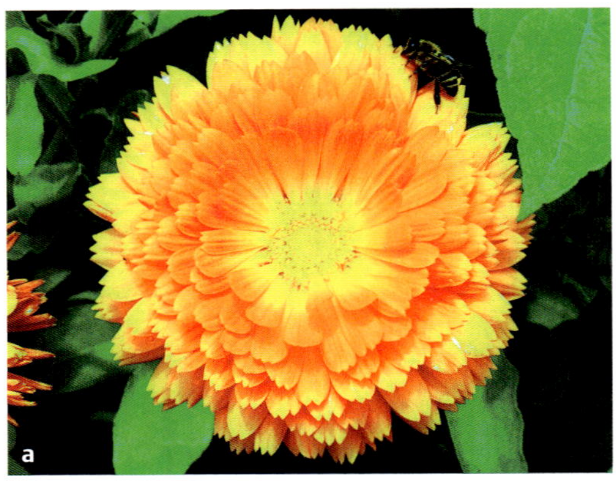

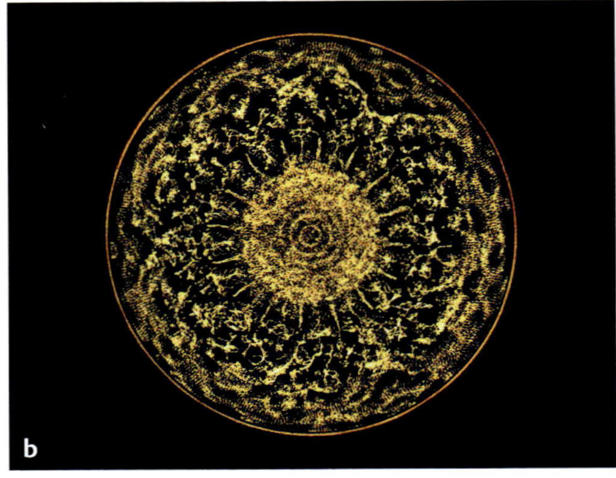

▸ **Abb. 2.2** Stehende Wellen bringen die Blütenform der Calendula hervor.
a Blütenform der Ringelblume (Calendula). (Quelle: Weleda AG, Schwäbisch Gmünd)
b Töne als stehende Welle. (Quelle: A. Lauterwasser, www.wasserklangbilder.de)

Aus der Signatur der Pflanze und ihrer Vereinseitigung (in der auch die Wurzel- und Blütenregion berücksichtigt wird) können Hinweise auf ihren Bezug zum menschlichen Organismus und ihre Wirkung gewonnen werden, wie folgende Beispiele verdeutlichen:

- Wenn die Blüten unter die Blätter verlagert werden, wie beim Rosmarin, so deutet dies auf die Anregung des Inkarnationsprozesses hin, d. h. die Verbindung des Seelisch-Geistigen mit dem Physisch-Lebendigen.
- Beim Bilsenkraut tritt zudem „gestaltgewordener Rhythmus" in Erscheinung, der als Signatur auf eine Verbindung der Seelenorganisation mit dem Atem-Kreislauf-System hindeutet. Bilsenkraut ist ein zentrales Arzneimittel bei der Wiederherstellung gesunder Rhythmen und der Schwingungsfähigkeit.
- Wenn die Blütenfarben selbst in den unterirdischen Wurzelbereich erscheinen, wie bei der roten Farbe in der Tormentilla-Wurzel, kann auch dies auf die Wirkung hinweisen: Mit ihrer Hilfe werden Wahrnehmungsprozesse im Kreislaufsystem angeregt, die zur Wiederherstellung der Integrität führen.

! Beachte

Im Organismus des Menschen ist die Lebensorganisation als regenerierender und gestaltender Kräftezusammenhang sehr differenziert und vielfältig tätig. Im Stoffwechselbereich bewirkt sie, gemeinsam mit der Seelenorganisation, Substanzverwandlung (Abbau der Nahrung und individualisierter Aufbau der eigenen Leiblichkeit).

Einen weiteren Abdruck dieser Kräfte finden wir auch im sehr differenzierten **Flüssigkeitsorganismus** des Menschen, der sich besonders in den rhythmischen Prozessen des Herz-Kreislauf-Systems zeigt. Er umfasst aber weit mehr: den Extra- und Intrazellularraum mit seinen Wechselwirkungen, das Blut mit seinem arteriellen und venösen Anteil und die Lymphe, den Liquor cerebrospinalis, die Galle sowie die mesenchymale Grundsubstanz. Der Flüssigkeitsorganismus beschreibt die Lebenskräfte und ihre Wirkungen.

Das physiologische Wirken der Lebensorganisation im Bereich des Stoffwechselgeschehens bleibt uns weitgehend unbewusst. Im Bereich des Bewusstseinsgeschehens bedienen wir uns ihrer in Gedächtnis und Erinnerung; uns werden hier aber nur die Ergebnisse bewusst.

Die Lebensorganisation kann nur am lebenden Organismus erforscht werden im Zusammenhang mit den Rhythmen, dem Zeitgeschehen. Sie kann auch Zeitenorganisation, Zeitorganismus oder Zeitenleib genannt werden, da sie **rhythmische Prozesse** steuert, die die Lebensprozesse immer begleiten. Diese Steuerung des zeitlichen Geschehens physiologischer Funktionen vollzieht sich z. B. im Atmungsprozess träumend/halbbewusst und kann durch Atemschulung teilweise bewusst werden.

Die **Zeitenorganisation** ermöglicht auch, dass wir uns seelisch den Zeitraum bewusst machen können und in der Vergangenheit Geschehenes in die Gegenwart holen (Erinnerung) und Zukünftiges schon im Hier und Jetzt vorerleben (Erwartung):

- Die substanzerneuernde Kraft der Lebensorganisation ist in die Zukunft gerichtet. Sie ermöglicht Veränderung.
- Die rhythmische Kraft gestaltet die Gegenwart.
- Die leibfrei abbildende Kraft macht Vergangenes bewusst (Erinnerung, Gedächtnis). Das Gedächtnis wird Voraussetzung dafür, dass wir Vergangenes für Gegenwart und Zukunft nutzen können.

2.2.3 Seelenorganisation und das Tierreich

Die 3. Ebene ist die der **Seelenorganisation**. Rudolf Steiner nennt sie meist den „Astralleib“. Sie verbindet uns mit dem Kosmos (Astralleib = Sternenleib) sowie mit der beseelten Tierwelt und ist Trägerin dessen, was teilweise in der Psychologie untersucht und erforscht wird: die Phänomene des individuellen und kollektiven Bewusstseins, aber auch des Unbewussten und Halbbewussten (Traumleben).

Die Seelenorganisation führt im belebten Körper zu differenzierter **Innenraumbildung**, inneren Organen und Organsystemen, die spezifische Teilfunktionen für den Gesamtorganismus übernehmen. (Bei der Pflanze finden die wesentlichen Lebensprozesse an den Oberflächen statt. Nur beim Blüten- und Fruchtbildeprozess, bei welchem die Pflanzenwelt von der Seelenorganisation berührt wird – z. B. durch Insekten – und die uns im Seelischen ansprechen, finden wir den inneren Organen vergleichbare „Innenraumbildungen“.)

! Beachte
Der Gesamtorganismus wird durch die Seelenorganisation auch zum Bewegungsorganismus, der im Tierreich mit der Gesamtspezialisierung in eine „ökologische Nische“ verbunden ist.

Der **Bewegungsorganismus** zeigt sich im Menschen in differenzierter Weise:

- Das Bewegungssystem mit den Gliedmaßen kann intentional genutzt werden, um in der Welt physisch-leiblich tätig zu werden. Im Mikrokosmos Mensch wird die Seelenorganisation dynamisierend im Stoffwechselgeschehen wirksam.
- Im Bereich des Gefühlslebens tritt es metamorphosiert als Empathie auf mit der Fähigkeit, sich z. B. in einen anderen Menschen hineinversetzen zu können, die Welt aus seiner Sicht zu erfassen.
- Auch im rein geistigen Bereich des Denkens wird der Bewegungsorganismus erlebbar, wenn wir uns mit mathematisch-geometrischen Fragestellungen beschäftigen oder uns meditativ auf bestimmte Inhalte konzentrieren, unser Bewusstsein gezielt auf etwas fokussieren.

Die Seelenorganisation stützt sich physisch auf das, was als **Luftorganismus** beschrieben werden kann. Dieser wurde von alters her genutzt und geschult, um Wirkungen im Physischen zu erzielen (z. B. Yoga). Der Luftorganismus umfasst sowohl die äußere Atmung, die dem Bewusstsein zugänglich ist, als auch die innere Atmung, die sich ganz in den unbewussten physiologischen Lebensprozessen vollzieht. Der Luftorganismus schwingt zwischen dem Organismus und der Gesamtumgebung. Wir sind besonders durch den Atemrhythmus an die Rhythmen des Kosmos angeschlossen – s. dazu Kap. 2.6.1 (S. 38) – und können unseren Leib als Instrument der Seele nutzen: wahrnehmend und denkend im Sinnes-Nerven-System, mitfühlend sich mit der Umwelt verbindend und intentional-gestaltend die Welt durch unser Tun verändernd.

2.2.4 Ich-Organisation

Das, was den Menschen auszeichnet, ist entsprechend dem anthroposophischen Menschen- und Naturverständnis seine **Ich-Organisation**, die u.a. Trägerin des Selbstbewusstseins ist. Durch sie bringt sich die einzigartige Individualität jedes Menschen zum Ausdruck.

Leiblich gehören heute alle Menschen biologisch einer Art an (d.h., sie können fruchtbare Nachkommen zeugen); geistig ist jeder Mensch „eine Art für sich". Die Einzigartigkeit jedes Menschen zeigt sich besonders in seiner ganz individuellen Biografie, die es so im Tierreich nicht gibt und die – im Gegensatz zu dem Leben der einzelnen Tierarten – nicht weitestgehend vorherbestimmt oder allgemeingültig beschreibbar ist. Die allgemein beschreibbaren Gesetzmäßigkeiten des menschlichen Lebenslaufs (S.47) werden immer individuell ergriffen und die Möglichkeiten, die konstitutionellen Gegebenheiten, die jeweils Chancen und Risiken mit sich bringen, individuell genutzt, s. dazu Kap. 2.5 (S.29). Das absolut einzigartige Geburtshoroskop ist eine sichtbare Signatur der Lebenslaufstartbedingung des Menschen, nicht eine irgendwie geartete Festlegung dessen, was geschehen wird.

Beachte
Der Mensch ist das einzige wirklich ergebnisoffene Entwicklungswesen. Der Mensch kann selbstbestimmt – entsprechend seiner Konstitution – gestaltend sein Leben ergreifen, vom Ziele her denkend.

Das bedeutet, dass der Mensch sein Leben an einer im Geiste vorhandenen Vorstellung ausrichten kann: Von einem Haus z.B. existiert zunächst nur die Idee, dann der Bauplan und als letzter Schritt entsteht das materielle Gebäude. Auch Berufsausbildungen finden im Hinblick auf ein Ziel statt, an dem sich der Auszubildende orientiert.

Leiblich ist der Mensch durch die Ich-Organisation universell und „ursprünglich" gestaltet. Die Ich-Organisation hält mögliche leiblich festlegende, differenzierende und spezialisierende Kräfte zurück, die durch die Seelen- und Lebensorganisation bei Tier und Pflanze zu den Anpassungen in ökologische Nischen führen. Im Tierreich werden insbesondere die peripheren, in die Umwelt gerichteten Bereiche spezialisiert, z.B. durch Rückbildung der ursprünglichen „Fünffingrigkeit" und besondere Ausbildung des Mittelfingers beim Pferd, dass auf dem Nagel desselben läuft. Diese leiblich festlegenden Spezialisierungen finden dank der im Leib inkarnierten Ich-Organisation beim Menschen nicht statt. Stattdessen wird die Leiblichkeit in einer dem ursprünglichen Bauplan ähnlichen Form gehalten und diese leiblich nicht ausdifferenzierten Kräfte können auf der seelisch-geistigen Ebene genutzt werden, z.B. im „berufsspezifischen" Einsatz unserer Hände.

Diese Kräfte, die beim Tier in leiblicher Spezialisierung und Differenzierung gebunden sind, stehen dem Menschen, dessen Ich-Organisation sie leiblich hemmt, auf seelisch-geistiger Ebene zur Verfügung. Dieses Potenzial kann im soziokulturellen Bereich durch die individuellen Fähigkeiten und Begabungen, z.B. in den Berufen, differenziert und spezialisiert werden.

Ein wichtiges Werkzeug der Ich-Organisation ist der **Wärmeorganismus**. Er ist bei den warmblütigen Tieren zwar in ähnlicher Weise ausgebildet; nur können sie dieses Instrument nicht in gleicher Weise nutzen, da der übrige Leib zu spezialisiert ist.

Der Wärmeorganismus lässt sich weniger als der Flüssigkeits- und der Luftorganismus „anatomisch" abbilden. Er hat eine leibliche, seelische und geistige Dimension. Im Bereich des Stoffwechsels und der Bewegungsorganisation wird physisch-messbare Wärme erzeugt und verbraucht, als Voraussetzung für die Gestaltung und Umgestaltung in der Welt. Im Bereich des Seelischen kann Mitgefühl und Mitempfinden gebildet werden in der Auseinandersetzung und Kommunikation mit der Natur und den Mitmenschen. Im Geistigen kann der Mensch sich mit Zielen und Idealen begeisterungsfähig verbinden. Diese können die entscheidende Motivation für ein geistesgegenwärtiges Handeln aus Erkenntnis werden.

Die **Individualität**, das Ich des Menschen, verbindet sich über die Ich-Organisation und den Wärmeorganismus in gesetzmäßiger Weise mit dem Leibe, zunächst in etwa 3 Jahrsiebten in einem Inkarnationsprozess, arbeitet dann in ihm naturgestaltend und kulturschaffend und löst sich im Alter stufenweise wieder aus ihm heraus, s. dazu Kap. 2.7 (S.47).

Beachte
Das Ich, die Individualität des Menschen, ist der unsterbliche Wesenskern, der seine Entwicklung gemäß der anthroposophischen Betrachtung in vielen Verkörperungen vollzieht und damit Anteil nimmt an der Gesamtentwicklung der Menschheit, der Erde und des Kosmos.

Reinkarnation und Karma

Das Ich des Menschen als **unsterblicher Wesenskern** nimmt an der gesamten Erd- und Menschheitsevolution teil, indem es sich immer dann wiederum verkörpert, wenn es etwas Neues für die Gesamtentwicklung zu lernen gibt.

Praxistipp
Die Annahme eines unsterblichen Wesenskerns spielt auch für das Gesundheits- und Krankheitsverständnis, das Schicksal und den individuellen Heilungsbedarf des Menschen eine entscheidende Rolle. Spätestens bei potenziell lebensbedrohlichen Erkrankungen tauchen Fragen in dieser Richtung beim Patienten auf. Die Einbeziehung des Reinkarnationsgedankens, der Vorgeburtlichkeit und Nachtodlichkeit des unsterblichen Wesenskerns, des Ichs, kann die innere Haltung des Therapeuten gegenüber dem Patienten wesentlich beeinflussen. Hierdurch kann sich dem Patienten ein Raum eröffnen, einen für sich individuell stimmigen Umgang mit seiner Erkrankung in diesem größeren Kontext zu finden.

Der Reinkarnationsgedanke kann zunächst (wenn man sich mit dieser Betrachtungsweise selbst noch nicht identifizieren kann oder möchte) als Arbeitshypothese angenommen werden und zu einer anderen inneren Einstellung des Therapeuten zum Patienten führen. Ein Neugeborenes kann wieder auf der Erde begrüßt werden in dem Bewusstsein: Welche Vergangenheit (Erlebnisse, Erfahrungen, Fähigkeiten) bringt es mit, welche Startbedingungen der Inkarnation liegen vor (Geburtshoroskop, Familiensituation, Kultur) und was kann therapeutisch und pädagogisch getan werden, um Entwicklungshindernisse zu beseitigen bzw. so zu beeinflussen, dass eine gute Entwicklung möglich wird? Geschlecht, Konstitution, Temperament etc. führen jeweils zu einem ganz individuellen Gleichgewicht, mit dem eine gesunde und ergebnisoffene Entwicklung stattfinden kann. Aus diesem einzigartigen labilen Gleichgewicht der Gesundheit kann es zu Krankheitsdispositionen und Erkrankungen kommen, die dann erfasst und therapeutisch begleitet sein möchten. Hier ist der Heilpraktiker (oder Arzt) ein verantwortungsbewusster (wissender und könnender) Begleiter des Patienten auf seinem Schicksalsweg.

Auch beim alten und sterbenden Menschen kann der Reinkarnationsgedanke zu einer anderen inneren Haltung führen: Der Tod ist Zäsur, in der der für eine weitere Entwicklung unbrauchbar gewordene physisch-materielle Leib „abgelegt" wird und sich das seelisch-geistige Wesen von ihm löst. Die Errungenschaften/Erfahrungen des vergangenen Lebens bleiben jedoch erhalten und die Individualität kann bei einer erneuten Inkarnation – metamorphosiert – an ihnen anknüpfen und auf ihnen aufbauen. Sterbende können in diesem Bewusstsein zur Schwelle des Todes und darüber hinaus begleitet werden.

Der Reinkarnationsgedanke kann zudem zu mehr Achtsamkeit im Leben führen. Menschengruppen sind Schicksalsgemeinschaften, und es gibt keine zufälligen Begegnungen. Was jeder aus den schicksalhaften Begegnungen macht, steht jedoch in der Freiheit des Einzelnen!

2.3 Dreigliederung des Organismus

Neben der Viergliedrigkeit als Erkenntnisgrundlage der Anthroposophischen Medizin wird die Leiblichkeit auch als dreigliedriger Organismus beschrieben mit **Sinnes-Nerven-**, **Rhythmischem** und **Bewegungs-Stoffwechsel-System**. Hierbei handelt es sich nicht um anatomische Regionen, sondern um Funktionssysteme, die – mit anatomisch-physiologischem Schwerpunkt – den Gesamtorganismus durchdringen und in vielfältigen Wechselverhältnissen mit den 4 in Kap. 2.2 (S. 19) beschriebenen Organisationsebenen stehen.

Beachte
Mit Dreigliederungen werden Phänomene der Zeit charakterisiert, die im Räumlichen ihren Abdruck finden.

2.3.1 Sinnes-Nerven-System

Das Sinnes-Nerven-System vermittelt zwischen Umwelt und Innenwelt sowie Innenwelt und Umwelt mit „substanzloser Information". Die Sinnesorgane sind als weitgehend „selbstlose" Organe, Tore des Organismus zur Welt mit verschiedenen Modalitäten. Rudolf Steiner charakterisiert sie als „Golfe der Außenwelt" im Organismus.

Das Nervensystem ermöglicht die Bildung von Bewusstsein und Selbstbewusstsein im Zentralnervensystem (ZNS) und steuert übergeordnete Funktionen: Es vermittelt die verarbeiteten Wahrnehmungen in den Organismus und sorgt dafür, dass der Organismus vom seelisch-geistigen Wesen ergriffen werden kann, z. B. durch seine Verknüpfung mit dem Bewegungsorganismus (peripheres Nervensystem). Das vegetative Nervensystem steuert weisheitsvoll Körperfunktionen, ohne dass wir selbst Bewusstsein aufbringen müssten.

Die erst vor Kurzem entdeckten „Spiegelneuronen" verdeutlichen die Aufgabe des In-Kontakt-Tretens mit der Welt. Mithilfe der Spiegelneuronen können wir uns in das, was andere tun und erleben, hineinversetzen und uns mit ihrem Denken, Fühlen und Handeln verbinden [2].

Das Sinnes-Nerven-System und insbesondere das ZNS ist die physiologische **Grundlage unseres Gedankenlebens und Bewusstseins**. Dieses stützt sich auf gestaltend-abbauende Prozesse, die auch als Todesprozesse beschrieben werden können (Tod = Trennung des Geistigen vom Materiellen). Die physiologische Regenerationsfähigkeit des ZNS ist gering: Nach ca. dreiminütiger Unterbrechung der Sauerstoffzufuhr tritt eine irreversible Schädigung auf.

Die Nervenverknüpfungen entstehen durch die Auseinandersetzung mit der Umwelt und können durch zielgerichtetes Üben maßgeblich beeinflusst werden. Das Nervensystem ist damit auch ein plastisches Gewebe (eine Substanz), das von dem Darüberstehenden, den seelisch-geistigen Intentionen und Motivationen, mitgestaltet wird.

2.3.2 Bewegungs-Stoffwechsel-System

Im Bewegungs-Stoffwechsel-System herrschen polare Gesetzmäßigkeiten. Hier werden Substanzen im Verdauungsvorgang abgebaut zu „informationsloser Substanz", die dann verwandelt und im Ernährungsvorgang ganz neu zur individuellen Leibessubstanz aufgebaut wird. Fremdes wird dadurch zu Eigenem.

Auch die Organe des Bewegungsorganismus (Knochen und Muskulatur) unterliegen ständigen Auf- und Abbauprozessen – je nach den gegebenen Notwendigkeiten und dem willentlichen Gebrauch. Hier gestaltet letztlich das Seelisch-Geistige die Substanz des Leibes durch Übung oder gezieltes Training. Die physiologischen Vorgänge in diesem Bereich werden weitgehend von Funktionen des vegetativen Nervensystems begleitet und sind dem Bewusstsein nicht zugänglich.

Beachte
Die Seelen- und Ich-Organisation sind in diesem Teil des Organismus in die Physische und Lebensorganisation gebunden und wirken weisheitsvoll in ihr, leibaufbauend und regenerierend.

Das Bewegungs-Stoffwechsel-System ist Werkzeug des Wollens und (zielgerichteten) Handelns. Was sich beim Handlungsvorgang physiologisch im Einzelnen vollzieht, entzieht sich unserem Bewusstsein. Lediglich die Ergebnisse des Tuns erleben wir dann bewusst.

2.3.3 Rhythmisches System

Zwischen diesen beiden Polen vermittelt das Rhythmische System. Es stützt sich im Wesentlichen auf die Funktionen von Herz und Lunge und kann damit auch **Atmungs-Herz-Kreislauf-System** genannt werden. Durch die Atmung tritt der Mensch intensiv mit der Umwelt in Verbindung, das Herz-Kreislauf-System vermittelt dann in die eigene Leiblichkeit hinein.

Rhythmen begleiten alle Lebensprozesse: im Bereich des Nervensystems den Wechsel von Polarisation und Depolarisation im Millisekundenbereich, in der Lunge den von Aus- und Einatmung, im Herzen Systole und Diastole (Sekunden bis Mi-

► **Tab. 2.2** Rhythmen des Lebens.

Zeiteinheit	Organisationsebene bzw. System
Millisekunden (ms)	Sinnes-Nerven-System
Sekunde/Minute (s/min)	Rhythmisches System
Stunde (h)	Bewegungs-Stoffwechsel-System
Tag	Ich-Organisation
Woche	Seelenorganisation
Monat	Lebensorganisation
Jahr	Physische Organisation

nuten), im Bereich des Stoffwechsels die langsameren Prozesse (Stunden). Der zirkadiane Rhythmus ist die Schnittstelle zu den Kulturrhythmen, die wir als Woche, Monat und Jahr kennen (► Tab. 2.2).

Der Rhythmus der Atmung und des Herz-Kreislauf-Systems ist die urbildhafte Verbindung zwischen Mikro- und Makrokosmos.

Beachte

Alle Lebensprozesse verlaufen zyklisch, rhythmisch; diese Rhythmen verhindern Krankheitsdispositionen, Vereinseitigungen, zu starke Verdichtung bzw. Auflösung und tragen damit wesentlich zur Gesunderhaltung bei.

Die 3 Glieder des Organismus beinhalten einen zeitlichen Bezug, der sich im Fühlen, Denken und Handeln äußert:

- Das **Rhythmische System** ist Grundlage des **Fühlens**, das immer einen direkten Bezug zum gegenwärtigen Erleben hat. Nur jeweils die Gegenwart kann wirklich gestaltet werden!
- Das **Sinnes-Nerven-System** kann als geronnenes Ergebnis von Vergangenem aufgefasst werden, das die Grundlage des **Denkens** („Nachdenkens") bildet und dabei auf die Vergangenheit weist. (Wir machen uns unsere Erkenntnisse oder die anderer aus der Vergangenheit für die Planung und Gestaltung von Gegenwart und Zukunft zunutze.)
- Das **Bewegungs-Stoffwechsel-System** bleibt bis zuletzt mit Bildung und Umbildung beschäftigt, wird nie fertig, so wie es auch für unsere Wünsche und Intentionen zutrifft, die Motivation für **zukunftsgerichtetes Handeln** sein können. Hier ist Geistiges ein Ziel („Leitstern"), an dem wir uns orientieren können, auch wenn wir es physisch nie erreichen.

2.4 Die Dreigliederung in ihrem Bezug zu den 4 Organisationsebenen

Die Dreigliederung als Gestaltungsprinzip ist – ebenso wie die Elementenlehre – schon lange bekannt und wurde z. B. von Paracelsus als „Tria Principia", als Entwicklungsprinzip, beschrieben (► Tab. 2.3):

- Sal = das Gewordene (Materielles)
- Merkur = das gegenwärtig Werdende (Seelisches)
- Sulfur = das Potenzial für sich zukünftig Manifestierendes (Geistiges)

Die 4 Organisationsebenen und der dreigliedrige Organismus sind in differenzierter Weise miteinander verbunden. Dieses Zusammenspiel führt

► **Tab. 2.3** Die Dreigliederung und ihre Bezüge.

	Bewegungsrichtung	Tria Principia	Charakteristisches	Zeitbezug/Seelentätigkeit
Sinnes-Nerven-System	von außen nach innen	Sal	Ruhe, Kälte, Abbau, Gestaltung	Vergangenheit/Denken
Rhythmisches System	vermittelnd – ausgleichend	Merkur	vermittelnde Wahrnehmung und Verwandlung	Gegenwart/Fühlen
Bewegungs-Stoffwechsel-System	von innen nach außen	Sulfur	Bewegung, Wärme, Aufbau, Verwandlung	Zukunft/Wollen

zu dem, was wir als gesunde oder kranke Funktionen beschreiben.

Gesundheit heißt, dass die 4 Wesensglieder den dreigliedrigen Organismus entsprechend dem Geschlecht, den Konstitutionen, dem Lebensalter usw. ergreifen und durchdringen. Gesundheit ist ein sehr sensibles Gleichgewicht, das errungen werden muss als ein ständig aktiver Prozess. Krankheit ist Vereinseitigung und ein ins Stockengeraten dieses sensiblen Gleichgewichtszustands, s. dazu Kap. 2.8 (S. 62) und Kap.2.9 (S. 64).

Das hier schematisch dargestellte Verhältnis der 4 Organisationsebenen zum dreigliedrigen Organismus (▶ Abb. 2.3) wandelt sich durch verschiedene Aspekte, wie Geschlecht, Konstitution, Temperament, Lebensalter, aber auch durch soziokulturelle Faktoren.

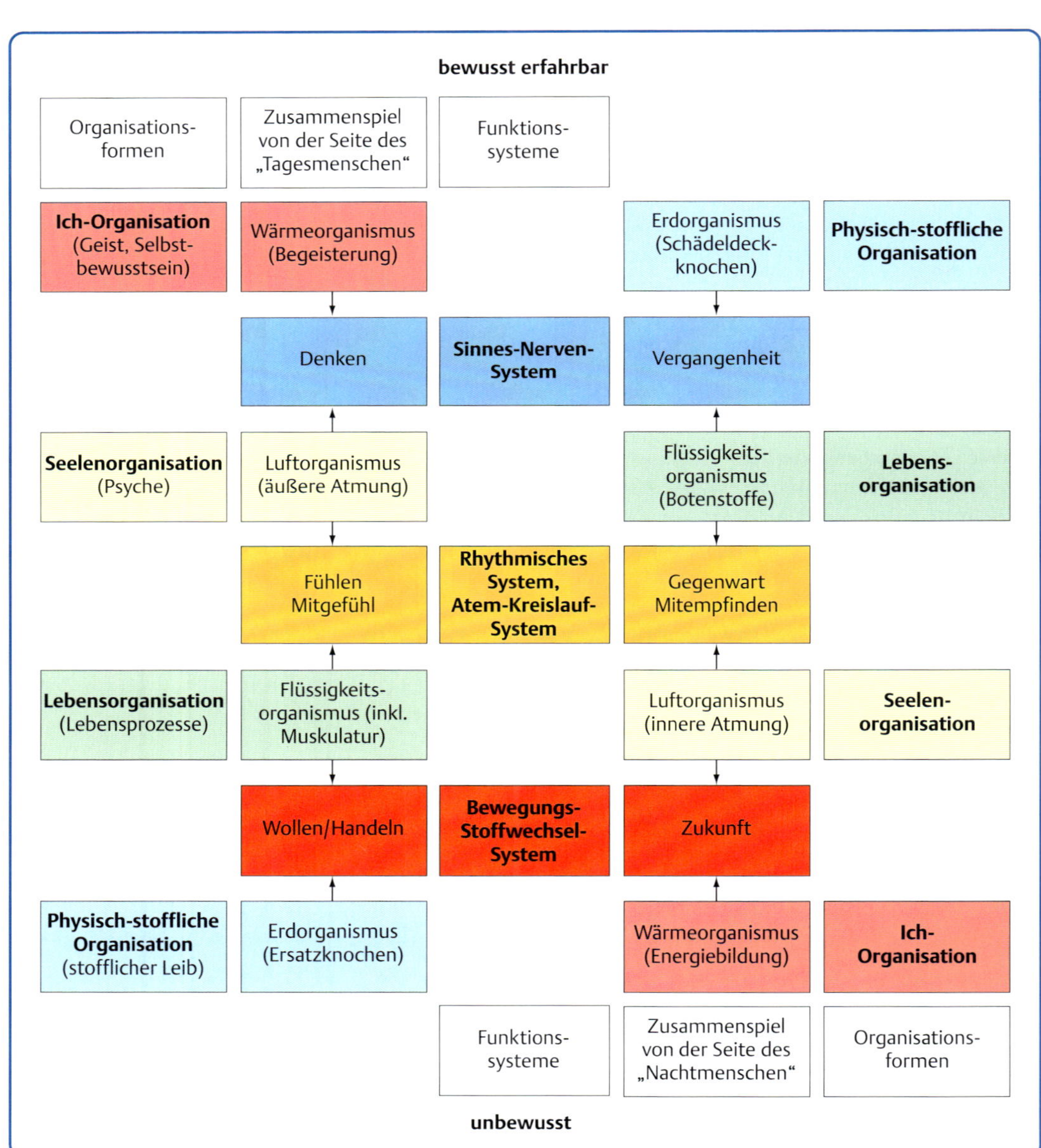

▶ **Abb. 2.3** Zusammenwirken von dreigliedrigem Organismus und Viergliedrigkeit.

In der Anamnese, Befunderhebung und für die Erstellung individueller Therapiekonzepte (S. 93) kann dieses Schema eine wertvolle Hilfestellung sein.

2.5 Konstitutionstypen

Vereinseitigungen auf den Ebenen der Physischen, Lebens- und Seelenorganisation führen zu frühzeitigen Ausprägungen des menschlichen Organismus, den einzelnen Konstitutionstypen. Im „lebendigen Patienten" findet sich zumeist eine mehr oder weniger deutliche Mischform der konstitutionellen Färbung der unterschiedlichen Ebenen.

Es ist sinnvoll, diese Gesichtspunkte bei der Anamneseerhebung und Diagnosestellung zu beachten, um wertvolle Hinweise für die Zusammenhänge der Erkrankungssituation, das Erstellen eines adäquaten Therapiekonzepts und die passende Dosierung zu erhalten.

2.5.1 Männliche und weibliche Konstitution

Ein das gesamte Leben prägendes Grundgefüge des viergliedrigen Organismus ist die „Konstitution" des Männlichen und Weiblichen. Diese Polarität bestimmt übergeordnet die unterschiedliche Ausprägung und Entwicklung der 4 Organisationsebenen im Menschen und wird uns in Metamorphosen noch aus verschiedenen Perspektiven begegnen.

Die **Ich-Organisation** als Gefäß des Geistigen, der Individualität, ist zweifach ausgerichtet:

- Die eine Richtung geht vom Zentrum in die Peripherie – mit dem eigenen Körper die Welt handelnd verändernd.
- Die andere Richtung kommt von der Peripherie, dem Umkreis her, hin zum Zentrum des eigenen Leibes – die Welt mit Interesse wahrnehmend.

Die 1. Richtung ist bei der „männlichen Konstitution" vorherrschend und wurde durch die Kulturentwicklung weiter gefördert, was bis in das letzte Jahrhundert hinein zu fast „naturgegebenen Rollen" und dem „typisch männlichen" Verhalten Kampf, Jagd, Welteroberung führte.

Die 2. Richtung ist eher für die „weibliche Konstitution" prägend: Wahrnehmung der Welt, Ausrichtung des eigenen Verhaltens an den Bedürfnissen der Umgebung, bei dem eigene Wünsche denen der anderen untergeordnet werden, „Platz im Haus und am Herd", aber auch der gesamte Bereich des Pflegens und Hegens.

Beide hier überzeichnete Richtungen sind Qualitäten der Ich-Organisation und selbstverständlich bei beiden Geschlechtern in unterschiedlicher Ausprägung vorhanden. Im letzten Jahrhundert begann sich die kulturgeprägte Rollenverteilung zunehmend aufzulösen mit dem Bestreben, sich an der „allgemeinmenschlichen" Mitte zu orientieren.

Auch auf der Ebene der **Seelenorganisation** sind männliche und weibliche Konstitution polar veranlagt. Beim Mann herrscht zielgerichtete gedankliche Einfachheit vor in der Absicht, Probleme möglichst schnell handelnd aus der Welt zu schaffen. Die Frau ist seelisch eher stark auf Kommunikation ausgerichtet, auf einen lebendigen Austausch dessen, was sie innerlich bewegt. Dabei nimmt sie zudem das, was unausgesprochen in der Kommunikation mitschwingt, viel intensiver wahr, während der Mann die Sprache eher als reines Mittel zum Austausch von Informationen nutzt und sich meist darauf beschränkt.

Bezogen auf die **Lebensorganisation** ist die Konstitution der Frau gegenüber der des Mannes plastischer ausgebildet. Frauen sind weniger stark vom kosmischen Umfeld emanzipiert: Die Kräfte des Umkreises beeinflussen ihren Organismus stärker und machen sich in ihrer Lebensorganisation deutlicher geltend, z. B. der Rhythmus des Mondes. Dies führt u. a. zu einer deutlicheren Wahrnehmung der Bedürfnisse des eigenen Leibes und zu einem stärkeren Ruhen in der eigenen Mitte.

Bei männlicher Konstitution polarisieren sich diese Kräfte einerseits in die Bildung und den Aufbau des physisch-materiellen Leibes, andererseits in ein eher abstrakt-leibfreies Denken. Ausdruck dieser physiologischen Schwäche der Lebensorganisation im Rhythmischen System ist auch die statistisch geringere Lebenserwartung des Mannes. Die ausgleichende Mitte (das intensive Zusammenspiel von Seelen- und Lebensorganisation) ist im Verhältnis zu dem der weiblichen Konstitution

▶ **Tab. 2.4** Männliche und weibliche Konstitution.

Organisations-ebene	Mann	Frau
Ich-Organisation	von innen nach außen gerichtet	vom Umkreis zum Zentrum
Seelen-organisation	„einfach-linear"	komplex vernetzt
Lebens-organisation	schwächer mit dem Leib verbunden, leibfrei tätig	stärker mit dem Leib verbunden
Physische Organisation	mehr irdisch differenziert	offener für kosmische Einflüsse

nicht so deutlich ausgeprägt, verbunden auch mit einer undifferenzierteren Selbstwahrnehmung.

Auf der **physisch-materiellen Ebene** führt die männliche Konstitution zu einer stärkeren Erdverbundenheit und Differenzierung, während die weibliche Konstitution insgesamt kosmisch-plastischer bleibt und Raum im eigenen Leib für Neues bereithält.

Das Gesagte ist in ▶ **Tab. 2.4** zusammengefasst.

Für eine am individuellen Heilungsbedarf orientierte Therapieplanung ist hier eine differenzierte Betrachtungsweise hilfreich.

Praxistipp

Ein an der Lebenswirklichkeit orientierter Einsatz der Arzneimitteltherapie sollte diese Unterschiede beachten. Die schulmedizinische Arzneimittel-Dosis-Findung am 70 kg schweren, 18-jährigen gesunden Mann wird dieser nicht gerecht. Die in physisch-substanzielle Prozesse eingreifende Arzneimitteltherapie sollte einerseits getrennt für den männlichen und weiblichen Organismus erfolgen, aber auch konstitutionelle Besonderheiten sowie spezifische Gesichtspunkte des Lebensalters berücksichtigen.

2.5.2 Konstitutionstypen des dreigliedrigen Organismus

Der charakterisierte dreigliedrige Organismus kann durch Vereinseitigungen konstitutionell geprägt sein. Diese Konstitutionen modifizieren die Art und Weise, wie der Mensch mit der Umwelt kommuniziert, und disponieren auch den Umgang mit Gesundheit und Krankheit. Daher können sie beim individuellen Heilungsbedarf sinnvoll berücksichtigt werden.

Konstitutionen des „oberen Menschen"

Menschen, bei denen die **Sinnes-Konstitution** dominiert, sind ganz wach und „draußen" in der Welt, haben meist einen zierlichen Körperbau und ein eher sanguinisch-geprägtes Temperament. Sie nehmen alles sehr intensiv wahr, was um sie geschieht und reagieren u. U. sensibel auf das, was sie aus der Umgebung anregt (als Farbwahrnehmung, Geräusch, Geruch, Geschmack etc.) und können sich demgegenüber meist nur wenig abschirmen. Auch von demjenigen, was auf seelisch-geistiger Ebene an „Schwingungen" wahrnehmbar ist, können sie stark beeindruckt werden. Sie sind ganz offen für die Welt, deren Vielfältigkeit sie aber auch überfordern kann. Sinnes-Menschen reagieren oft auch auf Medikamente, selbst homöopathisch-potenzierte, sehr intensiv. Dies sollte therapeutisch berücksichtigt werden.

Beachte

Sinnes-Menschen können diese Veranlagung zur Wahrnehmung gezielt schulen und dabei lernen, sich, wo notwendig, abzugrenzen und die Wahrnehmung auf sich selbst zu richten.

Menschen, die konstitutionell vom **Nervensystem** geprägt sind, sind meist schlank und groß, hagerdrahtig. Bei ihnen ist die innere Verarbeitung dessen, was von außen und dem eigenen Organismus kommt, bedeutsam, auch wenn diese Prozesse meist nicht von klarem Bewusstsein begleitet sind. Sie sind eher introvertiert mit melancholisch-tingiertem Temperament. Differenzierte Wahrnehmung der Welt mit ihrer Schönheit und auch ihrer eigenen leiblichen und seelisch-geistigen Bedürfnisse ist ihre Lernaufgabe. Sie konzentrieren sich eher auf überschaubar Weniges, was sie dann aber meist gut beherrschen, um sich auf diesem Gebiet zu Fachspezialisten zu entwickeln.

Beachte
Die Fähigkeit einer unmittelbaren Wahrnehmung therapeutischer Maßnahmen muss von Nerven-Menschen meist erübt werden. Sie können lernen, ihr Wissen wahrnehmend in einen großen Kontext einzubringen.

Konstitutionen des „mittleren Menschen"

Die Atmung verbindet Makro- und Mikrokosmos miteinander durch Rhythmen. Menschen mit Betonung des **Atmungssystems** zeichnen sich durch ein recht harmonisches Verhältnis zur Welt aus. Sie nehmen die Welt wahr, verwandeln sie in sich und geben sie und Eigenes wieder metamorphosiert an die Welt zurück. Ihre Leiblichkeit ist meist harmonisch proportioniert. Dabei sind sie anpassungsfähig und in der Lage, sich den Bedürfnissen der Umgebung entsprechend einzurichten und zu verhalten.

Beachte
Atem-Menschen haben u. a. als Lernaufgabe, wenn es die Situation erfordert, selbstbewusst auch ihre eigenen Bedürfnisse klar zum Ausdruck zu bringen.

Konstitutionell **kreislaufbetonte Menschen** sind seelisch in sich selbst verankert und verstehen es, ihren eigenen Körper von innen her gut zu beherrschen und gezielt einzusetzen. Er kann gut trainiert werden, entweder für eigene (sportliche) Leistungen oder für den gezielten Einsatz in der Welt/das soziale Umfeld. Das Zentrum – die eigene Persönlichkeit – kann in ein gesundes Verhältnis zur Welt gestellt werden. Durch den gut verinnerlichten Rhythmus haben solche Menschen oft lange Zeit kaum Krankheitsdispositionen, fühlen sich gesund und leistungsfähig. Das birgt aber auch das Risiko, sich zu überfordern, sodass dann schwere Erkrankungen wie aus heiterem Himmel auftreten können, wenn die eigene Leistungsfähigkeit überschätzt wurde und/oder die eigenen gesunderhaltenden Notwendigkeiten jahrelang nicht ernst genommen wurden.

Beachte
Herz-Kreislauf-Menschen sind aufgefordert, das eigene Handeln an den konkreten Bedürfnissen des sozialen Gesamtzusammenhangs zu orientieren und der Blickrichtung von außen nach innen Bedeutung zu geben.

Konstitutionen des „unteren Menschen"

Konstitutionell **gliedmaßenbetonte Menschen** sind umweltorientiert: Sie gestalten und formen die Umwelt nach ihren eigenen Vorstellungen, hier den eigenen oft gut trainierten Körper gezielt einsetzend. Hochleistungssportler zeigen oft diese Konstitution. Zunächst übend auf sich gerichtet (Körperbeherrschung), können sie diese Fähigkeit dann in ihrem Umfeld zur Geltung bringen. Oft ist diese leibliche Konstitution mit einem eher cholerischen Temperament verbunden.

Beachte
Eine Lernaufgabe von Gliedmaßen-Menschen kann zur eigenen Schulung innere Bewegung und Konzentration (Meditation) sein.

Stoffwechselbetonte Menschen ruhen oft seelisch eher phlegmatisch in sich selbst und bilden eine robuste Leiblichkeit aus. Sie nehmen die Umwelt – diese genießend – gerne in sich auf (als Nahrung), haben aber die Tendenz, sie sich zu wenig zu eigen zu machen: Dabei lagern sie Nahrung eher als Reserve in sich ab, was zur Disposition für ein metabolisches Syndrom führen kann. Die Leiblichkeit wird (fast) ein Teil Außenwelt; sie kann nur unzureichend vom Seelisch-Geistigen durchdrungen und als Werkzeug genutzt werden.

Beachte
Stoffwechsel-Menschen haben u. a. die Aufgabe, Bewusstsein auf die eigene Leiblichkeit und die Bedürfnisse derselben zu lenken.

Alle Konstitutionen gelten primär nicht als Krankheitsdispositionen, können sich aber zu solchen entwickeln. Es sind Rahmenbedingungen, die als Differenzierungen wahrgenommen und selbstregulatorisch genutzt werden können. Der Patient kann gezielt auf die Ressourcen und Fähigkeiten aufmerksam gemacht werden, die Ansatzpunkt für einen individuellen Gesundungsweg sein können: Wo liegen Stärken und Schwächen, und was kann aktiv getan werden, um Begabungen zu fördern und Schwächen auszugleichen auf dem Wege der Menschwerdung?

Praxistipp

Therapeutisch sollten diese Konstitutionen in den individuellen Therapiekonzepten berücksichtigt werden, denn eine Sinnes-Konstitution braucht z. B. ganz andere Arzneimittelkonzentrationen und eine ganz andere Häufigkeit der Anwendung (eher weniger und höhere Potenzen) als eine Stoffwechsel-Konstitution.

Die Dreigliedrigkeit in Bezug zur männlichen und weiblichen Polarität

In Reinform werden diese Konstitutionen nur selten gefunden werden, meist entwickeln sich Mischformen. Diese Konstitutionen können auch wieder unter der Polarität „männlich" und „weiblich" betrachtet werden.

Die leibliche **Sinnes-Konstitution** findet sich eher bei Frauen, die **Nerven-Konstitution** eher bei Männern, während die leiblich-seelische Ausprägung eher umgekehrt ist; vgl. auch ▸ Tab. 2.4. Männer sind „selektive" Sinnes-Menschen und Frauen nutzen die vielfältigen Nervenverknüpfungen viel intensiver und multifunktionaler als Männer.

Die oben charakterisierte physische **Atmungs-Konstitution** ist typischer für Frauen, die **Kreislauf-Konstitution** für Männer. Das für das Herz-Kreislauf-System typische Pendeln zwischen Peripherie und Zentrum, zwischen Außen- und Innenwelt auf seelischer Ebene ist hingegen eher die Domäne der Frau, während die vereinnahmende Atmung und das das Eigene der Umwelt Aufprägende eher „typisch männlich" ist.

Auch bei den Konstitutionen des „unteren Menschen" finden wir die Polarität bei beiden Geschlechtern. Die **Gliedmaßen-Konstitution** kann leiblich oder im kulturellen Umfeld ausgeprägt sein (= praktisch-pragmatisches Handeln), ist also eher dem männlichen Pol zuzuordnen. Die Trägheit des **Stoffwechsels** mit dem partiellen Fremdwerden der eigenen Leiblichkeit kann mit einem „seelischen Freisein" verbunden sein, die sich auch u. a. in geselliger Kommunikationsfähigkeit äußern kann, und entspricht somit dem weiblichen Pol.

2.5.3 Konstitutionstypen der 4 Organisationsebenen – Temperamente

Auch bezüglich der 4 Organisationsebenen gibt es Vereinseitigungen, die als die 4 Temperamente beschrieben werden. Hierbei handelt es sich um Grundkonstitutionen und Prägungen durch die Aggregatzustände bzw. klassischen Elemente des Festen, Flüssigen, Gasförmigen/Luftigen und der Wärme/des Feuers.

Beachte

Konstitutionelle Prägungen der Elemente wirken auf der Ebene der Lebensorganisation und beinhalten jeweils Chancen und Risikopotenzial für den Betroffenen; der Umgang mit dem Temperament ist eine wesentliche Aufgabenstellung der Selbsterziehung.

Choleriker

Beim Choleriker überwiegt das **Wärmeelement** auf der Ebene der Lebensorganisation. Dadurch kann sich die Individualität über die Ich-Organisation, die u. a. über den Wärmeorganismus tätig wird, besonders zur Geltung bringen. Choleriker sind **Tatmenschen**, die die Welt nach ihren Vorstellungen umgestalten. Dabei versuchen sie oft, den möglichst „kürzesten" Weg zu gehen und nehmen, da sie (nur) ihr Ziel vor Augen haben, „Kollateralschäden" billigend in Kauf; die Umgebungsbedingungen wahrzunehmen sind sie kaum in der Lage. Choleriker können im wahrsten Sinne des Wortes viel bewegen.

Seelisch sind Choleriker aufbrausend, aber nicht nachtragend. Dass sie andere durch ihr Verhalten verletzen könnten, machen sie sich oft gar nicht bewusst und sind dann erstaunt, wenn sie mit den von ihnen herbeigeführten Situationen konfrontiert werden, an deren Mitverursachung sie sich meist nicht erinnern können.

Die leibliche Konstitution ist eher gedrungen, mit Betonung der nach vorwärts gerichteten Kopf- und Nackenregion.

Sanguiniker

Der Sanguiniker hat einen besonderen Bezug zum beweglichen **Luftelement**. Ihm fällt es leicht, schnell Beziehungen zu knüpfen – mit unterschiedlicher, aber oft oberflächlicher Intensität. Er genießt die angenehmen Seiten des Lebens. Probleme sind für ihn meist schnell lösbare Herausforderungen, die entweder selbst gemeistert oder für die unkompliziert Hilfe in Anspruch genommen wird.

Tiefgang und Stabilität sind nicht unbedingt die Stärken, dafür aber Flexibilität und (vorübergehendes) Anpassungsvermögen an neue Situationen. Der mitmenschliche und seelische Umgang ist unkompliziert und pragmatisch, orientiert an den jeweils aktuellen Erfordernissen.

Die leibliche Konstitution ist grazil und beweglich, so wie das merkurielle Wesen des Sanguinikers selbst.

Phlegmatiker

Beim Phlegmatiker dominieren der **Flüssigkeitsorganismus** und die aufbauenden Lebensprozesse besonders im Bereich des Stoffwechsels, der vom Seelisch-Geistigen kaum durchdrungen wird.

Das leibliche Wohl wird assoziiert mit Nahrung und Nahrungsaufnahme, die, da meist die Bewegung auf das Notwendigste begrenzt wird, zu stattlicher Leibesfülle führen kann. Auch die Nahrungsaufnahme über die Sinne („geistiges Fastfood moderner Medien") unterstützt diesen Prozess.

Das Seelisch-Geistige äußert sich v. a. leibfrei in einer recht regen Kommunikation mit der Umgebung, die sich dann aber häufig auf banale Themen des Alltags beschränkt. Der Phlegmatiker hat Zeit und nimmt sich Zeit – er lässt sich nicht so schnell aus der Ruhe bringen. Langfristige und komplexe Prozesse kann der Phlegmatiker ruhig begleiten, trotz aller auftretenden Probleme sich immer am Leitstern/Ziel orientierend.

Melancholiker

Der Melancholiker ist geprägt vom **festen Element** „Erde". Seine meist drahtige Gestalt wirkt wie vertrocknet. Sein Lebensraum ist sehr überschaubar. Er ist introvertiert, meidet weitgehend die Gesellschaft und ist sich selbst genug.

Es besteht eine Neigung, viel zu grübeln, und zur Ausbildung von Tiefsinn, der sich aber auch zur Depression steigern kann. Positive Nutzung dieser Anlage kann zu tiefem Weltverständnis mit Sinn für das Geistige im und hinter dem Materiellen führen.

> **Praxistipp**
> Die Temperamente prägen den Menschen konstitutionell auf der Ebene der Lebensorganisation. Sie zu verwandeln ist eine Herausforderung an die Selbsterziehung, aber auch wichtig für den therapeutischen Ansatz. Einem Melancholiker zu raten, das Leben nicht so schwer zu nehmen, wird ebenso kontraproduktiv sein, wie primär einem Sanguiniker meditative Vertiefung und Konzentration zu empfehlen. Therapeutisch möchte der Patient dort abgeholt werden, wo er sich befindet, nicht an einem fernen Ziel, zu dem die Reise vielleicht erst geplant wird. Die ganzheitlichen Therapiekonzepte sollten auch die Temperamente mit ihren Chancen und Risiken integrieren.

2.5.4 Konstitutionen der 7 Planeten

Die Temperamente beeinflussen das Befinden des Menschen und bilden den Untergrund oder Hintergrund für die seelische Gestimmtheit, die mit diesem Grundton verbunden ist. Das Seelische drückt sich besonders in der Schwingungsfähigkeit der Lebensmelodie aus. Auch diese wird beeinflusst und geprägt, jedoch nicht von irdischen, sondern kosmischen (astralen) Kräften. Nicht umsonst wird die Seelenorganisation im anthroposophischen Sprachgebrauch gerne Astralleib (= Sternenleib) genannt. In ihr bringen sich besonders die Wandelsterne (Planeten) zum Ausdruck.

Die Planetenkräfte können als urbildhafte, archetypische Kräfte erlebbar werden, die Entwicklungsprozesse begleiten und beeinflussen, z. B. die Jahrsiebte des Lebenslaufes (S. 47). Die Planetenkräfte wirken spezifisch bei der Geburt (Stand vor dem Fixsternhimmel), verändern aber ständig ihre Lage und wirken damit fortwährend gestaltend und das Seelenleben des Menschen beeinflussend ein.

Als weitere vereinseitigende Differenzierung können noch die astrologischen Kriterien herangezogen werden, die Tierkreis-Konstitutionen der Astrologie und das wirklich immer absolut einzigartige Geburtshoroskop; diese darzustellen, würde den Rahmen dieses Buches sprengen.

Hier sollen zunächst die „gesunden" Konstitutionen charakterisiert werden, die Krankheitsdispositionen und Erkrankungen werden in Kap. 3.2 (S. 77) beschrieben. Diese Konstitutionen können beim individuellen Heilungsbedarf differenzierte Behandlungsoptionen, v. a. im Hinblick auf den Einsatz der Metalltherapie geben.

Praxistipp

Jede Therapie beginnt mit einer ausführlichen Anamnese und Diagnosestellung. Die im Folgenden beschriebenen Konstitutionen können zu einem wesentlichen Schlüssel werden, den individuellen Heilungsbedarf und das sich daraus ergebende Therapieziel deutlicher erkennen zu können, s. dazu Kap. 5 (S. 93).

Saturn-Konstitution

Saturngeprägte Menschen nehmen das Leben schwer und erleben es tendenziell als kaum zu bewältigende Last. Trotzdem versuchen sie, es ohne Hilfe zu meistern, da sie sich im Kontakt mit der Umgebung auf das Notwendigste beschränken. Sie gönnen sich und auch anderen wenig, v. a. weil sie auch berechtigte Bedürfnisse kaum wahrnehmen können.

Ihr Bewusstsein richtet sich meist auf geistige/ideelle Werte, denen sie sich treu widmen. Das gründliche Denken ist kritisch und beschäftigt sich gerne mit Details, wie es in vielen Naturwissenschaften, aber auch in der Philosophie gefordert wird. So werden Menschen mit Saturn-Konstitution häufig zu Fachspezialisten, die über einen kleinen Bereich – aber eben nur diesen – sehr genau Bescheid wissen, während ihnen die Vielfalt und Schönheit des Lebens oft verschlossen bleibt.

Beachte

Wenn die Saturn-Konstitution und das melancholische Temperament zusammenwirken, kann dies zu einer ernsthaften Krankheitsdisposition und Vereinseitigung führen.

Der Saturn-Mensch ist geprägt von Prinzipientreue. Im **Denken** befasst sich der Saturn-Mensch mit Grundsätzlichem, mit allgemeinen Gesetzmäßigkeiten. Das **Fühlen** ist verschlossen, die Grundstimmung bedrückt und freudlos. Beziehungen werden – wenn überhaupt – nur langsam aufgebaut, sind dann aber tragfähig und beständig. Das **Handeln** ist geprägt von Pflichterfüllung, Verantwortung und Gründlichkeit.

Jupiter-Konstitution

Jupitergeprägte Menschen sind geprägt durch äußere und innere Harmonie. Sich in der Gesellschaft zu bewegen und zu repräsentieren, fällt ihnen leicht. Die innere Balance zeigt sich in einem ausgeglichenen Temperament und einem Gleichgewicht zwischen analytischem Denken und intuitivem Erfassen.

Das **Denken** wird an der Wirklichkeit geschult, um Ordnungs- und Sinnzusammenhänge in der Erscheinungswelt zu erforschen, ohne sich in den einzelnen Details zu verlieren. Das **Fühlen** ist geprägt von fließend lebendigem Austausch mit der Umgebung, von Gelassenheit und einer würdevollen inneren Haltung. Das **Handeln** ist zielbewusst und strebsam; dies wird von anderen als fast naturgegebene, authentische Autorität erlebt – Jupiter-Menschen sind disponiert als Führungskräfte.

Mars-Konstitution

Eine Mars-Konstitution führt zu ergebnisorientierten Tatmenschen, die die Welt verändern, sich an den physisch-materiellen Gegebenheiten orientierend. Eine Potenzierung/Steigerung dieser Konstitution kann durch ein cholerisches Temperament hervorgerufen werden.

Das **Denken** ist klar, scharf und realistisch, ein „Gehtnicht" gibt es nicht: Selbst schwierige Bedingungen werden als Herausforderung angenommen, lösungsorientiert angegangen, gerne auch mit unkonventionellen Methoden. Das **Fühlen** ist geprägt durch die seelische Polarität von Sympathie und Antipathie, die sich auf Menschen und/oder Lebenssituationen beziehen. Für das **Handeln** steht der Mars-Konstitution viel Energie zur Verfügung, die durch zielgerichtetes Üben gelenkt werden und dann – gerade in der Überwindung von Hindernissen – zu dem führen kann, was als Tüchtigkeit bezeichnet wird.

Sonnen-Konstitution

Dem Zentralgestirn unseres Planetensystems entsprechend leben sonnengeprägte Menschen aus der Mitte heraus. Dabei tragen sie jedoch die Peripherie mit im Bewusstsein und integrieren das besonnene Handeln. Sie streben eine Gleichgewichtslage an, die immer aktiv geschaffen werden muss zwischen Polaritäten, und zwar durch gesunde, situationsgerechte Schwingungsfähigkeit, welche das eine Mal mehr nach außen, das andere Mal mehr nach innen pendelt. Sonnengeprägte Menschen können gesunde Grenzen bilden, die in der Biologie als semipermeable Membranen beschrieben werden. Diese bewirken, dass bestimmte Stoffe (im übertragenen Sinne auch Gedanken und Gefühle) nur innen bzw. außen gehalten werden, andere gezielt ein- oder ausströmen können, während eine 3. Gruppe frei zwischen Innen und Außen diffundieren kann.

Das **Denken** ist schöpferisch und klar, geprägt von Begeisterung und Begeisterungsfähigkeit, ganzheitlich-umsichtig, warm und Anteil nehmend. Das **Fühlen** zeichnet sich durch Wohlwollen, Mitgefühl und Herzlichkeit aus. Das **Handeln** ist geprägt von sozialen Impulsen, die durch Organisationstalent geerdet werden, wobei dieses Werk oft unabdingbar mit der eigenen Persönlichkeit in Verbindung gebracht wird.

! Beachte
Wenn die entsprechende Anerkennung der Umgebung fehlt bzw. versagt wird, kann dies zu tiefer seelischer Kränkung und Krankheitsdisposition führen.

Venus-Konstitution

Menschen mit Venus-Konstitution zeigen sich gewissermaßen polar zur Marsprägung. Während die Mars-Konstitution die Richtung von innen nach außen betont (gebend, „männlich"), so ist die Venus-Konstitution von außen nach innen gerichtet (empfangend, „weiblich"). Venusbetonte Menschen geben sich – mit ihrem innerlich lebendigen Gefühlsleben – hin an die Schönheiten von Natur und Kultur, an geliebte Mitmenschen im gegenseitigen Austausch, aber auch an ihr Tun. Ihnen fällt es leicht, den Beruf nicht als Job, sondern als Berufung zu erleben, und das besonders wahrzunehmen, was sie durch ihn – vollkommen abgesehen von Geld – empfangen.

Das **Denken** ist synthetisch, imaginativ, wobei der Umkreis als zugehörig aufgefasst und miteinbezogen wird. Das **Fühlen** orientiert sich an der Schönheit der Welt und äußert sich mitfühlend, empfangend und sich mit seinem eigenen Wesen einbringend. Das **Handeln** ist rücksichtsvoll und anpassungsfähig, je nach den Bedürfnissen der Umgebung. Von anderen Menschen erwartet die Venus-Konstitution gern Ähnliches: dass ihre eigenen Bedürfnisse intuitiv erfasst und befriedigt werden.

Merkur-Konstitution

Merkurgeprägte Menschen sind eher zierlich, gewandt und geschickt. Dabei erhalten sie sich oft bis ins hohe Alter eine innere und äußere Beweglichkeit. Zu einer Steigerung dieser Veranlagung kommt es durch die gleichzeitige Grundschwingung eines sanguinischen Temperaments.

Merkurielle Menschen wirken dynamisch, mit schneller Auffassungsgabe, Kombinationsfähigkeit und Flexibilität im **Denken**. Unterschiedliche, auch entgegengesetzte Standpunkte einzunehmen, fällt ihnen leicht: Sie können das Denken, Empfinden und Verhalten der Umgebung gut imitieren und somit bewusst machen. Das **Fühlen** ist geprägt von Liebenswürdigkeit, Witz und Charme. Ihr meist komplexes Beziehungsgeflecht kann merkuriell vermittelnd genutzt werden, um Gegensätze zu überbrücken und damit für andere komplizierte Sachverhalte zu klären oder Probleme zu lösen. Das **Handeln** zeigt sich pragmatisch und geistesgegenwärtig an den aktuellen Notwendigkeiten ausgerichtet.

Merkur-Konstitutionen gehen anders mit dem fließenden Element des Wässrigen um als die Jupiter-Menschen: Jupitergeprägte, joviale Konstitutionen können in sich selbst ruhend gut mit dem Strom des Zeitgeistes gehen, während merkurielle Naturen sich stärker in ihrer Anpassungsfähigkeit und Wandelbarkeit an spontanen Begegnungen und Einflüssen der sie umgebenden Umwelt orientieren und erfahren.

Mond-Konstitution

Mondkonstituierte Menschen bewahren sich oft bis ins hohe Alter eine Jugendlichkeit, da lunare leibesaufbauende, regenerative Kräfte den Gesamtorganismus prägen. Diese aufbauenden Kräfte werden auch leibfrei genutzt.

Das **Denken** kann schöpferisch werden, sich auf ein gutes Gedächtnis und eine kindlich bleibende Fantasiewelt stützen. Im **Fühlen** werden Vergangenheit (Erinnerung) und Zukunft (Erwartung) miteinander verbunden, um in der Gegenwart lebendig zu werden. Das **Fühlen** ist auf die Umwelt ausgerichtet und lässt sich mit „Hegen und Pflegen" gut charakterisieren, welches sich z. B. auf die eigenen Kinder, die Familie oder auch den Garten beziehen kann. Das **Handeln** erstreckt sich auch v. a. auf diese Gebiete mit dem Ziel, dass sich Lebendiges im unmittelbaren, direkt erlebbaren Umfeld gesund und richtig entwickeln kann (z. B. durch gesunde Ernährung und ein von Empathie geprägtes Umfeld). Ebenso liegt lunaren Menschen die Vermittlung geistig hochwertiger Urbilder, wie sie z. B. in Märchen zu finden sind.

Die 7 Planeten-Konstitutionen stehen auch in vielfältiger Beziehung zu den anderen besprochenen Aspekten.

Beachte
Die bisher beschriebenen Konstitutionen einzeln und in Kombination werden von der jeweils einzigartigen Persönlichkeit als Lebensrahmenbedingungen genutzt und individuell in mehr oder weniger engen Grenzen modifiziert.

2.5.5 Zwölf Sinne

In der Anthroposophischen Medizin werden 12 Sinne beschrieben, durch die wiederum ein differenziertes Eingreifen des Seelisch-Geistigen in das Physisch-Materielle möglich wird.

Sie lassen sich in leibliche, seelische und geistige Sinne gliedern. Die Sinnesentwicklung erfolgt biografisch in der Regel von den leiblichen über die seelischen zu den geistigen Sinnen.

Praxistipp
Die Sinnesqualitäten können vereinseitigt differenziert ausgebildet sein, jeweils verbunden mit besonderen Fähigkeiten, welche therapeutisch genutzt werden können, um die gesunden Ressourcen anzusprechen.

Leibliche Sinne

Die leiblichen Sinne dienen zunächst der Wahrnehmung des Verhältnisses der eigenen Körperlichkeit zur Welt.

Der **Tastsinn** dient der Wahrnehmung der eigenen leiblichen Grenze und vermittelt die Qualitäten der Gegenstände der Leibesumgebung: diejenigen, mit denen der eigene Körper in seinem Umfeld in Berührung kommt. Erstes Tasterlebnis ist die Schwere des eigenen Leibes nach der Geburt und das Liegen auf einem „festen Untergrund", im Idealfall dem Leib der Mutter. Diese Grenzen werden zunächst unbewusst wahrgenommen und vermitteln Sicherheit und Vertrauen, dass die Welt trägt. Der Tastsinn kann dann durch möglichst differenzierte Sinnesreizangebote aus der Umwelt entwickelt und geschult werden.

Durch den **Lebenssinn** erfahren wir das eigene Körperempfinden: Wohlsein oder Unwohlsein, Hunger oder Sättigungsgefühl, Wachheit (Aufnahmefähigkeit) oder Müdigkeit. Er ist zunächst in der frühen Kindheit rein auf die Leibesbedürfnisse gerichtet, später kann er in der Selbsterziehung durch Schulung zum Wahrnehmungsorgan, z. B. für die eigenen Leistungsgrenzen, entwickelt werden.

Der **Eigenbewegungssinn** vermittelt uns die Lage der einzelnen Organe bzw. Gliedmaßen zueinander in ihrer Beziehung zum Gesamtorganismus. Damit ermöglicht er z. B. intentionale Bewegungen durch Koordination beim Greifen. Auch dieser Sinn wird nach und nach ausgebildet, beobachtbar an der Entwicklung eines kleinen Kindes. Später kann dieser Sinn eine eher leibfreie Dimension erhalten, wenn z. B. intentionale Gedankengänge/Planungsvorgänge bewusst wahrgenommen werden.

Durch den **Gleichgewichtssinn** nehmen wir die Stellung unseres Gesamtorganismus im Verhältnis zu der uns umgebenden Welt wahr und können den eigenen Leib dann auch gegen die Schwerkraft aufrecht halten. Die spirituelle Dimension dieses leiblichen Sinns beschreibt Folgendes: Wir sollten zentriert in uns selbst immer im Gleichgewicht sein, um uns in der Welt orientieren zu können.

Seelische Sinne

Die Kommunikation mit den seelischen Sinnen ist uns bewusster als mit den leiblichen Sinnen. Die seelischen Wahrnehmungen lösen unmittelbare Reaktionen in uns aus.

Mit dem **Geruchssinn** nehmen wir substanziell Kontakt mit der näheren und weiteren Umgebung auf, vermittelt durch feinste Substanzen und Moleküle. Diese berühren uns seelisch angenehm oder unangenehm. Geruchswahrnehmungen können sich sehr tief verankern und nachhaltig das Verhältnis zur Welt prägen.

Im **Geschmackssinn** ist die Auseinandersetzung mit der Welt besonders intensiv, auch als Vorbereitung für die Verwandlung der Welt (Nahrung) durch den eigenen Organismus. Die Wahrnehmung der Nahrung durch den Geschmack initiiert schon die entsprechenden nachfolgenden Verdauungsvorgänge, besonders in der Leber (neben Geruch und Sehsinn, die hier natürlich auch eine Rolle spielen).

Der **Sehsinn** spielt in unserer heutigen Kultur eine sehr große Rolle. Er vermittelt Formen und Farben, die oft in Sekundenschnelle erkannt, eingeordnet und bewertet werden müssen, um richtige Entscheidungen treffen zu können. Diese Tatsache führt mit zu den modernen Erkrankungen wie Stress-Syndrom und Burn-out (S. 220). Hier gilt es, dem Auge auch Zeiten und Eindrücke zu gönnen, die der Entspannung und Beruhigung dienen.

Der **Wärmesinn** nimmt sowohl die Wärmeverhältnisse des eigenen Organismus wahr wie auch die der Umgebung. Durch diese Wahrnehmungen können wir ein richtiges Verhältnis zum eigenen Leib und zur Welt aufbauen. Der Wärmeorganismus ist ein physischer Ausdruck der Ich-Organisation. Die Präsenz der Individualität im Leib und in der Welt ist am Wärmeorganismus ablesbar.

Geistige Sinne

Während die leiblichen Sinne sich primär auf das Gewordene und die Auseinandersetzung mit der physisch-materiellen Wirklichkeit beziehen, richten wir mit den „geistigen Sinnen" unsere Aufmerksamkeit auf das hinter dem Materiellen wirkende Spirituelle.

Über den **Gehörsinn** nehmen wir etwas von der inneren Gestimmtheit des lauterzeugenden Wesens (Tier oder Mensch) wahr: Freude oder Schmerz, Aggression oder Friedfertigkeit. Auch die Landschaft und die Atmosphäre teilt uns über Geräusche etwas von ihrem „inneren Zustand" mit.

Der **Sprachsinn** ist der erste, rein menschlich-kulturelle Sinn, der über die Natur hinausgeht. Er wirkt einerseits mit dem „unter" ihm stehenden Gehörsinn zusammen, andererseits mit dem über ihm stehenden Begriffssinn. Die Sprachentwicklung hängt mit dem Kulturraum innig zusammen und ist nicht genetisch determiniert. Mit der Sprache wird ein rein geistiger Begriff lautmalerisch beschrieben. Zum Beispiel wird der Begriff der mehrjährigen, holzbildenden Pflanze im Deutschen „Baum", im Französischen „arbre" und im Englischen „tree" genannt. Damit werden unterschiedliche Qualitäten dieses allgemeinen Begriffs zum Ausdruck gebracht.

Der **Begriffssinn** ist den Sprachen übergeordnet. Mit ihm können wir uns sprachenunabhängig auf einer allgemein menschheitlichen Ebene treffen und uns verständigen. Dies zeigt sich z. B. im Bereich der Mathematik und Geometrie, in dem eine sprachübergreifende Gesetzmäßigkeit herrscht. Eine solche sprach- und kulturübergreifende menschheitliche „Schrift" ist auch die Notenschrift. Sie vermittelt geistig „Begriffliches" (die Töne) in die physisch-materielle Welt.

Der **Ich-Sinn** dient nicht der Wahrnehmung des eigenen Ichs, sondern dem Wahrnehmen der Individualität des anderen Menschen. Dieser Ich-Sinn hat sich kulturell langsam entwickelt und seine Entwicklung schreitet weiter voran. In jedem Augenblick den Mitmenschen als ein geistig-individuelles Wesen anzuerkennen und zu akzeptieren, fällt vielen Menschen nach wie vor nicht leicht. Die Individualisierung war ein langer Kulturprozess über Stamm, Volk, Sippe, Großfamilie und Kleinfamilie.

▸ **Tab. 2.5** Die 12 Sinne des Menschen und ihre Zuordnung zu den Organisationsebenen.

	Geist	Seele	Leib
Ich-Organisation	Ich-Sinn	Wärmesinn	Gleichgewichtssinn
Seelenorganisation	Begriffssinn	Sehsinn	Eigenbewegungssinn
Lebensorganisation	Sprachsinn	Geschmackssinn	Lebenssinn
Physische Organisation	Gehörsinn	Geruchssinn	Tastsinn

Nun ist das Ich-Bewusstsein auf einem gewissen Höhepunkt angelangt, auf dem das Du, die Individualität des anderen, wahr- und ernst genommen werden sollte: Aus gemeinsam gefundenen Zielen/Idealen kann an die Stelle der Bluts- die Wahlverwandtschaft treten. So kann es zu neuen Gemeinschaftsbildungen kommen, in denen der Mitmensch als einzigartige Individualität wahrgenommen und anerkannt wird.

Praxistipp
Die Sinne sind bei den Menschen unterschiedlich ausgebildet und damit Teil einer konstitutionellen Gesamtsituation, die bei therapeutischen Fragestellungen und auch zur Findung salutogenetischer Ressourcen anamnestisch berücksichtigt werden kann.

Einen Überblick zu den 12 Sinnen des Menschen veranschaulicht ▸ **Tab. 2.5**.

2.6 Die 4 Organe

Vier Hauptorgane stehen in einem besonderen Verhältnis zu den 4 Organisationsebenen bzw. Wesensgliedern.

Man kann sie als physische Verankerung der Kräfte der jeweiligen Organisationsebene verstehen. An ihrer Anatomie und Funktion, aber auch an der Erkrankungssignatur lässt sich das Wirken der Organisationsebenen im Organismus studieren.

Praxistipp
Da diese Organe auch in andere Wirkzusammenhänge eingebunden sind, müssen die einzelnen Bezüge zunächst in Anamnese und Befund analysiert werden, um dann als Grundlage für die individuelle Therapieplanung dienen zu können.

2.6.1 Lungenorganisation, Erdorganismus und Physische Organisation

Die **Lunge** entsteht als drüsige Anlage embryologisch als Ausstülpung aus dem oberen Verdauungstrakt und differenziert sich dann zum Atmungsorgan aus. Dieses Bildungsgeschehen weist auf den gemeinsamen Ursprung hin. Das Atmungsgeschehen kann als „verfeinerter Verdauungsprozess", die Verdauung als „vergröberter Atmungsprozess" charakterisiert werden. Die 3. Variation ist die „Ernährung über die Sinne", als „verfeinerter Atmungsprozess".

Verdauungsprozesse dienen dem Erhalt der Physischen Organisation und sind durch das gemeinsame Entwicklungs- und Evolutionsgeschehen erklärbar. Das „normale" Verdauungsgeschehen ist durch Wahrnehmung und Abbau der Nahrung charakterisiert. Jenseits der Darmwand beginnt der Prozess der Ernährung, d.h. der Neuaufbau und die Bildung individualisierter, eigener Körpersubstanz. Die Ernährung über die Sinne ist nicht weniger wichtig. Die Umgebung bleibt hierbei scheinbar unverändert, dennoch wird die Welt eine andere, je nachdem, ob sich ein Mensch ihr liebevoll-empathisch erkennend zuwendet oder sie nur teilnahmslos registriert. Die Verarbeitung („Verdauung") geschieht bei den Sinneswahrnehmungen über das Nervensystem und führt letztlich zu Begabungen und Fähigkeiten. Der Atmungsprozess als mittlerer Verdauungsprozess nimmt die Substanzen der Atmosphäre in den eigenen Organismus auf und gibt andere an die Umgebung ab, um den physisch-materiellen Leib, den Erdorganismus, zu erhalten.

Dabei ist die Lunge eines der beiden zentralen Organe des **Rhythmischen Systems** und Zentrum der Verbindung des Mikrokosmos Mensch mit dem Makrokosmos. Physisch dient sie dem Gasaustausch und muss hierfür fast durchgängig einzellige Schichten in den Alveolaren bilden. Diese große Oberfläche ermöglicht in Verbindung mit rhythmischen Prozessen die Entstehung eines belebten, beseelten und „begeisteten" Organismus.

Die **rhythmischen Atmungsprozesse** binden weiterhin den Leib in kosmische Rhythmen ein. Wird von durchschnittlich 18 Atemzügen/min ausgegangen, so sind dies am Tag (18 × 60 × 24) 25 920 Atemzüge. Diese Zahl begegnet uns wieder in der Präzessionsbewegung, die als Wanderung des Frühlingspunkts durch den Tierkreis erscheint. In 25 920 Jahren durchläuft der Frühlingspunkt einmal den Tierkreis, diese Zeitspanne wird als „platonisches Weltenjahr" bezeichnet.

Praxistipp
Die Lunge ist ein intensives Kontaktorgan und durch die große Oberfläche auch prädestiniert für Erkrankungen, die mit physischen Substanzen (sog. „Erregern" oder „Allergenen") zusammenhängen.

Erkrankungen der Lunge

Erkrankungen der Lunge lassen sich gemäß dem „dreigliedrigen Organismus" ordnen.

Dominanz des Bewegungs-Stoffwechsel-Systems

Bei der **Pneumonie** machen sich Stoffwechselprozesse in der Lunge geltend, und die sonst lufterfüllten Bereiche füllen sich mit Flüssigkeit. Histologisch erscheint das Lungengewebe wie das der Leber, sodass, auch in schulmedizinischem Kontext, von der „Hepatisation" der Lunge gesprochen wird.

Auch beim Emphysem des **„Blue Bloater"** dominieren Stoffwechselprozesse die Lungenfunktion. Der Heilungsbedarf besteht hier in Zurückdrängung der Stoffwechselprozesse an ihren physiologischen Ort und in einer Anregung der durchlichtend-gestaltenden Kräfte, die über das Sinnes-Nerven-System vermittelt werden.

Dominanz des Sinnes-Nerven-Systems

Bei der **Tuberkulose** führt eine primär-entzündliche Erkrankung zu einem sklerotisierenden Prozess, mit dem Endergebnis, dass die Lunge nicht mehr vom Seelisch-Geistigen als Inkarnationsorgan genutzt werden kann. Das Seelisch-Geistige muss auch gegenüber dem Lungenorgan, ähnlich wie es im Sinnes-Nerven-System physiologischerweise der Fall ist, „leibfrei von außen" wirken. Die sich nicht mit dem Organismus verbindenden Kräfte können in einem solchen Fall vom Patienten u. U. genutzt werden für kulturelles Schaffen; Christian Morgenstern (1871–1914), der unter Tuberkulose litt, ist hierfür ein Beispiel.

Praxistipp
Therapeutisch ist es das Ziel, die Lebenskräfte in der Lunge in der Form zu stärken, dass das Übergewicht im physischen Bereich überwunden und das Seelisch-Geistige wieder rhythmisch mit der Lunge in Verbindung treten kann.

Beim Emphysem des **„Pink Puffer"** stehen gestaltend-abbauende Bewusstseinsprozesse des Nervensystems im Vordergrund, die zu einer Schwächung und Auszehrung des Gesamtorganismus führen. Hier müssen die substanzaufbauenden, regenerierenden Kräfte des Stoffwechsels gestärkt werden.

Schwäche des Rhythmischen Systems

Allergien und das Asthma beeinträchtigen besonders den gesunden Atemrhythmus.

Allergien beruhen auf falschen bzw. fehlerhaft interpretierten Wahrnehmungen, die bei an sich harmlosen Substanzen zu übermäßiger Abwehr und Bewusstseinsbeeinträchtigung führen.

Praxistipp
Therapeutisch gilt es, den Organismus gegen diese Fehlwahrnehmungen abzugrenzen und eine gesunde Antipathie wiederherzustellen, d. h. ein selbstloses Wahrnehmen und Sich-der-Welt-Gegenüberstellen, ohne dass es gleich zu Abwehrreaktionen kommt.

Das **Asthma** kann rein physisch-materielle Auslöser haben, aber auch rein psychisch bedingt sein. In letzterem Fall muss der Patient nur z. B. an das auslösende Tier denken, um die Symptome hervorzurufen. Asthma ist verbunden mit einer Verlagerung zugunsten des Einatmens. Dies ist auch Signatur der heutigen Zeit, die geprägt ist von immer mehr „Input", Sinnesreizüberflutung und Multitasking.

Praxistipp
Therapeutisch steht hier die Förderung des Ausatmens und Entspannens im Vordergrund, letztlich aber immer eine Entängstigung und Vertrauensbildung in die „geistige Führung". Diese kann entweder spirituell-wesenhaft erlebt werden (Schutzengel, Schutzgeister) oder z. B. als tragendes Wertesystem, das zu innerer Gelassenheit führt.

Weitere Lungenerkrankungen

Das **Bronchialkarzinom** kann auch als eine Zeitkrankheit charakterisiert werden. Ein Aspekt dieser Erkrankung ist – ähnlich wie bei der Tuberkulose – ein Zu-physisch-Werden der Lunge (Herausfallen aus dem Lebenszusammenhang) durch eine zu starke Identifikation des Seelisch-Geistigen mit dem physisch-materiellen Leib, s. dazu Kap. 18 (S. 225).

► **Tab. 2.6** gibt einen Überblick über die wesentlichen Charakteristika der verschiedenen Erkrankungen der Lunge.

► **Tab. 2.6** Lungenerkrankungen mit ihren Hauptcharakteristika.

Lungen-erkrankung	Betroffenes System und Beschreibung
Pneumonie	„Leber-Werden" der Lunge
Emphysem: Blue-Bloater	bewusstseinsgetrübter Atmungsschwächling, Dominanz des Bewegungs-Stoffwechsel-Systems im Rhythmischen System
Emphysem: Pink-Puffer	vitalitätsgeminderter Durchblutungsschwächling, Dominanz des Sinnes-Nerven-Systems im Rhythmischen System
Tuberkulose	„Erde-Werden" der Lunge
Allergien	Rhythmisches System, Fehlwahrnehmung
Asthma	Rhythmisches System, verstärkte Einatmung
Bronchial-karzinom	„Sinnesorgan-Werden" der Lunge

Die Lunge und seelische Erkrankungen

Mit der Lunge im Zusammenhang stehen auch die **seelischen Erkrankungen** der Zwänge und des Wunschträumens. Diese Erkrankungen können als Metamorphose des Ein- und Ausatmens verstanden werden.

Zwangserkrankungen entsprechen einem pathologischen „Festhalten-Wollen", einem Erstarren in der Einatmung und einer Verlagerung des Rhythmischen Systems

- entweder zum Sinnes-Nerven-System hin: **Zwangsvorstellungen**, in denen das eigene Denken verselbstständigten Fremdkörpercharakter annimmt, ohne Bezug zum eigenen Fühlen und Handeln;
- oder zum Bewegungs-Stoffwechsel-System: **Zwangshandlungen**, die auch wie von außen veranlasst, fremdbestimmt mechanisch ablaufen, ohne Bezug zum eigenen Fühlen oder Denken.

Beim **Wunschträumen**, als Analogie zu pathologischer Ausatmung, wird das Denken zu einem zwar gefühlsbetonten, aber illusionären Vorstellungsleben unter Verkennung realer Wahrnehmungen oder Fakten. Der Erkrankte möchte Teil einer nicht existenten Umwelt werden und in ihr aufgehen.

Der Lungen-Typus

Menschen, die konstitutionell vom Lungenorgan geprägt sind, können als Lungen-Typus beschrieben werden. Sie haben ein feingliedriges, leicht verträumtes Seelenleben, zeichnen sich durch Sensitivität und Einfühlsamkeit aus, haben ein gut ausgeprägtes Gerechtigkeitsempfinden und ein ausgesprochenes Harmoniebedürfnis. Sie erleben sich als integralen Teil eines größeren Ganzen, können sich gut in andere hineinversetzen, fühlen sich selbst aber oft unverstanden. Als Reaktion darauf erfolgt häufig ein Rückzug von der Welt in den eigenen reichen, seelischen Innenraum.

Dieser Rückzug geschieht auch wegen der als übermächtig empfundenen Umwelteinflüsse, derer sich der Lungen-Typus kaum erwehren kann. Von außen gesehen, kann dies als melancholisches Temperament erscheinen.

Die Lunge und die Beziehung des Menschen zur Umwelt

Die gesunde Lunge verbindet den Mikrokosmos Mensch mit dem Makrokosmos über den Atemrhythmus. Sie kann damit, durch Bildung „semipermeabler Membranen“, zum Vorbild für das Verhältnis des Menschen zur Umwelt und zur gesunden Grenzbildung und Grenzerhaltung werden. Die sozialen „Lungen-Fragen“ können lauten:

- Wie viel Außenwelt lasse ich in mich herein?
- Wie viel Innenwelt gebe ich an die Umwelt?
- Wie gestalte ich mein eigenes Leben so, dass es sich in den Dienst des Ganzen stellt?
- Wie entwickle ich Erden- bzw. Menschheitsbewusstsein?
- Wie gestalte ich mein Leben, damit es nicht andere (Erde, Natur, Mitmenschen) beeinträchtigt oder schädigt?

2.6.2 Leberorganisation, Flüssigkeitsorganismus und Lebensorganisation

Die **Leber** ist das zentrale Organ der Lebensorganisation und des Flüssigkeitsorganismus. Sie organisiert und strukturiert 5 verschiedene Flüssigkeiten: das aus dem Darm kommende nährstoffreiche Pfortaderblut, die Lymphe und die Galle, ferner wird sie von arteriellem und venösem Blut durchströmt.

Praxistipp

Die Leber hat – im Gegensatz z. B. zur Niere – keine Eigengestalt, dafür eine große Regenerationsfähigkeit! 10 % des Lebergewebes kann die Lebergesamtleistung erbringen und nach Operationen wird der entnommene Anteil wieder durch neues Gewebe ersetzt. Die Zeit, in der einmal alle Leberzellen erneuert werden, beträgt 300–500 Tage. Diese Zeit sollte für eine nachhaltige Lebertherapie zugrunde gelegt werden.

Leberzellen können als „Sinnesorgane für den Flüssigkeitsorganismus“ charakterisiert werden. In ihnen findet einerseits Entgiftung durch Aufbau statt, andererseits wird die einzigartige, individualisierte Leibessubstanz in ihnen gebildet. Die Leber ist **Zentralorgan des Stoffwechsels**, der Stoffverwandlung und die Verwalterin der verfügbaren substanziellen Ressourcen des Gesamtorganismus.

In der Leber wirken der Eiweiß-, Fett- und Kohlenhydratstoffwechsel zusammen und durchdringen sich. Dabei verbindet sie auch die unterschiedlichen Organisationsebenen miteinander [40]:

- Der Eiweißstoffwechsel ist Ausdruck der Lebensorganisation,
- der Fettstoffwechsel der Seelenorganisation und
- der Zuckerstoffwechsel der Ich-Organisation.

Die Leber stellt sich auf der einen Seite ganz in den regenerierenden Aufbaustoffwechsel, andererseits bildet sie die **Galle** für den katabolen Stoffabbau. Die Gallensäuren stellen sich im Verdauungsprozess besonders dem Nahrungsstrom entgegen und erschließen die Fette. Der Galleprozess ist im Gegensatz zu dem unbewussten „Nachtprozess“ der Leber ein abbauender, wahrnehmender, mit Bewusstsein verbundener „Tagesprozess“.

Die **Gallenerkrankungen** bringen dies in der Tatsache zum Ausdruck, dass sie zu Steinbildungen (Herausfallen aus dem Lebendigen) und zu schmerzhaften Koliken neigen (zu starkes Eingreifen der Seelenorganisation unter Umgehung der Lebensorganisation direkt in den physischen Leib).

Erkrankungen der Leber

Die Leber ist so regenerationsfähig, dass Erkrankungen oft erst in einem fortgeschritteneren Stadium diagnostiziert werden. Gerade die funktionellen Leberstörungen sind nicht mit Laborparametern korrelierbar.

Praxistipp

Viele andere Erkrankungen, wie Rheuma, Neuralgien, Migräne, Bronchitis, Ekzeme, Bluterkrankungen, Venen- und Hämorrhoidalbeschwerden, haben einen Leberbezug. Bei deren Behandlung sollte immer auch die Leber mit bedacht werden.

Wenn die normale Lebertätigkeit gesteigert wird, kommt es zu (akuten) **entzündlichen Erkrankungen** (übersteigerter Prozess des Bewegungs-Stoffwechsel-Systems). Greifen die abbauend-gestaltenden Kräfte des Sinnes-Nerven-Systems auf die Leber über, kommt es zu **Skleroseprozessen**, d. h. einem zu Mineralisch-physisch-Werden bei gleichzeitiger Schwäche der Lebensorganisation (Leberzirrhose und hepatozelluläres Karzinom).

Letztere können auch Endergebnisse von chronisch-entzündlichen Prozessen sein, die nicht (aus)geheilt worden sind.

Auch die Galle kann in beide Richtungen (Entzündung und Sklerose) sowie funktionell erkranken.

Die Leber und seelische Erkrankungen

Die Leber-Galle-Funktion ist notwendig für das Ergreifen des Leibes durch das Seelisch-Geistige und zur Individualisierung der Fremdsubstanz. Ist dieser Prozess gestört, kann es auch zu seelischen Erkrankungen kommen, die psychiatrisch als bipolare Störungen beschrieben werden: Depression und Manie.

Bei der **(endogenen) Depression** taucht das Seelisch-Geistige zu stark in die eigene materielle Leiblichkeit ein und wird von ihr gleichsam gefangen gehalten. Es verliert seine natürlich-lebendige Schwingungsfähigkeit und das gesunde Leben in der Zeit. Die Vergangenheit wird übermächtig, insbesondere alle tatsächlich gemachten oder auch nur vorgestellten eigenen „Fehler". Die Besonderheit des gegenwärtigen Augenblicks und die Zukunftsperspektiven sind den Erkrankten nicht zugänglich.

Manische Erkrankungen hingegen sind gekennzeichnet durch eine Identifikation mit der Welt, einem „Außer-sich-Sein", verbunden mit Verkennung der realen Welt und ihrer Naturgesetzmäßigkeiten. In beiden Fällen muss der Erkrankte zunächst vor Selbst- und Fremdgefährdung geschützt werden.

Praxistipp

Ein wichtiger therapeutischer Zugang neben der psychiatrischen Behandlung kann über die Anregung der gesunden Leberfunktion erfolgen, z. B. mit Hepatodoron, Taraxacum und/oder Chelidonium – s. dazu Kap. 9.1 (S. 153) –, die zu individualisierter Leibessubstanz führt, welche vom Seelisch-Geistigen in richtiger Weise durchdrungen und ergriffen werden kann.

Der Leber-Galle-Typus

Bestimmt die Leber konstitutionell den Menschen, kann vom Leber- bzw. Leber-Galle-Typus gesprochen werden.

Menschen vom **Leber-Typus** sind eher in sich ruhend, gewissenhaft mit Neigung zu (fast) übertriebener Ordnung. Sie verarbeiten das Erlebte langsam und gründlich und neigen zu phlegmatischem Temperament. Sie zeichnen sich – auch im Seelischen – durch lebendiges Fließen und eine starke Lebendigkeit aus, wobei sie die materiellen Verhältnisse und vorhandenen Ressourcen realistisch erfassen und gut mit ihnen haushalten können.

Überwiegt hingegen der **Galle-Aspekt** der Leber, ist die Lebendigkeit eher nach außen gerichtet mit deutlich selbstbezogenem „Nach-außen-Wirken" und der Intention, die Welt nach den eigenen Vorstellungen und Interessen zu verändern.

An ihren Prinzipien halten Leber-Galle-Typen gerne fest, auch wenn sie gleich Fremdkörpern aus dem Lebenszusammenhang wie Steine herausfallen und hinderlich für das Gesamtwohl sind.

Die Leber und die Beziehung zum eigenen Selbst

Die Leber dient der Individualisierung und dem Erhalt der eigenen Leiblichkeit. Sie verwandelt „äußere, fremde" Substanzen (Nahrung) über den Verdauungs- und Ernährungsprozess in eigene und geht situationsgerecht mit den vorhandenen Ressourcen aus den unterschiedlichen Quellen um. Sie sorgt im Wesentlichen für den Erhalt des eigenen leiblichen Selbst. Sie kann als Vorbild auch für kulturelle Aspekte dienen. Die sozialen „Leber-Fragen" können lauten:

- Wie verwandle ich Äußeres in Inneres?
- Welches Verhältnis (Dankbarkeit) entwickle ich zu den Naturreichen, der Erde und dem Kosmos (der „Nahrung")?
- Welche Nahrung führe ich mir zu und wie bereite ich sie zu?
- Wie verdaue/verarbeite ich (neben der Nahrung auch Sinneseindrücke, Gedanken, Ideen)?
- Wie mache ich mir die Natur (auch Sinneseindrücke, Gedanken) zu eigen?
- Wie verwandle ich Natur in geisttragende Substanz?
- Wie verwandle ich Natur (Ergebnis der Vergangenheit) in Kultur (Möglichkeit für die Zukunft)?

2.6.3 Nierenorganisation, Luftorganismus und Seelenorganisation

Die **Niere** hat, ganz im Gegensatz zur Leber, eine sehr charakteristische Eigengestalt. Sie ist als Organ paarig angelegt, was ihren Bezug zum Sinnes-Nerven-System erkennen lässt. Das Nieren-Nebennieren-System wird als Funktionseinheit verstanden. Zusammen mit dem Sympathikus wandert die Niere während der Embryonal- und Fetalzeit vom Bereich der oberen Halsregion, über den Bereich der Brustwirbelsäule (BWS) zum Ort ihrer endgültigen Lage. Dabei wird sie 3 × als Organ angelegt, als Ur-, Vor- und Nachniere, erst die 3. Bildung führt dann zum funktionsfähigen Organ. Im Nieren-Nebennieren-System, das sich auch gemeinsam mit dem Urogenitalsystem entwickelt, begegnen sich Nerven-, Hormon-, Rhythmisches und Fortpflanzungssystem. In diesem Bereich verankert sich besonders die **Seelenorganisation** im Leibe.

Die Niere ist nach „außen" abgeschlossen und nach innen „offen". Im äußeren Bereich liegen die Glomeruli, in denen der Primärharn herausfiltriert wird, innen die Tubuli, in denen die Substanzen aktiv rückresorbiert werden. 1500 l Blut passieren täglich die Niere, davon wird etwa 1 % (ca. 180 l) Primärharn herausgefiltert und dann zu 99 % wieder rückresorbiert („eingeschieden") und nur 1 % (= ca. 2 l) über den Urin ausgeschieden. Die Niere reinigt auf diese Weise das Blut, insbesondere von dem Endprodukt des Eiweißstoffwechsels, dem Stickstoff, als Harnstoff und Harnsäure. Rudolf Steiner nennt den Urin die „Mumie des Astralleibes" (der Seelenorganisation).

In der Niere wird die Seelenorganisation, die im oberen Menschen bewusstseinsbildend und damit abbauender Natur ist, auf gestaltenden Aufbau „umgepolt". Dieser steuert dann z. B. auch die substanzverwandelnde Leber- und rhythmische Lungenfunktion. Gemeinsam sorgen diese 3 Organe z. B. für die Aufrechterhaltung des Säure-Basen-Gleichgewichts, welches Ausdruck des gesunden Zusammenspiels von Seelen- und Lebensorganisation ist.

Die **Nebennierenrinden** haben Bezug zu den aufbauenden Lebenskräften mit den Mineralokortikoiden, Glukokortikoiden und Geschlechtshormonen (Androgene, Östrogene, Gestagene), das Nebennierenmark mit Adrenalin und Noradrenalin zum abbauenden Bewusstseinspol.

Überwiegen die abbauenden Kräfte in der Nieren-Nebennieren-Organisation, wirken die gestaltenden Bewusstseinskräfte zu stark in den Bereich des Aufbaus hinein. Dies wird als **„starke Nierenstrahlung"** bezeichnet und kann zu einer Überformung der Gesamtgestalt, aber auch zu regionalen Erkrankungstendenzen führen, z. B. verbunden mit Krämpfen unter Verlust der Schwingungsfähigkeit.

Greifen die gestaltenden Bewusstseinskräfte der Seelenorganisation zu schwach in die Nierenorganisation ein, können sie auch nicht bzw. nur unzureichend die aufbauend-regenerierenden Kräfte für den Gesamtorganismus impulsieren und tonisieren. In diesem Fall wird von einer **„zu schwachen Nierenstrahlung"** gesprochen.

Beide Erkrankungstendenzen machen sich nicht in der Niere selbst, sondern im Gesamtorganismus geltend (► **Tab. 2.7**).

Erkrankungen der Niere

Die Nierenerkrankungen im näheren Sinne sind letztlich auch „sekundär", d. h. haben ihren Ursprung an anderer Stelle. Auch hier ist das Spektrum zwischen Sklerose (Überwiegen des Sinnes-Nerven-Pols) und Entzündung (übermäßiger Aufbauprozess des Bewegungs-Stoffwechsel-Systems) ausgebreitet.

Die **Glomerulonephritis** hat ihre Ursache oft in Entzündungen durch Bakterien (Streptokokken) im oberen Menschen, gegen die der Organismus Antikörper bildet. Diese „erkennen" dann fälschlicherweise körpereigenes Gewebe als „fremd" und führen über einen chronischen Entzündungsprozess letztlich zur Sklerotisierung bis hin zu Schrumpfniere und Niereninsuffizienz. Die Seelenorganisation greift zu stark in ihr eigenes Verankerungsorgan ein und zerstört dieses.

Beim **nephrotischen Syndrom** liegen die Ursachen außerhalb des Nierenorgans im gestörten Eiweißauf- und -abbau sowie im Fettstoffwechsel. Die nicht individuell ergriffenen Substanzen werden über die meist noch in der Ausbildung befindlichen Nieren (Erkrankung des Kindesalters!) ausgeschieden und schädigen dadurch das Nierenorgan.

▸ **Tab. 2.7** Auswirkung der „Nierenstrahlung", d. h. des Eingreifens der Seelenorganisation in das Nieren-Nebennieren-System.

	Starke Nierenstrahlung	Schwache Nierenstrahlung
Symptomatik	Zu starkes Engagement der Seelenorganisation im unteren Menschen: • Meteorismus • Krämpfe – unmittelbares Eingreifen der Seelenorganisation in die Physische Organisation • Magenkrämpfe, Dysmenorrhöe, Gefäßspasmen • Missempfindungen • Migräne	Zu geringer Aufbau der Seelenorganisation von unten: • schwacher Kreislauf, Hypotonie • Blut fällt mangels Auftrieb in die Schwere • Stauungen, Hämorrhoiden, Varizen, Metrorrhagie • Adynamie, gastrointestinale Störungen • seelische Erschlaffung, Tonusverlust • Willenslähmung
Heilungsbedarf	Stärkung der bewusstseinsbildenden Seelenorganisation im oberen Menschen, damit diese sich nicht im unteren Menschen verfestigt, sondern in die unbewusst gestaltenden Prozesse untertauchen kann	Stärkung des Aufbaustoffwechsels (der Lebensorganisation), damit die Seelenorganisation sich richtig im Nierensystem verankern und strukturierend in den Aufbau gelenkt werden kann

Die **Pyelonephritis** ist gekennzeichnet durch ein Überhandnehmen von aufsteigenden, entzündlichen Fremdprozessen, die von der Seelenorganisation nicht beherrscht werden können. Die Seelenorganisation ist hier zu schwach wirksam.

Die Niere und seelische Erkrankungen

Die mit der Nierenorganisation zusammenhängende psychiatrische Erkrankung ist die **Schizophrenie**. Die physiologischen Prozesse der Niere, das Ausscheiden, Einscheiden und Trennungsprozesse, werden auf eine psychische Ebene verlagert und führen zur Spaltung und Verselbstständigung der seelischen Fähigkeiten

- des Denkens (Sinnestäuschungen, Wahnideen, produktive Psychose),
- des Fühlens (Hebephrenie, Versandung des Gefühlslebens),
- des Wollens/Bewegungsmenschen (Tobsucht und Stupor).

Die Ursache dieser Erkrankung liegt meist im Jugendlichenalter (S. 52), wenn die Seelenorganisation geboren wird. Oft spielen hierbei Schockerlebnisse oder Traumata eine entscheidende Rolle, bei denen sich das Seelische aus dem Leiblichen gelöst hat und in der Folge nicht wieder richtig in die eigene Leiblichkeit eingetaucht ist, um sie zu gestalten. Auch erschöpfende Stresssituationen, problematische (soziale) Familienverhältnisse und eine zu starke Intellektualisierung können Co-Faktoren dieser Pathogenese sein.

Der Nieren-Typus

Wirkt das Nierensystem konstitutionell im Gesamtorganismus, so ist das Ergebnis der Nieren-Typus oder „Nieren-Mensch". Er ist gekennzeichnet durch Zeiten der Erregbarkeit und Gereiztheit einerseits und solchen eher stumpfen Dämmerns andererseits. Sein Grundtemperament ist oft sanguinisch, d. h., er kann oberflächlich schnell Beziehungen aufbauen.

Seinem eigenen Seelenleben steht er oft distanziert-skeptisch gegenüber, verbunden mit der Angst, von seinen Emotionen überwältigt zu werden. Daher neigt er zu abstrakt-distanzierten Reflektionen, um die Reaktionen seines Leibes möglichst zu vermeiden bzw. intellektuell „verarbeiten" zu können. Es besteht – trotz der sanguinischen Grundschwingung – daher auch eine Neigung zum Rückzug von der Welt und sich selbst, was zu fehlendem Selbstvertrauen und Selbstwertgefühl führen kann. Trotz klarer Wahrnehmung der Welt fehlt es oft an der Kraft, äußere Gegebenheiten trotz Erkenntnis situationsgemäß aktiv zu verändern.

Die Niere und die Beziehung zu den Mitmenschen

Das Nieren-Urogenital-System mit seiner Vernetzung zum Nerven-Hormon-System ist Werkzeug der Seelenorganisation im Körper. Es ist zentrales Beziehungsorgan, insbesondere zu dem „Du", dem Mitmenschen. Voraussetzung für eine gesunde Beziehung auf gleicher Augenhöhe ist zunächst auch der Umgang mit sich selbst. Die Nierenorganisation kann dafür als Vorbild dienen. Die sozialen „Nieren-Fragen" können lauten:

- Wie nehme ich mich selbst wahr und wie gehe ich mit mir selbst um (als Voraussetzung für eine Beziehung zum Du)?
- Wie überprüfe ich mein gewordenes Eigenes und meine „inneren Leitsätze"?
- Wie sondere ich aus dem Lebenszusammenhang Herausgefallenes aus und erhalte Sinnvolles und Brauchbares für Gegenwart und Zukunft?
- Wie erhalte und erneuere ich meinen beseelten Leib und das Gleichgewicht im Inneren als Voraussetzung für die Begegnung mit dem Du?

2.6.4 Herzorganisation, Wärmeorganismus und Ich-Organisation

Das **Herz** wird seit Menschengedenken mit der individualisierten Seele, dem Ich und dem Gewissen assoziiert. Es ist Sitz der Ich-Organisation und Zentrum des Wärmeorganismus. Dieser wird im mittleren System, dem Rhythmischen System, als Empathie und Mitgefühl erlebbar.

Das Herz ist in ständiger Bewegung und Tätigkeit, vom 24. Tag der Embryonalentwicklung an bis zum Todesaugenblick. Das zunächst strömende Blut schafft sich die Gefäße als Strukturen und letztlich das Herz als Zentrum. Das Herz wird vom strömenden Blut bewegt, der „Herzschlag" kommt bei einem gewissen Füllungszustand der Herzkammern zustande. Dabei wird über das Blut die Situation des Gesamtorganismus im Herzen wahrgenommen (dazu kommt das Blut im Herzen fast zur Ruhe), um dann impulsiert in der Systole wieder in den Gesamtorganismus zu gelangen.

An keinem anderen Ort des Organismus ist physiologischerweise so viel Blut an einem Ort konzentriert wie in der rechten Herzkammer während der Diastole (etwa 70–80 ml). Dieses Blut pulsiert in das Kapillarsystem, das im Gesamtorganismus eine Länge von über 100 000 km hat! Das Thema des Herz-Kreislauf-Systems lautet **„Zentrum und Peripherie – Selbstinteresse und Weltinteresse"**. Das Herz ist Wahrnehmungsorgan für die Bedürfnisse des Gesamtorganismus und der Welt. Es impulsiert das Blut, das Träger des im Organismus tätigen Ichs ist, das Schicksal bildend und gestaltend wirkt. Sein Wirken drückt sich aus im lebendigen Rhythmus, der als Herzfrequenzvariabilität gemessen werden kann; die Herzfrequenzvariabilität ist mess- und sichtbarer Ausdruck der Herzgesundheit. Jeder Herzschlag ist anders, da er auf die Tätigkeit des Menschen reagiert.

Das Herzmuskelgewebe ist sehr spezifisch, mit geringer Regenerationsfähigkeit, und daher dem Sinnes-Nerven-System verwandt. In jeder Systole kommt es physiologischerweise zu einer Mangeldurchblutung der Herzmuskulatur, die in der Diastole wieder überwunden wird.

Die Lunge als Organ des Rhythmischen Systems stellt die Beziehung des Menschen zur Welt her, das Herz die zum eigenen geistigen Wesen, zum **Selbst**.

Erkrankungen des Herzens

Das Herz ist praktisch das einzige Organ, das nicht von der Tumorerkrankung betroffen werden kann! (Es kann nur sekundär bei in Herznähe lokalisierten Tumoren miteinbezogen werden.) Es hat als „Sinnesorgan", das über das Blut als Informationsmedium die Bedürfnisse des Gesamtorganismus wahrnimmt und blitzschnell auf diese reagiert, physiologischerweise – insbesondere im Bereich des linken Ventrikels – eine geringe Regenerationsfähigkeit.

Bei der **koronaren Herzkrankheit (KHK)** – einer der großen Zeitkrankheiten (S. 237) – wird diese Todesnähe verstärkt, die dann zum Infarkt führen kann.

Die 2. große Erkrankungsgefahr geht von den Polen der menschlichen Organisation aus: einerseits von einer Überforderung des Sinnes-Nerven-Systems (Reizüberflutung), andererseits vom Bewegungsorganismus, der heute weitgehend in Bewegungsarmut und -losigkeit erstarrt (nicht wesensgemäß tätig eingesetzt wird; wir bewegen uns kaum noch und lassen uns bewegen). Zwischen beiden kann das Herz nicht mehr rhythmisch-gesundend vermitteln. Die Folge können **Herzrhythmusstörungen** sein.

Die Erkrankungen des **arteriellen Gefäßsystems** sind gekennzeichnet durch Hypertonie und Hypotonie. Erstere ist das Ergebnis einer zu starken, dauerhaften Verbindung der Seelenorganisation, Letztere einer zu schwachen – jeweils verbunden mit Verlust der Schwingungsfähigkeit.

Die Erkrankungen des **venösen Gefäßsystems** sind meist geprägt von zu geringem Rückfluss zum Herzen, verbunden mit Stase, auch z. T. verursacht durch die geänderten Bewegungsgewohnheiten.

Das Organ **Blut** schließlich kann auch von verschiedenen Erkrankungen betroffen werden. Hier kann z. B. der Blutbildungsprozess betroffen sein (Lymphome, Leukämien etc.).

Das Herz und seelische Erkrankungen

Kein anderes Organ wird mehr mit der eigenen Persönlichkeit identifiziert als das Herz. Wenn wir uns selbst meinen, zeigen wir auf unsere Herzgegend. Es ist das Bindeglied zwischen der Welt und unserem Selbst.

Seelische (systolische) Herzerkrankungen können mit einem zu starken Hinabsinken in den eigenen Leib verbunden sein, begleitet von Herzenge, Todesangst, Existenzangst und depressiven Selbstvorwürfen. Diastolische Herzerkrankungen können zu einem „Außer-sich-Sein“ führen, gepaart mit der Entfesselung von Wärmekräften, die als Tobsucht oder Zerstörungsdrang imponieren, aber auch mit „heiligem Zorn“ in Verbindung stehen können.

Letztlich kann jede **Psychose**, v. a. aber eine **Neurose**, mit dem Herzorgan assoziiert werden. Hier muss anamnestisch nach Faktoren/Traumata in der Vergangenheit gesucht werden, die vielleicht bewusstseinsmäßig „bewältigt“, aufgearbeitet sind, aber dennoch ans Herz gehen.

Der Herz-Typus

Dominiert das Herz konstitutionell den Gesamtorganismus, haben wir den Herz-Typus vor uns. Herz-Typus-Menschen haben gesundes Selbstbewusstsein, Selbstvertrauen und ein harmonisches Verhältnis zu sich und der Welt. Sie sind sozial engagiert und neigen zu „Überengagement“, sodass die Gefahr besteht, in eine Burn-out-Situation zu kommen. Oft identifizieren sie sich mit ihrer Tätigkeit bzw. ihr „Werk“ mit sich selbst.

Sie können sich für Ziele begeistern und Mitmenschen auf diese hin orientieren, auch wenn äußere Faktoren das Ziel fast unerreichbar erscheinen lassen. Dabei helfen ihnen oft ein Temperament, das dem cholerischen verwandt ist und eine eher pyknische Konstitution als Grundlage für Ausdauer und weitblickende Beharrlichkeit.

Vom Herzen geprägte Menschen haben ein Ich-durchdrungenes Seelenleben und ein relatives Gleichgewicht zwischen Denken (klares Bewusstsein), Fühlen (empathisches Mitgefühl, Warmherzigkeit) und Wollen (zielgerichtetes Tun, Treue und Loyalität).

Das Herz und die Beziehung zur spirituellen Welt

Das Herz ist die Brücke zu unserem eigenen Selbst als geistige Wesenheit und zu der übersinnlichen Welt, die hinter dem Physisch-Materiellen wirkt, um die sichtbare Welt zu gestalten. Es ist damit Organ der Spiritualität.

Das Herz führt uns zu unserer eigenen Individualität und zu unserem Gewissen als innere Instanz. Über Selbsterkenntnis und Selbstvertrauen kann dann die Brücke zum „Du“, der Individualität des Mitmenschen, aber auch zu Mineral, Pflanze und Tier, der Erde als Planet und zu der mit ihnen verbundenen Geistigkeit (Natur-Elementarwesen [42], geistige Hierarchien [43]) gebaut werden. Die sozialen „Herzens-Fragen“ können sein:

- Wie erlebe ich mich als einzigartige Individualität?
- Wie gestalte ich aus Erkenntnis und in Verantwortung für die Welt mein Handeln?
- Wie werde ich Werkzeug für die Gesamtziele der Menschheit?
- Wie gehe ich verantwortlich mit mir und meinem Umfeld um?
- Wie kann ich authentisch im Einklang mit mir und der Welt leben im Bewusstsein des großen Ganzen? (Hier begegnen sich die beiden Organe des Rhythmischen Systems: Herz und Lunge.)

2.7
Die Gesetzmäßigkeiten des menschlichen Lebenslaufs als Schlüssel zum Verständnis von Gesundheit und Krankheit

Jeder Mensch ist einzigartig – dies drückt sich besonders gut in der ganz individuellen Biografie aus, die uns Menschen kennzeichnet. Jeder Mensch hat seine eigene Konstitution, die ihn auf den unterschiedlichen Ebenen konfiguriert und zu einem Gleichgewicht führt, das Gesundheit bewirkt. Damit sind auch prägende „Reaktionsmuster" verbunden, welche durch Selbsterziehung verändert werden können.

Trotz aller Individualität in den einzelnen Biografien gibt es Gesetzmäßigkeiten im Lebenslauf, die allgemeinen Charakter haben; diese werden entsprechend der Konstitution moduliert.

Die 4 Organisationsebenen/Wesensglieder verbinden sich in gesetzmäßiger Weise mit dem dreigliedrigen Organismus in Entwicklungszeiträumen von jeweils 7 Jahren.

2.7.1 Der Weg ins Erdenleben

Den Reinkarnationsgedanken als „Arbeitshypothese" ernst nehmend, s. Reinkarnation und Karma (S. 25), sucht sich die Individualität die „bestmöglichen Rahmenbedingungen" für die Inkarnation, damit einerseits die eigenen Fähigkeiten und Begabungen zur Geltung gebracht werden können, andererseits aber auch die notwendigen Lernerfahrungen möglich sind. So begleitet die sich inkarnieren wollende Individualität vielleicht schon längere Zeit die Eltern bzw. hilft aus der geistigen Welt mit, damit am richtigen Ort und zur richtigen Zeit die Inkarnationsmöglichkeit geboten wird und die Geburt – wiederum am richtigen Ort und zur richtigen Zeit – stattfinden kann. Ausdruck der Einzigartigkeit ist – als Lebenslaufstartbedingung – das Geburtshoroskop. Es spiegelt die kosmologischen Umgebungsbedingungen wider, mit denen der Mensch in der Biografie umgehen darf.

Embryonal- und Fetalzeit

Während der Embryonal- und Fetalzeit gestaltet die Individualität mit der Substanz, die aus dem Erbstrom zur Verfügung steht, die eigene Leiblichkeit „von außen". Zunächst werden die Hüllorgane (Trophoblast, Amnion, Dottersack und Allantois) gebildet. An der Berührungsstelle von Amnion und Dottersack entsteht die Keimscheibe mit Ektoderm und Entoderm, aus der sich der eigentliche Körper entwickelt, nachdem das Mesoderm dazwischen als mittleres Element entstanden ist. Hier tritt sehr früh eine Dreigliederung in Erscheinung. Auf Einzelheiten der Entwicklung in Embryonal- und Fetalzeit hier einzugehen, würde den Rahmen des Buches sprengen. Nur einige wesentliche Aspekte sollen kurz skizziert werden:

Das Nervensystem eilt der Entwicklung des übrigen Organismus voraus, sodass seine Bildung bei der Geburt schon fast abgeschlossen ist. Lediglich die Verknüpfungen zwischen den Nervenzellen werden v. a. nach der Geburt, entsprechend dem Sinnesreizangebot, gebildet. Das Stoffwechsel- und Bewegungssystem ist zum Geburtszeitpunkt unfertig und braucht noch nachgeburtliche Reifungszeit. Genau zur Geburt, mit dem ersten Atemzug, wird das Rhythmische System mit Herz-Kreislauf- und Atmungssystem fertig.

Die Leibesbildung vollzieht sich von der Peripherie zum Zentrum. Die ersten „Blutinseln" bilden sich außerhalb des Leibes und wandern dann mit dem Mesoderm in den Organismus ein. Das strömende Blut schafft sich die Gefäße und das Herz als Zentrum, in welchem das Geschehen im Blut „wahrgenommen" wird.

Auch die Gliedmaßen bilden sich von der Peripherie zum Zentrum: Zunächst werden Hände und Füße, dann Unterarme und Unterschenkel und zuletzt Oberarme und Oberschenkel gebildet. Die rumpfnahen Gliedmaßenanteile sind prominent, während die peripheren Anteile (besonders die Hände) universell und leiblich unspezialisiert bleiben.

Dies steht im Gegensatz zu den Tieren, die sich gerade in den peripheren Anteilen stark in die Umwelt hinein, in ihre „ökologischen Nischen" spezialisieren. Das Pferd z. B. verzichtet in seiner Evolution auf die ursprüngliche universelle „Fünffingrigkeit", bildet besonders den „Mittelfinger" aus, auf dessen Nagel es sich heute, spezialisiert auf weite Ebenen/Steppen, bewegt.

Die Geburt

Bei der Geburt zeigt sich die „Dreizeitigkeit des Menschen“ räumlich. Das Sinnes-Nerven-System, welches Werkzeug des Denkens ist, ist schon in einem weiten Entwicklungszustand und weist, wie das Denken, in die Vergangenheit. Das Bewegungs-Stoffwechsel-System, welches die Grundlage unseres Wollens/Handels bildet, ist noch unfertig, und weist – wie all unser Wollen – in die Zukunft. Das Rhythmische System lebt ganz im Hier und Jetzt wie auch das Fühlen.

Info

Die räumliche Dreizeitigkeit bei der Geburt

1. Sinnes-Nerven-System: Denken, Vergangenheit
2. Rhythmisches System: Fühlen, Gegenwart, Erinnerung = vergegenwärtigte Vergangenheit, Erwartung = vergegenwärtigte Zukunft
3. Bewegungs-Stoffwechsel-System: Wollen, Zukunft

Direkt nach der Geburt ist der Mensch noch am wenigsten geprägt. Hier entspricht er noch am meisten einem „ergebnisoffenen Entwicklungswesen“. Schnell beginnt die erste – vereinseitigende – Prägung, z. B. mit der Entscheidung zwischen Muttermilch oder Flaschennahrung, durch den Erziehungsstil, die Gestaltung der Umgebung und die Art der Menschen, die direkt und indirekt auf die Entwicklung des Kindes Einfluss nehmen.

2.7.2 Das erste Jahrsiebt (Geburt bis 7 Jahre)

Die erste Phase der Entwicklung wird von der Kindesseite die des **„Säuglings“**, von der Elternseite die des **„Traglings“** genannt. Der wichtige Kontaktaufbau zwischen Kind und Mutter (Eltern) findet wesentlich in dieser Zeit statt, v. a. über die zukunftsgerichtete „Willensregion“ des Kopfes, mit der Nahrungsaufnahme. Durch das Saugen wird auch der Gaumen so geformt und ausgebildet, dass er – zusammen mit den Zähnen – zur Sprachbildung beitragen kann. Die Kontaktaufnahme mit der Welt erfolgt v. a. über den Mund (orale Phase). Das Neugeborene und später der Säugling sind ganz „offen“ und beeindruckbar, form- und bildbar, besonders bezüglich des in seiner Entwicklung schon vorangeschrittenen Nervensystems; die Nervenzellen werden nun miteinander verknüpft. Das Verdauungssystem kann die Muttermilch verwerten zum eigenen Leibesaufbau, ohne sie (wie bei anderer Nahrung) erst aktiv abbauen zu müssen. Gleichzeitig wird das Kind mit Antikörpern vor den Erkrankungen geschützt, die die Mutter in ihrem Leben durchgemacht hat.

Die 2. Phase der Entwicklung kann die des **„Greiflings“** (Traglings) genannt werden: Die oberen Gliedmaßen und die Händchen können immer gezielter koordiniert eingesetzt werden zum „Begreifen“ der Welt. Durch diese „Tätigkeit“ moduliert und rhythmisiert sich auch das Atem- und Kreislaufsystem. Die Zentren im Gehirn für die Bewegung der Hände und die des Sprachbildungs- und Sprachverständniszentrums liegen in unmittelbarer Nachbarschaft und sind/werden miteinander verknüpft. In dieser Entwicklungsstufe beginnt auch die langsame Umstellung auf andere Nahrung – parallel zur Muttermilch – und damit auch die substanzielle Auseinandersetzung mit der Welt. Dies geschieht auch auf anderer Ebene: Mit der ersten Stufe selbstständiger Fortbewegung, dem Krabbeln, wird die Koordination der Körper- und der Gehirnhälften veranlagt, gebildet und trainiert.

Etwa mit 1 Jahr ist auch das untere Gliedmaßensystem so gereift, dass das Kind in der Lage ist, sich aus eigener Kraft aufzurichten und damit die Körperhaltung der es umgebenden geliebten Menschen nachzuahmen. Das Kind wird zum **„Stehling“** bzw. **„Gehling“**. Die aufrechte Körperhaltung – durch eigene Muskelkraft – zu halten, ist in Bewegung leichter als in Ruhe. Das Kind lernt zunächst gehen und anschließend stehen.

Dieses Ergreifen der eigenen Leiblichkeit von „oben“ nach „unten“ während des 1. Lebensjahres kann **„Naturentwicklung“** genannt werden.

Info

Naturentwicklung

- Säugling: Bewegungssystem im Kopf
- Greifling: Bewegungssystem in der Mitte
- Gehling/Stehling: Bewegungssystem in den unteren Gliedmaßen

Das zweite und dritte Lebensjahr

Jetzt erfolgt eine Umkehr der Entwicklungsrichtung „von unten nach oben“, beginnend mit dem aufrechten Gang über die Sprachentwicklung zum

Denken. In der Individualentwicklung wird mit diesem Dreischritt die durch Skelettfunde nachvollziehbare **Menschheitsentwicklung** im Zeitraffer wiederholt:

- Diese begann – nach den jetzt vorliegenden Funden – etwa vor 7 Mio. Jahren und führte zunächst zu dem aufrecht gehenden Australopithecus, dessen letzte Formen vor ca. 2 Mio. Jahren verschwanden.
- Der 2. „Menschheitszweig" führte über den Homo habilis zum Homo erectus (dies wäre die bessere Bezeichnung für den Australopithecus, da dieser bereits aufrecht ging). Den Homo erectus zeichneten die geschlossene Zahnreihe und der hohe Gaumen aus, beides sind Anzeichen für die Sprachbildungsfähigkeit. Auch dieser Menschheitszweig endete, und zwar vor etwa 180 000 Jahren.
- Der 3. „Anlauf" führte zum Homo neanderthalensis, der die Fähigkeit kombinierenden Denkens besaß, wie an seinen Werkzeugen nachvollzogen werden kann.

Interessant ist, dass jeweils die Kinderformen die Erwachsenenform der nächsten Stufe quasi vorwegnehmen, während die Erwachsenen in eine Spezialisierung und Vereinseitigung kommen, die wahrscheinlich auch zum Aussterben dieser Menschenvorfahren geführt hat.

Das heißt, die Kinder (leibliche Gestaltung des Skeletts) hatten noch das Potenzial für den phylogenetisch nächsten Evolutionsschritt, der in der Ontogenese zum Erwachsenen durch spezialisierende Vereinseitigung verlorenging. Die tatsächliche evolutive Weiterentwicklung vollzog sich durch Beibehaltung der „kindlichen Plastizität" [27]. Diese Gesetzmäßigkeit findet sich auch in der biografischen Entwicklung des Menschen: Kinder haben noch die größten zukunftsgerichteten Entwicklungspotenziale, die sich beim Erwachsenwerden zunehmend verlieren.

Mit dem aufrechten Gang als eine typisch menschliche Haltung erobert sich das Kind individuell eine erste wichtige Stufe der Freiheit, Unabhängigkeit und Selbstständigkeit.

Die nachfolgende **Sprachentwicklung** bindet das Kind in die Kommunikation von Menschengruppen ein. Dabei ist die „Muttersprache des Vaterlandes" jeweils eine rein kulturell erworbene Fähigkeit und eine Vereinseitigung der universellen Menschheitssprache, der „Plapperlaute". Die Sprache wird zunächst an übergeordneten Begriffen „gelernt", die nach und nach differenziert werden: Pflanze – Blume – Rose oder Pflanze – Baum – Eiche.

Im Allgemeinen beginnt im 3. Lebensjahr die Entwicklung des **bewussten Denkens**, welches einen universellen und allgemein menschheitlichen Charakter hat. Im Denken sind wir alle gleich bzw. durch das Denken kommen alle Menschen zu den gleichen Ergebnissen! (Es ist hier das mathematische Denken gemeint, nicht die willkürlich gefärbten individuellen Vorstellungsinhalte, die mit dem universellen Denken oft verwechselt werden.) Im 3. Lebensjahr findet auch physiologisch-anatomisch die Trennung zwischen „Selbst" und „Welt" statt, ablesbar an dem Verwachsen der beiden Stirnbeinknochen, dem Bilden eines „Brettes vor dem Kopf". Das Kind lernt, sich der Welt gegenüberstellen und sich selbst mit „Ich" und nicht mehr mit seinem Vornamen zu bezeichnen, mit dem es gerufen wird.

Diese Entwicklung kann als „Kulturentwicklung" bezeichnet werden.

Info

Kulturentwicklung

- aufrechter Gang: individuell
- Sprache: Bezug zur Menschengruppe
- Denken: menschheitlich

Im 1. Jahrsiebt vollzieht sich die **Geburt der Lebensorganisation** in Beziehung zum dreigliedrigen Organismus.

Beachte

Unter dem Begriff Geburt ist der Beginn des nächsten wesentlichen Entwicklungsschritts zu verstehen. Die menschliche Entwicklung zeichnet sich durch diese „ständigen" Geburten aus.

Das erste Drittel des ersten Jahrsiebts

Das 1. Drittel des 1. Jahrsiebts ist gekennzeichnet durch die Geburt der Lebensorganisation im **Sinnes-Nerven-System.** Dieses wird entsprechend dem Angebot an möglichst vielen und vielfältigen Sinnesreizen geformt und ausgebildet. Besonders wichtig hierbei ist auch der Aufbau stabiler und verlässlicher mitmenschlicher Beziehungen sowie ein erstes Ergreifen und Beherrschen der eigenen Leiblichkeit. In dieser Zeit wird die „menschheitliche Evolution" individuell rekapituliert, um an der aktuellen Zivilisation und Kultur teilhaben zu können.

Speziell in dieser Phase kann gut beobachtet werden, dass jeder Tag neue Entwicklungsschritte mit sich bringt; ein Zustand, den wir uns als Erwachsene meist nur wünschen können.

Das mittlere Drittel des ersten Jahrsiebts

Das mittlere Drittel des 1. Jahrsiebts dient der Geburt der Lebensorganisation im **Rhythmischen System**. In dieser Zeit stabilisieren sich die inneren durch die äußeren Rhythmen. Die Tagesstruktur, der Rhythmus von Tag und Nacht, aber auch der Wochen-, Monats- und Jahresrhythmus werden verinnerlicht. Das Kind entwickelt einen regelrechten Rhythmushunger, der beim Spielen (Schaukeln, Wippen, Reigenspiele), aber auch in der Tagesgestaltung (Mahlzeiten, Vorlese- oder Erzählzeiten) gestillt werden möchte. Diese verschiedenen Rhythmen wirken bildend-gestaltend auf die Rhythmische Organisation ein und sorgen für deren gesunde Entwicklung.

Das letzte Drittel des ersten Jahrsiebts

In ihm vollzieht sich die Geburt der Lebensorganisation im **Bewegungs-Stoffwechsel-System**. Der Leib wird durchgestaltet und individualisiert, wieder – analog zur Embryonalentwicklung – von der Peripherie zum Zentrum. Dabei helfen u. a. die „klassischen Kinderkrankheiten" mit ihrem fieberhaften Verlauf. Mithilfe dieses Fiebers greift die Ich-Organisation bzw. das Ich in den ererbten Modell-Leib ein und wandelt ihn den eigenen Bedürfnissen entsprechend so um, dass er optimales Werkzeug für das Leben werden kann. Nach einer erfolgreich durchgemachten Kinderkrankheit ist meist ein deutlicher Entwicklungsschub wahrnehmbar, weil das Leibliche dem individuellen Seelisch-Geistigen besser angepasst wurde. Gleichzeitig wird das Immunsystem trainiert. Auch die Beherrschung des Leibes und die Geschicklichkeit werden geübt und weiter verfeinert.

Die physiologischen Entwicklungsschritte des Kindes sind an den Kinderzeichnungen ablesbar. Kinder bis zum 3. Lebensjahr malen eigentlich immer den Kopf als Ausdruck der Entwicklung des Sinnes-Nerven-Systems. Später, im mittleren Drittel des 1. Jahrsiebts, sind die „Leitermenschen" typisch, die die Entwicklung der Wirbelsäule sichtbar machen (Verwachsen der beiden Wirbelanteile: Wirbelkörper und Wirbelbogen). Im letzten Drittel gibt es eine Phase (Beginn des ersten Gestaltwandels), in der insbesondere die Hände und Füße betont dargestellt werden.

Den Abschluss des ersten Gestaltwandels bildet der „Zahnwechsel". Darunter wird die Bildung der härtesten Substanz des Organismus, des Zahnschmelzes der bleibenden Zähne, verstanden. Die Zahnkronen der bleibenden Zähne sind im 7. Lebensjahr im Ober- und Unterkiefer fertig entwickelt. Der eigentliche Durchbruch und Zahnwechsel erfolgt dann im Laufe der folgenden Jahre, er kann sich mit dem „Weisheitszahn" bis zum 28. Lebensjahr hinziehen.

Bis zum Zahnwechsel ist die Tätigkeit des Seelisch-Geistigen ganz auf den gesunden Aufbau der Leiblichkeit gerichtet. Dann kann sie sich einem anderen Felde zuwenden: Das Kind wird schulreif. Die bis dahin leibgebundenen Kräfte können sich nun „leibfrei" intellektuellem Lernen zuwenden; oder nach Rudolf Steiner ([40], S. 12):

„Diese im Ätherleibe [der Lebensorganisation] wirksamen Kräfte betätigen sich im Beginne des menschlichen Erdenlebens – am deutlichsten während der Embryonalzeit – als Gestaltungs- und Wachstumskräfte. Im Verlaufe des Erdenlebens emanzipiert sich ein Teil dieser Kräfte von der Betätigung in Gestaltung und Wachstum und wird Denkkräfte, eben jene Kräfte, die für das gewöhnliche Bewusstsein die schattenhafte Gedankenwelt hervorbringen. Es ist von der allergrößten Bedeutung zu wissen, dass die gewöhnlichen Denkkräfte des Menschen die verfeinerten Gestaltungs- und Wachstumskräfte sind."

Info

Erstes Jahrsiebt

- Geburt–2⅓ Jahre: Geburt der Lebensorganisation im Sinnes-Nerven-System
- 2⅓–4⅔ Jahre: Geburt der Lebensorganisation im Rhythmischen System
- 4⅔–7 Jahre: Geburt der Lebensorganisation im Bewegungs-Stoffwechsel-System

2.7.3 Das zweite Jahrsiebt (7–14 Jahre)

Auch das 2. Jahrsiebt wird in 3 Phasen eingeteilt, wobei der Übergang des 1. zum 2. Drittel geprägt ist vom sog. Rubikon-Ereignis, der bewussten Wahrnehmung des Ichs in Abgrenzung zur Umwelt. In diesem Jahrsiebt vollzieht sich die Geburt der **Seelenorganisation** in Beziehung zum dreigliedrigen Organismus.

Das erste Drittel des zweiten Jahrsiebts

Das 1. Drittel des 2. Jahrsiebts ist durch die Geburt der Seelenorganisation im **Sinnes-Nerven-System** gekennzeichnet. Es ist die Grundschulzeit, in der die Zivilisationserrungenschaften des Rechnens, Schreibens, Lesens etc. gelernt werden. Dadurch erweitern sich der Bewusstseinshorizont des Kindes und die Sozialkompetenz gewaltig.

In diesem Lebensabschnitt droht heute – in der einseitig auf Leistung ausgerichteten Gesellschaft – die Gefahr der intellektuellen Überforderung in einem der kindlichen Entwicklung nicht gerecht werdenden Schulsystem. Krankheitsdispositionen können hierdurch entstehen.

> **Praxistipp**
> Bei der therapeutischen Begleitung von Kindern in diesem Alter ist es wichtig, dass sie ihren Leib als Instrument kennen und beherrschen lernen und im sozialen Umfeld integriert sind, um die anstehenden Entwicklungsschritte in gesunder Weise vollziehen zu können. Dies kann durch konstitutionelle Behandlung geschehen, durch Anregung und Unterstützung der Verdauungsfunktion, um die Seelenorganisation tiefer in den Stoffwechselpol einzugliedern. Durch Anregung gesunder, altersgemäßer Bewegung verstärkt man die physiologische Inkarnation der Seelenorganisation in das Bewegungssystem, und durch eine rhythmisch-gegliederte Tagesstruktur stärkt man das Wirken des Rhythmischen Systems im Allgemeinen. Das Schaffen von Freiraum für Sozialkontakte mit Gleichaltrigen gibt Raum für essenzielle leibfreie Entwicklungsmöglichkeiten der Seelenorganisation.

Das Ende dieses Lebensabschnitts markiert ein Ruhepunkt, der im anthroposophisch-pädagogischen Kontext das Rubikon-Ereignis genannt wird.

Rubikon-Ereignis

Das Rubikon-Ereignis ist verbunden mit einem „seelischen Ich-Erlebnis“: der Wahrnehmung des eigenen Selbst, der Wahrnehmung der Endlichkeit physisch-materiellen Seins und mit der Frage nach dem Woher und Wohin. Oft ist der Auslöser dieses Prozesses der Tod eines bekannten oder verwandten Menschen, die Geburt eines Geschwisterkindes oder ein anderes ähnliches Ereignis.

Das Kind erlebt seine Einzigartigkeit und seine Unabhängigkeit. Sätze wie: „Ich mache, was ich will!“, „Ich gehöre mir!“ oder „Was würdet ihr machen, wenn ich nicht mehr da wäre?“ (= Habt ihr mich **wirklich** lieb?) sind typisch für diese Zeit. Auch Fragen zu der Zeit nach dem Tod bzw. vor der Geburt werden in diesem Alter oft gestellt. Hierauf sollten die Erwachsenen vorbereitet sein und Antworten geben können, die in altersgemäßer Weise das wiedergeben, was der eigenen Sicht entspricht. Zum Beispiel kann die Lebenszeit und das nachtodliche Dasein mit dem Naturbild von Raupe, Puppe und Schmetterling verglichen werden.

Konnte dieses Ereignis richtig durchlebt werden, beginnt die statistisch gesehen gesündeste Zeit im Lebenslauf des Menschen.

Das mittlere Drittel des zweiten Jahrsiebts

In dieser Zeit wird die Seelenorganisation im **Rhythmischen System** geboren und verankert sich über dieses mit der eigenen Leiblichkeit, die in diesem Alter noch dem Urbild des Menschen am nächsten steht, der noch nicht durch die Geschlechtlichkeit geprägt ist; diese tritt erst in Präpubertät und Pubertät durch einen vereinseitigten Leib deutlich in Erscheinung.

Von der Mitte, dem Gefühlsleben, wird das Denken (Sinnes-Nerven-System) einerseits, das Handeln (Bewegungs-Stoffwechsel-System) andererseits ergriffen und die seelisch-leibliche Schwingungsfähigkeit nachhaltig für den weiteren Lebenslauf veranlagt. Gerade die Nähe zum Gestalturbild des Menschen unterstützt diesen physiologisch-salutogenetischen Prozess.

Das letzte Drittel des zweiten Jahrsiebts

Das letzte Drittel des 2. Jahrsiebts ist geprägt durch die Geburt der Seelenorganisation im **Bewegungs-Stoffwechsel-System** und der Umgestaltung, Individualisierung des Urbildes und Differenzierung in die geschlechtsspezifische Körperlichkeit. Die Seelenorganisation arbeitet intensiv an der Leiblichkeit, welche dem Bewusstsein nicht direkt zugänglich ist.

Intellektuelle Herausforderungen sind in dieser Zeit nur bedingt zu erbringen; dieser Lebensabschnitt kann mit dem Hinweis auf „Wegen Umbau geschlossen" charakterisiert werden. Ähnlich wie beim 1. Gestaltwandel vollzieht sich dieser Umbau zeitlich in der Reihenfolge von der Peripherie zum Zentrum.

Am Ende dieses Prozesses wird das Seelische auch wieder im Bewusstsein freier zugänglich; nach der unbewussten Selbsterfahrung im eigenen Leib mit der neuen Fähigkeit des „selbstständigen Urteilens". Das Erringen dieser Fähigkeit ist ein Meilenstein, der den Schritt von der Kindheit zur Jugend markiert.

Info

Zweites Jahrsiebt

- 7–9⅓ Jahre: Geburt der Seelenorganisation im Sinnes-Nerven-System
- 9⅓–11⅔ Jahre: Geburt der Seelenorganisation im Rhythmischen System
- 11⅔–14 Jahre: Geburt der Seelenorganisation im Bewegungs-Stoffwechsel-System

2.7.4 Das dritte Jahrsiebt (14–21 Jahre)

Im 3. Jahrsiebt inkarniert sich die **Ich-Organisation** im dreigliedrigen Organismus.

Das erste Drittel des dritten Jahrsiebts

Das 1. Drittel des 3. Jahrsiebts ist geprägt durch die Geburt der Ich-Organisation im **Sinnes-Nerven-System**. Sie beginnt nun bewusster, zunächst mit der Seelenfähigkeit des Denkens umzugehen und Urteilsfähigkeit zu entwickeln.

Der Jugendliche erweitert seinen Horizont und gelangt auch bewusstseinsmäßig in die Gegenwart der Zeitgeschichte, er wird „Zeitgenosse" und aktiv Mitgestaltender. Das universelle Instrument des Denkens wird in der Auseinandersetzung mit der Welt entwickelt. Mittel dazu ist das Interesse an der Welt mit den aktuell zu lösenden Fragen der Menschheit. Dieses entwickelte und geweckte Interesse an der und für die Welt kann dazu motivieren, Vorbilder zu finden, die Orientierung geben können für den nun immer individueller werdenden Lebensweg.

Praxistipp

Der den Jugendlichen in diesem Alter therapeutisch Begleitende hat in diesem Zusammenhang auch eine ganz andere Aufgabe als während des Kindesalters. Hier beginnt die Begleitung und Beratung auf Augenhöhe mit dem „offenen" Angebot, bei Gesundheitsfragen zu beraten und zu begleiten.

Das mittlere Drittel des dritten Jahrsiebts

Das mittlere Drittel des 3. Jahrsiebts ist geprägt von der Geburt der Ich-Organisation im **Rhythmischen System** und im Gefühlsleben. Nun können die Herausforderungen der Welt mit der individuellen Konstitution, den Fragestellungen, eigenen Begabungen und Fähigkeiten in Verbindung gebracht werden, und es zeichnet sich die Richtung des eigenen Lebensweges ab. Für dieses Finden des eigenen Lebensweges sollte entsprechender Freiraum geschaffen/ermöglicht werden; auch die eigenen physischen und psychischen Grenzen kennenzulernen, gehört zu dieser Zeit.

Den Abschluss dieser Entwicklungsphase bildet der 1. Mondknoten.

Erster Mondknoten

Dieses astronomische Ereignis findet mit 18 Jahren, 7 Monaten und 9 Tagen statt: Sonnen- und Mondbahn sind gegeneinander etwa 5° geneigt; dadurch ergeben sich 2 Schnittpunkte, die in diesem Zeitraum vor dem Tierkreishintergrund „wandern". Nach dieser Zeit herrschen somit wieder ähnliche Verhältnisse von Sonne, Mond und Tierkreis wie zum Zeitpunkt der Geburt. In dieser Zeit können sich schicksalshafte, richtungsweisende Ereignisse vollziehen.

Das letzte Drittel des dritten Jahrsiebts

Das letzte Drittel des 3. Jahrsiebts ist gekennzeichnet durch die Verankerung der Ich-Organisation im **Bewegungs-Stoffwechsel-System** und auf seelischer Ebene in der Willensorganisation. Nun kann der Erwachsen-Werdende sein Leben selbst steuern und ist für seine Handlungen auch selbst verantwortlich.

Info

Drittes Jahrsiebt

- 14–16⅓ Jahre: Geburt der Ich-Organisation im Sinnes-Nerven-System
- 16⅓–18⅔ Jahre: Geburt der Ich-Organisation im Rhythmischen System
- 18⅔–21 Jahre: Geburt der Ich-Organisation im Bewegungs-Stoffwechsel-System

Beachte

Der Inkarnationsprozess und die Entwicklung der Organisationsebenen (Wesensglieder) im dreigliedrigen Organismus, der zusammenfassend auch als die leibliche Entwicklung bezeichnet werden kann, kommen zu einem Abschluss.

Das 21. Lebensjahr – Beginn der Spiegelungsebene

Spiegelungsebene bedeutet, dass die vom 21. Lebensjahr zeitlich näher liegenden Ereignisse zuerst, die weiter in der Kindheit liegenden später wieder „auftauchen“ und ggf. biografisch zu bearbeiten/bewältigen sind.

Praxistipp

Diese Spiegelungen können therapeutisch genutzt werden, um Gesetzmäßigkeiten von Ursache und Wirkung auf die Spur zu kommen: Es geht darum, vielleicht unvollständig gebliebene Prozesse auf anderen Ebenen aufzuarbeiten. Voraussetzung hierfür ist die Kenntnis der gesunden Entwicklung.

Das 21. Lebensjahr hat als Spiegelungsebene große Bedeutung. Mit der Ich-Geburt in der Willensorganisation beginnt eine neue Phase im Lebenslauf, in der nun das Ich von „innen“ arbeitet, vom Zentrum (der Ich-Organisation) ausgehend über die Seelen- und Lebensorganisation bis zur Peripherie des physischen Leibes, verbunden mit Individualisierung.

Die Entwicklung von 21–42 Jahren kann zusammenfassend **„Seelenentwicklung“** genannt werden. Während dieser Entwicklungsphase werden die Ergebnisse der Leibesentwicklung sowie der familiären, kulturellen und zeitgeschichtlichen Prägungen individualisiert als und in die eigene Lebensgestaltung umgesetzt, sie entweder aufgreifend und weiterführend oder ganz bewusst verändernd (▶ **Abb. 2.4**).

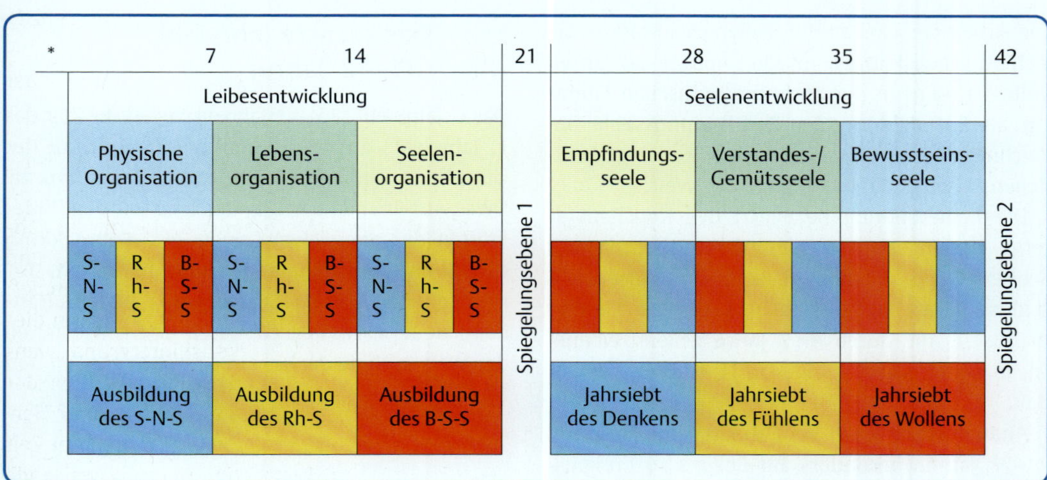

▶ **Abb. 2.4** Leibes- und Seelenentwicklung (B-S-S = Bewegungs-Stoffwechsel-System, Rh-S = Rhythmisches System, S-N-S = Sinnes-Nerven-System).

2.7.5 Das vierte Jahrsiebt (21–28 Jahre)

Im 4. Jahrsiebt arbeitet das Ich von innen an der Seelenorganisation, d. h. Triebe, Begierden, Leidenschaften, auch der Umgang mit Sympathie und Antipathie werden Ich-gesteuert auf eine bewusste Ebene gestellt. In dieser Zeit finden, zeitlich versetzt gegenüber der Entwicklung in vergangenen Jahrhunderten, sozusagen die „Lehr- und Wanderjahre“ statt, in der individualisierte Erfahrungen in einem kleineren Lebensbereich gemacht werden (Spezialisierungen durch Berufsausbildung/Studium).

Die Leibesentwicklung bis zum 21. Lebensjahr vollzieht sich nach „allgemeinen“ Gesetzmäßigkeiten, die mit 21 Jahren beginnende Seelenentwicklung verwandelt und integriert das bis zum 21. Lebensjahr erlebte ganz individuell in die Biografie, entsprechend den Fähigkeiten und Möglichkeiten der Individualität, des Ichs.

Praxistipp
Ereignisse des 3. Lebensjahrsiebts (positive, aber auch Traumata) tauchen auf der Bewusstseinsebene wieder auf und können zu Gesundheits-, aber auch Erkrankungsdispositionen führen. Seelisch-Geistiges, d. h. bewusst im 3. Jahrsiebt Erlebtes, sinkt eine Ebene tiefer auf die Ebene des Zusammenwirkens der Seelen- mit der Lebensebene und kann zu entsprechenden Symptomen des „psychosomatischen Krankheitsspektrums“ führen.

Die Arbeit des Ichs an der Seelenorganisation, die sich im Lebenslauf v. a. im Alter von 21–28 Jahren vollzieht, wird in der anthroposophischen Literatur als **Entwicklung der Empfindungsseele** bezeichnet. Dieses Jahrsiebt dient v. a. der gedanklichen Auseinandersetzung mit der Welt.

Die Leibesbildung bezüglich des Knochensystems findet erst mit der Verknöcherung des Schlüsselbeins um das 28. Lebensjahr ihren Abschluss. Hierin zeigt sich eine weitere Gesetzmäßigkeit, die durch **4 × 7 Jahre** gekennzeichnet ist, in denen sich Geistiges in Leibliches verwandelt.

Anamnestisch kann bei Patienten im Alter von 21–28 Jahren besonders auf Bezüge zu Ereignissen im Alter zwischen 21 und 14 Jahren geachtet werden.

2.7.6 Das fünfte Jahrsiebt (28–35 Jahre)

Im 5. Jahrsiebt wird die Lebensorganisation vom Ich ergriffen, und das Alter zwischen 14 und 7 Jahren auf eine neue Stufe gehoben. Die Ebene des Temperaments und der Gewohnheiten liegt tiefer und erfordert mehr Intensität als die Arbeit an den Trieben und Begierden auf der Ebene der Seelenorganisation.

Dieser Abschnitt der Biografie wird als **Entwicklung der Verstandes- und Gemütsseele** bezeichnet (= Verbindung des Ichs mit der Lebensorganisation). Biografisch liegt in diesem Jahrsiebt ein Schwerpunkt auf der Beziehungsebene im weitesten Sinne und auf der bewussten Gestaltung des Gefühlslebens.

Praxistipp
Anamnestisch kann besonders auf das 2. Jahrsiebt geschaut werden mit der Frage, wie die Entwicklungsprozesse dort verlaufen sind. Probleme von damals können nun verwandelt wieder in Erscheinung treten.
Auch Ereignisse, die sich (aus unterschiedlichen Gründen) nicht vollzogen haben, können nun therapeutisch auf anderer Stufe bearbeitet werden. Das 33. Lebensjahr steht beispielsweise mit dem Rubikon (9./10. Lebensjahr) in Verbindung, sodass dieses Alter besonders geeignet ist, um auf anderer Stufe gestaltend einzugreifen, s. Eisenleiter (S. 80).

2.7.7 Das sechste Jahrsiebt (35–42 Jahre)

Das 6. Jahrsiebt (35–42 Jahre) spiegelt die Zeit des 1. Jahrsiebts, in dem der physische Leib an der Umgebung ausgebildet und ausgestaltet wurde. Diese Auseinandersetzung des Ichs mit den Bildekräften des physischen Leibes wird **Entwicklung der Bewusstseinsseele** genannt. In diesem Lebensjahrsiebt liegt ein Schwerpunkt auf dem Handeln: dem bewussten Gestalten und Umgestalten der Welt mithilfe der erworbenen Fähigkeiten und Fertigkeiten.

> **Praxistipp**
> „Narben“ aus Prozessen im 1. Jahrsiebt können verwandelt in Erscheinung treten und therapeutische Begleitung erfordern.

Mit 37 Jahren, 2 Monaten und 20 Tagen findet in diesem Jahrsiebt der **2. Mondknoten** statt, bei dem der Mensch – oft ganz auf sich selbst gestellt – Entscheidungen treffen muss. Dies ist häufig der Beginn der sog. „Midlife-Crisis“.

Das 42. Lebensjahr

Das 42. Lebensjahr ist der Spiegelungszeitraum um die **physische Geburt** und damit von besonderer Bedeutung. Wenn die Biografie mit der Arbeitshypothese des Reinkarnationsgedankens betrachtet wird, spiegeln sich nach dem 42. Lebensjahr die vorgeburtliche Zeit und der Weg in das neue Erdenleben. Hier können die Impulse, die zu diesem Erdenleben geführt haben, auf unterschiedlichen Ebenen auftauchen – in Träumen, als Ahnungen oder auch durch Menschenbegegnungen. Dies kann zu Krisen und/oder zur Neuausrichtung im Leben führen, mit dem Bestreben, sich auf das individuell Wesentliche zu konzentrieren, um sich an dem wiedergefundenen Leitstern neu auszurichten.

Mit dem Erreichen der Geburt in der Spiegelung ist eine neue Qualität der Entwicklung im Lebenslauf möglich; die Leibesentwicklung ist verwandelt und die Geburten der Organisationsebenen sind vom Ich aus individualisiert. Das kann als biografische Befreiung bisher gebundener Kräfte erlebt werden:

- Nun beginnt einerseits eine neue Spiegelung der leiblichen Entwicklung (21 Jahre – Geburt), in der Narben der Vergangenheit zu physischen (chronischen) Erkrankungen führen können,
- andererseits eine Wiederholung der seelischen Entwicklung auf höherer Stufe (21–42 Jahre).
- Gleichzeitig beginnt – spätestens jetzt – der Prozess des Alterns, der als Verwandlung leibaufbauender Wachstumskräfte in prinzipiell abbauende Bewusstseinskräfte charakterisiert werden kann.

Während die Leibesentwicklung nach allgemeinmenschlichen Gesetzmäßigkeiten verläuft und sich die Seelenentwicklung an der Kultur im Zeitgeschehen orientiert, so ist die biografische Entwicklung nach 42 Jahren sehr individuell und lässt sich kaum schematisch darstellen (▶ **Abb. 2.5**).

21 28 35 42 49 56 63

	Seelenentwicklung				Geistesentwicklung		
Spiegelungsebene 1	Empfindungs-seele	Verstandes-/ Gemütsseele	Bewusstseins-seele	Spiegelungsebene 2	Geistselbst	Lebensgeist	Geistes-mensch
	Gestaltung der Seelen-organisation durch das Ich	Gestaltung der Lebens-organisation durch das Ich	Gestaltung der Physischen Organisation durch das Ich		Verwandlung der Seelen-organisation durch das Ich	Verwandlung der Lebens-organisation durch das Ich	Verwandlung der Physischen Organisation durch das Ich
	1. Spiegelung des 3. Jahrsiebts	1. Spiegelung des 2. Jahrsiebts	1. Spiegelung des 1. Jahrsiebts		2. Spiegelung des 3. Jahrsiebts	2. Spiegelung des 2. Jahrsiebts	2. Spiegelung des 1. Jahrsiebts
					Erhöhung der Empfindungs-seelenzeit	Erhöhung der Verstandes-seelenzeit	Erhöhung der Bewusstseins-seelenzeit

▶ **Abb. 2.5** Seelen- und Geistesentwicklung.

Was im Folgenden den einzelnen Jahrsiebten zugeordnet wird, um die prinzipiellen Aspekte deutlich zu machen (s. auch ▶ **Tab. 2.8**), kann individuell jeweils die gesamte weitere Lebenszeit Thema sein oder im Zeitraffer in kürzerer Zeit durchlebt bzw. auch ganz ausgelassen werden.

2.7.8 Das siebte Jahrsiebt (42–49 Jahre)

Dies ist eine Zeit des individuellen Handelns sowie der Arbeit an und **Verwandlung der Seelenorganisation** (im anthroposophischen Schrifttum als „Geistselbst/Manas“ bezeichnet). Hier kann ein bewusster Prozess der Selbsterziehung beginnen. Die Individualität hat ihre Stellung im Berufs- und Privatleben gefunden, evtl. nachjustiert, und kann die eigenen Fähigkeiten und Fertigkeiten selbstbewusst als Spezialist auf dem eigenen Arbeitsfeld anderen zur Verfügung stellen.

Praxistipp

Neben der Seelenorganisation kommt dem Bewegungs-Stoffwechsel-System besondere Bedeutung zu. Chronische Erkrankungen in diesem Bereich werden oft in dieser Zeit erstmals diagnostiziert. Sie können anamnestisch insbesondere mit Ereignissen des 3. und 4. Jahrsiebts in Zusammenhang gebracht werden, s. dazu Kap. 2.7.12 (S. 57).

2.7.9 Das achte Jahrsiebt (49–56 Jahre)

In diesem Alter kann sich eine **Verwandlung der Lebensorganisation** vollziehen (im anthroposophischen Schrifttum als „Lebensgeist/Budhi“ bezeichnet). Dieses Jahrsiebt hat wieder einen Bezug zum Rhythmischen System, der lebendigen Schwingungsfähigkeit sowie der sich durch sie ergebenden Beziehungsbildungen. Nicht das eigene Handeln, sondern das selbstlose Zur-Verfügung-Stellen des Erworbenen in einen größeren Gesamtkontext kann nun Lebensthema werden. Von der Entwicklung her ist dieser Prozess am besten charakterisiert als „Führungskraft und -qualität“, die sich dadurch auszeichnet, Potenziale anderer zu erkennen und ihnen Raum für die Entwicklung zu schaffen und zu ermöglichen.

Praxistipp

Anamnestisch besonders interessant sind die Zeiten von 28–35 und von 14–7 Jahren, in denen die Entwicklung der Lebensorganisation und des Rhythmischen Systems Thema sind. Im 8. Jahrsiebt werden häufig chronische, physisch gewordene Erkrankungen des Herz-Kreislauf-Systems diagnostiziert (z. B. arterielle Hypertonie und koronare Herzkrankheit, KHK).

Das 56. Lebensjahr ist ferner gekennzeichnet durch das Ende des 2. Rhythmus von 4 × 7 Jahren, in denen sich Prozesse vom Geistigen ins Leibliche vollziehen können.

2.7.10 Das neunte Jahrsiebt (56–63 Jahre)

Ab 56 Jahren stehen die Leibesprozesse und ihre Metamorphosen im Fokus und deren Verwandlung (im anthroposophischen Schrifttum als „Geistesmensch/Atma“ bezeichnet).

Praxistipp

Entwicklungen aus der Zeit des 1. Jahrsiebts und der Zeit zwischen 35 und 42 Jahren können nun erneut Lebensthema werden und als chronische, physisch-leibliche Erkrankungen zum Vorschein kommen; insbesondere im Bereich des Sinnes-Nerven-Systems.

Biografisch ist dieser Lebensabschnitt gekennzeichnet durch **„Loslassen“** und durch die **Entfaltung von Bewusstseinskräften**, die in früherer Zeit mit Milde und Altersweisheit beschrieben wurden. Heute stehen Menschen dieses Alters noch voll „im Leben“, müssen sich z. B. beruflich im Konkurrenzkampf gegenüber Jüngeren behaupten: Hier stehen sich eigene Erfahrung und intellektuelles, theoretisches Wissen oft unvereinbar gegenüber. Dies kann Grundlage typischer Konflikte und Erkrankungen in diesem Alter sein. Mit 63 Jahren spiegeln sich erneut die Geburt und das 42. Lebensjahr.

Die Zeit bis 63 Jahre steht im Zusammenhang mit den Planeten- bzw. den prozessualen Metallkräften, s. dazu Kap. 2.5.4 (S. 33).

▶ **Tab. 2.8** zeigt eine Übersicht zu allen Lebensabschnitten mit den Planeten- und Metallentsprechungen.

► **Tab. 2.8** Ausbildung von Körper, Geist und Seele und ihr Bezug zu den Jahrsiebten des Lebens (Angabe in Jahren) mit der Planeten- und Metallzuordnung.

0–7	7–14	14–21	21–28	28–35	35–42	42–49	49–56	56–63
Physische Organisation	Lebensorganisation	Seelenorganisation	Empfindungsseele	Verstandesseele	Bewusstseinsseele	Geistselbst	Lebensgeist	Geistesmensch
Mond	Merkur	Venus	Sonne			Mars	Jupiter	Saturn
Silber	Quecksilber	Kupfer	Gold			Eisen	Zinn	Blei
Antimon begleitet als der Erde zugeordnetes Metall die gesamte Biografie und hilft, die Integrität des Leibes zu bilden, zu erhalten und im Krankheitsfall wiederherzustellen.								

2.7.11 Die Zeit nach dem 63. Lebensjahr

Die Zeit nach 63 Jahren hat einen ganz neuen Charakter. Die individuellen Entwicklungsprozesse sind auf einer gewissen Ebene vollendet. Die gemachten Erfahrungen können nun in einen **überindividuellen-menschheitlichen Kontext** gestellt werden.

Der Bereich der Planetensphären wird nach dem Alter von etwa 63 Jahren verlassen und Fixstern-Tierkreis-Kräfte können in Erscheinung treten, die über die im Geburtshoroskop sich ausdrückenden Möglichkeiten hinausgehen.

Die nun beginnende weitere Lebenszeit, die nicht mit irgendwelchem „evolutiv biologischen Nutzen" erklärt werden kann, sollte als Geschenk verstanden werden. Insbesondere die wirkliche Begegnung von alten Menschen mit Kindern kann eine gesellschaftlich wichtige Möglichkeit bieten.

Eine Gliederung, die diesen Lebensabschnitt miteinbezieht, ergibt sich aus den 4 × 7 Jahrsiebten, in welchen sich Prozesse durch die Wesensglieder vollziehen. Hierauf kann an dieser Stelle nur hingedeutet werden.

Info

Die Zeit nach dem 63. Lebensjahr

- 1. Phase: leiblich-menschheitlich (1.–4. Jahrsiebt, Geburt–28. Lebensjahr)
- 2. Phase: seelisch-kulturell (5.–8. Jahrsiebt, 28.–56. Lebensjahr)
- 3. Phase: geistig-individuell (9.–12. Jahrsiebt, 56.–84. Lebensjahr)

2.7.12 Spiegelungsgeheimnisse und erweiterte Anamnese

Praxistipp

Für eine individuelle Begleitung des Patienten und eine Therapie, die auch krankheitsverhindernd ausgerichtet ist, sind die Spiegelungen im Lebenslauf ein wichtiges Werkzeug. So können, wenn durch Anamneseerhebung passende Ereignisse in der Biografie gefunden wurden, die zu Erkrankungsdispositionen werden könnten, entsprechende therapeutische Maßnahmen eingeleitet bzw. angeregt werden, bevor die Spiegelung und das Krankheitsereignis erfolgt sind.

Es gibt unterschiedliche Ebenen, bei denen auf solche „Ursache-Wirkung"-Gesetzmäßigkeiten geschaut werden kann, z. B. in der Lebensführung bzw. auf dem Gebiet der Ernährung, im sozialen Miteinander oder der inneren Seelenhaltung der Menschen, die das eigene Leben begleiten und maßgeblichen Einfluss auf unser Gesundsein und unsere Krankheitsdispositionen haben.

Die Folgen **falscher Ernährung** im Säuglingsalter beschreibt Rudolf Steiner am 09.09.1922 in einem Vortrag [57] so:

Wenn man einem fünfzigjährigen Menschen die Leber herausschneidet und findet, die Leber ist verhärtet, dann ist in den meisten Fällen – nicht in allen, aber in den meisten Fällen - die Schuld daran, dass der Mensch als ganz kleines Kind, als Säugling, mit der falschen Milch ernährt worden ist. Dasjenige, was oftmals erst im fünfzigsten Jahre auftritt als eine Krankheit, das hat seine Ursache in der ganz frühen Kindheit.

Außerdem könne, wie Rudolf Steiner am 08.04.1924 in einem Vortrag [48] ausführt, das **nicht durch Selbsterziehung beherrschte Temperament des Lehrenden** beim Kinde Jahrzehnte später **zu Krankheitsdispositionen oder ernsthaften Erkrankungen führen**, wenn die Lebensorganisation diese Impulse nicht mehr abpuffern kann. Sind solche potenziellen Krankheitsdispositionen anamnestisch erhoben, können therapeutische Maßnahmen bereits vor dem In-Erscheinung-Treten erster Symptome begonnen werden. Ferner könnte der Patient angehalten werden, sich auch bewusstseinsmäßig mit diesem zu seinem Leben gehörenden Ereignis auseinanderzusetzen, sich mit den auslösenden Menschen innerlich zu versöhnen, dieses Erlebnis als biografische Lernaufgabe zu integrieren und es in Liebe loszulassen.

Zu den Ursachen **kindlichen Asthmas** und seinen Therapiemöglichkeiten äußert sich Rudolf Steiner am 02.01.1924 in einem Vortrag [51]. Seine Ursache seien unregelmäßig auftretende Schockereignisse der Mutter während der Schwangerschaft; eine nachhaltige Therapie sei durch Entängstigung der Mutter/der Eltern möglich bzw. deren Vertrauensbildung in die Führung durch die geistige Welt. In diesem Fall wird mit alleiniger Arzneimitteltherapie des Kindes wenig erreicht werden können, wenn nicht gleichzeitig die Eltern in ein Gesamttherapiekonzept miteinbezogen werden.

Diese Hinweise machen deutlich, dass eine aktuelle Symptomatik Folge von Ursachen vor langer Zeit und/oder auf ganz anderen Ebenen sein kann, die es zu erfassen gilt, um eine wahre Heilung zu ermöglichen.

Jeder menschliche Lebenslauf ist ganz individuell, beginnend mit der Lebenslauf-Startbedingung, die normalerweise als **Horoskop** bezeichnet wird: die Stellung des Planeten und Fixsternhimmels zum Geburtsmoment an dem Geburtsort. Es ist wie ein Querschnitt durch das Universum aus der Perspektive des Geburtsortes. Es gibt keine sich gleichenden Horoskope, da sich bei genauer Berechnung selbst bei Zwillingen, die in kurzer Zeit nacheinander zur Welt kommen, die kosmische Umgebung bereits verändert hat durch die kosmischen Bewegungen.

Dennoch gibt es auch **Urbildhaftes oder Archetypisches**, das als etwas Allgemeines orientieren kann, um die ganz individuellen Phänomene, Erkrankungsdispositionen und Erkrankungen beschreibend charakterisieren zu können mit ihrer Bedeutung für den ganz individuellen Heilungsbedarf in einem einzigartigen Lebenslauf.

Die allgemeine, zeitliche Entwicklung in den Jahrsiebten (S. 48) wurde auf den vorhergehenden Seiten dargestellt.

Ähnlich wie eine Uhr den zeitlichen Verlauf abbildet in einer räumlichen Anordnung, kann dies auch für den Lebenslauf geschehen mit einer räumlichen Anordnung und Bildhaftmachung der zeitlichen allgemeinen Gesetzmäßigkeiten.

So wie die Uhr nur quantitativ anzeigen kann, dass Zeit vergangen ist, so auch diese Abbildung des Lebenslaufes; was in den Abschnitten des Lebens qualitativ erlebt wurde, ist nicht darstellbar, sondern kann nur durch Gespräch – bzw. medizinisch gesprochen durch eine gute Anamneseerhebung – erfasst werden.

► **Abb. 2.6** zeigt die Entwicklung durch 12 Jahrsiebte, beginnend mit der Geburt, dem Horoskop bzw. der Lebenslaufstartbedingung links in der Mitte der Grafik (siehe hierzu das Sternchensymbol im Kreis). Der rote Lebensfaden führt zunächst in die **leibliche Entwicklung des unteren Bogens**, diese drei Jahrsiebte sind geprägt von Mond (1. Jahrsiebt, lila), Merkur (2. Jahrsiebt, gelb) und Venus (3. Jahrsiebt, grün), in denen die physische Organisation, die Lebensorganisation und die Seelenorganisation ausgebildet werden und parallel das jeweils höhere Wesensglied in Sinnes-Nerven-System (S. 26), Rhythmischem System (S. 26) und Bewegungs-Stoffwechsel-System (S. 26) „geboren" wird (► **Abb. 2.4**).

Unter dem Einfluss des Mondes wird die **Physische Organisation** ausgebildet und in die aktuelle Lebenswirklichkeit hineingestaltet. Der Monden-Rhythmus beherrscht natürlicherweise auch das Fortpflanzungsgeschehen und die Regeneration der Haut und allgemein die Aufbauprozesse im Organismus; auf der Erde beeinflusst er den Rhythmus des Wasser-Organismus (Hydrosphäre).

Verborgen begleitet wird der Mond von Saturn (in ► **Abb. 2.6** Spiegelung durch die Mitte der Grafik, mit der Zahl 31), der verfestigend, Aufbau begrenzend und gestaltend wirkt. Diese Wirkung zeigt sich einerseits in den Knochen und der Zahnbildung, andererseits in der Ausbildung des Im-

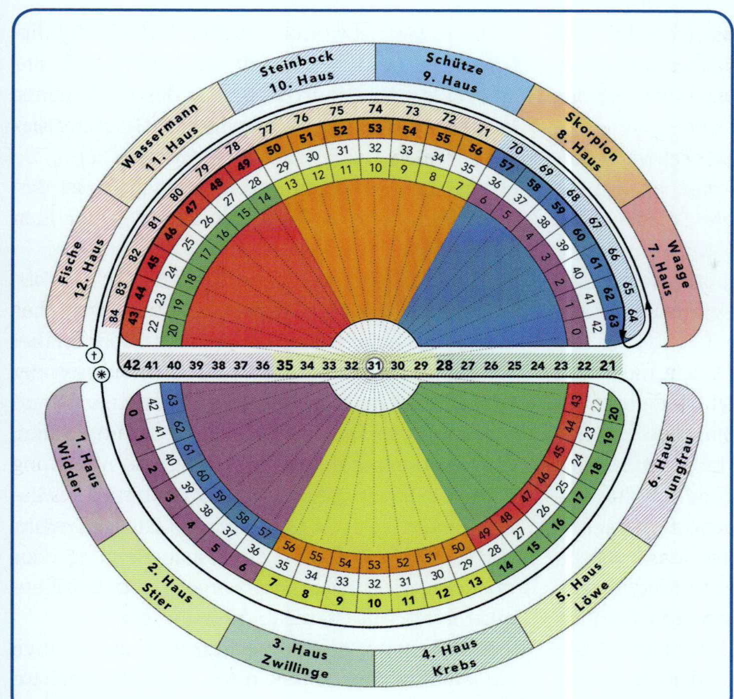

► **Abb. 2.6** Urbild der 12 × 7 Jahre des Lebenslaufes. (Quelle: Claudia Bächer-Hecht, Falkenstein)

munsystems mit der Erkenntnis von „selbst und fremd" aufgrund der individuellen Struktur der Eiweiße. Der von den Eltern geerbte Modell-Leib wird individualisiert. Das 1. Jahrsiebt wird beendet mit der Fertigstellung der härtesten Substanz des Organismus: den Zahnkronen der bleibenden Zähne, die nun im Ober- und Unterkiefer auf ihren Durchbruch warten.

Die nun „freiwerdenden Bildekräfte" können im 2. Jahrsiebt leibfrei genutzt werden zum Lernen (Schulreife). Das soziale Umfeld erweitert sich und merkurielle Vermittlung verschiedenster Bereiche wird notwendig. Die Frage nach Selbst und Nichtselbst stellt sich nun auf ganz anderer Ebene: Wer bin ich und wozu bin ich als einzigartiges Wesen jetzt und hier da? Vgl. dazu auch das Rubikon-Ereignis (S. 51). Vermittlung zwischen Innen und Außen führt zu einem physiologisch gesunden Gleichgewicht in der Mitte dieses Jahrsiebts in dem noch weitgehend „menschheitlich-allgemeinen" präpubertären Leib. Hier wirkt hinter Merkur im verborgenen Jupiter mit, der seine ausgleichenden, harmonischen Kräfte zur Erscheinung bringt.

Das 3. Jahrsiebt ist geprägt durch die Venuskräfte, die unser Interesse auf die Welt lenken in den unterschiedlichsten Qualitäten, vom Interesse am anderen Geschlecht bis hin zum Weltinteresse, von persönlich-individuellen, körperlichen Liebeserfahrungen bis hin zu allgemeiner, geistiger Menschenliebe (vgl. die griechischen Begriffe *Eros, Philia, Agape*). Venuskräfte öffnen für das Gegenüber, die verborgenen Marskräfte geben dabei eine individuelle Richtung vor, wie diese Begegnung mit dem Du (Wir) gestaltet wird.

Mit 21 Jahren kommt die **erste große Spiegelungsebene**, die im Jahreslauf mit den Sonnenwenden verglichen werden kann. Der Lebenslauf verläuft danach von rechts nach links in der Mitte der Grafik als seelische Entwicklung.

Das nun vollständig geborene Ich taucht zunächst bis 28 Jahre in die Seelen-Organisation ein und bildet die Empfindungsseele, die „Durch-Ichung" der Seelenorganisation durch Selbsterziehung mit Beherrschung und Vermenschlichung der Triebe, Begierden und Leidenschaften. In diesem Jahrsiebt werden die Venuskräfte mit denen der Sonne verbunden und das menschliche Gefühlsleben kann intensiv erlebt werden in der Auseinandersetzung mit der Welt, angebunden an die konkrete Lebenswirklichkeit der Biografie und der Spezialisierung der Berufung.

Die Geschehnisse des 3. Jahrsiebts schwingen in umgekehrter Reihenfolge mit, so dass sich im 28. Lebensjahr das 14. spiegelt. Diese Spiegelungen finden sich im äußeren unteren Halbkreis unten rechts (in ▶ **Abb. 2.6** grün). Ereignisse dieser zwei Jahrsiebte können in einem gesetzmäßigen Zusammenhang erkannt werden.

Im 5. Jahrsiebt, mit 28 Jahren, taucht das Ich in die Lebensorganisation unter und hebt diese auf eine neue Stufe. Die Lebensorganisation ist verbunden mit den Gewohnheiten und den z. B. während der ersten Schulzeit errungenen, Kultur ermöglichenden Fertigkeiten, die dann zu Fähigkeiten werden. Das Untertauchen des Ich in diesen Bereich kann oft als schmerzhaft empfunden werden, da die Lebendigkeit des bewussten Gefühlslebens teilweise verloren zu gehen scheint. Die Ebene der Lebensorganisation ist dem Bewusstsein nicht so zugänglich. Durch das Untertauchen bildet sich das zweite Seelenglied, die Verstandes- und Gemütsseele in ihrer Polarität. Einerseits wird die Lebensorganisation in einen noch leibfreieren Bereich des Bewusstseins hineinentwickelt als **Verstand** und **Vernunft**, andererseits innig mit dem Rhythmischen System verbunden, indem sich mit ca. 33 Jahren das 9. Lebensjahr spiegelt, wird das Rubikon-Ereignis gefestigt in der Ausbildung des individuellen Gemüts, in dem das Gewissen sich bilden kann. Das Alter von **31½** bildet das Zentrum der Grafik und ist biografisch eine besondere Zeit. Durch dieses Alter gehen alle Spiegelungslinien der leiblichen Entwicklung (unterer Halbkreis) in die geistige Entwicklung (oberer Halbkreis). Biografisch kann dies in einem besonderen, labilen Gleichgewichtszustand zum Ausdruck kommen, in dem sowohl das Entweder-oder als auch das Sowohl-als-auch Platz finden (die zwei Seelen in der Brust; Herz-Gemüt und Kopf-Verstand).

Im 5. Jahrsiebt spiegelt sich das 2. Jahrsiebt, wiederum rückläufig, so dass das 28. Lebensjahr mit dem 14., das 35. Lebensjahr mit dem 7. verbunden ist. Diese Gesetzmäßigkeit kann für das Verständnis besonders der sog. „psychosomatischen Erkrankungen“ von Bedeutung sein.

Das 6. Jahrsiebt (linkes Drittel der horizontalen Lebenslauflinie) endet mit 42 Jahren und der Spiegelung der Geburt als Beginn des 1. Jahrsiebts. In ihm taucht das Ich unter in die „Gesetzmäßigkeiten“, die der Physischen Organisation zugrunde liegen und es entsteht das Seelenglied der Bewusstseinsseele. Sie ist verbunden mit der Entwicklung der Freiheit, die sich insbesondere in dem schöpferischen, Kultur schaffenden Denken (Schöpfung aus dem Nichts) zeigt, das nicht nur Materielles abbildendes Vorstellen ist, sondern bei dem auch Willenskräfte im Denken notwendig sind. In diesem Jahrsiebt wirken Sonne und Mond zusammen bei der Durchdringung der Physischen Organisation mit den Kräften des Ichs.

Das **42. Lebensjahr** (S. 55) steht in direkter Nähe zur Geburt, spiegelt diese um das 21. Lebensjahr und kann ein Zeitraum der Neuausrichtung oder Wiederausrichtung an den vorgeburtlich für diese Inkarnation gefassten Entschlüssen sein.

Nun beginnt die Umwendung in die geistige Entwicklung und der Eintritt in die Einflusssphäre des Mars im 7. Jahrsiebt bis 49 Jahre. In diesem Jahrsiebt kann besonders das „individualisiert Errungene“ der Welt eingeprägt werden, aber unter Berücksichtigung des liebevollen Weltinteresse auf allen Ebenen (verborgene Venus-Kraft). Mit 42 Jahren beginnt die Wandlung leiblich aufbauender Kräfte in prinzipiell abbauende Bewusstseinskräfte. Diesen Prozess nennen wir normalerweise Altern (des Körpers). Die fehlenden Regenerationskräfte können nun durch Bewusstseinskräfte ersetzt werden, z. B. durch **bewusste Lebensführung** aus Kenntnis der Bedürfnisse des eigenen Leibes. So kann der Gesetzmäßigkeit, dass biografische Ursachen (Krankheitsdispositionen) der ersten drei Jahrsiebte nun als chronische körperliche Beschwerden in Erscheinung treten, entgegengewirkt werden.

Die Ausbildung des Bewegungssystems war erst mit 28 Jahren vollendet (Verknöcherung des Schlüsselbeines innen): Das Bewegungssystem ist nun – durch die Spiegelung um 21 Jahre das erste, in dem chronisch werdende, die Bewegung einschränkende Erkrankungen (Arthrose, Arthritis) auftreten können, die das Mars-Prinzip dieses Jahrsiebtes hemmen (vgl. die Redewendung „Die Letzten werden die Ersten sein.“).

Neben der Spiegelung der leiblichen Entwicklung beginnt ab 42 noch eine andere Gesetzmäßigkeit: eine gleichgerichtete „Wiederholung" der seelischen Entwicklung, jedoch auf höherer Stufe, in einer nächsten Oktave. Das 42. Jahr steht mit dem 21. Jahr, das 49. Jahr mit dem 28. Jahr und das 56. mit dem 35. Jahr in einer gesetzmäßigen Verbindung (in ▶ **Abb. 2.6** mittlere Zahlenreihe im oberen Halbkreis).

Mit 49 Jahren beginnt Jupiter seine **biografische Wirksamkeit**. Das individuell Erworbene kann „selbstlos" sozial wirksam gemacht werden, unter Berücksichtigung des im Hintergrund wirkenden Merkur, der die eigenen semipermeablen Grenzen (Schleimhäute) stabilisiert und der Gefahr entgegenwirkt, sich selbst bei dem sozialen Engagement ganz zu vergessen.

Jupiter sorgt für **Weitblick** im überpersönlichen Gesamtkontext, Merkur für einen **gesunden persönlichen Egoismus**. Soziale Ausatmung und individuelle Einatmung können sich so die Waage halten.

Im 8. Jahrsiebt können die im 2. Jahrsiebt verursachten Krankheitsdispositionen symptomatisch werden, besonders in den Organen des Rhythmischen Systems, so z. B. COPD (S. 171), Arteriosklerose (S. 191), Durchblutungs- und Rhythmusstörungen (S. 185), Infarkt (S. 184). Dem kann – bei entsprechender Anamnese auch prophylaktisch und therapeutisch frühzeitig entgegengewirkt werden.

Im letzten Drittel des 8. Jahrsiebts liegen die zweite Spiegelung des Rubikon-Ereignisses (54 Jahre) und der dritte Mondknoten (55 Jahre 11 Monate), das 56./57. Lebensjahr spiegelt die Einschulungszeit, auf die sich Rudolf Steiners Hinweis auf das nicht geläuterte Temperament des Erziehers als Ursache für chronische Erkrankungen der Kinder 40 Jahre später bezieht; außerdem fällt diese Zeit in etwa mit dem 2. „Saturnumlauf" zusammen, der wieder in einer der Geburtskonstellation ähnlichen Region steht.

Diese „Gesamtsignatur" in der Biografie kann auch zu lebensbedrohlichen Ereignissen führen. Statistisch ist die Sterbewahrscheinlichkeit erhöht; insbesondere dann, wenn es nicht gelingt, die fester gewordene Physische Organisation erneut mit den Individualisierungskräften des Ichs zu durchdringen unter der Herrschaft des Saturns in dem nun beginnenden 9. Jahrsiebt, in dem das 1. Jahrsiebt gespiegelt wird, um mit 63 Jahren wieder mit der eigenen Geburt „konfrontiert" zu werden.

Im Hintergrund des Saturn wirkt der Mond, nun aber nicht in den leiblichen Regenerations- und Fortpflanzungsvorgängen, sondern als Möglichkeit im schöpferischen Bewusstsein, das neue Realitäten zu schaffen in der Lage ist. Dieses Denken ist leibfrei und stützt sich nicht auf die physiologischen Gehirnstrukturen.

Mit 63 Jahren – zweite Spiegelung der Geburtssituation – kehrt sich die Lebenslinie im Saturn um, so dass auch das nächste Jahrsiebt erneut „saturnregiert" ist und in dem vom Ich her an der Physischen Organisation, hier insbesondere an der unsichtbaren Form-Kraft-Gestalt gearbeitet werden kann. Die Qualität kann nun einen „überpersönlichen" Charakter bekommen und zu einer neuen Gesundheit führen, wenn alle Herausforderungen der Biografie bisher gemeistert worden sind.

Es ist eine – in Bezug auf die leibliche Entwicklung gleichsinnige Entwicklung durch die Physische Organisation, die Lebensorganisation und die Seelenorganisation, nun aber unter den Herrschern Saturn, Jupiter und Mars in ihren überindividuellen, sozialen Aspekten.

Das Ich kann eintauchen in die Weisheit der allgemeinen Physischen Organisation – als geistigen Bauplan –, die nun vom eigenen Selbst durchindividualisiert werden kann.

Im 11. Jahrsiebt kann die überpersönliche Seite der Lebensorganisation durchlebt und erfahren werden, die sich dann in der Fähigkeit der Güte im inneren Gleichgewicht zeigen kann unter dem Jupiter- und Merkureinfluss.

Das 12. Jahrsiebt letztlich vollendet den Lebenszyklus von 12 × 7 Jahren unter dem Einfluss von Mars und Venus mit der überpersönlichen Durchdringung der Seelenorganisation, in der die eigene, verwandelte und individualisierte Marskraft liebevoll an andere weitergegeben werden kann durch die Geste des „Segnens".

Der „urbildhafte Lebenskreislauf" kommt mit dem Tor des Todes zu einem Ende, indem der durchindividualisierte, durchgeistigte physische Körper abgelegt wird.

Das unsterbliche Selbst taucht wieder in die Regionen ein, aus der es vor der Geburt bzw. der Empfängnis herabgestiegen ist.

Der äußere Kreis zeigt „urbildhaft" die kosmische Tierkreissphäre, vor der die Wandelsterne – von der Erde aus betrachtet – ihre Bahnen ziehen. Diese Darstellung ist bekannt aus der Darstellung des Horoskopes.

Links außen der Aszendent mit der Entwicklung im unteren Bogen zum Deszendenten, oben der MC, unten der IC.

Der farbige Hintergrund der zwölf Tierkreiszeichen korrespondiert mit der Entwicklung der 12 Jahrsiebte der Lebenslauf-Entwicklung und diese können einen weiteren Aspekt zum Verständnis der Entwicklungsgesetzmäßigkeiten bilden, deren Ausführung an dieser Stelle zu weit führen würde.

Auf die Umlaufzeiten einzelner Planeten oder Ereignisse wurde ja schon an verschiedenen Stellen hingewiesen.

Eine besondere Bedeutung haben hier auch die transsaturnischen Planeten mit ihren langsamen Umlaufzeiten.

Uranus mit seiner Umlaufzeit von 84 Jahren steht in jedem Jahrsiebt vor einem Tierkreiszeichen, Neptun mit 165 Jahren fast 14 Jahre (13,75) und Pluto mit 248 Jahren fast 21 Jahre (20,66).

Damit haben sie „überpersönlichen" Charakter und prägen alle in den 7, 14 bzw. 21 Jahren Geborenen wie mit bestimmten Gemeinschaftsherausforderungen, die nicht nur individuell, sondern als „Altersgruppen-Schicksal" zu bewältigen sind.

Die Integration des individuellen Horoskopes mit seiner Bedeutung für das Verständnis von körperlicher, seelischer und geistiger Gesundheit bzw. der kosmisch-konstitutionellen Prägung kann anamnestisch für den individuellen Heilungsbedarf von großer Bedeutung sein.

Die Prägung des Geburtsjahres durch die transsaturnalen Planeten weist auf ein auch „überpersönliches" Geschehen von Menschengruppen hin, z. B. eine Uranus-Prägung aller in einem Jahrsiebt Geborenen (Uranus im Schützen 1981–1988), eine Neptun-Prägung aller innerhalb von 14 Jahren Geborenen (Neptun im Wassermann 1998–2012) und eine Pluto-Prägung bei den in ca. 21 Jahren Geborenen (Pluto in der Jungfrau 1956–1972). Die Jahreszahlen beziehen sich auf die konkreten Tierkreisbilder, die ja, im Gegensatz zu den Tierkreiszeichen unterschiedliche Längen haben.

Die aktuellen Transite stehen mit einem individuellen Lebenslauf in Verbindung, haben aber auch einen zeitgeschichtlichen Aspekt, der übergeordnet Menschengruppen ähnlichen Alters betrifft.

Diese überpersönlichen Aspekte mit in die Anamnese und den individuellen Heilungsbedarf einzubeziehen, ist eine weitere, lohnende Herausforderung auf dem Weg zu einer umfassenden Begleitung und Therapie, die individuelle, aber auch menschheitliche, genetische und epigenetische Aspekte einbezieht und immer mit dem individualisiert inkarnierten Geist, dem unsterblichen, ewigen Selbst in jedem Menschen rechnet, das mit diesen Gegebenheiten als Herausforderungen umgeht und prinzipiell alle gegebenen Begrenzungen durch Bewusstseintätigkeit sprengen und verwandeln kann als „ergebnisoffenes Entwicklungswesen" [69].

2.8 Gesundheits- und Krankheitsverständnis

Ein typisch menschliches Charakteristikum ist die Plastizität der Leiblichkeit mit dem Verzicht auf leibliche Spezialisierung und Festlegung. Auch der spezifisch menschliche aufrechte Gang ist ein Phänomen eines sensiblen Gleichgewichts, das ständige Aktivität erfordert. Jeder Mensch hat eine ganz individuelle, einzigartige Gleichgewichtslage, die nur für ihn Gesundheit bedeutet. Dabei spielen alle Ebenen und Systeme zusammen, die ihr Verhältnis zueinander dann noch im Lebenslauf verändern.

Je nach Konstitution auf leiblicher, seelischer und geistiger Ebene und dem soziokulturellen Umfeld ergibt sich ein Gesamtkräfteverhältnis, das die Grundlage bildet für die Biografie. Diese konstitutionelle Gesamtsituation kann als „selbstgewähltes" Schicksalsgeflecht verstanden werden, welches von der Individualität ergriffen werden kann. Hier gibt es kein „besser" oder „schlechter". Jede konstitutionelle Prägung hat Risiken, aber auch Chancen, enthält vergangenheitsgeprägte Ergebnisse, aber auch zukunftsorientierte Potenziale. Der Mensch als ergebnisoffenes Entwicklungswesen kann jede Situation verändernd ergreifen.

Beachte
Krankheitsdispositionen und Krankheit können als Vereinseitigungen verstanden werden, die als Hemmnisse einer gesunden Entwicklung in Erscheinung treten.

Der menschliche Organismus ist sehr differenziert und kann in der Regel Krankheitsprozesse lange kompensieren. Als allgemeine Regel gilt: Je leibgebundener und dem Bewusstsein unzugänglicher diese Prozesse sind, desto höher ist die zur Überwindung aufzuwendende Zeit und Energie. Umgekehrt: Je akuter und bewusst wahrnehmbarer sich ein Prozess zeigt, desto schneller und zielgerichteter können therapeutische Maßnahmen ergriffen und gesundheitsfördernde Ressourcen angesprochen werden.

2.8.1 Krankheitsdisposition und ihr Bezug zu den vier Organisationsebenen

Vereinseitigungen der **Physischen Organisation** führen zu Skleroseprozessen, bei denen Substanzen, die im Lebenszusammenhang gehalten werden, aus diesem herausfallen. Dabei lagern sie sich „mineralwerdend" ab und entziehen sich damit der Durchdringung und Durchgestaltung durch die höheren Ebenen. Physiologisch verläuft dieser Prozess bis zu einem gewissen Grad im ZNS (hier dienen physische Strukturen der Gedächtnisbildung) und im Alter.

Die Vereinseitigungen der **Lebensorganisation** können zu unkontrolliertem und unstrukturiertem Aufbau von Geweben führen, sekundär auch zu verselbstständigendem Wachstum, aber auch zu substanzauflösenden und bewusstseinsbeeinträchtigenden Entzündungsprozessen. Physiologisch tritt diese leibaufbauend-regenerierende Tätigkeit v. a. im Stoffwechselsystem sowie in Kindheit und Jugend auf.

Auch die **Seelenorganisation** kann sich vereinseitigend verselbstständigen und dadurch die für sie typische Schwingungsfähigkeit verlieren. Sie kann sich zu stark in der eigenen Leiblichkeit „verhaken", was z. B. zu Krampfzuständen führen kann; diese können in allen Bereichen des Organismus auftreten:

- in der Muskulatur,
- im Abdomen,
- in der Lunge (Asthma bronchiale),
- im Herz-Kreislauf-System (Angina pectoris),
- im ZNS (Epilepsie).

All diesen unterschiedlichen Erkrankungsbildern liegt ein pathologisches, zu starkes Eingreifen der Seelenorganisation in den Organismus zugrunde.

Andererseits führt auch ein zu schwaches Eingreifen zu einem Verlust der Schwingungsfähigkeit und verbunden mit allgemeiner körperlicher Schwäche zu folgenden Symptomen:

- Atonie
- arterielle Hypotonie
- Bewusstseinsstörungen

Die Seelenorganisation kann in diesem Fall zu stark im Außen, in der Umwelt engagiert sein und den eigenen Leib zu wenig durchdringen. Diese Konstitution kann die Grundlage dafür sein, dass sich die Außenwelt zu sehr als Fremdprozess im Leibe geltend macht, z. B. als allgemeine Infektanfälligkeit, oder dass der Organismus „Teil der Außenwelt" wird, sich nicht gegenüber der Außenwelt abgrenzen kann, z. B. beim Heuschnupfen.

Das **Ich** – der ewige Wesenskern des Menschen – ist **urgesund**. Lediglich seine Werkzeuge, mit denen es sich in der physischen Welt offenbart (z. B. der Wärmeorganismus, der Zucker- oder Phosphorstoffwechsel) oder andere leiblich-konstitutionelle Faktoren können die Wirksamkeit des Ichs im Leibe und in der Welt beeinträchtigen. Es kann mehr vom Zentrum (Leib) in die Peripherie (Umwelt) oder eher von der Umwelt zum Leib hin orientiert sein. Ferner erhält es spezifische Färbungen durch den Umkreis der Tierkreiszeichen (Geburtshoroskop) und der Planeten, welche in das individuelle Seelenleben hineinwirken, wie auch durch vorgeburtlich erwählte Lebenslernziele – der Arbeitshypothese der Reinkarnation folgend, s. Reinkarnation und Karma (S. 25).

2.8.2 Krankheitsdisposition und ihr Bezug zum dreigliedrigen Organismus

Auch der dreigliedrige Organismus kann durch Vereinseitigungen zu Krankheitsdispositionen führen.

Eine zu starke Wirksamkeit der im **Sinnes-Nerven-System** vorherrschenden Kräfte kann zu übermäßigen Abbauprozessen und vorzeitiger Alterung führen bzw. Bewusstseinsprozesse (Schmerz) am falschen Ort hervorrufen. Die Aufbau- und Regenerationsprozesse können somit nur relativ und zu schwach den Organismus durchwirken.

Umgekehrt führt ein Überwiegen der Prozesse des **Bewegungs-Stoffwechsel-Systems** von nicht gestaltetem Substanzaufbau bis hin zu Entzündungsprozessen, bei fehlender Substanzindividualisierung zu Fremdsubstanzablagerungen.

Das **Rhythmische System** kann von Vereinseitigungsprozessen und Erkrankungen betroffen sein, die immer auch die Beziehung des Menschen zu seiner physischen sowie seelisch-geistigen und soziokulturellen Umgebung betreffen. Über das Rhythmische System können jedoch auch die ressourcenorientierten Gesundungsprozesse am direktesten und nachhaltigsten angesprochen werden. Vom Atmungs- und Herz-Kreislauf-System können diese ausgleichend und harmonisierend in die anderen Bereiche des Organismus eingreifen und diese gesunden. Daher ist die bewusste Pflege rhythmischer Prozesse so entscheidend für die individuelle Gesundheitspflege, die das Ziel hat, Krankheitsdispositionen und -prozessen im Entstehungsstadium zu begegnen, um das Manifestwerden zu verhindern.

2.9 Die Bedeutung der Rhythmen für die Gesunderhaltung

Rhythmus trägt Leben und ist wichtige Voraussetzung für die Gesundheit und Krankheitsüberwindung.

Alle Lebensprozesse verlaufen in Rhythmen. Rhythmen integrieren die Einzelindividuen in ihr Lebensumfeld. Pflanzen sind ganz geprägt von ihrem Standort und den rhythmischen Natur- und Witterungsprozessen des Ortes. Auch Tiere sind in die rhythmischen Naturprozesse ihrer „ökologischen Nische" (ihres Lebensumfelds) eingebunden, in dem sie ihr artgemäßes Sein verbringen.

Der Mensch hat sich weitgehend von diesen naturgegebenen Rhythmen emanzipiert und befreit. Nun ist er aufgefordert, aktiv und selbstbestimmt auch seine ganz individuellen Rhythmen neu zu entdecken und als wichtiges Instrument der Gesunderhaltung zu pflegen.

Rhythmus als **Grundlage der Gesunderhaltung** beginnt bereits im Mutterleib. Schon hier können durch bewusste Gestaltung, z. B. des Tag-Nacht-Rhythmus, Zeiten der Aktivität und der Ruhe gepflegt und mit bestimmten Signalen (z. B. Musik und Berührung) verbunden werden. Nach der Geburt gilt es, diese Rhythmen weiter zu pflegen und zu intensivieren, durch eine möglichst klare und verlässliche Tages- und auch Wochenstruktur, um damit eine Gesundheitsgrundstruktur in der Leibesentwicklung zu veranlagen. Dieser Prozess findet besonders jeweils in der Mitte der Jahrsiebte (der jeweiligen Geburt des Rhythmischen Systems in den entsprechenden Wesensgliedern) eine Erhöhung und Intensivierung, die leibliche, seelische und geistige Aspekte hat, s. dazu Kap. 2.7 (S. 47).

Zunächst ist Rhythmus ein wichtiges **Erziehungs- und Gesundheitsbildungsinstrument**, später kann er zum salutogenetisch-ressourcenorientierten Werkzeug der lebendigen Gesunderhaltung werden, da die heutigen zivilisatorischen Grundbedingungen in ihrer fehlenden Rhythmik alles andere als gesundheitsförderlich sind. Unser Berufs- und Alltagsleben ist heute weitgehend von äußeren Sachzwängen und Bedingungen geprägt, die dazu führen, dass lebendiger Rhythmus zu mechanischem Takt zu erstarren droht. Die selbstgesteuerte individuelle Lebensführung wird überlagert durch ein „Gelebt-Werden" von gesellschaftlich scheinbar notwendigen Gegebenheiten, die die eigene Lebensgestaltung erschweren.

Hier ist es wichtig, aktiv etwas entgegenzusetzen. Auch wenn sich an den äußeren Gegebenheiten nichts oder nur wenig beeinflussen lässt, so kann die innere Einstellung und Haltung dazu jederzeit geändert werden. Die Kraft der Gedanken wird heute meist unterschätzt! Die zukünftige Begleitung der Menschen wird sich wandeln; es werden zunehmend prophylaktische Gesunderhaltungsstrategiemaßnahmen im Zentrum stehen, zu denen besonders die rhythmische Lebensgestaltung gehört.

Wichtig für die rhythmische Lebensgestaltung ist eine differenzierte **Pausenkultur**, indem aktiv Zeiten der Ruhe eingeplant werden. Jeden Tag können solche kurzen Entspannungspausen geschaffen werden. Das kann während der Arbeitszeit vom bewussten tiefen Aus- und Einatmen vor dem Abnehmen des Telefonhörers, über regelmäßige kurze Bewegung bis hin zu kurzen Spaziergängen an frischer Luft gehen. Außerdem kann es hilfreich sein, einmal täglich kurz innezuhalten und sich innerlich am Wesentlichen auszurichten. Einmal wöchentlich sollte man eine nicht von äußeren Gegebenheiten (Sachzwängen) bestimmte Stunde einplanen und durchführen, in der die inneren Kraftquellen gepflegt werden können. Wenn möglich, kann idealerweise einmal monatlich (oder alle 6 Wochen) – wieder in einem festen Rhythmus – ein Ruhetag eingelegt werden, an dem der übliche Alltag ruht (bzw. andere die sonst üblichen Verpflichtungen übernehmen).

So kann innerlich der Bogen von Ruhepunkt zu Ruhepunkt gespannt werden. Die heutige Kultur verlangt von uns, in immer kürzeren Zeiteinheiten immer mehr zu leisten und eine Flut von Informationen zu priorisieren und zu verarbeiten. Diese Situation kann mit einer „asthmatischen Konstitution", einem vermehrten Einatmungsvorgang, dem kein adäquater Ausatmungsvorgang folgt, verglichen werden. Dieses Ausatmen gilt es, aktiv zu praktizieren, um dem gesellschaftlichen Krankheitsprozess, der letztlich zu Stress und Burn-out führen kann, entgegenzuwirken.

Auch das bewusste Gestalten einer **„Schlafkultur"** will wieder geübt und gelernt sein. Gerade die Übergänge sind wichtig. Nach einem arbeitsreichen Tag kann bewusst eine Zeit der Rückbesinnung eingelegt werden, in welcher problematische Situationen des Tages noch einmal ins Bewusstsein geholt werden, mit der Frage: Wie hätte ich hier besser/anders reagieren können? Auch eine Vorwegnahme der Ereignisse des kommenden Tages (z. B. angesetzter vielleicht schwieriger Besprechungen) kann hilfreich sein, indem man das gewünschte Ergebnis (Verhalten der Beteiligten) ins Bewusstsein nimmt.

Wenn längerfristige Herausforderungen gelöst werden müssen, kann es sinnvoll sein, diese abends „fragend" im Bewusstsein zu bewegen, ohne Antworten zu erzwingen.

Der Morgen hat eher empfangenden Charakter, wenn es gelingt, den Übergang vom Schlafen zum Wachen bewusst zu gestalten und nicht von außen bestimmen zu lassen (z. B. vom Wecker). Auch dieses Einatmen (= Aufwachen) kann geübt werden und zu einer besseren Bewältigung des Tages beitragen.

Um der kulturellen Zivilisationssituation zu begegnen, verzichten heute viele Menschen weitgehend resignativ auf ein selbstgesteuertes Leben. Dabei wird das eigene Leben auf das reine Funktionieren-Können und Gelebt-Werden von den äußeren Anforderungen reduziert, ohne innere Beteiligung und Begeisterung respektive Liebe zum Tun. Diese Haltung fördert Krankheitsdispositionen und Zeitkrankheiten (S. 237), die sowohl leibliche wie auch seelisch-geistige Dimensionen umfassen. Hier gilt es, ganz gezielt Lebensbereiche bei den Betroffenen zu finden, die noch als Kraftquellen empfunden werden.

Gerade im reiferen Lebensalter besteht die Gefahr, den lebendigen inneren Rhythmus, der sich physiologisch in der Herzfrequenzvariabilität zeigt, zu verlieren und sich vom äußeren Takt bestimmen zu lassen. Dies schwächt die Lebensorganisation und führt insbesondere zu Krankheitsdispositionen im Herz-Kreislauf-System.

! Beachte

Die Pflege des Rhythmus ist als Gesundheitspflege eine Möglichkeit, aktiv Krankheitsdispositionen zu begegnen, um Krankheiten vorzubeugen. Er kann von jedem Menschen aktiv gestaltet werden, ganz entsprechend der individuellen Bedürfnisse und Möglichkeiten.

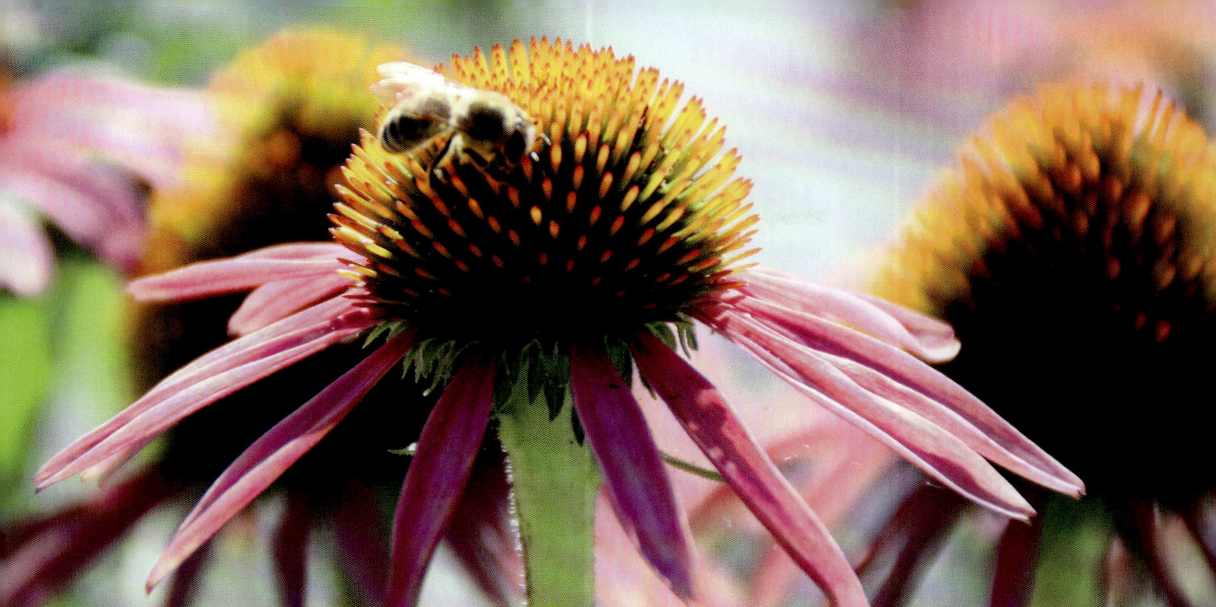

Teil 2
Allgemeine Grundlagen der Therapie

3 Anthroposophische Arzneimitteltherapie

3.1 Anthroposophisches Arzneimittelverständnis

Die anthroposophische Arzneimitteltherapie und das Verständnis der Arzneimittelwirkung fußt auf dem Evolutionsverständnis, der gemeinsamen Entwicklung des Menschen und der Naturreiche. Durch diesen gemeinsamen Entwicklungsprozess bestehen Beziehungen zwischen den Substanzen aus dem Mineral-, Pflanzen- und Tierreich und den Organen/Organsystemen des Menschen.

Kurz zusammengefasst kann dieser Bezug so charakterisiert werden: Auf dem Entwicklungsweg des Menschen, der auf geistiger Ebene begann und sich langsam in die physisch-materielle Welt vollzogen hat (Kap. 2.7), wurden Kräfte, die diese Entwicklung behindert hätten, überwunden und aus dem Menschen – noch auf nicht physisch-materieller Ebene – herausgesetzt. Diese herausgelösten Kräfte entwickelten sich dann zu den Naturreichen im geologischen Evolutionsprozess ([37], [38]).

Folgende **4 Prinzipien** liegen der anthroposophischen Arzneimitteltherapie zugrunde:

1. Dieses 1. Prinzip bezieht sich auf die **Krankheitsentstehung**, die als ein „sekundäres Naturwerden" charakterisiert werden kann. Hier machen sich Naturprozesse im menschlichen Organismus zu stark geltend, während die integrative Kraft der Ich-, Seelen- und Lebensorganisation zu schwach ist.
   Wird nun ein Arzneimittel aus dem Mineral-, Pflanzen- oder Tierreich zur Anwendung gebracht, so wird die menschliche Organisation aufgerufen: „Diese Substanz bzw. die ihr zugrunde liegenden Naturbildekräfte hast du schon einmal auf dem Weg zur Menschwerdung überwunden/herausgesetzt, vollziehe diesen Prozess nun erneut im Zeitraffer und werde dadurch wieder gesund." Wichtig ist die Reaktion, die Auseinandersetzung des Organismus mit der entsprechenden Substanz bzw. der dahinter wirkenden Kraft bei potenzierten Arzneimitteln.
2. Ein 2. Prinzip besteht darin, das **„gesunde Naturvorbild"** zu finden, an dem sich der erkrankte Organismus orientieren kann, um wieder zu gesunden (Beispiel: Gencydo, Kap. 3.4.1).
3. Ein 3. Prinzip ist die **Zusammenfügung** ganz unterschiedlicher, polar wirkender Einzelsubstanzen oder die Zusammenfügung von zu unterschiedlichen Zeitpunkten geernteten Pflanzen zu einer neuen Komposition, die es so in der Natur einzeln nicht gibt, um rhythmische Gleichgewichtsprozesse im menschlichen Organismus anzustoßen, wie am Beispiel der Mistel in Kap. 18 (S. 225) gezeigt ist.
4. Ein 4. Prinzip ist die **Neukomposition von Natursubstanzen**, die einzelnen Organen als Vorbild der gesunden Funktion dienen, vgl. Kap. 3.4 „Typenmittel der Anthroposophischen Medizin" (S. 82). Viele dieser Arzneimittel tragen die Endsilbe „-doron", was Gabe oder Geschenk bedeutet.

3.1.1 Gesichtspunkte zur Arzneimittelwahl

Durch die **Wahl des Naturreiches** wird die Wirkung des Arzneimittels auf die verschiedenen Ebenen der menschlichen Wesensglieder (Organisationsebenen) gelenkt. Diese Zusammenhänge ergeben sich aus der gemeinsamen Evolution und sind in ▶ **Tab. 3.1** dargestellt.

Mineralische Arzneimittel

Mineralische Arzneimittel wenden sich an die **Ich-Organisation**. Der Organismus wird aufgefordert,

▶ **Tab. 3.1** Arzneimittel und ihre Wirkung auf die verschiedenen Organisationsebenen.

Arzneimittel	Wirkung auf
mineralische Substanz	Ich-Organisation
pflanzliche Substanz	Seelenorganisation
tierische Substanz	Lebensorganisation
menschliche Substanz	Physische Organisation

die mineralische Substanz über die Verlebendigung und Beseelung zu führen und sie der Ich-Organisation verfügbar zu machen. Dieser Prozess fordert den Organismus heraus, kann aber die nachhaltigste Wirkung entfalten, auch durch Mobilisierung der gesunden Ressourcen. Mineralische Arzneimittel eignen sich daher auch besonders zur Konstitutionsbehandlung.

Mineralische Substanzen sind vor langer Zeit aus Lebenszusammenhängen herausgefallen und können prinzipiell in 2 große Gruppen eingeteilt werden: Silikate und Karbonate. Erstere entstammen pflanzlichen Prozessen (Kieselalgen) und entfalten ihre Wirkung v. a. in Richtung von Sinnes-Nerven-Prozessen, Letztere haben einen Bezug zur Tierwelt (Knochenbildung) und zum Bewegungs-Stoffwechsel-System.

Pflanzliche Arzneimittel

Pflanzliche Arzneimittel wenden sich über die **Seelenorganisation** an den Organismus. Pflanzen unterliegen durch ihre Lebensorganisation Metamorphose- bzw. Gestaltverwandlungsprozessen mit eigener Zeitgestalt. Ferner sind sie in verschiedene Funktionsbereiche gegliedert: Wurzel-, Blatt-/Stängelbereich, Blüten- und Fruchtregion. Diese haben differenzierten Bezüge zum menschlichen Organismus.

- Die Wurzelregion nimmt sinnesnervenartig Kontakt zur Umwelt auf.
- Der Blatt-/Stängelbereich steht in Beziehung zum Atem-Kreislauf-System, Sauerstoff bildend und Kohlendioxid aufnehmend, polar zu den Prozessen bei Mensch und Tier.
- Die Blütenregion ist mit dem Fortpflanzungssystem vergleichbar, das zum Bewegungs-Stoffwechsel-System gehört. Hier findet die Begegnung mit dem Seelischen statt (Tier als Bestäuber oder menschlich-seelische Begegnung mit der Pflanze).

Insofern kann die Pflanze als „umgekehrter" Mensch dargestellt werden.

Aber es gibt auch gleichsinnige Bezüge (▶ **Tab. 3.2**). Im Wurzelbereich sind die Regenerationsfähigkeit und die Wachstumspotenz besonders ausgeprägt, während die Blüte starke Gestaltungskräfte zum Ausdruck bringt, die ihre biologische Art kennzeichnet. Diesbezüglich ist sie vergleichbar mit den Gestaltungskräften des menschlichen Schädels, in dem die Persönlichkeit des Menschen abgebildet wird (Passfoto).

An der Signatur der Pflanze lässt sich des Weiteren viel ablesen für den therapeutischen Einsatz. Dazu folgen einige Beispiele.

Bei Lavandula und Cimicifuga ist der vegetative Blatt- und generative Blütenbereich deutlich getrennt. Sie regen, als Arzneimittel angewandt, die Lösung der **Seelen- aus der Lebensorganisation** an: Lavendel wirkt entspannend und einschlaffördernd. Cimicifuga löst die leiblich gebundenen, schöpferischen Kräfte aus den Fortpflanzungsorganen im Klimakterium, die dann dem Seelisch-Geistigen leibfrei zur Verfügung stehen.

Info

Lavandula

Lavendel zeigt durch seine weit vom Blattbereich abgesetzten Blüten (▶ **Abb. 3.1**) seine lösende Wirkkraft: Die oberen Wesensglieder können sich mithilfe des Lavendels leichter von den unteren Wesensgliedern lösen, der Organismus kann vom Tages- in das Nachtbewusstsein übergleiten.

Die Verbindung des **Seelisch-Geistigen mit der Lebensorganisation** wird angeregt und unterstützt durch Rosmarin und Leonurus cardiaca. Hier taucht die Blütenregion in die Blattregion ein.

▶ **Tab. 3.2** Gleichsinnige Bezüge zwischen Pflanze und Mensch.

Pflanzenteil	Menschliche Funktionen	Pflanzengestik	Menschliche Gestalt
Blüte	Bewegungs-Fortpflanzungs-Stoffwechsel-System	Pflanzenartmerkmal	Schädel/Gesicht
Blatt/Stängel	Rhythmisches System	Aufrichtekraft, orientiert am Erdmittelpunkt	Wirbelsäule
Wurzel	Sinnes-Nerven-System	Regenerationspotenzial	aufbauende Stoffwechselprozesse

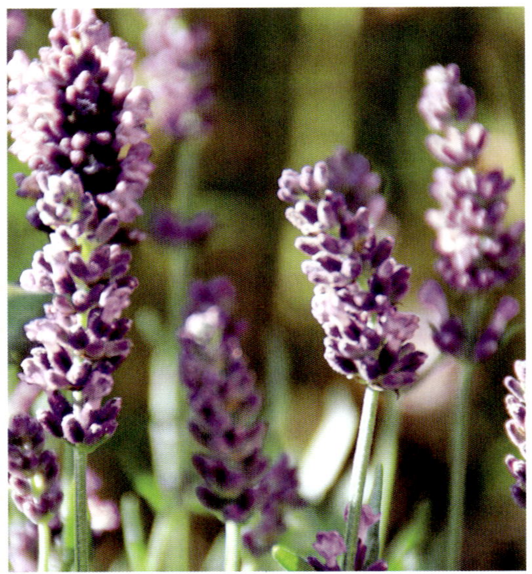

► **Abb. 3.1** Lavandula.

Info

Leonurus cardiacus

Die ineinander verschränkten Bereiche der Blüten- und Blattregion (► Abb. 3.2) deuten an, dass im Herzgespann inkarnierend wirksame Kräfte wirken, welche die oberen Wesensglieder stärker mit den unteren Wesensgliedern verbinden. Die sehr rhythmische Wuchsform offenbart seine spezielle Wirkung auf das Rhythmische System.

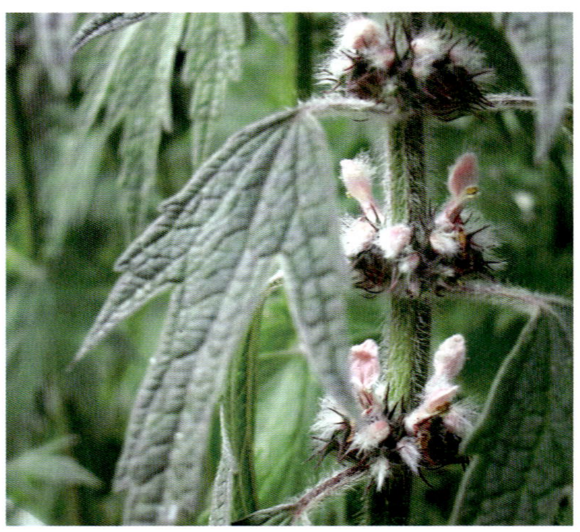

► **Abb. 3.2** Leonurus cardiaca.

Die Bildung von Giften im Pflanzenreich zeigt an, dass solche Pflanzen therapeutisch die **Seelen- mit der Lebensorganisation** verbinden können, wenn sie in entsprechend homöopathischer Potenz angewandt werden. Als Beispiele können hier Belladonna (► Abb. 3.3) und Hyoscyamus genannt werden, die ihre Wirkung auf die Seelenorganisation und Bewusstseinsprozesse entfalten und in homöopathischer Potenzierung die Seelen- in die Lebensorganisation hineinführen, was auch ihre Signatur zeigt: Die Blüten und Früchte (die Bezug zur Seelenorganisation und zur Begegnung mit der Tierwelt haben) bilden sich unter der Blattregion (der Region der Lebensorganisation).

Tierische Arzneimittel – Organpräparate

Bei den tierischen Arzneimitteln müssen prinzipiell 2 große Gruppen unterschieden werden:

- Verarbeitung ganzer Tiere (staatenbildende Insekten), tierischer Substanzen (Spongia, Conchae, Mel) und tierischer Gifte (z. B. Schlangengifte)
- Organpräparate, meist vom Rind

Arzneimittel tierischer Herkunft wenden sich primär an die **Lebensorganisation**, stärken und fordern diese heraus oder unterstützen und regen Integrationsprozesse an. Es folgt ein Auszug aus dem *Vademecum Anthroposophische Arzneimittel* zur Roten Waldameise (Formica), der diese Zusammenhänge veranschaulicht.

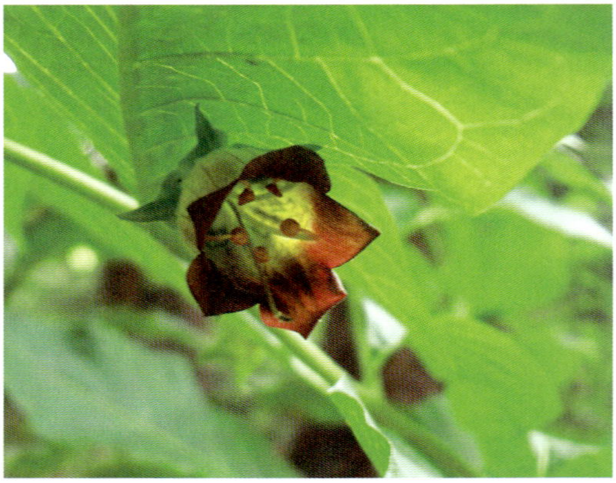

► **Abb. 3.3** Belladonna.

Info

Formica

„Leitgedanke: Waldameisenvölker führen in der Natur Abgestorbenes aus Pflanzen- und Tierreich wieder in die Lebensprozesse zurück. Die Ameisen bekämpfen aktiv parasitisches Leben und bewirken eine Lockerung, Durchlüftung und Durchwärmung des Bodens. Sie fördern die pflanzliche Vegetation und leben in vielfältigen Symbiosen mit anderen Tieren des Waldes.

Die einzelne Ameise wirkt überformt, rastlos, zeigt eine eckig-abgehackte Bewegung und erstarrt in der Kälte. Ihr Gift geht leicht in die Luft über und wirkt lähmend auf die Atmung niederer Organismen. Formica ist daher ein zentrales Heilmittel für den erschöpften, überspannten Astralleib (der Seelenorganisation), der seiner Aufgabe in der Versorgung der Lebensorganisation hinsichtlich Durchwärmung, Durchatmung, Bewegung und Ausscheidung nicht mehr ausreichend nachkommt. Wie die Ameisensäure die zerfallenden Substanzen im Waldboden dem pflanzlichen Wachstum wieder verwertbar macht, so wirkt sie auch im menschlichen Organismus einem sich verselbstständigenden Abbau und Zerfall entgegen, wie er in der rheumatischen Entzündung eintritt. Die Ameisensäure bewirkt im Waldboden und im menschlichen Organismus den Übergang vom Abbau in den Aufbau, indem sie das ordnende Eingreifen der Ich-Tätigkeit durch die Ich-Organisation anregt: der Stoffwechsel wird auf den Erhalt und Aufbau der menschlichen Gestalt und eine gesunde Durchwärmung des Organismus hin orientiert. Die innerliche und parenterale Anwendung ist besonders bewährt bei Patienten, die aus neurasthenischer Überforderung zur Auskühlung, Verhärtung und Ablagerung im Bereich des Atmungs- und Bindegewebssystems neigen. In der Praxis wird man besonders an Formica erinnert, wenn bei diesen Patienten leiblich, seelisch oder biographisch etwas ins Stocken gerät und aus dem Lebenszusammenhang herauszufallen droht.“ ([14], S. 446)

Die **Organpräparate** werden durch die pharmazeutische Zubereitung in einen frühen embryonalen Entwicklungszeitpunkt zurückgeführt, in welchem sie noch nicht die artspezifische Prägung aufweisen, sondern nur die Potenz, dieses Organ zu bilden. Daher können diese Präparate besonders dann angewandt werden, wenn die Organbildung oder Funktion gestört ist und Regenerationsprozesse angeregt werden sollen. Andererseits haben sie eine lenkende Funktion für mineralische und pflanzliche Arzneimittel, d. h., sie helfen, deren Wirksamkeit speziell in der durch das Organpräparat gelenkten Organregion zu entfalten.

„Menschliche Arzneimittel“

Diese spielen in der Anthroposophischen Medizin nur eine sehr untergeordnete Rolle. So können z. B. operativ entnommene Organsteine pharmazeutisch aufbereitet, potenziert und mit anderen Arzneisubstanzen verbunden werden, um speziell bei diesem Patienten die Bildung von Steinen (das Herausfallen aus dem lebendigen Gesamtorganismus) zu verhindern oder unwahrscheinlicher zu machen.

3.1.2 Pharmazeutische Wärmeverfahren

In der anthroposophischen Pharmazie werden – im Gegensatz zur Homöopathie, die nur den Kaltauszug (das Mazerat) für die Herstellung pflanzlicher Substanzen kennt – differenziert feuchte und trockene Wärmeverfahren eingesetzt, um Substanzen zu erschließen und im Organismus zur Wirksamkeit zu bringen.

Feuchte Wärmeprozesse

Die feuchten Wärmeprozesse dienen eher der **Unterstützung des geschwächten Organismus**. Durch sie werden ihm verdauungsähnliche Prozesse abgenommen, die krankheitsbedingt nicht in der richtigen Weise vollzogen werden können. Die Reihenfolge der Verfahren orientiert sich an der steigenden Temperatur bzw. längeren Temperatureinwirkung während der Herstellung.

Mazeration

Der Kaltauszug (bei 20 °C) lenkt die Arzneimittelwirkung unterstützend auf das **Sinnes-Nerven-System**, insbesondere dann, wenn dieser Auszug äußerlich zur Anwendung gebracht wird. Innerlich verabreicht, fordern Mazerate den Organismus als Reiz heraus, da der Kaltauszug im Verdauungsprozess erst erwärmt werden muss, um integriert werden zu können.

Digestio

Die Digestio wird bei Körpertemperatur (37 °C) in einem geschlossenen System über einen jeweils definierten Zeitraum durchgeführt. Es findet ein Wechsel zwischen Verdunsten und Kondensieren, zwischen gasförmiger und wässriger Phase statt. Damit besteht eine Verwandtschaft zu den Prozessen des **Rhythmischen Systems**, insbesondere zur Lungenfunktion.

Rh-Verfahren von Weleda

Ebenso mit der Körpertemperatur von 37 °C, aber im Wechsel mit 4 °C (der Temperatur, bei der das Wasser die höchste Dichte aufweist) wird das Rh-Verfahren durchgeführt.

Rh-Dilutionen sind wässrige Auszüge aus frischem Pflanzenpresssaft, die morgens auf 37 °C erwärmt, abends auf 4 °C gekühlt und von 5:00–7:00 Uhr bzw. 17:00–19:00 Uhr rhythmisch bewegt werden. In diesem Verfahren werden Wärme (37 °C) und Kälte (4 °C), Bewegung (morgens und abends) und Ruhe (tags und nachts) sowie Licht (morgens und abends) und Finsternis (tags und nachts) genutzt, um wässrig-fermentierte Präparate zu erhalten, die keine weitere Konservierung benötigen.

Mit diesem pharmazeutischen Prozess werden **rhythmisch-ausgleichende Funktionen** im Organismus angesprochen und unterstützt. Auch die pflanzlichen Injektionspräparate werden mit diesem Verfahren hergestellt.

Rhythmische Verfahren von Wala

Die Wala arbeitet mit einem dem Rh-Verfahren ähnlichen Prozess zur Herstellung pflanzlicher Urtinkturen. Das Ernten der Pflanzen findet bei Sonnenaufgang statt. Unmittelbar danach erfolgt die manuelle sorgfältige Verarbeitung. Innerhalb der nächsten 7 Tage erhält der Ansatz zu Sonnenauf- und -untergang einen Bewegungsimpuls, während der Ansatz in dieser Zeit auf 4 °C abgekühlt und dem kosmischen Einfluss ausgesetzt wird. Während der Ruhezeiten (tags und nachts) wird der Ansatz abgeschirmt auf 37 °C erwärmt. Dem Ansatz des Filtrats wird dann noch ein Teil der Asche des Abpressrückstands zugeführt. Dieses Verfahren stellt einen besonderen Bezug zum **Rhythmischen System** und seinen **salutogenetischen Potenzialen** her.

Infus

Das Überbrühen von Pflanzendrogen mit siedendem bzw. kochendem Wasser – Teezubereitung – löst flüchtige Inhaltsstoffe, die durch das rasch folgende Abkühlen und im Falle der Arzneimittelherstellung durch den Zusatz von Alkohol fixiert werden. Diese Arzneimittel entfalten, besonders im **Verdauungstrakt** und der **Drüsenabsonderung**, eine vorwiegend unterstützende, dem Organismus Arbeit abnehmende Wirkung.

Dekokt

Das Auskochen über längere Zeit, meist von Wurzeln oder Rinden, löst bestimmte Pflanzeninhaltsstoffe heraus und schließt sie für den Organismus auf, während andere, meist flüchtige Substanzen durch diesen Prozess verloren gehen bzw. zerstört werden. Die gelösten und durch die Auskochung verwandelten Substanzen wirken besonders auf **Wahrnehmungsprozesse im Verdauungstrakt**.

Destillation

Durch die Destillation wird eine vollständige Trennung der leicht flüchtigen Substanzbestandteile vom pflanzlichen Ausgangsmaterial erreicht. Durch den Abkühlungsvorgang werden z. B. die ätherischen Öle fixiert und aufgefangen. Sie aktivieren, innerlich oder äußerlich angewandt, insbesondere die **Durchblutung im Stoffwechselsystem und der Haut**, verbinden das **Rhythmische System** mit inneren Organen und der Peripherie.

Trockene Wärmeprozesse

Trockene Wärmeprozesse fordern den Organismus zur **Überwindung** heraus, indem sie sich an die mobilisierbaren gesunden Ressourcen wenden. Auch hier orientiert sich die Nennung der Verfahren an der steigenden Temperatur bei der Herstellung.

Natürliche Sonnenreifung

Bei den Früchten sorgt der natürliche Wärmeprozess der Sonne für den Reifungsprozess, sodass therapeutisch verwendete Früchte in der Regel keinem weiteren pharmazeutischen Prozess unterworfen werden müssen. Früchte und Samen entfalten ihre Wirksamkeit v. a. im **Herzorgan**.

Trocknen

Im Naturzusammenhang findet nur in Ausnahmefällen ein geordneter Trocknungsprozess statt, der an besondere äußere Bedingungen geknüpft ist. Zur Gewinnung von für die Arzneimittelherstellung geeigneten Pflanzenteilen wird der Trocknungsprozess gezielt durch den Menschen durchgeführt. Das durch den Trocknungsprozess erhaltene Material kann anschließend direkt in Arzneimittel einfließen bzw. weiteren pharmazeutischen Prozessen zugeführt werden. Wichtigstes Präparat, dessen Bestandteile ausschließlich einem Trocknungsprozess unterzogen werden, ist das **Leberarzneimittel** Hepatodoron. Durch den Trocknungsprozess kommen Aromastoffe zur Geltung, die auf den Verdauungs- und Ernährungsvorgang speziell der Leber wirken. Die durch Trocknung gewonnenen Präparate können einen besonderen Reiz zur Regulierung des Flüssigkeitsorganismus, dessen Hauptorgan die Leber ist, setzen. Eine Steigerung des Trocknungsprozesses ist dann die Röstung.

Röstung

Die Röstung kann mit einer trockenen Destillation verglichen werden, bei der zunächst anorganische, flüchtige Substanzen abgetrennt werden. Durch den Herstellungsprozess in einem fast geschlossenen System gehen diese Stoffe wieder mit der zurückgebliebenen Substanz eine Verbindung ein. Arzneimittel, die so hergestellt werden, regen als Reizimpuls insbesondere **Syntheseleistungen der Lebensorganisation** und den **Aufbau körpereigener Substanz in der Leber** an, vermittelt über Organe der Seelenorganisation. Equisetum cum sulfure tostum (Weleda) wirkt über die Niere gestaltend in den Aufbaustoffwechsel, Spongia tosta (Weleda) über die Schilddrüse.

Verkohlung

Die Verkohlung ist eine erstickte Verbrennung, bei der alle flüchtigen Substanzen entweichen, die Struktur des Pflanzenmaterials jedoch in der Kohle erhalten bleibt. Solche sog. „Carbo-Präparate" regen die **strukturierenden Kräfte der Seelenorganisation** an und unterstützen die **Nierenorganisation** mit ihrer ausscheidenden, aber auch „einscheidenden" Funktion (aktive Rückresorption). Ferner wird der **Luftorganismus** impulsiert.

Veraschung

Die Veraschung ist die stärkste Wärmeanwendung auf organisches Material. Durch sie wird die Struktur des Ausgangsmaterials zerstört, und es verbleibt das rein Mineralische der Pflanzensubstanz, die Salze. Diese erfüllen in der lebenden Pflanze wichtige physiologische Funktionen; sie sind in ihrer Zusammensetzung und Komposition je nach Pflanze sehr verschieden. Die Aschen als „mineralischer Pflanzenbestandteil" sprechen die **gestaltenden Kräfte der Ich-Organisation** an, ferner den **Atmungsprozess der Lunge**, die „mineralisch gewordene" Substanz ausscheiden muss.

▸ **Tab. 3.3** vermittelt einen Überblick zu den Wärmeprozessen und der Wirkung der Arzneimittel.

! Beachte

Die spezifischen pharmazeutischen Herstellungsverfahren der Anthroposophischen Medizin haben in das Homöopathische Arzneibuch (HAB) Eingang gefunden und dadurch wesentlich zur Erweiterung desselben beigetragen. Sie bieten die Voraussetzung für einen therapiespezifischen Pluralismus, durch den die Wirkung des Arzneimittels im Organismus bewusst gelenkt werden kann.

Mineralische Kompositionen nach dem Modell von Heilpflanzen

Bei diesem pharmazeutischen Verfahren werden die Pflanze oder Pflanzenteile (z. B. die Wurzel) verascht, die Asche wird mit ihren Bestandteilen analysiert. Diese sind Ausdruck der physisch-mineralischen Essenz der zeitlichen Entwicklung der Pflanze bis zum Erntezeitpunkt. Die gefundenen Einzelsubstanzen der Asche werden aus anderen Quellen genommen, durch spezifische Herstellungsprozesse gemäß ihrer Signatur wird dann versucht, diese Pflanze auf mineralischer Ebene neu zu synthetisieren. Pflanzen entfalten ihre Wirkung im Bereich der Seelenorganisation, s. „Pflanzliche Arzneimittel" (S. 69); durch diese „mineralische Komposition nach dem Modell der Pflanze" wird die Wirkung auf die Ich-Organisation gelenkt – mit tiefer gehender, konstitutioneller Wirkung.

► **Tab. 3.3** Die Wirkung von Arzneimitteln in Abhängigkeit zum Herstellungsverfahren.

Verfahren	Wirkung auf
Feuchte Wärmeverfahren	
Mazerat	Sinnes-Nerven-System
Digestio	Rhythmisches System (Lunge und Herz-Kreislauf-System)
Rh-Verfahren (Weleda), Wala-Verfahren	Rhythmisches System (Lunge und Herz-Kreislauf-System)
Infus	Verdauungstrakt, Drüsen
Dekokt	Bewegungs-Stoffwechsel-System
Destillation	Bewegungs-Stoffwechsel-System (Durchblutung der Verdauungsorgane)
Trockene Wärmeverfahren	
Veraschen	Lunge, Ich-Organisation in Physischer Organisation
Verkohlen	Niere, Seelenorganisation
Rösten	Leber, Lebensorganisation, vermittelt über die Organe der Seelenorganisation (Niere und Schilddrüse)
Trocknen	Leber, Leberstoffwechsel, Lebensorganisation
Sonnenreifung, auch Ceres-Verfahren (S. 76)*	Herz, Physische Organisation, durchdrungen von der Ich-Organisation

* Obwohl Ceres nicht zu den anthroposophischen Herstellern gehört, sind die Ceres-Urtinkturen in ihrer Herstellung und Wirkung dem natürlichen Sonnenreifungsprozess am nächsten.

Solutio Ferri comp. (Weleda) ist z. B. eine „mineralische Komposition nach dem Modell von Urtica dioica, Planta tota". Dieses Medikament wirkt konstitutionell die Wirksamkeit der Brennnessel auf die Ich-Organisationsebene lenkend, z. B. bei organisch bedingter Fatigue-Symptomatik (im Rahmen einer Tumorerkrankung) oder Multipler Sklerose (MS), der Entwicklungskrise um das 9. Lebensjahr (Rubikon), Lebenskrisen mit depressiv-ängstlicher Erschöpfung und Orientierungslosigkeit, v. a. zwischen dem 30. und 33. Lebensjahr; Letzteres ist das Spiegelungsjahr des Rubikon, s. Rubikon-Ereignis (S. 51) ([10], S. 760f.; Kap. 2.7 (S. 47) und ► Abb. 2.4).

Info
Urtica dioica

Die deutliche Zähnung des Blattrandes der Großen Brennnessel weist auf Marskräfte, während die „Brennhaare" als Quarzqualität (im Sinne von Bewusstseinsbildung) verstanden werden können. Die Blüten treten dabei stark in den Hintergrund (► Abb. 3.4).

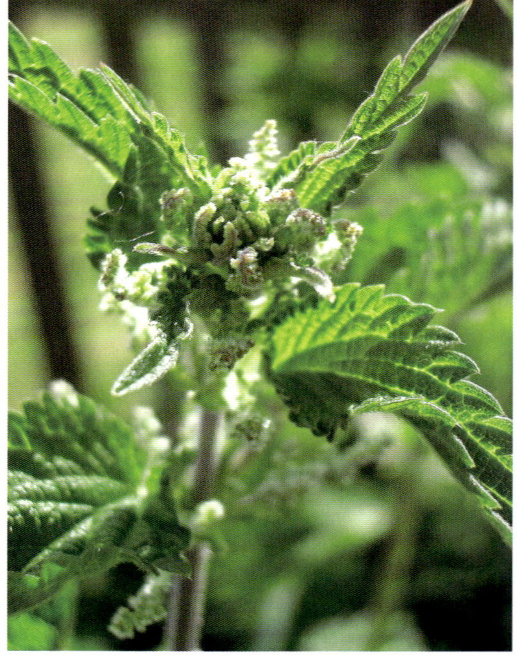

► **Abb. 3.4** Urtica dioica.

Dieses Verfahren ist sozusagen ein pharmazeutischer Gegenprozess zu den „vegetabilisierten Metallen“, bei denen die physisch-mineralische Raumstruktur des Metalls aufgelöst und über den Lebensprozess der Pflanze wieder in der Zeit verlebendigt wird, s. „Vegetabilisierung von Metallen“ (S. 81).

3.1.3 Darreichungsformen und ihr Bezug zum menschlichen Organismus

Auch durch die Wahl der Darreichungsform des Arzneimittels kann der Organismus gezielt angesprochen werden (▶ **Tab. 3.4**):

- **Äußere Anwendungen**, wie Salben, Tinkturen, Öle oder Bäder, wirken über das **Sinnes-Nerven-System** bzw. seine Prozesse, entweder eher punktuell, lokal (Salben), über Organregionen (Wickel und Auflagen) oder auf den Gesamtorganismus (Bäder).
- **Orale Darreichungsformen** (Tropfen [Tr.], Globuli [Glob.], Tabletten [Tbl.], Kapseln [Kps.], Triturationen [Trit.]) entfalten ihre Wirksamkeit über den Verdauungstrakt und das **Bewegungs-Stoffwechsel-System** und unterliegen zunächst ähnlichen Prozessen wie die Nahrung.
- **Parenterale Darreichungsformen** (Ampullen, subkutan [s. c.], intrakutan [i. c.] oder intravenös [i. v.] verabreicht; Inhalationen) werden über das **Rhythmische System** aufgenommen und entfalten ihre Wirkung v. a. dort. Da das Rhythmische System die größte Nähe zu den Gesundheits- und Gesunderhaltungsprozessen hat, spielt die Therapie mit Ampullen, meist s. c. verabreicht, eine bedeutende Rolle in der Anthroposophischen Medizin.

3.1.4 Potenzen und ihr Bezug zur menschlichen Organisation

Das Verfahren des Potenzierens verbindet die Homöopathie mit der Anthroposophischen Medizin, auch wenn es in modifizierter Weise durchgeführt wird.

Von der klassischen Homöopathie unterscheidet sich die Anthroposophische Medizin u. a. deutlich in Bezug auf die zur Anwendung kommenden Potenzen (▶ **Tab. 3.5**). In der Anthroposophischen Medizin sind Urtinkturen bis D 6 als tiefe, D 8–D 15

▶ **Tab. 3.4** Darreichungsformen und ihre Wirkung auf den dreigliedrigen Organismus.

Anwendung	Darreichungsform	Wirkung auf
äußerlich	• Salben • Öle, Tinkturen • Bäder	Sinnes-Nerven-System
parenteral, über die Lunge	• Injektionen • Inhalationen	Rhythmisches System
oral	• Tabletten, Kapseln • Globuli • Tropfen	Bewegungs-Stoffwechsel-System

▶ **Tab. 3.5** Bezüge der Potenzen zu den 4 Organisationsebenen und dem dreigliedrigen Organismus.

Organisationsebene	Potenz	Dreigliedriger Organismus	Potenz
Ich-Organisation	D 30 (D 60) D 20	Sinnes-Nerven-System	D 30 D 20
Seelenorganisation	D 15 D 10	Rhythmisches System	D 15 D 8
Lebensorganisation	D 8 D 5	Bewegungs-Stoffwechsel-System	D 6 Urtinktur
Physische Organisation	D 4 Urtinktur	–	–

als mittlere und ab D 20 als hohe Potenzen charakterisiert. Potenzen über D 30 kommen nur sehr selten zum Einsatz:

- Niedrige Potenzen, mit teilweise noch vorhandenen Substanzwirkungen, haben einen Bezug zum Bewegungs-Stoffwechsel-System,
- mittlere Potenzen wirken auf das Rhythmische System,
- hohe Potenzen (bis D 30) entfalten ihre Wirkung über das Sinnes-Nerven-System.

Auch zwischen den 4 Organisationsebenen und den homöopathischen Potenzen gibt es Beziehungen:

- Urtinkturen bis D 4 wirken direkt in die physiologisch-biochemischen Prozesse des physischen Leibes.
- Potenzen von D 5–D 8 wenden sich an die funktionellen Prozesse der Lebensorganisation,
- Potenzen von D 10–D 15 an die Kräfte der Seelenorganisation,
- Potenzen ab D 20 an die integrativen Fähigkeiten der Ich-Organisation.

Diese Charakteristik der Arzneimittelratio trifft besonders für die anthroposophischen Hersteller Weleda und Wala zu, wobei Wala für die pflanzlichen Arzneimittel ein eigenes rhythmisches Verfahren entwickelt und sich besonders auf die Herstellung von Organpräparaten spezialisiert hat.

! Beachte

Da Anthroposophische Medizin eine integrative Therapie ist, werden nicht nur die Arzneimittel dieser Firmen zum Einsatz gebracht, sondern ergänzt wird – bei Bedarf – einerseits mit schulmedizinischen oder modernen Phytotherapeutika, andererseits mit Mitteln der klassischen Homöopathie, Bachblüten, Schüssler-Salzen oder anderen ganzheitlichen Arzneimitteln wie Ceres-Urtinkturen.

3.1.5 Weitere ganzheitliche Arzneimittel – Ceres-Verfahren

Die pflanzlichen Urtinkturen von Ceres sind von höchster Qualität. Aufgrund ihres einzigartigen Herstellungsverfahrens können sie sowohl auf körperlicher als auch auf emotionaler und geistiger Bewusstseinsebene wirken. Man kann hier von „wesenhaften" Urtinkturen sprechen, da das „Wesen" der Pflanze, samt aller in ihr angelegten Wirkprinzipien, durch das in intensiver Forschung durch Dr. Kalbermatten entwickelte Herstellverfahren erhalten bleibt und durch die weitere Zubereitung als Urtinktur dem menschlichen Organismus zugänglich gemacht wird. So zeichnen sich die Ceres-Urtinkturen neben ihrem Spektrum pflanzlicher Wirkstoffe auch durch die Wirkebenen der Information und Energie aus, und bieten somit die gesamte Heilkraft der Pflanze als Arzneimittel an. Dadurch haben sie das Potenzial, ganzheitliche und tiefenwirksame Regulationsprozesse zu vermitteln.

Alle Pflanzen, die zur Herstellung einer Ceres-Urtinktur verwendet werden, wachsen ausschließlich in biologischem Anbau oder in geschütztem Wildwuchs, werden zu ihrem idealen Erntezeitpunkt selektiv per Hand geerntet, und von Hand, ohne hochtourige maschinelle Prozesse, weiterverarbeitet. Mittels der von Dr. Roger Kalbermatten entwickelten und patentierten Mörsermühle werden die Pflanzen zerkleinert und mit einem Gemisch aus Bio-Alkohol und Wasser (gemäß HAB) rhythmisch vermahlen. Im Anschluss an die Mazeration in Steinguttöpfen reifen die Urtinkturen im Reifekeller 2–3 Jahre nach, um ihr volles, wesensgemäßes Heilpotenzial zu entfalten. Durch diese spezielle, in jahrzehntelanger Forschung entwickelte Herstellung werden alle Wirkprinzipien der Heilpflanzen nutzbar gemacht, und so wirken diese Urtinkturen sehr umfassend tief und ganzheitlich und ermöglichen eine sogenannte phytodynamische Therapie nach wesensgemäßen Gesichtspunkten.

Praxistipp
Aufgrund dieser schonenden Zubereitung und der dadurch gesteigerten Wirkkraft ist eine sehr niedrige Dosierung ausreichend: In der Regel beginnt man mit der sog. **Wasserglasmethode**, oder einer Dosierung von 1–3 × tgl. 1–2 Tr. in Wasser und steigert nach Notwendigkeit bis 3 × tgl. 3–5 Tr. in Wasser. Je akuter eine Erkrankung ist, desto häufiger kann man die Urtinkturen einnehmen, z. B. kann man bei einer akuten Zystitis bis zu 5 × tgl. 2–3 Tr. in Wasser nehmen. Möchte man eine konstitutionelle Therapie durchführen bzw. ein Lebensthema auf der Ebene der Ich-Organisation bearbeiten, so kann eine Dosierung wie die sog. **Wasserglasmethode** passend sein: Man gibt 1–2 Tr. in ca. 150–200 ml Wasser und nimmt davon alle 1–2 Tage bis mehrmals täglich einen Schluck.
Die sog. Arndt-Schulz-Regel fasst als allgemeine Dosierungsgrundlage diese Hinweise wie folgt zusammen: „schwache Reize fachen die Lebenstätigkeit an, mittelstarke Reize fördern sie, starke hemmen sie, stärkste heben sie auf."

Auch wenn es sich bei der Firma Ceres nicht um einen anthroposophischen Arzneimittelhersteller im engeren Sinn handelt, lassen sich diese Urtinkturen sehr gut in anthroposophische Therapiekonzepte integrieren: Die Wesenhaftigkeit dieser Urtinkturen spricht nicht nur die Seelenorganisation des Menschen an, wie andere pflanzliche Medikamente es vermögen, sondern vermag, nach Ermessen der Autoren, auch die **Ich-Organisation** anzusprechen, um salutogenetische Bewusstseinsprozesse und Regulationsvorgänge anzustoßen und zu begleiten. Hierdurch können sich die Funktionen der Seelen-, der Lebens- und der Physischen Organisation regulieren und gesund werden.

Mit der Verordnung einer wesenhaft stimmigen Urtinktur, d. h. derjenigen Urtinktur, bei der das Wesen der entsprechende Pflanze mit dem emotional-geistigen resp. psychosomatischen Thema des Patienten am ehesten übereinstimmt, findet sich oft der Schlüssel, der nachhaltig die Tür in Richtung Heilung öffnen kann: Sie kann dem Patienten helfen, seine Ich-Organisation stärker zu integrieren, indem sie mit ihrem eigenen Wesen und vollen Wirkpotenzial die Vorgabe hierfür liefert. Somit ermöglicht sich für den Patienten die bewusstseinsmäßige Auseinandersetzung mit seinen individuellen Lebensfragen. Die Ceres-Urtinkturen wirken unterstützend, stärkend sowie regulierend. Man kann diese ganzheitliche Wirkweise als phytodynamisch bezeichnen: Mit dem Zusatz „dynamisch" (von griech. *dýnamis* Kraft, Vermögen, Möglichkeit, Potenz) kann in Analogie zum Begriff „bio-dynamisch" über die rein stoffliche und ätherische Wirkweise hinaus auch der zusätzliche Einbezug der astralen, wie auch der Ich-Organisations-Ebene ausgedrückt werden, die sich im therapeutisch nutzbaren Wesen der Pflanzen zeigt.

Beachte
Die Ceres-Urtinkturen sind gemeinsam mit den anthroposophischen Arzneimitteln zu den Indikationen in Teil 3 gelistet, da sie gleichwertig in die Therapie einzubeziehen sind. Wenn zu „konstitutioneller Therapie" geraten wird, so verstehen die Autoren darunter in erster Linie die Anwendung der wesenhaften Urtinkturen.
Aufgrund unserer sehr guten Erfahrungen in der Praxis haben wir die Ceres-Urtinkturen fest in die bewährten Therapiekonzepte integriert.

Um dem Umfang dieses Buches gerecht zu werden, sind nur jeweils die konkreten Gesichtspunkte der einzelnen Urtinkturen im Indikationsbereich erwähnt, die sich auf die erläuterte Diagnose beziehen. Dabei sind sie gemäß dem anthroposophischen Verständnis auf ihre Wirkung im System der Wesensglieder erläutert. Ausführliche Beschreibungen zu Signatur und Wesen sowie Charakterisierungen der einzelnen Heilpflanzen sind in den Büchern von Dr. Roger Kalbermatten und Hildegard Kalbermatten, den Gründern von Ceres, zu finden ([20], [21], [22]).

3.2 Anthroposophische Metalltherapie

Die Metalltherapie nimmt in der Anthroposophischen Medizin einen ganz besonderen Stellenwert ein. Die Metalle werden als archetypische Vertreter makrokosmisch-planetarischer Kräfte verstanden, die Vermittler zum Mikrokosmos der inneren Organisation des Menschen sind. Rudolf Steiner bringt dies am 9. Apr. 1920 [49] mit folgendem Satz zum Ausdruck: „Der Mensch ist ein siebengliedriges Metall."

Die Bezüge der Metalle zu den Planeten und ihren Kräftezusammenhängen und zum menschlichen Organismus sind in der traditionellen Medizin bekannt und z. B. von Paracelsus u. a. umfassend beschrieben worden. Rudolf Steiner stellt sie in einen neuen Gesamtzusammenhang, u. a. in seinem bereits 1911 gehaltenen Vortragszyklus *Eine okkulte Physiologie* [44].

Die vielfältigen Beziehungen der Planeten und Metalle zum menschlichen Organismus sind in ▶ **Tab. 3.6** schematisch wiedergegeben.

Es folgt eine kurze Übersicht zu den anthroposophischen Metallarzneimitteln:

- **Blei** und **Silber** haben eine besondere Beziehung zum **physischen Leib**:
  - **Blei** (Plumbum) führt in die Mineralisierung und unterstützt eine gesunde Abgrenzung gegenüber der Umwelt, ferner begleitet es den gesunden Alterungsprozess, d. h. die Herauslösung des Seelisch-Geistigen aus dem Leib zur Reifung von Bewusstseinsprozessen.
  - **Silber** (Argentum) unterstützt den Inkarnationsprozess im Kindesalter, wirkt in Aufbau und Regeneration, in der Zellerneuerung und ermöglicht außerdem die abbildenden Spiegelungsprozesse im ZNS.
- **Zinn** und **Quecksilber** wirken besonders auf der Ebene der **Lebensorganisation**:
  - **Zinn** (Stannum) wirkt einerseits gestaltend im Flüssigkeitsorganismus, im Bereich der Gelenke und der Leberorganisation, andererseits in der Gestaltung des Nervensystems und es unterstützt Denkprozesse.
  - **Quecksilber** stabilisiert die Grenzen im Schleimhautbereich, insbesondere bei akut entzündlichen Prozessen, unterstützt lebendiges Denken und wirkt im Lungenbildungsprozess.
- **Eisen** und **Kupfer** impulsieren die **Seelenorganisation**:
  - **Eisen** (Ferrum) unterstützt die Funktionen des Sympathikus und die seelisch-intentional in die Welt gerichtete, gestaltende Aktivität und wirkt im Galleprozess.
  - **Kupfer** (Cuprum) unterstützt Prozesse des Parasympathikus, ermöglicht Erholung und Entspannung und integriert die oberen Wesensglieder in den eigenen Leib über Wärme- und Atmungsprozesse.
- **Gold** harmonisiert den Organismus im Sinne der **Ich-Organisation**: **Gold** (Aurum) bringt die untersonnigen (Silber, Quecksilber und Kupfer) und die obersonnigen (Eisen, Zinn, Blei) Planetenmetalle (▶ **Abb. 3.5**) zu einem harmonischen Ausgleich und korrespondiert besonders mit dem **Herz-Kreislauf-System**, zwischen Zentrum und Peripherie (Herz und Kapillarsystem) vermittelnd.

▶ **Tab. 3.6** Übersicht der Bezüge der Planeten und Metalle zum menschlichen Organismus.

Planet*	Zeichen	Metall	Organ	Hormondrüse**	Flüssigkeit
Saturn	♄	Blei	Milz	Epiphyse	Liquor
Jupiter	♃	Zinn	Leber	Hypophyse	Gewebeflüssigkeit
Mars	♂	Eisen	Galle	Schilddrüse	Blut, arterielles
Sonne	☉	Gold	Herz	Nebenschilddrüse	mesenchymale Grundsubstanz
Venus	♀	Kupfer	Niere	Thymus	Blut, venöses
Merkur	☿	Quecksilber	Lunge	Nebenniere	Lymphe
Mond	☾	Silber	Gehirn und Geschlechtsorgane	Gonaden	Chylus

* Anordnung nach den siderischen Umlaufzeiten: Mond: 27,32 Tage, Merkur: 87,97 Tage, Venus: 224,7 Tage, Sonne/Erde: 365,256 Tage, Mars: 686,98 Tage, Jupiter: 11,86 Jahre, Saturn: 29,46 Jahre.

** Zuordnung nach K. König und H.-H. Vogel. Die Bauchspeicheldrüse wird in diesem Kontext den Planetoiden zwischen Mars und Jupiter zugeordnet.

- **Antimon** ist als Halbmetall die 8. wichtige Substanz für die Metalltherapie: **Antimon** (Stibium) ist der Erde als Planet zugeordnet und trägt das gleiche Symbol wie diese (umgekehrtes Venussymbol: ♁). Es hat einen Bezug zur **menschlichen Gestalt als Ganzes** und wird therapeutisch eingesetzt, wenn die **Integrität** auf der physisch-leiblichen Ebene (z. B. bei inneren Blutungen), auf der Lebensebene (Allergien, Autoimmunprozesse, Tumoren), auf der seelischen Ebene (Verlust der seelischen Geschlossenheit, z. B. bei Psychosen) oder der Ich-Organisation (Verlorengehen der geistigen Orientierung) gefährdet ist.

In ▸ **Abb. 3.5** sind die Bezüge der 7 Metalle zu den 4 Wesensgliedern dargestellt.

Antimon korrespondiert besonders mit dem Gold, kann aber auch helfen, die anderen Planetenmetalle irdischer zu machen. Die strahligen Kristalle des Grauspießglanzes (Antimonsulfid) offenbaren seine gestaltend-strukturierende Kraft (▸ **Abb. 3.6**). Folgender Auszug aus dem *Vademecum Anthroposophische Arzneimittel* veranschaulicht die vielfältigen Bezüge, die dem Antimon eigen sind.

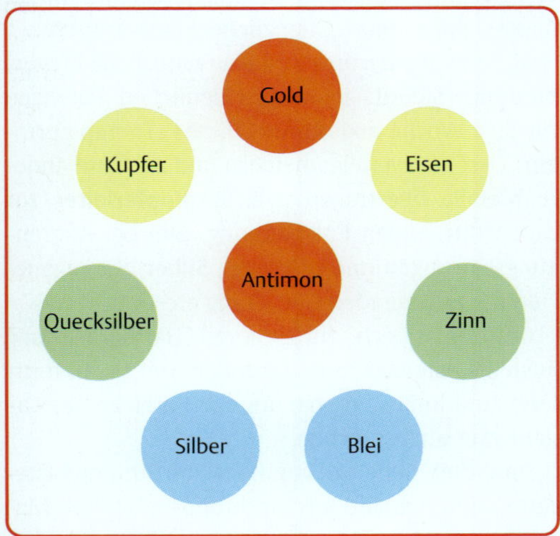

▸ **Abb. 3.5** Metalle und ihr Bezug zu den Wesensgliedern (blau = Physische Organisation, grün = Lebensorganisation, gelb = Seelenorganisation, hellrot = Ich-Organisation).

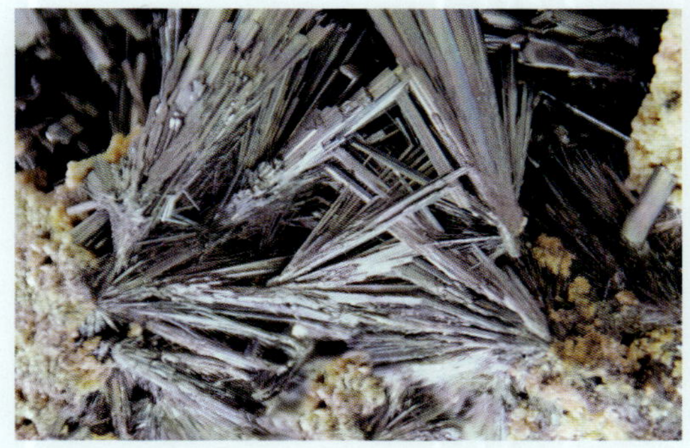

▸ **Abb. 3.6** Antimonit.

Info

Stibium metallicum praeparatum – Antimon

„Leitgedanke: Antimon zeigt unter dem Einfluss der Wärme die Tendenz zu feinstrukturierter, pflanzenartig-lebendiger Gestaltung. In der therapeutischen Anwendung vermittelt potenziertes Antimon der Ich-Organisation integrierend-gestaltende Kräfte, die die physisch-ätherischen Aufbauprozesse mit Gestaltungsimpulsen von Ich und Astralleib im Sinne einer individualisierten Leibbildung und Eiweißgestaltung durchsetzen. Andererseits hilft es der Ich-Organisation vom Bewusstseinspol aus, die naturhaften Lebensprozesse des Stoffwechsels in ihrer Wirksamkeit auf das seelische Erleben zu begrenzen und ein in sich geschlossenes, differenziertes, von Naturprozessen emanzipiertes Selbstbewusstsein zu entfalten." ([14], S. 772)

Das **kosmische Eisen** (Meteoreisen) hat vom Ferrum metallicum abweichende, spezifische Indikationen, bei denen es mit Erfolg eingesetzt wird. Charakteristisch für das Meteoreisen sind die Widmannstetten'schen Figuren, die nur in der Schwerelosigkeit des Alls entstehen (▸ **Abb. 3.7**). In der Monografie C finden wir die Anwendungsgebiete: „Anregung des Lebenswillens in allen Organisationsebenen, z. B. bei Erschöpfungszuständen, Schockreaktionen, Depressionen, Rekonvaleszenz" [10]. Meteoreisen regt die Ich-Organisation an, sich mit der zukunftsgerichteten Willensorganisation zu verbinden und sich den Herausforderungen des Lebens zu stellen. Es stärkt den Organismus in der Auseinandersetzung mit der Welt und damit auch die Abwehrkräfte. Meteoreisen wird auch zur Vorbeugung gegen Infekte eingesetzt. Die

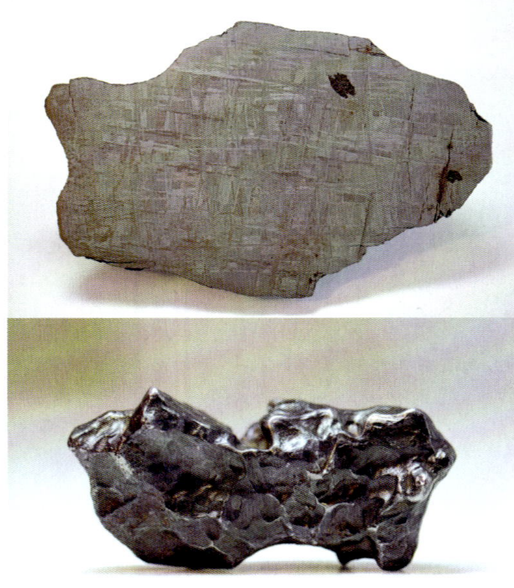

► **Abb. 3.7** Ferrum sidereum.

Vielschichtigkeit dieses Arzneimittels kommt auch im *Vademecum Anthroposophische Arzneimittel* zum Ausdruck.

Info

Ferrum sidereum – Meteoreisen

„Leitgedanke: Meteoreisen ist eine, nur unter kosmischen Bedingungen entstehende, hochgeordnet kristallisierte, edle Nickel-Kobalt-Legierung des Eisens, die unter plötzlicher Lichterscheinung in die Erdatmosphäre eintaucht und als ein wärmeerzeugender Gestaltungsimpuls auf der Erdoberfläche wirksam wird. – Im Menschen fördert Ferrum sidereum das Aufleuchten der Individualität im Wachbewusstsein, die Führung des Seelischen durch das Ich, das durchwärmende Eingreifen der Ich-Tätigkeit in die Digestion (Gallen- und Pankreastätigkeit), die ihrerseits dem menschlichen Organismus wärmetragende Substanzen erschließt, und schließlich die Ich-geführte Aufrichtung und Bewegung der Gliedmaßen." ([14], S. 437)

Die Metalle können therapeutisch sehr universell eingesetzt werden:

- zur Konstitutionsbehandlung
- zur Gesunderhaltung der entsprechenden Organe
- bei funktionellen Störungen der jeweiligen Organe
- bei bereits vorliegenden organischen Erkrankungen der entsprechenden Organe als Basismedikation

Für die Metallpräparate gilt auch die in ► **Tab. 3.5** dargestellte Ratio nach Darreichungsform und homöopathischer Potenzstufe, mit der die therapeutische Wirkung gelenkt werden kann. Bei natürlichen Einzelmitteln geschieht dies auch über die Verbindung mit **Silizium** bzw. **Karbonat**. So wirken Eisensilikat (Nontronit) und Kupfersilikat (Dioptas) v. a. im Bereich des Sinnes-Nerven-Systems, Eisenkarbonat (Siderit) und Kupferkarbonat (Malachit) v. a. im Bewegungs-Stoffwechsel-Bereich.

Rudolf Steiner gab im sog. 2. Medizinerkurs [50] ferner einen interessanten Hinweis, der unter der Bezeichnung **„Eisenleiter"** bekannt geworden ist: Sie kommt für die Verankerung der Ich-Organisation auf seelischer Ebene im Stoffwechselsystem zum Einsatz, s. Rubikon-Ereignis (S. 51). Dabei werden einerseits das reine Metall (Ferrum metallicum), dann eine „pflanzliche Eisenverbindung" (z. B. Ferrum citricum) und eine natürliche Erzverbindung (Siderit) in unterschiedlichen Potenzen für je 1 Woche angewandt. Dieses „Therapieprinzip" lässt sich verallgemeinern und auch auf andere Metalle übertragen, z. B. als **Kupferleiter** zur durchwärmenden Entspannung, **Blei** bei Abgrenzungsstörungen und Allergien, **Silber** zur regenerierend aufbauenden Gestaltung etc.

Gold lässt sich zur inneren Harmonisierung auch als Potenzakkord anwenden, mit tiefer, mittlerer und hoher Potenz, um alle Bereiche des Organismus anzusprechen.

An dieser Stelle soll auf die weiterführende Literatur zum Verständnis anthroposophischer Metalltherapie verwiesen werden ([5], [26], [31], [33], [58], [65]).

3.2.1 Besondere Herstellungsverfahren der Weleda-Metallpräparate

Die Metalle werden bei Weleda durch spezielle Herstellungsverfahren pharmazeutisch zubereitet: durch die Metallspiegelherstellung und die sog. Vegetabilisierung.

Metallspiegelherstellung

Für die Metallspiegelherstellung gibt es folgende 2 Methoden. Metallspiegel werden im Arzneimittelnamen durch den Zusatz „metallicum praeparatum" gekennzeichnet.

Trockene Destillation

Das Metall wird in der Retorte unter Vakuum stark erhitzt, geschmolzen und verdampft. Dann schlägt es sich an der kalten Gefäßwand als hauchdünner Spiegel nieder, welcher als Ausgangsmaterial für die weitere Verarbeitung und homöopathische Potenzierung genutzt wird. Durch diesen pharmazeutischen Prozess wird das Metall – im Zeitraffer – in seinen kosmologischen Entstehungsprozess zurückgeführt, an ihn „erinnert" und dadurch neu impulsiert, bevor es wieder „im Hier und Jetzt" ankommt; nicht mehr in seiner dreidimensionalen Raumstruktur, sondern als fast zweidimensionale Fläche.

Da mit diesem Verfahren pro Herstellung und Tag nur sehr kleine Mengen des Metallspiegels gewonnen werden können, werden die durch diesen Prozess erhaltenen Metallspiegel lediglich für die innere und parenterale Anwendung und die homöopathischen Potenzen verwendet.

Flüssige Spiegelherstellung

Für die äußere Anwendung von Cuprum, Argentum und Aurum kommt die „flüssige Spiegelherstellung" zur Anwendung: Metallsalzlösungen werden bis maximal 100 °C erhitzt und dann zum Metall reduziert, welches sich nicht nur am Gefäßboden, sondern an der gesamten Gefäßwand wieder als hauchdünner, fast zweidimensionaler Spiegel niederschlägt.

Vegetabilisierung von Metallen

Durch Vegetabilisierung von Metallen hergestellte Präparate sind erkennbar an ihrem Arzneimittelnamen, z. B. als „Argento cultum" (= vegetabilisiertes Silber), „Ferro cultum" (vegetabilisiertes Eisen) oder „Auro cultum" (= vegetabilisiertes Gold).

Hierbei wird der Boden, in dem die Pflanzen wachsen, zunächst mit einer spezifischen Metallzubereitung versehen. In diesem Boden wachsen die Pflanzen heran, werden geerntet und kompostiert. Dieser Kompost wird auf das Beet ausgebracht, in welchem die Pflanzen in der nächsten Vegetationsperiode wachsen. Diese werden wieder geerntet und kompostiert, als Grundlage für die Pflanzen im 3. Jahr. Erst die Pflanzen des 3. Jahres werden geerntet und zum Arzneimittel weiterverarbeitet, das dann meist als alkoholische, wässrige (Rh-Dilution) oder flüssige Verdünnung zur Injektion als D 2 und/oder D 3 zur Verfügung steht.

Durch diese Herstellung werden die Metalle in den Lebenszyklus der Pflanze über 3 Jahre (bei zweijährigen Pflanzen über 6 Jahre) aufgenommen und „verlebendigt". Sie wenden sich in ihrer Wirkung damit v. a. an die **Seelenorganisation** und sind besonders bei Indikationen in diesem Bereich anwendbar oder in Situationen, in denen die Ich-Organisation durch das Alter (Kinder und Jugendliche) noch nicht vollständig „geboren" bzw. durch einen Erkrankungsprozess nicht direkt ansprechbar ist.

3.2.2 Metallpräparate von Wala

Die Firma Wala stellt Kombinationspräparate aus Metall/Organ bzw. Metall/Hormondrüse zur Verfügung, in denen die korrespondierenden Kräfte pharmazeutisch miteinander verbunden sind und damit spezifisch auf den gesunden Organbildeprozess bzw. die Organfunktion besonders auf der Ebene der **Lebensorganisation** wirken. Sie können auch im Hinblick auf die in Kap. 3.2 (S. 77) therapeutischen Ziele eingesetzt werden.

3.3 Wirkungsebenen von Arzneimitteln

Arzneimittelwirkungen können auf verschiedene Weise definiert und charakterisiert werden.

Allopathische Arzneimittel sind meist „gegen" irgendetwas gerichtet. Sie sollen nach dem Schlüssel-Schloss-Prinzip in physiologische oder biochemische Prozesse eingreifen und wirken nur so lange, wie die Wirksubstanz (das Arzneimittel direkt oder sein Metabolit) im Organismus physisch-materiell anwesend ist.

Phytotherapeutika sind Vielstoffgemische, auch wenn sie bei den modernen Präparaten meist auf eine Substanz bzw. Substanzgruppe eingestellt/normiert/standardisiert werden. Sie und die meisten traditionellen Naturheilmittel wirken regulierend und auch gesunde Ressourcen des Organismus anregend bzw. mobilisierend, v. a. auf der funktionellen Ebene der Lebens- und Seelenorganisation. Die standardisierte Substanz dient als analytisch beschreibbare Leitsubstanz, sollte aber nicht als allein verantwortliche Wirksubstanz verstanden werden. Das Wirkprinzip besteht in dem Vielstoff-Gesamtextrakt.

Homöopathische Arzneimittel entfalten ihre Wirksamkeit nicht über die Substanz, sondern auf der Kräfteebene der Lebens- und Seelenorganisation. Dabei setzen sie gezielt Reize, auf die der Organismus reagieren kann; dadurch werden Heilungsprozesse angeregt. Homöopathische Arzneimittel wirken v. a. über die seelisch-geistige Ebene, die ihre Wirkung bis ins Physisch-Leibliche entfaltet.

3.4 Typenmittel der Anthroposophischen Medizin

Eine ganz neue Arzneimittelratio liegt einer Gruppe von anthroposophischen Arzneimitteln zugrunde, die Komplexmittel aus verschiedenen einzelnen Komponenten darstellen und auch als sog. „Typenmittel" bezeichnet werden. Einige dieser Arzneimittel enden mit der Silbe „-doron" (= Geschenk, Gabe). Hier können verschiedene Untergruppen unterschieden werden:

1. **Basisarzneimittel:** Dies sind Arzneimittel für typische Erkrankungen, wie entzündliche Erkrankungen der Atemorganisation, der Gelenke, Migräne, Heuschnupfen etc. (Beispiele: Pneumodoron, Pertudoron, Kephalodoron, Gencydo).
2. **Arzneimittel zur Organunterstützung:** Diese unterstützen spezifisch die Organfunktionen und liefern durch die Komposition der Arzneisubstanzen ein „gesundes Vorbild", an dem sich der funktionell oder bereits organisch erkrankte Organismus orientieren kann (Beispiele: Hepatodoron, Choleodoron, Digestodoron).
3. **Arzneimittel mit biografischem Bezug:** Diese kommen in besonderen biografischen Situationen zum Einsatz oder sind zur Unterstützung für bestimmte Lebensabschnitte bestimmt (Beispiele: Neurodoron, Cimicifuga comp., Sepia comp., Scleron).

Diese Arzneimittel haben verschiedene Besonderheiten und Charakteristika:

- Sie liegen in teilweise substanzieller Konzentration vor – entweder als mineralische oder pflanzliche Komposition bzw. auch Bestandteile mehrerer Naturreiche enthaltend oder auch in mehreren Darreichungsformen (z. B. Tabletten und Ampullen).
- Sie können auch homöopathische Potenzstufen enthalten oder ausschließlich als homöopathische Potenzen vorliegen; daher tragen sie als homöopathisch registrierte Arzneimittel ohne Angabe von Indikationen einen anderen Namen und sind nicht mit dem Zusatz „-doron" versehen.

Diese Vielfalt macht es schwierig, sie eindeutig den EU-Klassifikationen zuzuordnen (hier gibt es nur Arzneimittel der Schulmedizin, der Homöopathie und der traditionellen Naturheilkunde/Phytotherapie). Präparate mit mineralischen, pflanzlichen und tierischen Bestandteilen – teils in stofflicher, teils in rein homöopathischer Konzentration –, die sowohl als oral zu verabreichendes wie auch als steriles Arzneimittel zur subcutanen (s. c.) bzw. intravenösen (i. v.) Applikation vorliegen, sind in dieser Klassifikation bisher nicht vorgesehen. Daher ist die Verkehrsfähigkeit dieser Medikamente noch nicht abschließend geregelt.

Stellvertretend für jede Gruppe dieser Komplexmittel soll jeweils ein Arzneimittel näher dargestellt und sein Bezug zur Erkrankungssymptomatik erläutert werden.

3.4.1 Gencydo und Heuschnupfen

Der unter Heuschnupfen leidende Patient kann sich nicht gegenüber der Umwelt abgrenzen und wird – bildlich gesprochen – Teil der Natur: Er „verströmt sich“, sympathisch-synchron mit der Pflanzenwelt im Frühjahr unter Beeinträchtigung seines klaren Bewusstseins. Der Heilbedarf besteht darin, eine gesunde Grenzbildung zu ermöglichen, die wieder ein sich Gegenüberstellen bei klarem Bewusstsein ermöglicht. Hier gibt Rudolf Steiner den Rat, „Früchte mit lederartigen Schalen“ als Arzneimittel einzusetzen ([40], S. 137; [56], S. 44).

Konkret umgesetzt wurde dies im Arzneimittel Gencydo, welches Zitronensaft und Quittenextrakt enthält und v. a. als s. c. Injektion verabreicht wird. Die Zitrone als schalenbildende Frucht dient hier als „gesundes Vorbild“: Sie hält den sauren Saft (Säuren sind Substanzen, über welche die Seelenorganisation sich im Physischen zum Ausdruck bringt) im Inneren und strukturiert ihn dort durch Kompartimentbildung. Nach außen schließt sie sich durch die Schale ab, welche wohlriechende ätherische Öle enthält. Die Quitte strukturiert das Flüssige in der Frucht sehr stark; auch dies dient dem an Heuschnupfen erkrankten Menschen als orientierendes gesundendes Naturvorbild.

Praxistipp

Gencydo ist ein langfristig anzuwendendes Medikament, das v. a. konstitutionell wirkt und beginnend mit niedrigen Konzentrationen (0,1 %) schon im Spätherbst angewandt wird: Es wird s. c. 1 ×/Woche verabreicht. In der Heuschnupfensaison wird die Konzentration (1 %, 3 %, 5 %) – je nach Verträglichkeit und Konstitution – und Injektionsfrequenz (bis zu 1 × tgl.) zunehmend gesteigert. Während der akuten Phase kann zusätzlich die lokale Anwendung mit Weleda-Heuschnupfenspray (entspricht Gencydo 1 %) dazukommen sowie andere Arzneimittel, je nach Symptomatik und Konstitution.

3.4.2 Digestodoron und Verdauungsfunktion

Ein Typenmittel mit Vorbildfunktion für das Organsystem des Verdauungstrakts ist Digestodoron. Dieses Arzneimittel besteht aus 3 Farnarten und 3 Weidenblattarten.

Farne wachsen als blütenlose Pflanzen auf dem dunklen Waldboden im Grenzgebiet zwischen dem Wässrigen und Festen, einem ähnlichen Milieu, wie wir es in der Darmorganisation vorfinden. Die 3 Farne weisen in der Blattgestaltung unterschiedliche Differenzierungen auf:

- Die Hirschzunge bildet ein einfaches, nicht gegliedertes Blatt aus.
- Engelsüß hat eine harmonisch gegliederte Blattgestalt.
- Der Wurmfarn schließlich hat die größte Oberflächenbildung, die Ähnlichkeit mit den Zotten der Darmschleimhaut aufweist.

Damit bilden diese 3 Farnarten analoge Signaturen zu den Abschnitten des Verdauungstrakts.

Die Weiden sind ebenfalls Pflanzen, die es verstehen, mit dem fest-flüssigen Übergang umzugehen. Sie wachsen häufig an Flüssen oder Bächen. Dies ist meist ein Prozessergebnis. Weiden können „stehende Nässen“ mobilisieren und wieder zum Fließen bringen, das feste und flüssige Element dabei trennend. Die Blätter haben ferner einen besonderen Bezug zum Luftelement und zum Verdauungstrakt mit seinem flüssig-schaumigen Darminhalt.

Praxistipp

Digestodoron ist ein regulatives Darmarzneimittel, das die Verdauungsfunktionen harmonisiert. Es kann sowohl bei Neigung zu Diarrhö als auch bei Obstipationstendenz eingesetzt werden bzw. beim Überwiegen auflösend-entzündlicher oder abbauend-sklerotischer und bewusstseinsbildender Tendenz (Schmerz als Bewusstsein an falscher Stelle und in falscher Intensität).

3.4.3 Arzneimittelkomposition Neurodoron

Dieses Arzneimittel besteht aus 3, auch als Einzelarzneimittel verfügbaren Komponenten: Ferrum-Quarz/Kephalodoron, Aurum metallicum praeparatum D 10 und Kalium phosphoricum D 6. Es wurde auf Anregung des Arztes Kurt Magerstädt (1899–1964) aus dem bereits von Rudolf Steiner beschriebenen ([40], [56]) bzw. in seiner Ratio dargestellten Arzneimittel Kephalodoron weiterentwickelt. Die Intention war, den durch die Schulzeit während des Rubikons intellektuell überforderten Kindern, die sekundär an Verdauungsschwäche litten, zu helfen, s. Rubikon-Ereignis (S. 51).

Ferrum-Quarz D 2

Bei anthroposophischen Arzneimitteln ist die Biografie der Arzneisubstanz wichtig. So wird kein Eisen, das schon einmal durch den Menschen geformt und zum Einsatz gekommen war, eingesetzt.

Für die Ursubstanzherstellung wird zunächst Eisen aus dem Siderit gewonnen und dann mit Schwefelsäure zum Ferrum sulfuricum pharmazeutisch verbunden. Als Zentralatom des Hämoglobins spielt das Eisen bei der inneren Atmung in der Vermittlung zwischen Lunge und Gesamtorganismus eine entscheidende Rolle. Der Schwefel trägt Wärme und Verwandlungskraft in sich. Als Ferrum sulfuricum trägt er zusammen mit dem Atmungsmetall Eisen gestaltende Kraft in den Stoffwechsel und verstärkt diese physiologischen Prozesse.

Diese Substanz wird mit den Bindemitteln Honig und Wein sowie mit Quarz versetzt, der vor der Zerkleinerung über lange Zeit hohen Temperaturen ausgesetzt wurde, unter denen er (sonst ist das bei Quarz nicht der Fall) seine Kristallstruktur ändert. Dieser Quarz kann dem Organismus als Vorbild dienen, auch feste (Gedanken-)Strukturen zu verändern.

Insgesamt stabilisiert Ferrum-Quarz das Sinnes-Nerven-System und führt Stoffwechselprozesse an ihren physiologischen Ort zurück.

Info

Quarz

Der Bergkristall (reines Siliziumdioxid) ist gekennzeichnet durch klare Kristallstruktur und Durchsichtigkeit (► **Abb. 3.8**).

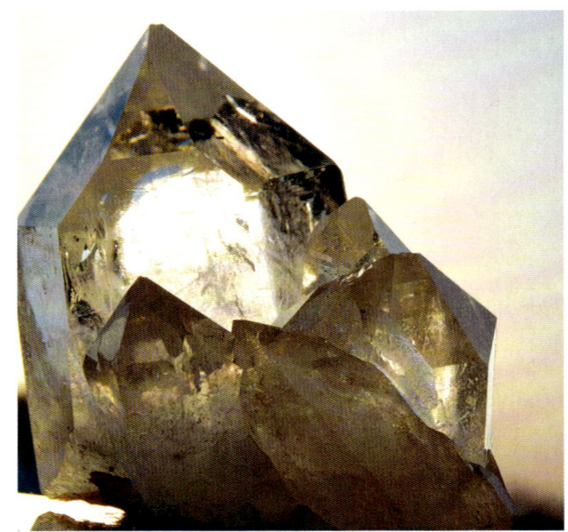

► **Abb. 3.8** Quarz.

Aurum metallicum praeparatum D 10

Aurum metallicum praeparatum D 10 in mittlerer Potenz wendet sich an die rhythmisch-ausgleichenden Prozesse zwischen Zentrum und Peripherie.

Auf seelischer Ebene werden die Kräfte eigener Intentionalität (Willenstätigkeit) und Offenheit für die Bedürfnisse der Umgebung (Wahrnehmungsfähigkeit) in Einklang gebracht, sodass ein situationsgerechtes Gleichgewicht zwischen Sympathie und Antipathie, zwischen Sympathikus und Parasympathikus entstehen kann.

Kalium phosphoricum D 6

Auch hier spielt die Biografie der Ausgangssubstanzen eine entscheidende Rolle. Das Kalium carbonicum wird über mehrere pharmazeutische Schritte aus dem Weinstein (Tartarus) gewonnen, der aus dem Wein als „mineralischer Anteil“ ausfällt. Die Phosphorsäure wird über verschiedene Schritte aus der Knochenasche biologisch-dynamischer Rinderknochen gewonnen. Acidum phosphoricum ex ossibus wird dann mit Kalium carbonicum zum Kalium phosphoricum verbunden und anschließend auf D 6 potenziert.

Kalium phosphoricum wendet sich v. a. an das vegetative Nervensystem, welches die unbewussten Prozesse im Bewegungs-Stoffwechsel-System steuert (► **Abb. 3.9**).

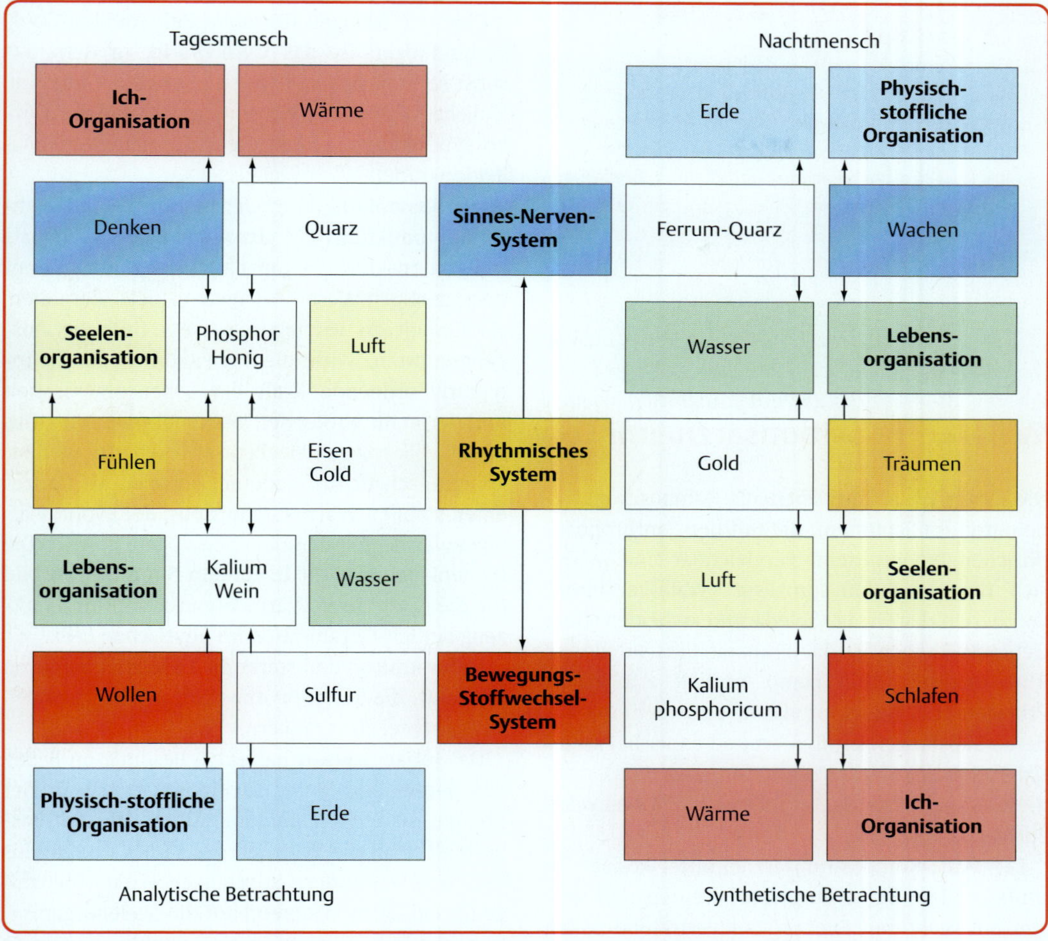

▸ **Abb. 3.9** Wirkung von Neurodoron auf den dreigliedrigen Organismus und die Viergliedrigkeit.

Die 3 Einzelarzneimittelkompositionen können als orientierendes Vorbild für das Sinnes-Nerven-System (Ferrum-Quarz), das Rhythmische System (Aurum metallicum praeparatum D 10) und das Bewegungs-Stoffwechsel-System – und hier insbesondere für das steuernde Vegetativum (Kalium phosphoricum D 6) – verstanden werden. Dieses Arzneimittel wendet sich also an den Gesamtorganismus.

Die Einzelsubstanzen – analytisch betrachtet – entfalten gemäß der anthroposophischen Arzneimittelratio differenzierte Wirkungen:

- **Quarz** stabilisiert das Sinnes-Nerven-System und macht es durchlässig für Imponderabilien (Befindlichkeiten, Gefühls- und Stimmungsschwankungen), **Eisen** entfaltet seine Wirksamkeit besonders im Atmungsprozess und **Schwefel** wirkt in der Verwandlungskraft des Stoffwechsels.
- **Gold** harmonisiert das Herz-Kreislauf-System.
- **Kalium** (aus dem Weinstein) als vorwiegend intrazelluläre Substanz und das Bindemittel Weißwein wenden sich stabilisierend an die Seelenorganisation. **Phosphor** (aus Knochenasche) und das Bindemittel Honig als tierische Substanz bringen Licht- und Gestaltungskräfte in die Lebensorganisation.

Praxistipp

Neurodoron harmonisiert den ganzen Organismus, besonders bei Überforderung des Sinnes-Nerven-Systems (Reizüberflutung), Stoffwechselschwäche/Bewegungsarmut und bei Taktung des Rhythmischen Systems und dadurch bedingtem Verlust lebendiger Schwingungsfähigkeit. Dies Arzneimittel ist damit auch geeignet zur Behandlung der Symptome von Stress, s. a. Kap. 17 (S. 220).

3.5 Wala-Kompositionsarzneimittel

Die Firma Wala führt ebenfalls Kompositionsarzneimittel im Sortiment, die mit den „anthroposophischen Typenmitteln" vergleichbar sind, wobei sich die Herstellungsprozesse (Wala-Verfahren) von denen der Firma Weleda unterscheiden. Dem Gencydo ähnlich ist das Präparat Citrus/Cydonia; Rhus toxicodendron comp. enthält z. B. die 6 Pflanzen des Digestodorons, die außerdem mit anderen Substanzen kombiniert und daher bei modifizierter Indikation anzuwenden sind. Wala stellt diese Arzneimittel als Ampullen und Globuli velati zur Verfügung.

Die Wala-Kompositionsarzneimittel können in umfassendem Sinne eingesetzt werden und wirken auf mehreren Ebenen. Stellvertretend sollen hier 2 Arzneimittel charakterisiert werden.

3.5.1 Aurum/Apis regina comp.

In diesem Arzneimittel sind mineralische, metallische, pflanzliche und tierische Bestandteile miteinander verbunden zu einer umfassenden Gesamtwirksamkeit auf das Wesensgliedergefüge und den dreigliedrigen Organismus. Es enthält Acidum phosphoricum D 4 0,1 g; Apis regina tota Gl D 5 0,1 g; Aurum chloratum D 6 0,1 g; Avena sativa germ D 2 0,1 g, Hypericum perfoliatum ex herba ferm D 2 0,1 g; Strychnos ignatii e semine ferm D 4 0,1 g.

Die niedrig potenzierte **Phosphorsäure** regt das Aufwachen/Bewusstwerden von Ich- und Seelenorganisation in der Stoffwechsel-Willens-Region an.

Eine der wenigen für kurze Zeit stabilen Goldverbindungen ist das **Goldchlorid**, in dem das sonst so in sich stabile, in sich ruhende Gold eine lösliche Verbindung eingeht und damit die Wirkung besonders in Richtung Stoffwechsel-Willens-Region öffnet.

Die **Bienenkönigin** ist der physische Stoffwechsel-Reproduktions-Pol des Bienenstocks, die als Integrationskraft des ganzen Volkes wirkt und mit dem geistigen Wesen des Bienenstocks, dem Bien, als Einheit zu verstehen ist. Als tierische Ausgangssubstanz wirkt die Bienenkönigin auf die integrativ ordnende Kraft der Lebensorganisation und der in ihr wirkenden Wärmeorganisation. Das Bienenvolk mit seinem Zentralwesen, der Bienenkönigin, schafft im niederen Tierreich als Ganzes einen stabilen Wärmeorganismus, der evolutiv als Eigenwärme erst dann bei den Vögeln auftritt. Die Bienenkönigin wirkt in diesem Sinne als Vorbild für die integrative Wärmeorganisation als Werkzeug der Ich-Organisation im physischen Leib.

Hafer kräftigt und stärkt die Lebensorganisation und hilft, die Seelenorganisation im aufbauenden Stoffwechsel zu verankern.

Das **Johanniskraut** hat einen besonderen Bezug zur Sonne und deren Lichtqualität, die in der Pflanze zu einer Ölbildung führt, die sich insbesondere an die Wärmeorganisation und an das ZNS wendet. Andere Substanzen wirken beruhigend und harmonisierend auf die Seelenorganisation und bringen Licht in eine dunkle, depressive Grundstimmung.

Ignatia-Samen wirken beruhigend auf eine zu stark leibfrei wirkende, sich verselbstständigende Seelenorganisation und verankern diese insbesondere in der rhythmischen Organisation. So wird die Monografie der Kommission C [10] verständlich:

„Harmonisierung des Wesensgliedergefüges bei seelisch bedingten, funktionellen Organstörungen, die sich in Kopfschmerzen, Magenbeschwerden, Schwindelgefühlen, Kreuzschmerzen u. ä. äußern können (Neurasthenie, vegetative Dystonie), nervöse Erschöpfungszustände, Stimmungsschwankungen in den Wechseljahren (klimakterische Stimmungslabilität), depressive Verstimmung, Konzentrations- und Gedächtnisschwäche."

Das Präparat hat damit ein breites Indikationsumfeld und kommt immer dann zum Einsatz, wenn es darum geht, die Ich- und Seelenorganisation mit der Lebensorganisation und dem aufbauenden Stoffwechsel zu verbinden und in ihm die integrierende Ich-Organisation zur Geltung zu bringen, z. B. bei traumatischen, toxischen und degenerativen Schädigungen im Nervensystem, oder bei Integrations- und Verarbeitungsstörungen von Sinneseindrücken, bei Rhythmusverlust und Verdunkelung des gegenwartsbezogenen Gefühlslebens (Depression und Willenshemmung) oder auch bei organischer Schwäche der aufbauenden Funktionen in den Keimdrüsen.

Ferner kann es bei Entwicklungsstörungen und in biografischen Krisen die integrativ-ordnende Ich-Organisation unterstützen.

3.5.2 Solum

Auch Solum ist ein sehr breit einsetzbares Wala-Kompositionsmittel aus Moorextrakt, Kastanie und Ackerschachtelhalm, das in praktisch allen Darreichungsformen vorliegt:

- äußere Anwendung: Salbe, Öl, Badezusatz
- parenterale Anwendung: Solum Inject 10 und Solum Inject
- orale Darreichungsform: Solum Globuli velati

Die Zusammensetzungen sind bei den unterschiedlichen Arzneimitteln und Darreichungsformen etwas abweichend [64].

Als Komposition aus 3 Pflanzen wendet sich das Präparat einerseits insbesondere an die Seelenorganisation und deren Verhältnis zur Ich-Organisation über den Wärmeorganismus, andererseits an die Lebensorganisation mit ihren aufbauend-gestaltenden Kräften.

Als Indikationen werden in der Monografie C geführt: „Anregung der Wärmeorganisation und Harmonisierung der Empfindungsorganisation, z. B. bei Erkrankungen des rheumatischen Formenkreises, Wetterfühligkeit, Wirbelsäulensyndromen, Nervenschmerzen.“ [10]

Im *Vademecum Anthroposophische Arzneimittel* wird das Einsatzgebiet erweiternd sehr treffend formuliert.

Info

Solum

„Das Moor stellt einen Ort von Flüssigkeitsstauung, Säurebildung und Kälteretention in der Landschaft dar, das zu einer Verdichtung, Ablagerung und Ansäuerung organischer Substanz führt. Im Rahmen des pharmazeutischen Prozesses wird diese Substanz wieder in Lösung gebracht. Durch die Verbindung mit Equisetum wird eine Verbindung zur Niere und ihren Ausscheidungsfunktionen sowie dem arteriellen Blut geschaffen. Durch den Aesculusauszug wird die lymphatische und venöse Entstauung im Organismus gefördert. Solum entspricht damit urbildhaft Störungen der peripheren Zirkulation mit Stauungen, Ödembildung und lokaler Azidose. Die Heilmittelkomposition bildet damit ein wertvolles Basismittel, das entquellend, auflösend und ausscheidend im Bereich bindegewebiger Strukturen, aber auch im Bereich des ZNS und der Sinnesorgane wirkt. So hat es eine wärmend einhüllende, seelisch harmonisierende und gegen seelische und atmosphärische Belastungen, z. B. gegen Wetterwechsel, abschirmende Wirkung. Das Mittel ist stark wirksam in der Schmerztherapie. Indem der in der Peripherie verkrampfte, schmerzerzeugende bzw. übermäßig abbauende Astralleib in seiner physiologischen Funktion im Nierengebiet aktiviert wird, ermöglicht Solum eine wirksame Therapie von Schmerz und entzündlicher Schwellung.“ ([14], S. 756)

3.6 Ceres-Kompositionsarzneimittel

Viele Ceres-Arzneimittel liegen als Mono-Urtinkturen vor, mit jeweils einer Pflanze nach dem besonderen Herstellungsverfahren. Diese wendet sich jeweils ihrem Wesen gemäß an den Organismus auf körperlicher, emotional-seelischer und geistiger Ebene – gelenkt durch die Dosierung und die Häufigkeit der Anwendung.

Daneben gibt es aber auch einige Kompositionspräparate, die sich durch eine sehr fein aufeinander abgestimmte Zusammenstellung auszeichnen, durch welche diese Kompositionen eine einzigartige Synergie der in ihnen vereinten Heilpflanzen entwickeln. In der Differenzierung zu den Einzel-Urtinkturen, die sich für die individuelle wesensgemäße Anwendung hervorragend eignen, kann man diese Kompositionen in erster Linie so einsetzen, dass man ein bestimmtes Organsystem, oder seine Funktion gezielt anspricht.

3.6.1 Taraxacum comp. Leber-Galle-Tropfen

Wirkstoffe:

- Carduus marianus (Mariendistel), Urtinktur
- Taraxacum off. (Löwenzahn)
- Chelidonium (Schöllkraut), Dilution D 4

Diese Komposition unterstützt die Leber-Galle-Funktionen auf einer sehr breiten funktionellen Weise, und kann als Basistherapeutikum zur Aktivierung der Leber-Galle-Prozesse eingesetzt werden, sozusagen als „Geschenk für den Leber-Galle-Prozess“, in Anlehnung an die „-dorone“: Die hepatoprotektiven Eigenschaften von **Carduus marianus** verbinden sich hier mit den dynamisierenden und galleflussfördernden Qualitäten von **Taraxacum**. **Chelidonium** D 4 entspannt die Gallengänge und harmonisiert den Gallenfluss. Bei Beschwerden aufgrund einer geschwächten Leberfunktion wie Lebererschöpfung, Verdauungsbeschwerden wie Völlegefühl, Meteorismus, Fettverdauungsschwäche, aber auch bei chronischen Erkrankungen mit Leberbeteiligung wie z. B. Migräne, Rheuma oder Hauterkrankungen kann diese Komposition eingesetzt werden. Das Konzept der Entgiftung und Ausleitung spielt in der Anthroposophischen Medizin keine große Rolle, doch sollten wir gerade in der aktuellen Zeit durch die allgegenwärtigen Belastungen vor allem bei Erstarrungstendenzen und Chronifizierung von Krankheitsprozessen an eine umfassende Unterstützung von Leber (als Mutterorgan der Lebensorganisation) und Galle bei deren entgiftenden und ausleitenden Funktionen denken.

3.6.2 Echinacea purpurea comp.

Wirkstoffe zu je gleichen Teilen:

- Echinacea purpurea, Urtinktur
- Sambucus nigra, Urtinktur
- Vincetoxicum D 8

Dieses Kompositionspräparat bietet eine breite Unterstützung des Immunsystems bei akuten und chronifizierten Erkrankungen, wie z. B. bakteriellen und viralen Infektionen, Entzündungen der Atem- und Harnwege, aber auch in der Rekonvaleszenz. Dabei trägt jede der einzelnen Pflanzen ihre wesensgemäße Qualität zur Komposition bei: **Echinacea purpurea** ist eine bewährte Heilpflanze zur Steigerung der Abwehrkräfte, und unterstützt wesensgemäß Prozesse der gesunden Abschirmung (gegen schädigende Einflüsse) und des persönlichen Schutzes. **Sambucus nigra** wirkt u. a. immunstärkend, diaphoretisch und aquaretisch. Wesensgemäß reguliert Holunder über die Wärmeorganisation Prozesse der Durchwärmung sowie Entwicklung und Reifung. **Vincetoxicum** (Schwalbenwurz) zeigt gemäß homöopathischem Arzneimittelbild eine enge Verbindung zu viralen Erkrankungen. Zusammen bieten diese Heilpflanzen in der Komposition eine tiefgehende ganzheitliche Unterstützung für das Immunsystems in seiner Eigenschaft als Wächter der körperlichen Funktion der Ich-Organisation.

3.7 Arzneimittelwahl im Rahmen des individuellen Therapiekonzepts

Arzneimittel sprechen den Organismus über die leibliche Ebene vermittelt an, auch wenn sich die Wirkung bis in den seelisch-geistigen Bereich hinein erstreckt.

Letztlich regen die Arzneimittel mehr oder weniger direkt immer salutogenetische, gesundheitsfördernde und -bildende Prozesse im Organismus an durch die notwendige Auseinandersetzung des Organismus mit der Arzneisubstanz.

Je nach individuellem Heilungsbedarf können sie entweder allein oder zusammen mit anderen, auch schulmedizinischen Arzneimitteln, sowie mit nicht medikamentösen Maßnahmen (äußere Anwendungen, Kunsttherapie, Heileurythmie, begleitende Gesprächstherapie u. a.) kombiniert werden. Je mehr der Patient aktiv zu seiner Gesundwerdung und -erhaltung beiträgt bzw. beitragen kann, desto nachhaltiger ist das Ergebnis des Heilungsprozesses.

Es steht ein umfangreiches Arzneimittelsortiment der Anthroposophischen Medizin zur Verfügung, das entsprechend dem individuellen Heilungsbedarf des Patienten zum Einsatz kommen kann mit Mono- und Kombinationspräparaten, homöopathisch potenzierten Präparaten und solchen, die über die Substanz ihre Wirkung entfalten.

Die Ausgangsstoffe sind mineralisch-metallisch, pflanzlich oder tierisch, die jeweils entsprechend der Arzneibücher pharmazeutisch unter Berücksichtigung der Biografie der Arzneisubstanz zubereitet wurden.

! Beachte

Wie bei allen Arzneimitteln sind bestimmte Kontraindikationen, Neben- und Wechselwirkungen zu berücksichtigen, die jeweils in den Arzneimittelverzeichnissen, Fachinformationen bzw. über die Internetseiten der Fachkreisbereiche detailliert angegeben werden, auf die an dieser Stelle verwiesen wird ([21], [64], [70]).

4 Nicht medikamentöse anthroposophische Therapien

4.1 Einführung

Die Grundlagen der medikamentösen Behandlungen wurden in Kap. 3 (S. 68) erläutert. Medikamente, auch wenn sie als homöopathische Informationsträger wirken, entfalten ihre Wirkung über die Substanzebene im Organismus, d. h. den physischen Leib. Sie können durch andere Therapieformen sinnvoll ergänzt werden.

4.2 Äußere Anwendungen

Äußere Anwendungen wirken differenziert über die Kraftorganisation der Lebensebene und von dort aus auf den Gesamtorganismus.

Die **Krankengymnastik** dient der Wiederherstellung der gesunden Funktionalität und Bewegung nach Erkrankungen und kann einerseits defizitorientiert, andererseits ressourcenorientiert durchgeführt werden. Sie kann, wenn sie sich auch an neurophysiologischen Gegebenheiten orientiert, einen wertvollen Beitrag zur Gesundung leisten. Ihr Zielgebiet ist die **Physische Organisation**.

Bäder, Wickel und **Auflagen** sprechen die Gesamtheit der **Lebensorganisation** an, diese unterstützend (z. B. Öldispersionsbäder nach Dr. Werner Junge [weitere Informationen im Internet z. B. unter: www.oelundwasser.de, Stand: April 2023, https://www.iaabt-medsektion.net/methoden/oeldispersionsbadetherapie, Stand: April 2023]; Schafgarbenleberwickel) oder fordernd im Sinne einer Reiztherapie (Mobilisierung gesunder Ressourcen, z. B. Kneipp'sche Anwendungen). Durch Teilbäder/Güsse oder gezielte Wickel und Auflagen kann die Anwendung lokal gelenkt oder von einer Region auf den Gesamtorganismus ihre Wirkungen entfalten, siehe auch https://www.pflege-vademecum.de/, Stand: April 2023.

Massagen wenden sich über die **Lebensorganisation** in besonderer Weise an die **Seelenorganisation** des Menschen. Die klassische Massage wird v. a. im Sinne der Krankengymnastik, Defizite reduzierend und gesunde Ressourcen mobilisierend eingesetzt, wobei die Haupttätigkeit hier beim Masseur liegt und als wichtiges therapeutisches Element die Be-**hand**-lung, das Berühren und Berührt-Werden hinzukommt. Spezifisch aus der Anthroposophischen Medizin hervorgegangene Therapien sind Folgende:

- **Rhythmische Massage** (entwickelt von Frau Dr. med. Ita Wegman und Frau. Dr. med. Margarethe Hauschka). Sie regt besonders das Fließen der Lebensorganisation an, bringt ins Stocken Geratenes wieder in Bewegung und unterstützt Selbstregulationsprozesse (weitere Informationen im Internet z. B. unter: https://www.margarethe-hauschka-schule.com/rhythmische-massage.html, https://www.iaabt-medsektion.net/methoden/rhythmische-massage-nach-dr-ita-wegman, Stand: April 2023).
- **Organeinreibungen** sind eine von der Rhythmischen Massage abgeleitete Anwendung mit eigenem Ausbildungsweg. Sie werden hauptsächlich von Kranken- und Gesundheitspflegern durchgeführt.
- Dr. med. Simeon Pressel (1905–1980) entwickelte für seine Patienten eine eigenständige Art der Massage. Diese wird seit seinem Tod **„Massage nach Simeon Pressel"** genannt und kann in einer eigenen Ausbildung erlernt werden (weitere Informationen im Internet z. B. unter: https://www.massage-pressel.com/de/, Stand: April 2023; www.stroemungsmassage.de/str%C3%B6mungsmassage/, Stand: April 2023).

Äußere Wärmeanwendungen verschiedener Art (z. B. auch Bienenwachswickel) unterstützen auf unterschiedliche Weise den **Wärmeorganismus** und sprechen damit die leibliche Grundlage der **Ich-Organisation** an.

4.3 Kunsttherapien

Die Kunsttherapien, die auf Grundlage des anthroposophischen Menschenbildes entwickelt wurden, können die schöpferischen Kräfte des Erkrankten mobilisieren und fordern – in unterschiedlicher Ausprägung – Eigenaktivität. Der Patient wird angeregt und aufgefordert, aktiv mitzuwirken und die Verantwortung für die Gesundwerdung nicht nur den Spezialisten zu überlassen.

Das **plastische Gestalten** mit Stein/Holz/Ton bedeutet Umgehen mit den Kräften, deren Ergebnis physisch-materielle plastische Leibbildung ist. Die Tätigkeit des Patienten in diesem Bereich wirkt auf das Zusammenspiel von **Lebens- und Physischer Organisation**, die Gestaltungs- und Bildekräfte ansprechend.

Die **Maltherapie** nimmt Einfluss auf das Zusammenspiel von **Seelen- und Lebensorganisation** und wirkt auf das Befinden des Patienten. Durch die Auswahl der Maltechnik können die eher gestaltend-strukturierenden Kräfte (Kohle- oder Schwarz-Weiß-Zeichnungen) bzw. die eher auflösenden, fest Gewordenes in Fluss bringenden Prinzipien angesprochen werden (z. B. Nass-in-Nass-Technik). Dies ist ebenso durch die Aufgabenstellung möglich, die darin bestehen kann, eine reale Gegebenheit/einen Ort aus der Erinnerung wiederzugeben oder Kreativ-Schöpferisches (Bildhaftes) zum Ausdruck zu bringen, wobei das innere Erleben bei einer bestimmten Fragestellung im Vordergrund steht.

Die **Musiktherapie** spricht das Zusammenwirken von **Ich- und Seelenorganisation** an und holt den Patienten in seiner Gestimmtheit, die Ausdruck des Wirkens der Seelenorganisation ist, ab. Ein eher depressiv-melancholisch veranlagter Mensch sollte in Moll, ein eher submanisch-sanguinischer Mensch in Dur „abgeholt" werden. Weitere Modifikationen bestehen in der Auswahl der Instrumente (Streich- oder Blasinstrumente), dem aktiven Musizieren oder dem rezeptiven Zuhören etc. Weitere Informationen sind im Internet zu finden z. B. unter: https://www.anthroposophische-kunsttherapie.de (Stand: April 2023).

Die **Sprachgestaltung** [47] wendet sich an die **Ich-Organisation** und das bewusste Sich-selbst-zum-Ausdruck-Bringen. Sie setzt also gewisse ressourcenorientierte Kräfte des Patienten voraus, die aktiv ergriffen werden können. Sprache, gezielt eingesetzt, kann das Selbst und die Welt verändern (Gedanke – Wort – Tat). Weitere Informationen sind im Internet zu finden, z. B. unter: https://www.sprachgestaltung.com (Stand: April 2023).

Die Eurythmie als „sichtbare Sprache" [46] bzw. „sichtbarer Gesang" [45] setzt das in äußere Bewegung um, was sich im Organismus vollzieht. Als **Heileurythmie** können diese Gesten gezielt Heilungsprozesse unterstützen und Selbstheilungskräfte mobilisieren. Die Heileurythmie, richtig angewandt, kann **alle Ebenen der menschlichen Organisation** erreichen. Ursprünglich sollte die Heileurythmie direkt vom Arzt mit seinem Patienten durchgeführt werden. Historisch ist jedoch ein eigener Beruf entstanden. Heileurythmisten können und dürfen jedoch erst nach Diagnosestellung und Verordnung der Therapie tätig werden. Daher wird die Heileurythmie meist nur im direkten Umfeld anthroposophischer Praxen und Therapeutika sowie in anthroposophisch-orientierten Kliniken angeboten. Der Berufsverband stellt im Internet unter www.berufsverband-heileurythmie.de (Stand: April 2023) weiterführende Informationen zur Verfügung.

4.4 Gesprächstherapie

Eine besondere Bedeutung in der anthroposophischen Medizin hat die therapeutische Begegnung im Gespräch, das der Erfassung des individuellen Heilungsbedarfs in der spezifischen Schicksalssituation dient. Idealerweise sollte im „Erstgespräch" die individuelle biografisch-soziale Situation erfasst und daraus ein therapeutisches Gesamtkonzept erstellt werden, welches primär an die gesunden Ressourcen des erkrankten Menschen appelliert.

Ist diese, sich an das **Ich** des Menschen wendende Ansprache nicht möglich, kann sich das Gespräch auch an die **Seelenorganisation** richten. In diesem Fall wird nicht primär die biografische Gesamtsituation, sondern die akute Situation, die zum Aufsuchen des Heilpraktikers/Arztes geführt hat, im Mittelpunkt stehen, um dadurch den Weg für das biografische Gespräch zu eröffnen.

Bei chronischen oder schwerwiegenden Erkrankungen mit reduziertem Allgemeinzustand kann zuerst ein Gespräch in Bildern, die den Zustand der Lebensorganisation charakterisieren, hilfreich sein. Konstitutionelle Gesamtsituationen finden sich häufig auch in den Märchenbildern, die Krankheitssituationen schildern. Da eine Krankheit auch als Aufforderung zu einem Schulungsweg verstanden werden kann, können Märchen einen Weg zur Lösung des Problems aufzeigen. Ein sehr interessanter Ansatz in dieser Richtung ist in dem Buch *Das Edelsteinfundament* der anthroposophisch orientierten Heilpraktikerin Edith Dörre zu finden ([6], [7]).

Bei schwerkranken und sterbenden Menschen ist die physische Anwesenheit das Entscheidende, die direkte Ansprache (z. B. Vorlesen von für den Patienten wichtigen Texten), Berührung und die bewusstseinsmäßige Begleitung des Geschehens durch die Angehörigen, aber auch durch die Therapeuten. Die auf diese Weise wirkenden Kräfte sollten nicht unterschätzt werden.

4.5 Biografie-Arbeit

Die Biografie-Arbeit hat sich aus dem Bedürfnis, aktiv Mitgestalter des eigenen Schicksals zu werden, entwickelt und als ein zusätzliches Angebot neben der „anthroposophisch-ärztlichen-Begleitung“ im Rahmen der Kassenmedizin etabliert. Die Biografie-Arbeit ([62], [63]) orientiert sich einerseits an den Gesetzmäßigkeiten des menschlichen Lebenslaufs (S. 47), versucht andererseits aber auch das individuelle karmische Lebensthema zu erfassen und handhabbar zu machen. Weitere Informationen sind im Internet zu finden, z. B. unter https://www.biographiearbeit.de (Stand: April 2023).

Einen sehr interessanten erweiterten Zugang zur Astrologie und dem individuellen Horoskop auf der Grundlage des anthroposophischen Menschen- und Naturverständnisses zeigt z. B. Klaus Schäfer-Blankenhorn in seinen Büchern auf ([28], [29], [30]): Das Horoskop kann als „dreizeitiges Bild“ gewordene Vergangenheitsaspekte, gegenwärtige Aufgabenstellungen und zukünftige Möglichkeiten offenbaren. Weitere Informationen sind im Internet zu finden unter https://www.astro.com/astrowiki/de/Klaus_Sch%C3%A4fer-Blankenhorn (Stand: April 2023).

Der einzelne Lebenslauf wird aus anthroposophisch-menschenkundlicher Sicht als Teil eines größeren Zusammenhangs von aufeinanderfolgenden Verkörperungen (Inkarnationen) verstanden.

Mithilfe der psychologischen und spirituellen Astrologie lassen sich laut Erfahrung der Autoren häufig grundlegende Erkenntnisse zu Krankheitsdisposition und -entwicklung gewinnen, die eine maßgebliche Rolle in der salutogenetisch geprägten Praxis spielen.

5 Erstellung eines individuellen Therapiekonzepts

5.1 Erstkontakt und Anamnese

Jede menschliche Biografie ist einzigartig. Auch die mit den Erkrankungen verbundenen Fragestellungen können nur individuell beantwortet und nur individuell können Wege für den Heilungsprozess gefunden werden.

Hier bestehen zwischen der sog. Schulmedizin und den ganzheitliche Ansätze verfolgenden Therapierichtungen ganz unterschiedliche, gegensätzliche Konzepte:

- Die **Schulmedizin** möchte von der individuellen Situation völlig unabhängige Behandlungsstrategien (Disease-Management-Programme) für jede bekannte Diagnose etablieren, die in Standardtherapien verpflichtend umgesetzt werden sollen, damit sie im Erfolg gut statistisch auswertbar sind.
- Bei den **ganzheitlichen Konzepten** steht der Mensch als individuelle Person im Mittelpunkt, welcher eine bestimmte Erkrankung oder Problematik hat. Dieser Mensch braucht Behandlung und/oder Begleitung auf seinem Weg zur Heilung. Ein wesentliches Element hierbei ist ein geschützter Freiraum, der vom Therapeuten angeboten werden kann, in welchem diese Prozesse stattfinden können.

Beim **Erstkontakt** nimmt die Anamnese-Erhebung eine ganz entscheidende Stellung ein. Hierfür sollte genügend Zeit eingeplant werden, um ein möglichst umfassendes Gesamtbild zu erhalten:

- Schon der erste Eindruck kann Wichtiges vermitteln: Wie sind das Äußere, das Auftreten, der Gang, die Konstitution, der Händedruck und die Stimme?
- Steht die vielleicht vorab schon erhaltene Information zur Konsultation wirklich im Mittelpunkt der Gesamtsituation?

Der 1. Teil kann ein freies Gespräch sein, in welchem zunächst der Patient berichtet. Dabei können schon das Temperament (ggf. Planeten-/Charakter-Typus) und der Umgang des Patienten mit der aktuellen Problematik und der Grundeinstellung dem Leben gegenüber wahrgenommen werden.

Im 2. Schritt kann eine gewisse Systematik und Strukturierung hilfreich sein, indem z. B. zunächst die Bereiche der Viergliedrigkeit und des dreigliedrigen Organismus erfasst werden.

5.2 Diagnose und Befunderhebung

Die weitere Diagnose und Befunderhebung basiert auf der Zuordnung zu den 4 Organisationsebenen, den konstitutionellen Aspekten sowie dem dreigliedrigen Organismus. Dies ermöglicht nachfolgend eine angepasste und fein abgestimmte Wahl der therapeutischen Maßnahmen.

Praxistipp

Die Diagnostik der Wesensglieder und des dreigliedrigen Organismus ist Grundlage für die Wahl des Naturreiches, aus dem das Arzneimittel stammt. Daneben ist die Wahl der Darreichungsform, der Potenz und des neben der aktuellen Problematik konstitutionell zu stärkenden Organs bzw. Organsystems, z. B. bei einer Problematik des Flüssigkeitsorganismus die Leberbegleittherapie, in die Therapieplanung einzubeziehen.

5.2.1 Wesensgliederdiagnostik

Die Wesensgliederdiagnostik orientiert sich an folgenden Leitthemen und -fragen:

- **Ich-Organisation** – Präsenz im Hier und Jetzt: Diese zeigt sich in der Wahrnehmung der eigenen Leiblichkeit oder Spiegelung dessen, was an Wahrnehmungen/Forderungen von außen kommt, am Interesse und der Begeisterungsfähigkeit.

- **Seelenorganisation** – aktuelle Gestimmtheit: Herrscht grundsätzlich eine sympathische oder antipathische Gesamthaltung der Situation gegenüber? Besteht seelische Schwingungsfähigkeit und Stimmigkeit des Dargestellten?
- **Lebensorganisation** – Befinden: Gibt es salutogenetische Ressourcen, die angesprochen und/oder mobilisiert werden können? Besteht physiologische Schwingungsfähigkeit? Wie ist der Schlaf-Wach-Rhythmus, das Einschlafen und Aufwachen? Gibt es regelmäßig genutzte Kraftquellen?
- **Physische Organisation** – Befunde: Welche körperlichen Befunde wurden bereits erhoben bzw. sollten noch erhoben werden (Röntgen, Labor etc.)? Ist die Problematik akut entstanden, oder ist sie das Ergebnis eines vielleicht schon sehr lange andauernden chronischen Prozesses?

5.2.2 Konstitutionsdiagnostik – Abbild der Wesensgliederwirksamkeit

Die körperliche Untersuchung kann den gewonnenen Eindruck weiter differenzieren:

- **Wärmeorganismus als Abbild der Ich-Organisation:** Wie ist die Wärmeverteilung im Organismus? Gibt es Kälteherde oder Wärmezonen im Organismus? Wie sieht die Tages-Temperatur-Kurve aus, d. h. die Temperatur im Tagesverlauf? Diese kann z. B. durch zweistündliche Messungen ermittelt werden. (Dieser Befund spiegelt das rhythmische Eingreifen der Ich-Organisation im Leib wider.) Wie ist der Umgang mit äußerer Wärme und Kälte, gibt es Jahreszeiten, die Wohlbefinden hervorrufen bzw. Missbehagen auslösen?
- **Luftorganismus als Abbild der Seelenorganisation:** Wie „durchatmet" ist der Organismus? In welchem Verhältnis stehen Aus- und Einatmung zueinander? Ist der Atmungsprozess situationsgerecht? Gibt es Verselbständigungstendenzen oder Verlagerungen (z. B. Meteorismus)?
- **Flüssigkeitsorganismus als Abbild der Lebensorganisation:** Herrscht das physiologische Fließen vor oder kommt es zu Stockungen? Wird die Flüssigkeit im Lebendigen gehalten oder fällt sie heraus (z. B. Ödeme)? Wie sind Spannkraft und Plastizität der Muskulatur?
- **Erdorganismus als Abbild der Physischen Organisation:** Wie gut werden die Substanzen von den höheren Ebenen durchdrungen und können als adäquates Werkzeug dienen? In welchem Verhältnis stehen die Kiesel- und Kalkprozesse zueinander? Die Kieselprozesse wirken als Gestaltungskräfte über das Sinnes-Nerven-System formend und Struktur gebend, die Kalkprozesse zeigen sich in der Fähigkeit der Substanzverwandlung, die über das Bewegungs-Stoffwechsel-System vermittelt wird. Beide Prozesse greifen im Rhythmischen System ineinander.

5.2.3 Diagnostik des dreigliedrigen Organismus

- **Sinnes-Nerven-System:** Wie wirken die abbauend-gestaltenden, bewusstseinsbildenden Kräfte im Gesamtorganismus? Gibt es übermäßige Verhärtungs-/Sklerosetendenzen? Wie stark wird der Krankheitsprozess im Bewusstsein wahrgenommen? Welche Bedeutung gibt der Betroffene den Symptomen? Welche Bedeutung haben die Vergangenheit und die aus ihr sich ergebenden Prozesse?
- **Rhythmisches System:** Wie schwingungsfähig sind die Atmung und das Kreislaufsystem je nach aktuellem Bewusstseinsinhalt? Wie wird das Gefühlsleben zum Ausdruck gebracht? Wie kann geistesgegenwärtig situationsgerecht reagiert werden?
- **Bewegungs-Stoffwechsel-System:** Wie wirken die substanzverwandelnden, aufbauenden Kräfte im Organismus? Werden sie von den gestaltend-strukturierenden Kräften durchdrungen? In welchem Verhältnis wirken Sympathikus und Parasympathikus im Organismus? Wie ist die Schlafqualität? Wie ist der Umgang mit den zukunftsgerichteten Willenskräften?

Das Ergebnis von Anamnese und Gesamtbefund kann den individuellen Heilungsbedarf deutlich machen und zur Therapieplanung führen.

5.3 Therapieplanung

Neben den akut zu behandelnden Beschwerden sollte das Augenmerk auf den salutogenetischen Ressourcen liegen, über die Heilungsprozesse am besten anzuregen sind. Im Anschluss ist die Frage zu klären, ob der Patient bzw. bestimmte Organfunktionen bei der bestehenden Erkrankungssituation eher unterstützt oder gefordert werden sollen.

Folgende Fragen vermitteln ein grobes Schema, wie die **Gewichtung und Auswahl der Therapiemaßnahmen** erfolgen kann:

- Über welche Organisationsebene ist der Gesundungsprozess am besten erreichbar?
  - Kann die Ich-Organisation angesprochen werden über mineralisch-metallische Arzneimittel?
  - Sollte primär die Seelenorganisation über pflanzliche Arzneimittel impulsiert werden? Kann mit pflanzlichen Giften eine stärkere Verbindung oder Lösung der Seelenorganisation erreicht werden?
  - Sind die Lebensorganisation oder einzelne Organfunktionen zu unterstützen mit tierischen Arzneimitteln oder durch lenkend-stabilisierende Organpräparate?
- Sollte die Arzneimittelanregung über das Sinnes-Nerven-System (hohe Potenzen und/oder äußere Anwendung), über das Rhythmische System (mittlere Potenzen und/oder Injektionen) oder das Bewegungs-Stoffwechsel-System (niedrige Potenzen und/oder orale Darreichungsformen) erfolgen?
- Des Weiteren: Ist die Arzneimittelwirkung am ehesten über die Substanzwirkung, das Prozessuale oder durch reine Kräftewirkung (Hochpotenzen, aber auch Bachblüten) zu erreichen?
- Welche Eigenaktivität und welche Compliance sind vom Patienten zu erwarten?
- Welche äußeren Anwendungen können den Heilungsprozess unterstützen und wie praktikabel sind sie in der Durchführung?
- Kann der Patient durch Kunsttherapie und/oder Heileurythmie zu eigenem Üben und Mittun angeregt werden?

Aus all diesen – hier nur beispielhaft charakterisierten Faktoren – kann das individuelle Therapiekonzept gebildet werden. Dabei ist es wichtig, die zeitliche Dimension anzusprechen, die voraussichtlich notwendig sein wird für Heilungsprozess und evtl. Zwischenetappen. Das **Behandlungsziel** sollte dann realistisch – soweit dies möglich ist – gemeinsam mit dem Betroffenen besprochen werden:

- Ist Heilung möglich (d. h. das Herbeiführen einer vollkommeneren Gesundheit mit den Erfahrungen, die durch das Krankheitsgeschehen gemacht wurden)?
- Können noch funktionelle Beschwerden in diesem Zustand gehalten werden, ohne sich leiblich-chronisch zu manifestieren, oder können sie in einen Gesundungsprozess geführt werden?
- Geht es um Linderung von vielleicht schon lange bestehenden Beschwerden/Schmerzen und die Begleitung eines bestehen bleibenden Krankheitsprozesses, also die Unterstützung bei dem Leben mit der Krankheit?
- Ist das Ziel die therapeutische Begleitung eines fortschreitenden Krankheitsgeschehens bei bestehender schwerer Erkrankung und vielleicht auch die menschengemäße Begleitung des Sterbeprozesses im Bewusstsein, dass der Betroffene die hier gemachten Erfahrungen in eine nachtodliche Entwicklung mitnimmt?

Bei Kindern kommt praktisch immer auch die Behandlung und Begleitung der Eltern hinzu, da sich über sie Krankheitsprozesse beim Kind am direktesten beeinflussen lassen. Auch bei Älteren, Schwerkranken oder Sterbenden sind nach Möglichkeit die Familienangehörigen mit zu begleiten.

Alle genannten Maßnahmen dienen letztlich der ressourcenorientierten biografischen Begleitung des Patienten. In diesem Freiraum kann Neues entstehen! Wichtig – trotz aller Fachkompetenz und Fähigkeiten – ist es, den Patienten seine eigenen Fragen formulieren und stellen zu lassen, um darüber auch mögliche Antworten zu finden für seinen individuellen Lebensweg. Je mehr dies gelingt, desto nachhaltiger sind die Therapieerfolge.

Beachte

Die vorgestellten Therapiekonzepte (Teil 3) sind jeweils gegliedert in eine kurze Einleitung zum Erkrankungsbild mit anthroposophisch-naturheilkundlichem Therapieansatz, gefolgt von Angaben zur Injektionstherapie, zur oralen Medikation sowie zur Therapie mit äußerlich anzuwendenden Arzneimitteln. Hierbei ist jeweils eine Gewichtung gemäß der Erfahrung der Autoren vorgenommen worden. Entsprechend dem individuellen Heilungsbedarf, der Konstitution des Patienten usw. sollten aus der Vielfalt die jeweils passenden Arzneimittel und weiteren therapeutischen Maßnahmen ausgewählt werden.

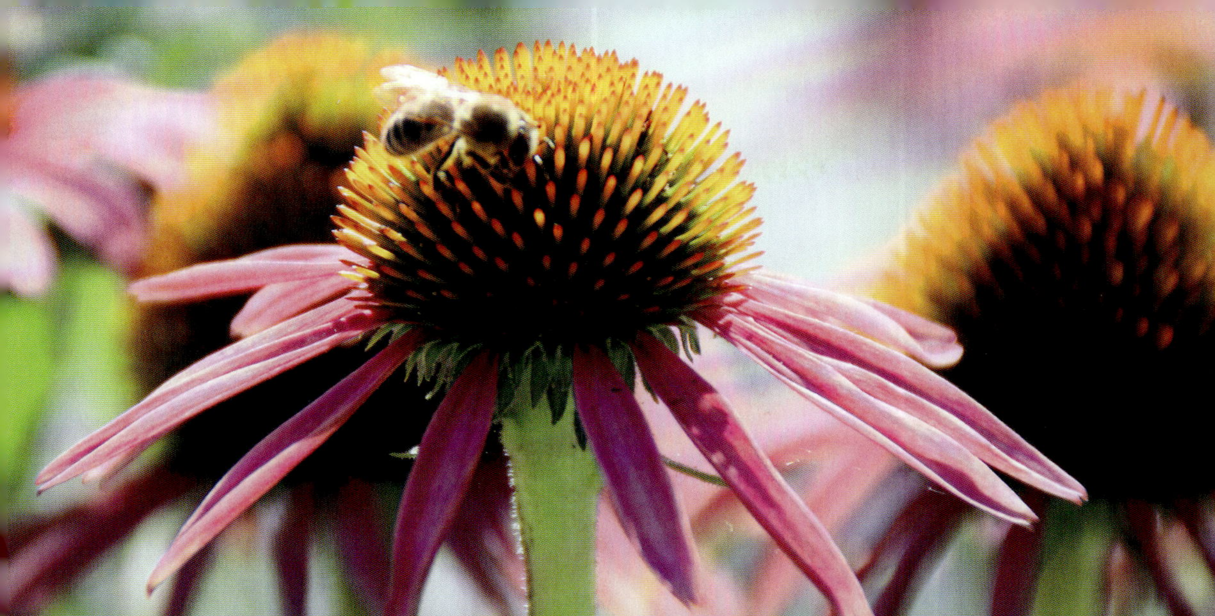

Teil 3
Bewährte Therapiekonzepte

6 Erkrankungen des Bewegungsapparats

6.1 Einleitung

Die Organisation des Bewegungsapparats ist geprägt von starken polaren Tendenzen. Diese zeigen sich sowohl in der Physiologie als auch in der Pathologie, wobei sich bei den meisten Erkrankungen polare Prozesse einander kompensatorisch bedingen können.

Der Bewegungsapparat als Teil des Bewegungs-Stoffwechsel-Systems wird als letzte Organisation im menschlichen Organismus vollendet. Seine Bildung ist erst im Alter von 28 Jahren abgeschlossen, mit der vollständigen Durchdringung und **Inkarnation des Knochensystems** durch die Ich-Organisation. Schon bald, etwa im 6. Jahrsiebt, kehrt sich dieser Prozess wieder um, und die Entwicklung der Exkarnation, des Befreiens der oberen Wesensglieder Seelen- und Ich-Organisation aus ihren leibgebundenen Funktionen des Bewegungsapparats, beginnt. Dies bedeutet einen physiologischen Alterungsprozess des Körpers, den die Seelen- und Ich-Organisation zunehmend weniger ergreifen, um stärker leibfrei in ihren bewusstseinsbildenden Funktionen tätig zu werden. Ist der Knochenbildeprozess beendet, so verwandelt sich die Präsenz der Ich-Organisation hin zur verstärkten Ausbildung des Intellekts und des Bewusstseins im Allgemeinen. In keinem anderen Organsystem liegen vollständige Inkarnation und Beginn der Exkarnation zeitlich so dicht zusammen!

Durch den physiologischerweise langen Inkarnationsprozess und den frühen Rückzug der Ich-Organisation aus dem Bewegungsapparat wird verständlich, dass gerade diese Kräfte, die regulativ und rhythmisch-vermittelnd zwischen Selbst (eigenem Leib) und Welt im Bewegungssystem wirken, relativ gering wirksam werden können.

Beachte
Diese eher schwache Durchwirkung durch die Ich-Organisation kann als ein Hauptthema in den einzelnen Erkrankungsformen des Bewegungssystems angesehen werden. Somit zeigen sich besonders in der Knochenorganisation gegenseitig bedingende polare Erkrankungstendenzen als Verschiebungen des Wesensgliedergefüges.

Bei den allermeisten Erkrankungen des Bewegungsapparats in frühen Lebensjahren hat man es mit Schwierigkeiten des Inkarnierens zu tun, also dem Ergreifen des physischen Körpers durch die Seelen- und Ich-Organisation. Beispiele hierfür können Morbus Scheuermann oder die Rheumatoide Arthritis sein.

Bei den meisten orthopädischen Beschwerden jenseits des 40. Lebensjahres liegen Störungen des Exkarnierens vor: zumeist ein zu schnelles Zurückziehen der oberen Wesensglieder aus ihren körperlichen Funktionen, was in eine zu frühe Degeneration des Gewebes führt, z. B. bei Arthrosen oder dem Bild der Osteoporose.

Eine weitere markante relative **Synchronizität von polaren Kräften** sieht man bei orthopädischen Erkrankungen in den häufig sehr zeitnah aufeinanderfolgenden Phasen von sklerosierenden und entzündlichen Tendenzen. Es besteht eine große Anfälligkeit für die auskühlenden und verhärtenden Wirkungen der Dominanz des Sinnes-Nerven-Systems als leibfreier Kraft. Diese wirkt bei den degenerativen Erkrankungen primär, bei den sog. entzündlichen Erkrankungen entsteht sie als sekundäre Entwicklung, als Folge der chronischen oder remittierenden Entzündungsschübe. Bei den primär degenerativen Krankheitsformen lassen sich jedoch zumeist auch regelmäßige akute Entzündungsschübe erkennen, die sozusagen einen kompensatorischen Versuch des Organismus darstellen, die oberen Wesensglieder über die verstärkte Wirkung der Wärmeorganisation (Ich-Organisation) und die imposante Zunahme an Bewusstsein (Schmerzbewusstsein der Seelenorganisation) wieder stärker in den Körper einzubringen.

In anderen menschlichen Organsystemen gibt es recht eindeutig und klar zu unterscheidende Pathologien, eher sklerosierend oder entzündlicher Genese, die sich je nach Zeitdauer der bestehenden krankhaften Veränderung dann auch kompensatorisch durchdringen, jedoch in weit größerem zeitlichem Abstand voneinander.

Auch in dem großen Spannungsfeld von **Selbst und Umwelt** liegt ein weiteres wichtiges Thema der orthopädischen Symptome, besonders im Hinblick auf zahlreiche Syndrome mit autoaggressivem Charakter, z. B. den Kollagenosen, Rheumatoider Arthritis oder dem komplexen regionalen Schmerzsyndrom (CRPS). Mit keiner anderen Organisation können wir unsere Umwelt so direkt und stark begreifen, umformen und gestalten wie mit unserem Bewegungsapparat. Das seelische Korrelat des Bewegungs-Stoffwechsel-Systems ist der Wille, die Impulsiv- und Motivationskraft, die Welt aktiv, gestalterisch und schöpferisch zu ergreifen. Die hierfür nötige Qualität des Unterscheidens zwischen Ich und Außenwelt obliegt der Ich-Organisation, die auch in Fragen der Immunkompetenz die Instanz „Selbst – Fremdes" wahrnehmen muss, um Eigenes zu tolerieren und Fremdes unschädlich zu machen. Gerade das Bewegungssystem, mit dem wir aktiv in Verbindung zum Außen stehen, wird durch eine zu schwache Durchwirkung der oberen Wesensglieder geschwächt, was wir z. B. in einer zunehmenden Zahl von an Rheumatoider Arthritis erkrankten Kindern erkennen können.

Schließlich lässt sich auch anhand der **Lokalisation** eine Einteilung gemäß Dreigliederung vornehmen: So kann man Erkrankungen des Knochen- (Sinnes-Nerven-System), des Gelenk- (Rhythmisches System) und des Muskelsystems (Bewegungs-Stoffwechsel-System) unterscheiden. Kleine Knochen und Gelenke (Hand und Fuß) können wiederum dem Bewegungs-Stoffwechsel-System, Unterarm und Unterschenkel dem Rhythmischem System und Femur und Humerus dem Sinnes-Nerven-System zugeordnet werden. Die Wirbelsäule kann als Ganzes dem Rhythmischen System zugesprochen werden, die Halswirbelsäule (HWS) dem Bewegungs-Stoffwechsel-System, das Kreuzbein dem Sinnes-Nerven-System.

6.2 Erkrankungen des Knochensystems

Das Knochensystem kann als Abbild der Ich-Organisation charakterisiert werden, in dem diese nur relativ kurz von innen bildend-gestaltend tätig ist, s. Kap. 6.1 (S. 98). Erkrankungen des Knochensystems sind daher gekennzeichnet durch eine zu schwache Verbindung der Seelen- und Ich-Organisation mit dieser Organisation.

Im Falle von Traumata (Verletzungen, Knochenbrüchen) hat die Ich-Organisation die Möglichkeit, ähnlich wie in der Knochenbildungsphase, das Knochensystem wieder tätig-gestaltend zu durchdringen. Insofern kann jeder Knochenbruch auch als eine Chance verstanden werden, dass sich das Seelisch-Geistige wieder neu mit der Ebene des Physischen und der Lebensorganisation verbindet und diese durchdringt.

6.2.1 Knochenbrüche (Nachversorgung)

Bei der Nachversorgung von Knochenfrakturen spielt es eine wichtige Rolle, die Wesensglieder in folgender Weise zu unterstützen.

Die Ich-Organisation muss sich intensiv mit ihrem physischen Korrelat, dem Knochen, verbinden, um durch ihre Form- und Strukturkräfte ein physiologisches Wachstum des Kallus zu ermöglichen.

Die Seelenorganisation erwacht häufig zu stark als leibfreie Kraft im Schmerzbewusstsein. Gerade bei traumatischen Erlebnissen kann sich ein Schmerz-Memory-Effekt einstellen, den es zu unterbrechen gilt. Zum einen sollte sie aus ihrer Verhakung im Bewusstseinspol gelöst, und zum anderen ggf. in ihre Stoffwechselfunktion eingebunden werden, z. B. zusätzlich über die Verordnung eines passenden Bittermittels, s. dazu auch Kap. 7.3.3 (S. 132).

Die Lebensorganisation sollte dahingehend unterstützt werden, ihre Bilde- und Regenerationskräfte in den Aufbauprozessen im Knochensystem physiologisch einzusetzen. Übermäßige Schwellungen und Ödembildung deuten auf eine Schwäche der Lebensorganisation hin.

Integrativer anthroposophisch-naturheilkundlicher Therapieansatz

Frühzeitige adäquate Belastung, in Form von Krankengymnastik und sanfter Bewegung zu Hause ist für den Heilungsprozess der Knochenorganisation, als Teil des Bewegungs-Stoffwechsel-Systems, von großer Bedeutung. Osteopathie ist unterstützend einzusetzen.

Bei verzögerter Heilungstendenz oder Komplikationen beachten Sie bitte auch die Therapiehinweise zum CRPS (S. 117).

Injektionstherapie

- Cerussit D8 (Weleda), s.c. beschwerdenah, 2×/Woche bis 1×tgl.; bei Frakturheilungsstörungen und Schmerzen; fördert die Form- und Strukturbildung des Knochens durch Integration der Ich-Organisation in diesen Prozess; speziell bei flachen Knochen, wie Rippen und Wirbeln

Info

Cerussit

Der symmetrische Aufbau der Bleikarbonatkristalle erinnert an menschliche Knochenfeinstruktur (► Abb. 6.1).

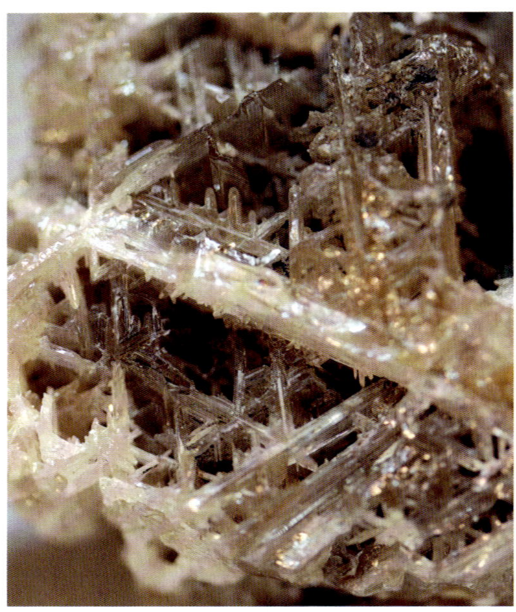

► **Abb. 6.1** Cerussit.

- Periosteum Gl D8 (Wala), s.c. beschwerdenah, 2–3×/Woche; fördert die Knochenheilung und lindert Schmerzen über die Vitalisierung der Lebensorganisation und ihrer Bildekräfte
- Symphytum comp. (Wala), s.c. beschwerdenah, 2×/Woche bis 1×tgl.; vermittelt dem Organismus ein Vorbild, wie die Wesensglieder in der Sehnen-Periost-Bindegewebe-Struktur harmonisch zusammenwirken können; bei traumatischen und entzündlichen Prozessen
- Organpräparat je nach betroffenem Knochen (Wala), z.B. Femur Gl D5 zu Beginn, später evtl. in aufsteigender Potenz; bei Oberschenkelhalsbruch
- Arandisit D6 (Weleda), s.c. beschwerdenah, 2–3×/Woche; vitalisiert eine zu Verhärtungen neigende Lebensorganisation; speziell bei Schmerzen und witterungsbedingten Beschwerden
- Phosphorus D8 (Rezepturpräparat Schloss-Apotheke Koblenz), s.c., 2×/Woche; fördert die Strukturkraft der Ich-Organisation im Organismus

Medikamentöse Therapie

- Symphytum comp. (Wala), 3×tgl. 7 Glob.; vermittelt dem Organismus ein Vorbild, wie die Wesensglieder in der Sehnen-Periost-Bindegewebe-Struktur harmonisch zusammenwirken können; bei traumatischen und entzündlichen Prozessen
- Epiphysis/Plumbum (Wala), 1×tgl. 5–10 Glob.; fördert das Einwirken der Ich- und Wärmeorganisation in die Körperlichkeit bei Inkarnationsschwäche oder vorzeitiger Exkarnationstendenz; bei verzögerter Heilung
- Ceres Equisetum arvense, 1–3×tgl. 2–5 Tr. in Wasser; fördert die Integration von Strukturkräften der Ich-Organisation und der Formkräfte der Lebensorganisation in den Gesamtorganismus, zur Unterstützung des knöchernen und bindegewebigen Halteapparats, sowie bei posttraumatischen Ödemen
- Ceres Hypericum, 1–3×tgl. 1–3 Tr. in Wasser; zur Harmonisierung und Vitalisierung der Nervenorganisation über die Vermittlung von Lichtkräften, bes. bei Verletzung und/oder Schmerzen des Nervengewebes

- Ceres Melilotus, 1–3 × tgl. 2–5 Tr. in Wasser; zur Integration der Wärme- in die Lebensorganisation bei venösen und lymphatischen Stauungen und Schwellungen
- Ceres Aesculus, 1–3 × tgl. 2–4 Tr. in Wasser, p. c. (post cenam = nach dem Essen); kann die Wesensglieder speziell im Kapillargebiet des Blutsystems harmonisch integrieren; bei Weichteilschwellungen, Kompartmentsyndrom und Stauungen
- Borago comp. (Wala), 1–3 × tgl. 5–10 Glob., akut bis zu 1–2 ×/h 5–10 Glob.; harmonisiert die Interaktion zwischen Seelen- und Lebensorganisation bei Stauungen im venösen System
- Hirudo comp. (Wala), 2 × tgl. 10–15 Glob.; harmonisiert die Interaktion zwischen Seelen- und Lebensorganisation bei eher venös-lymphatischen Stauungen
- Symphytum comp. N (Weleda), 3 × tgl. 10 Tr.; zur Anregung der Regenerationsvorgänge nach Verletzungen und bei von der Knochenhaut ausgehenden Schmerzen
- Solum Globuli (Wala), akut bis zu 5 × tgl. 30 Glob., sonst 1–3 × tgl. 5–10 Glob.; zur Integration der Wärmeorganisation und Harmonisierung der im Schmerz verhakten Seelenorganisation; speziell bei witterungsbedingten Beschwerden

Externa

- Solum Öl (Wala), bis mehrmals tgl.; bei eher chronischen neuralgischen Schmerzen
- Aconit Öl (Wala), bis mehrmals tgl.; bei akuten neuritischen Schmerzzuständen
- Arnica/Symphytum comp. Salbe (Weleda), 1 × bis mehrmals tgl. in betroffenem Gebiet einreiben oder als Salbenverband anwenden; nach Knochenbrüchen und von der Knochenhaut ausgehenden Schmerzen

6.2.2 Osteoporose

Die Osteoporose ist eine Beispielerkrankung der frühzeitigen Exkarnation. Im fortgeschrittenen Alter sind diese Veränderungen im Kräfteverhältnis physiologisch und entsprechen einer menschlichen Entwicklung, die die körperlich eingebundenen Kräfte freisetzt, um mehr geistige Entfaltung zu ermöglichen.

Die oberen Wesensglieder, v. a. die Ich-Organisation, ziehen sich aus der Körperlichkeit zurück und durchwirken sie nicht länger. Die Ich-Organisation, deren physisches Abbild die Skelettknochen sind, wirkt somit nicht weiter form- und strukturerhaltend auf die Knochenorganisation ein. Es entwickelt sich ein Mangel an Aufrichtung, oft körperlich und seelisch. Auch die Seelenorganisation nimmt sich aus ihrer leiblichen Wirkweise, speziell im Bewegungs-Stoffwechsel-System, zurück.

Beachte

Gerade ein Mangel an Bewegung fördert dieses Lösen der Seelen- aus der Bewegungsorganisation!

Häufig ist zu beobachten, dass die Seelenorganisation, je weiter sie die Physische Organisation verlässt, zunehmend in ihrer leibfreien Qualität als Bewusstseinsbildung erwacht: zum Teil als Schmerzwahrnehmung, zum anderen als Empfindsamkeit bzw. Empfänglichkeit gegenüber vielfältigen Einflüssen. Die Lebensorganisation zeigt sich zumeist in ihrer Vitalfunktion geschwächt; sowohl die Regenerationsbereitschaft im Körperlichen wie auch das Gedächtnis als leibfreie Funktion der Lebensorganisation lassen nach.

Integrativer anthroposophisch-naturheilkundlicher Therapieansatz

Im Rahmen einer ganzheitlichen Therapie ist es von großer Wichtigkeit, auf eine säurearme, basenüberschüssige und mediterran-vegetarische Kost hinzuweisen und evtl. bei der Umgestaltung des Speiseplans behilflich zu sein; dies dient dazu, den Blut-pH-Wert zu stabilisieren, und somit dem Erhalt der Knochenmasse, die bei Säureüberschuss entmineralisiert wird. Man kann die Ernährung gezielt um die Hinzunahme von hochwertigen Ölen und erwärmenden Gewürzen erweitern, um die Qualität der Ich-Organisation über die Nahrung zu unterstützen.

Zudem ist es ratsam, dem Patienten Möglichkeiten der „beseelten" Bewegung aufzuzeigen, um die Seelenorganisation wieder mehr in das Bewegungs-Stoffwechsel-System einzubinden, z. B. Heileurythmie (auch als Übungen für zu Hause), Tanzen, Bewegung in Tageslicht und frischer Luft in der Natur. Gerade die Aspekte der Luft und des Lichts sollten bewusst integriert werden, um die Lichtkräfte im Organismus anzuregen.

Therapeutisches Ziel ist die Reintegration der oberen Wesensglieder in die Knochenorganisation bzw. in den Gesamtorganismus und die Vitalisierung der Lebensorganisation.

Neben der medikamentösen Verordnung sind ressourcenorientierte, evtl. biografische Konstitutionstherapie, Heileurythmie und z. T. auch die Kunsttherapien sehr sinnvoll, um die Ich- und Seelenorganisation bewusst in die individuelle Lebenssituation einzubinden. Relevante Fragestellungen können folgendermaßen lauten: Wie gehe ich konstruktiv mit meiner Willensentfaltung um? Wofür kann ich mich begeistern? Was bewegt mich emotional und/oder körperlich? Wodurch kann ich Unterstützung und Stabilität erfahren, wodurch erlebe ich (innere) Aufrichtung?

Injektionstherapie

Praxistipp

Zur Behandlung eignen sich speziell die Disci-Präparate von Wala, die zu den Wirbelsäulenerkrankungen (S. 110) näher beschrieben sind.

- Periosteum Gl D 5, D 8 oder D 15 (Wala) zur Anregung der Regeneration der Lebensorganisation und Integration der Ich- in die Physische Organisation
- Cerussit D 8 (Weleda), im freien Intervall der oralen Therapie, s. c., 2 ×/Woche; zur Lenkung der gestaltend-strukturierenden Kräfte der Ich-Organisation in den Knochen
- Femur D 5 (Wala), s. c. beschwerdenah, 3 Wochen, als Mischspritze mit Symphytum comp. (Wala) und Phosphorus D 8 (Rezepturpräparat Schloss-Apotheke Koblenz) bei durch Osteoporose bedingtem Schenkelhalsbruch
- Pyromorphit D 8 (Weleda), s. c., 2 ×/Woche bis 1 × tgl.; zur Integration der Ich-Organisation in die Knochenaufbau- und Gestaltungskräfte; bei schmerzhafter Osteoporose
- Solutio Silicea comp. D 6 oder D 15 (Weleda), s. c. 2–3 × wöchentlich als mineralische Komposition nach dem Modell von Equisetum arvense, s. „Mineralische Kompositionen nach dem Modell von Heilpflanzen" (S. 73); zur Anregung der gestaltenden Kieselprozesse durch die Ich-Organisation

Medikamentöse Therapie

Praxistipp

Die medikamentöse Therapie erfolgt ähnlich der bei Wirbelsäulenerkrankungen (S. 110). Je nach individueller Ausprägung sollte zudem die Verankerung der Seelenorganisation im Physischen unterstützt werden: zum einen über die Verordnung adäquater Bittermittel – wie in Kap. 7.3.3 (S. 132) ausgeführt –, um die Seelenorganisation in die abbauenden Stoffwechselprozesse zu integrieren, zum anderen über Anwendungen über die Niere (S. 200), um sie in den aufbauenden Stoffwechsel einzugliedern.

- Agaricus comp./Phosphorus (Weleda), 3 × tgl. 15 Tr., 2–4 Kuren/Jahr, je ca. 3 Monate; zur Stärkung der gestaltenden Kräfte der Ich-Organisation über Phosphor, der aufbauenden Kräfte über Silber und Conchae, vermittelt über Farn und Pilz
- Ceres Equisetum arvense, 1–3 × tgl. 2–5 Tr. in Wasser; sehr hoher Gehalt an Kieselsäure; zur Unterstützung der Formkräfte der Lebensorganisation und Aufrichte- und Strukturkräfte der Ich-Organisation im Gesamtorganismus

Info

Equisetum arvense

Der sehr stark strukturierte Wuchs des Ackerschachtelhalms (▶ Abb. 6.2) zeigt seine Affinität zum Halteapparat des menschlichen Organismus.

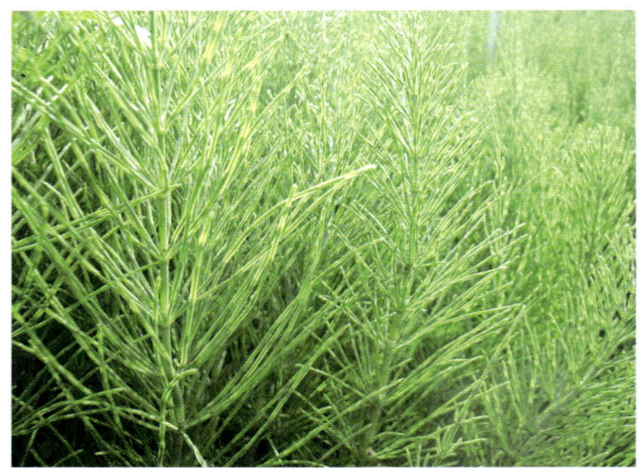

▶ **Abb. 6.2** Equisetum arvense.

- Ceres Hypericum, 1–3 × tgl. 1–3 Tr. in Wasser; zur Förderung der Aufnahme von Lichtkräften in emotionale und funktionelle Nervenprozesse
- Ceres Betula, 1–3 × tgl. 1–5 Tr. in Wasser; zur Ausleitung über die Nieren bei rheumatischen Beschwerden; verbessert die Interaktion zwischen der Lebens- und Seelenorganisation und kann helfen, die Wärme- an die Lebensorganisation anzuschließen; kann frühzeitige Exkarnationsprozesse auf ein gutes Maß zurückführen
- Ceres Angelica archangelica, 1–3 × tgl. 1–3 Tr. in Wasser; zur intensiven Durchdringung des Stoffwechsels mit der Wärme- und Seelenorganisation, somit Aktivierung aller Körperdrüsen und Integration der Aufrichtekräfte der Ich-Organisation; speziell bei entsprechendem Wesensbezug mit Ängsten und Bedarf an innerer Aufrichtung
- Ceres Rosmarinus, 1–2 × tgl. 2–5 Tr. in Wasser; zur Förderung der Integration von Wärme- und Ich-Organisation
- Epiphysis/Plumbum (Wala), 1 × tgl. 5–10 Glob.; fördert das Einwirken der Ich- und Wärmeorganisation in die Körperlichkeit bei Inkarnationsschwäche oder vorzeitiger Exkarnationstendenz
- Aufbaukalk 1 und 2 (Weleda), je 1 Mokkalöffel, **oder** Conchae D 6 (Rezepturpräparat Apotheke an der Weleda), 2–3 × tgl. 1 Mokkalöffel; als Nahrungsergänzung und zur Anregung des Kalkprozesses
- Therapieschema nach Prof. Fintelmann: 2 Monate lang 2 × tgl. 2 Tbl. Scleron, im 3. Monat jeweils Formica D 6; zur Umstimmung
- Solutio Silicea comp. D 3 (Weleda), 1 × tgl. 10 Tr., als mineralische Komposition nach dem Modell von Equisetum arvense, s. Mineralische Kompositionen nach dem Modell von Heilpflanzen (S. 73); zur Anregung der gestaltenden Kieselprozesse durch die Ich-Organisation
- Silex – Lapis cancri solutus D 4 oder D 15 (Rezepturpräparat Apotheke an der Weleda) 3 × tgl. 10 Tr.; zur Regulierung von Kiesel- und Kalkprozessen im Organismus
- Apatit (Weleda), D 6, 1–3 x tgl. 1 Msp. (Messerspitze), zur Anregung des Kalkstoffwechsels bei Mineralisationsstörungen durch die Ich-Organisation
- Phosphorus (Weleda), 1 × tgl. (morgens) 5–10 Tr., oder D 5–D 12 (Wala), 1 × tgl. 5–8 Glob. (bei Nervosität hohe, bei Müdigkeit niedrige Potenz); besonders bei rasch progredientem Verlauf
- Conchae (Rezepturpräparat Apotheke an der Weleda), 1–3 × tgl. 1 Msp., Potenz je nach Konstitution; bei Kalkstoffwechsel- und Knochenaufbaustörungen

Externa

- Malvenöl oder Johanniskrautöl, 1 × bis mehrmals tgl. als Einreibung; zur Kräftigung der Lebensorganisation und Harmonisierung des Sinnes-Nerven-Systems
- Rosmarinöl (Wala), 1 × tgl. als morgendliche Einreibung; zur Anregung der Ich- über die Wärmeorganisation
- Aconit Schmerzöl; bei hellen neuritischen Schmerzen, **oder** Solum Öl (Wala); bei dumpfen, neuralgischen Schmerzzuständen; je 1 × bis mehrmals tgl. als Einreibungen

6.3 Erkrankungen des Gelenksystems

Die Gelenke ermöglichen intentionale Bewegung und sind das mittlere, merkurielle Element zwischen den festen Knochen einerseits (Sal- bzw. Sinnes-Nerven-Pol) und dem Muskel- und Sehnenapparat (Sulfur- bzw. Bewegungs-Stoffwechsel-Pol). Erkrankungen der Gelenke schränken die Ich-gesteuerte, gezielte Bewegung ein und damit das gestaltende Wirksamwerden in der Welt.

6.3.1 Arthrosen

Es kommt zur Entwicklung von Arthrosen, wenn sich die oberen Wesensglieder aus der Gelenkorganisation zurückziehen und sie nicht länger dynamisch durchwirken. Somit entsteht eine degenerative Sklerosetendenz, die von entzündlichen Schüben als kompensatorische Gegensteuerung des Organismus unterbrochen wird. Jedoch bewirken diese Entzündungsphasen eine weitere Degeneration des Gelenks, indem sie die Formkräfte des Knorpels so weit schwächen, dass die Elastizität weiter abnimmt.

Neben diesem zu frühen Exkarnationsprozess kann sich die Arthrose auch aufgrund von äußeren Traumata oder Fehlbildungen der Gelenkflächen bzw. muskulären Fehlleistungen entwickeln; z. B. kann eine chronische Verkürzung eines Muskels/einer Muskelgruppe zu einseitiger Abnutzung im Gelenk führen.

Ein weiterer wichtiger Faktor ist die Beschaffenheit der Lebensorganisation im Knorpelgewebe: Die Funktionsfähigkeit des Knorpels hängt sehr stark von der Durchkraftung durch die Lebensorganisation ab. In diesem Zusammenhang kann es in Fällen von Polyarthrosen sinnvoll sein, die Leber, als Mutterorgan der Lebensorganisation, in die Behandlung zu integrieren.

Integrativer anthroposophisch-naturheilkundlicher Therapieansatz

Therapieziel sollte eine Stärkung der Verbindung zwischen Seelen-, Wärme-/Ich-Organisation und Gelenkorganisation sein. Hierfür ist es sinnvoll, zwischen akuten Entzündungsschüben und chronischen Phasen zu unterscheiden.

Ernährungsphysiologisch ist eine basenüberschüssige, laktovegetabile Ernährung mit erwärmenden Gewürzen zu empfehlen.

Als innere Aufgabenstellung kann mit dem Thema der Beweglichkeit, auch der seelischen und geistigen, und dem Folgen des eigenen Lebensplans gearbeitet werden: Wie gehe ich auf meinem Weg voran? Wie packe ich mein Leben an? Diese Themen lassen sich gut mit den Ceres-Urtinkturen begleiten.

Des Weiteren ist auf eine mäßige Bewegung der Gelenke zu achten (Rhythmisches System!); längere Zeiträume der Ruhigstellung bewirken eine weitere Versteifung und Degeneration der Gelenkorganisation.

Bei langwierigen oder schweren Verläufen sind Rhythmische Massagen und/oder Heileurythmie empfehlenswert.

Injektionstherapie

Zu berücksichtigen sind die verschiedenen Stadien der Arthrose.

Chronisches Stadium

- Cartilago comp. (Wala) und entsprechendes Organpräparat in niedriger Potenz (Wala), s. c. als Quaddelring um das betroffene Gelenk, 2–3 ×/Woche; zur Anregung der Lebens-, Seelen- und Wärmeorganisation in der Gelenkorganisation; die Organpräparate dienen zum einen als Carrier, zum anderen wirken sie spezifisch regenerierend auf die Form- und Bildekräfte der Lebensorganisation ein
- Hornerz/Cartilago comp. (Wala), s. c. gelenknah, 1–3 ×/Woche; speziell bei frühzeitiger Exkarnation der oberen Wesensglieder mit frühzeitigen Alterungserscheinungen; vermag die Seelenorganisation zu harmonisieren und die Lebens- und Wärmeorganisation zu vitalisieren
- Betula/Mandragora comp. (Wala), s. c. gelenknah, 2 ×/Woche bis 1 × tgl.; unterstützt die Reintegration von Ich-/Wärme- und Seelenorganisation in harmonischer Weise in die Gelenkorganisation; speziell bei Schmerzen
- Stannum metallicum praeparatum D 8 (Weleda), s. c. gelenknah, 2–3 ×/Woche; zur Anregung rhythmischer Ausgleichsprozesse zwischen degenerativen und sklerotischen Tendenzen im Flüssigkeitsorganismus des Gelenks

Akutes Stadium

- Cartilago/Mandragora comp. (Wala) und Argentum/Quarz (Wala), s. c. gelenknah, 1 ×/Woche bis 1 × tgl.; bei akuten Entzündungen der großen Gelenke; **oder** Cartilago/Echinacea comp. (Wala), s. c. gelenknah, 1 ×/Woche bis 1 × tgl.; bei akuten Entzündungen der kleinen Gelenke
- nicht onkologische Misteltherapie, z. B. Iscucin Pini (Wala) für Finger oder Iscucin Mali (Wala) für Knie, s. c. gelenknah, 1–2 ×/Woche; zur Reintegration der Wärme- in die Gelenkorganisation (Anwendungsempfehlungen der Hersteller beachten!)

Weitere bewährte Medikamente

- Formica (Weleda), s. c., 3 ×/Woche bis 1 × tgl., auch als Potenzreihe D 3, D 6, D 12 oder als Potenzakkord; zur Reintegration der aus dem Gesamtorganismus herausgefallenen Prozesse als Grundlage für aufbauend-gestaltende Kräfte

- Arandisit (Weleda), s. c., 2–3 ×/Woche bis 1 × tgl., Potenzwahl D 6, D 15 je nach Konstitution; zur Gestaltung der Lebensorganisation über den Flüssigkeitsorganismus bei degenerativen Erkrankungen der Wirbelsäule und Gelenke

Medikamentöse Therapie

- Cartilago comp. (Wala), 3 × tgl. 5–10 Glob.; zur Anregung der Lebens-, Seelen- und Wärmeorganisation in der Gelenkorganisation
- Hornerz/Cartilago comp. (Wala), 1–3 × tgl. 5–10 Glob.; speziell bei frühzeitiger Exkarnation der oberen Wesensglieder mit frühzeitigen Alterungserscheinungen; vermag die Seelenorganisation zu harmonisieren und Lebens- und Wärmeorganisation zu vitalisieren
- Betula/Mandragora comp. (Wala), 2–4 × tgl. 10–15 Glob.; unterstützt die Reintegration von Ich-/Wärme- und Seelenorganisation in harmonischer Weise in die Gelenkorganisation; speziell bei Schmerzen
- Bryonia/Stannum (Wala), 3 × tgl. 5–10 Glob.; reguliert und strukturiert überschießende Prozesse der Lebensorganisation; speziell bei Exsudat- oder Transsudatbildung an serösen Häuten
- Equisetum/Stannum (Wala), 3 × tgl. 5–10 Glob.; regt die Ich-/Wärme- und Seelenorganisation zu einer tieferen Durchdringung der Gelenke an; speziell bei kühler Erstarrung oder Morgensteifigkeit
- Symphytum comp. N (Weleda), 1–3 × tgl. 5–10 Tr.; zur Anregung regenerativ-aufbauender und strukturierender Kräfte der Seelen- und Lebensorganisation; bei chronisch-degenerativen, schmerzhaften Gelenkerkrankungen
- Stannum comp. (Weleda), 2 × tgl. 1 Msp.; zur Anregung des Eingreifens der Ich-Organisation in das Knochensystem; besonders bei schmerzhafter Arthrose in Verbindung mit Kummer oder psychischen Belastungen
- Ceres Fraxinus excelsior, 1–3 × tgl. 2–5 Tr. in Wasser; zur Integration immunmodulatorischer Kräfte der Ich-Organisation und Harmonisierung von Abgrenzungsprozessen innerhalb der Seelenorganisation; bewährt bei schmerzhaften Muskel- und Gelenkerkrankungen, auch mit autoaggressiver Tendenz; emotionale Themen beinhalten Opferbereitschaft, sekundären Krankheitsgewinn und Neigung zu Selbstüberforderung
- Ceres Equisetum arvense, 1–3 × tgl. 2–5 Tr. in Wasser; der hohe Kieselsäuregehalt macht den Schachtelhalm zu einer wichtigen Heilpflanze für Gelenk- und Bindegewebserkrankungen; fördert die Integration von Strukturkräften der Ich-Organisation und Formkräften der Lebensorganisation in den Gesamtorganismus
- Ceres Ribes nigrum, 1–3 × tgl. 2–5 Tr. in Wasser; zur Harmonisierung und Integration der Seelenorganisation in das Nieren-Nebennieren-System; kann antiphlogistisch und schmerzstillend über eine Anregung der körpereigenen Hydrokortisolproduktion wirken
- Ceres Betula, 1–3 × tgl. 2–5 Tr. in Wasser; zur Ausleitung über die Nieren bei rheumatischen Beschwerden; verbessert die Interaktion zwischen der Lebens- und Seelenorganisation und kann helfen, die Wärme- an die Lebensorganisation anzuschließen; vermag Exkarnationsprozesse auf ein gesundes Maß zu führen
- Ceres Rosmarinus, 1–2 × tgl. 2–5 Tr. in Wasser; regt die Durchwirkung des Organismus durch die Wärmeorganisation an

Praxistipp
Es ist empfehlenswert, mit allgemeinem oder spezifischem Bittermittel den Stoffwechsel anzuregen und die Wärmeorganisation stärker in den Organismus zu inkarnieren, s. dazu auch Kap. 7.3.3 (S. 132).

Externa

- Stannum metallicum 0,4 % oder 5 % Salbe (Weleda), 1–2 × tgl. als Einreibung oder Salbenlappen; zur Anregung gestaltender Prozesse der Seelen- und Ich-Organisation
- Viscum mali e planta tota W 5 %, Oleum (Wala), 1 × tgl. als Einreibung; zur Anregung der Wärmeorganisation im betroffenen Gebiet
- Oleum petrae comp. (Wala), 1 × tgl. als Einreibung des betroffenen Gelenks; zur Unterstützung der strukturierenden Formkräfte über die Wärmeorganisation im Gelenk
- Cartilago/Mandragora comp. Unguentum (Wala), 1–2 × tgl. als Einreibung des betroffenen Gelenks; im entzündlichen Schub

6.3.2 Chondropathia patellae

Das Wesensgliedergefüge ist bei der Chondropathia patellae in sehr ähnlicher Weise verschoben wie bei Arthrosen im Allgemeinen. Es können auch die Empfehlungen der bei Arthrose (S. 103) genannten Medikamente Anwendung finden.

Integrativer anthroposophisch-naturheilkundlicher Therapieansatz

Die Therapie beruht auf den gleichen Prinzipien wie bei Arthrose (S. 103).

Injektionstherapie

- Cartilago comp. (Wala) und Membrana synovialis Gl D 12 (Wala), s.c. in die sog. Bachmann-Punkte, 2–3 ×/Woche; zur Anregung der Lebens-, Seelen- und Wärmeorganisation in der Gelenkorganisation; die Organpräparate dienen zum einen als Carrier, zum anderen wirken sie spezifisch regenerierend auf die Form- und Bildekräfte der Lebensorganisation ein

Medikamentöse Therapie

- Equisetum/Stannum (Wala), 3–5 × tgl. 10–15 Glob.; regt die Ich-/Wärme- und Seelenorganisation zu einer tieferen Durchdringung der Gelenke an; speziell bei kühler Erstarrung oder Morgensteifigkeit
- Stannum metallicum praeparatum D 12 Trit. (Weleda), 1–2 × tgl. 1 Msp.; zur Anregung rhythmischer Ausgleichsprozesse durch die Seelen- und Ich-Organisation zwischen degenerativen und sklerotischen Tendenzen im Flüssigkeitsorganismus des Gelenks
- Taraxacum Stanno cultum D 2 (Weleda), 2–4 × tgl. 10–15 Tr. in Wasser; zur Anregung der aufbauend-regenerierenden Stoffwechseltätigkeit der Leber und der Strukturierung des Flüssigkeitsorganismus
- Cartilago comp. (Wala), 2 × tgl. 10 Glob.; zur Anregung der Lebens-, Seelen- und Wärmeorganisation in der Gelenkorganisation

Externa

- Stannum metallicum 5 % Salbe (Weleda), 2 × tgl. als Einreibung oder Salbenlappen; zur Anregung gestaltender Prozesse der Seelen- und Ich-Organisation
- Rosmarinsalbe 10 % (Weleda), 2 × tgl. die Knie einreiben; zur Anregung der Wärmeorganisation im Kniebereich
- Kupfersalbe rot (Wala), 1 × tgl. abends Knie lemniskatenförmig (in Form einer liegenden Acht) einreiben; zur Anregung der Wärmeorganisation

6.3.3 Meniskusläsionen

Meniskusläsionen entstehen zumeist durch äußere Traumen bzw. durch lang anhaltende Fehlbelastung (z. B. Genus valgus).

Integrativer anthroposophisch-naturheilkundlicher Therapieansatz

Therapeutisches Ziel ist, wie bei den arthrotisch-degenerativen Erkrankungen, die oberen Wesensglieder harmonisch in die durch die Lebensorganisation durchwirkte Körperlichkeit einzubinden, um die Regeneration in der Knieorganisation zu ermöglichen.

Die Therapie beruht auf den gleichen Prinzipien wie bei Arthrose (S. 103). Orthopädische Fehlhaltungen sollten sorgfältig diagnostiziert und ggf. osteopathisch oder durch gezielten Muskelaufbau so weit als möglich behoben werden; dabei sind für die Knie entlastende Bewegungsabläufe zu trainieren, z. B. beim Bücken, Knien etc.

Injektionstherapie

- Meniscus Gl D 5 oder D 12 (Wala) zur Anregung der Regeneration

Medikamentöse Therapie

- Cartilago comp. (Wala), 3 × tgl. 5–10 Glob.; zur Anregung der Lebens-, Seelen- und Wärmeorganisation in der Gelenkorganisation
- Stannum comp. (Weleda), 2 × tgl. 1 Msp.; zur Anregung des Eingreifens der Ich-Organisation in das Knochensystem; besonders bei schmerzhafter Arthrose in Verbindung mit Kummer oder psychischen Belastungen
- Taraxacum Stanno cultum D2 (Weleda), 2–4 × tgl. 10–15 Tr. in Wasser; zur Anregung der aufbauend-regenerierenden Stoffwechseltätigkeit der Leber und der Strukturierung des Flüssigkeitsorganismus

Externa

- Stannum metallicum 5 % Salbe (Weleda), 2 × tgl. als Einreibung oder Salbenlappen; zur Anregung gestaltender Prozesse der Seelen- und Ich-Organisation

6.3.4 Rheumatoide Arthritis

Bei der Rheumatoiden Arthritis sind die oberen Wesensglieder zu wenig tief in den Organismus, speziell der Gelenkorganisation, inkarniert und entwickeln somit eine zu starke leibfreie Tätigkeit in der Bewusstseinsbildung. Diese Dominanz des Sinnes-Nerven-Systems wirkt verhärtend und auskühlend in das Bewegungs-Stoffwechsel-System ein, wo die oberen Wesensglieder physiologischerweise dynamisierend und aufbauend tätig sein sollte.

Steiner wies darauf hin ([51], S. 203ff.), dass speziell Schocks und seelische Traumata das Wesensgliedergefüge derartig belasten, dass sich eine Prädisposition zu Rheumatoider Arthritis entwickeln kann (auch zu Asthma, Diabetes und Krebs), da sich die Ich-Organisation aus dem Menschen zurückzieht und die Seelen-, Lebens- und Physische Organisation nicht weiter reguliert und durchformt bzw. zwischen ihnen vermittelt. Dieses mangelnde individualisierte Regulations- und Durchformungswirken schwächt den gesamten Organismus, insbesondere jedoch die Lebensorganisation. Auch physische Traumata (Verletzungen, Operationen u. Ä.) können zu einer Regression der Seelen- und Ich-/Wärmeorganisation aus ihren leibgebundenen Funktionen im Organismus führen.

Als Kompensationsversuch entwickelt die Gelenkorganisation starke Entzündungsschübe. Da jedoch die Lebensorganisation bereits geschwächt ist, kann sie den Heilimpuls der Entzündung nicht adäquat beantworten, und die Entzündung kippt in ein destruktives Geschehen, das über die Zeit die gesamte Gelenkstruktur zerstören kann und eine weitere Verhärtung bzw. Sklerosierung mit sich bringt.

Integrativer anthroposophisch-naturheilkundlicher Therapieansatz

Therapeutisch imponieren mehrere Ansätze: Zum einen sollten die oberen Wesensglieder stärker in ihre körperlich-funktionellen Prozesse eingebunden werden, um die Dominanz der abbauenden Kräfte des Sinnes-Nerven-Systems zu regulieren und die dynamisierenden Funktionen des Bewegungs-Stoffwechsel-Systems zu stärken. Zum anderen ist es sehr sinnvoll, die erlebten Traumata zu verarbeiten, um eine Reintegration von Seelen- und Ich-Organisation in den Organismus zu ermöglichen.

Neben therapeutischen Gesprächen, Ansätzen aus der Biografie-Arbeit und konstitutioneller Therapie sind hierfür die Heileurythmie und die Rhythmische Massage von großer Bedeutung (v. a. in chronischen Fällen). Auch die künstlerischen Therapien spielen eine wichtige Rolle im Ansprechen der Ich-Organisation im Patienten.

Eine mediterrane, vorwiegend vegetarische Kost wirkt sich zumeist sehr positiv auf das Erkrankungsgeschehen aus. Gerade adipösen Patienten empfiehlt sich eine Umstellung ihrer Essgewohnheiten zur nachhaltigen Gewichtsreduktion.

Injektionstherapie

- nicht onkologische Misteltherapie (Iscucin oder Abnoba Stärke 6–30); zur Integration der strukturierend-gestaltenden Ich-Organisation und Anregung der Wärmeorganisation (Anwendungsempfehlungen der Hersteller beachten!)

Folgende Präparate werden **nach individueller Symptomatik** ausgewählt:

Praxistipp
Die Disci-Präparate können aufgrund ihrer speziellen Konzeption das Wesensgliedergefüge der Wirbelsäule und Gelenke harmonisieren.

- Disci comp. cum Stanno (Wala), s. c. gelenknah, 2–3 ×/Woche; der Zusatz von Zinn wirkt besonders auf die geschwächte Lebensorganisation über die Integration der Ich-Organisation in der Gelenkorganisation regulierend
- Disci/Rhus toxicodendron comp. (Wala), s. c. gelenknah, 2–3 ×/Woche; der Zusatz von Rhus toxicodendron wirkt speziell bei starken Schmerzen lösend auf die im Schmerz verhakte Seelenorganisation
- Disci comp. cum Argento (Wala), s. c. gelenknah, 2–3 ×/Woche; der Zusatz von Silber harmonisiert speziell bei entzündlichen und schmerzhaften Schüben das Ineinanderwirken von Wärme-, Seelen- und Lebensorganisation
- Solum Inject (Wala), i. v., 1 × bis mehrmals tgl.; bei schwerer Schmerzsymptomatik
- Argentum/Quarz und Arnica e planta tota D 20 (Wala), s. c., 2 ×/Woche; reguliert die Wesensglieder im akut entzündlichen Schub
- Cartilago comp. (Wala), s. c. gelenknah, 1–2 ×/Woche bis 1 × tgl.; harmonisiert das Ineinandergreifen der Lebens- und Seelenorganisation im Gelenkbereich, speziell im Knorpelgewebe
- Apis cum Levistico D 3 (Weleda), s. c., 2 ×/Woche bis 1 × tgl.; zur Harmonisierung des Wärmeorganismus bei umschriebenen Entzündungen im Bewegungsapparat
- Arnica, Planta tota Rh D 20/Betula, Cortex D 3 und Formica D 6 (Weleda), s. c., 2 ×/Woche bis 1 × tgl.; zur Strukturierung von Stoffwechselprozessen bei degenerativ-entzündlichen Erkrankungen der Gelenke
- Formica (Weleda), s. c., 2–3 ×/Woche bis 1 × tgl., auch als auf- und absteigende Potenzreihen (D 3, D 6, D 12, D 30 bzw. umgekehrt); zur Anregung und Strukturierung von Stoffwechselprozessen bei gesteigerter Ablagerungs- und Verhärtungstendenz bei chronisch-rheumatischen Erkrankungen
- Aurum metallicum praeparatum (Weleda), s. c., 1 × tgl., Potenz je nach Stimmungslage und Konstitution (bei gedrückt depressiver Stimmung eher höhere, bei manischer Grundstimmung eher niedrigere Potenzen); bei chronischen Arthritiden mit hervorstechender Beteiligung der Hand- und Sprunggelenke
- Stibium metallicum praeparatum (Weleda), s. c., 2 ×/Woche bis 1 × tgl., Potenzwahl je nach Konstitution; zur Anregung des Eingreifens der Ich-Organisation in die Formprozesse bei entzündlichen Erkrankungen

Medikamentöse Therapie

- Formica Dilution (Weleda), D 3–D 6 bei müden, D 12 bei überspannten Patienten, 1–2 × tgl. 5–10 Tr. in Wasser; zur Anregung der integrativen Kräfte der Ich-Organisation im Zusammenwirken mit der Lebensorganisation
- Cartilago comp. (Wala), 1–3 × tgl. 5–10 Glob.; harmonisiert das Ineinandergreifen der Lebens- und Seelenorganisation im Gelenkbereich, speziell im Knorpelgewebe; **oder** Cartilago comp. Supp. (Wala), bis zu 1 × tgl. 1 Suppositorium (Supp.) in den Mastdarm einführen
- Equisetum/Formica (Wala), 3 × tgl. 5–10 Glob.; zur Anregung und Stärkung der Nierenfunktion und Integration der Wärmeorganisation in den Organismus bei rheumatischen Erkrankungen
- Betula/Mandragora comp. (Wala), 2–4 × tgl. 10–15 Glob.; zur verstärkten Integration der Wärme- und Ich-Organisation in den Organismus; bei schmerzhaften Gelenkerkrankungen
- Nierentonikum (Wala), 2–3 × tgl. 1 TL (Teelöffel) Sirup
- Absinthium D 1/Resina Laricis D 3 aa (Weleda), 1–3 × tgl. 5–10 Tr.; zur Anregung von Wahrnehmungsprozessen durch die Seelenorganisation bei chronisch-entzündlichen Prozessen mit Ablagerungstendenz und Verdauungs- und Stoffwechselschwäche
- Equisetum arvense D 1, D 3, D 20 (Rezepturpräparat Apotheke an der Weleda), 1–3 × tgl. 10–15 Tr., Potenzwahl je nach Konstitution; bei chronisch-entzündlichen und degenerativen Erkrankungen der Gelenke zur Stärkung des Zusammenwirkens der gestaltenden Kräfte von Seelen- und Ich-Organisation

- Ceres Equisetum arvense, 1–3 × tgl. 2–5 Tr. in Wasser; s. Ceres Equisetum arvense (S. 105)
- Ceres Fraxinus excelsior, 1–3 × tgl. 2–5 Tr. in Wasser; s. Ceres Fraxinus excelsior (S. 105)
- Ceres Rosmarinus, 1–3 × tgl. 2–5 Tr. in Wasser; s. Ceres Rosmarinus (S. 105)
- Ceres Betula, 1–3 × tgl. 2–5 Tr. in Wasser; s. Ceres Betula (S. 105)
- Ceres Ribes nigrum, 1–3 × tgl. 2–5 Tr. in Wasser; s. Ceres Ribes nigrum (S. 105)
- Equisetum Silicea cultum Rh D 2 (Weleda), 1–3 × tgl. 10–15 Tr.; zur Anregung der Formkräfte der Ich- und Seelenorganisation bei chronisch-entzündlichen und deformierenden Gelenkerkrankungen
- Bryonia D 3 (Rezepturpräparat Apotheke an der Weleda), 1–3 × tgl. 5–10 Tr.; zur Strukturierung des Flüssigkeitsorganismus durch die Seelenorganisation bei entzündlichen Ödemen und schmerzhafter Arthritis
- Bryonia/Stannum (Wala), 1–3 × tgl. 3–5 Glob., unter der Zunge zergehen lassen; wirkt regulierend und strukturierend auf überschießende Prozesse der Lebensorganisation ein; speziell bei akuter Arthritis mit Exsudat- und Transsudatbildung an den serösen Häuten
- Ferrum hydroxydatum 5 % (Weleda), 1 × tgl. vor der Hauptmahlzeit 1 Msp.; zur Anregung der Ich-Organisation bei chronischer Polyarthritis, wenn zu wenig innere Wärme gebildet wird und der Patient sich nicht nach außen abgrenzen kann
- Phosphorus D 6 (Weleda), 1–3 × tgl. 5–10 Tr., Potenzwahl je nach Konstitution (bei Müdigkeit z. B. D 6, bei Nervosität und Unruhe z. B. D 8, D 12, D 30; (Wala) 1–3 × tgl. 5–8 Glob. zur Anregung der Gestaltungskräfte der Ich-Organisation im Organismus
- Solum Globuli velati (Wala), 2–3 × tgl. 5–10 Glob., akut bis zu 5 × tgl. 30 Glob.; fördert die Integration der Wärmeorganisation und entspannt die Seelenorganisation aus zu tiefer Verankerung im Schmerzbewusstsein

Praxistipp

Wichtig ist die Stärkung der Verdauung und Förderung der aufbauend-dynamisierenden leibgebundenen Tätigkeit der oberen Wesensglieder:

- zur Stärkung der Wahrnehmung: Bittermittel, s. dazu Kap. 7.3.3 (S. 132)
- zur Stärkung der Rhythmisierung: Digestodoron (Weleda), 3 × tgl. 2 Tbl.
- zur Stärkung des Stoffwechsels: Chelidonium comp. (Weleda), 3 × tgl. 15 Tr.
- zur Stärkung der Leberfunktion (Mutter der Lebensorganisation!): Hepatodoron (Weleda), 3 × tgl. 1 Tbl.

Externa

- Solum Öl, Badezusatz (Wala), ad libidum; bei neuralgischen Schmerzzuständen
- Viscum mali e planta tota W 5 % (Wala), mehrmals tgl. einreiben, **oder** Lavendelöl, Johanniskrautöl
- Birken Rheumaöl mit Arnika (Wala), 1–2 × tgl. betroffene Areale einreiben; unterstützt die Wiedereingliederung der Wesensglieder in ihre leiblich-aufbauenden Funktionen und wirkt somit schmerzlindernd
- Aconit Schmerzöl (Wala), 1–3 × tgl. betroffene Areale einreiben; Anregung der Wärmeorganisation und Integration der Seelenorganisation in ihre leiblich-aufbauenden Funktionen; sehr schmerzlindernd, v. a. bei hellen neuritischen Schmerzen
- Solum Öl (Wala), 1–2 × tgl. betroffene Areale einreiben, mit einem Wolltuch warmhalten; fördert die Integration der Wärmeorganisation und Harmonisierung der im Schmerzbewusstsein verhakten Seelenorganisation; speziell bei Wetterfühligkeit und neuralgischen Schmerzen
- Arnica comp./Apis Creme (Weleda), 2–3 × tgl. an den betroffenen schmerzhaften Gelenken einen Strang von 2–3 cm Länge in die Haut einreiben; zur Unterstützung der Tätigkeit der Seelenorganisation an den Gelenken
- Arnica comp./Formica Öl (Weleda), 2 × tgl. (morgens und abends) die betroffenen Körperpartien mit 3–5 Tr. Öl einreiben; zur Anregung der Seelenorganisation und Unterstützung der Lebensorganisation bei entzündlichen Erkrankungen der Gelenke

- Equisetum arvense H 10 %, 3–5 × tgl. einige Tropfen Öl über den betroffenen Bereichen in die Haut einreiben; bei chronisch-entzündlichen und deformierenden Gelenkerkrankungen, die gestaltenden Kräfte der Seelen- und Ich-Organisation unterstützend
- Cartilago comp. Unguentum (Wala), 1–2 × tgl. Einreibung der betroffenen Gelenke

6.4 Erkrankungen der Wirbelsäule

Die Wirbelsäule dient in besonderer Weise der spezifisch-menschlichen aufrechten Haltung und nimmt mit ihren Wirbelkörpern und -bögen, den vielen kleinen Gelenken und der engen Verflechtung mit dem Muskel- und Sehnensystem eine merkuriell vermittelnde Stellung zwischen dem Schädel einerseits und dem Achsenskelett andererseits ein.

Der ruhende Sinnes-Nerven-Pol liegt hierbei unten im Bereich der Lendenwirbelsäule (LWS) und im Sakralbereich, der Bewegungspol im Bereich der HWS. Die Brustwirbelsäule (BWS) ist als mittleres Element auch mit den Rippen verbunden, die die Organe des Rhythmischen Systems schützen.

6.4.1 Lumbago

Auf der Ebene der Wesensglieder zeichnet sich zumeist folgendes Bild der Lumbago ab: Die Seelenorganisation zeigt sich im Gesamtorganismus in ihrer abbauenden, bewusstseinsbildenden Funktion dominant und überfordert dadurch die Nervenprozesse. Es tritt eine auskühlende und verhärtende Wirkung auf die Nervenorganisation ein, ähnlich wie dies auch bei Neuritiden zu beobachten ist, s. dazu auch Kap. 15.2.3 (S. 213). Im akuten Lumbagoanfall erwacht die Seelenorganisation im Schmerzbewusstsein und verhakt sich sozusagen in dieser Schmerzwahrnehmung im Gewebe.

Durch die fehlende „Astralisierung" des Stoffwechsels durch die Seelenorganisation kann die Lebensorganisation das Nervengewebe nicht mehr in ausreichender Form versorgen, was zu verminderter Regenerationskraft führt und eine nervale Hyperreagibilität weiter fördert. Das leibliche Wirken der Ich- und Wärmeorganisation zeigt sich eingeschränkt und kann die einseitig überschießende Seelenorganisation nicht regulieren.

Die Lumbago kann in der Physischen Organisation durch mehrere Auslöser akut bedingt sein, z. B. durch Beinlängendifferenzen, die zu einer Verschiebung der gesamten Statik führen, durch Bewegungsmangel u. Ä. Diese Blockaden auf der physischen Ebene behindern ihrerseits das Wirken der Lebensorganisation und der oberen Wesensglieder und konzentrieren eine letztlich systemische Verschiebung der Wesensglieder auf den Bereich der unteren Wirbelsäule.

Integrativer anthroposophisch-naturheilkundlicher Therapieansatz

Therapeutisches Ziel ist die Wiederherstellung eines harmonischen Ineinanderwirkens der Wesensglieder im Gesamtorganismus.

Hierfür können Stressanamnese, konstitutionelle Therapie, biografisches Arbeiten, Umstellung der Ernährung auf basenüberschüssige Vollwertkost, Heileurythmie, Rhythmische Massagen, tägliche Bewegung und eine Rhythmisierung des Alltags sehr hilfreich sein.

Lokal sollte die verkrampfte Seelenorganisation aus der Schmerzwahrnehmung gelöst und tiefer in ihre aufbauenden Stoffwechselfunktionen eingebunden werden. Über eine Anregung der Wärmeorganisation in diesem Bereich kann die regulative Wirkung der Ich-Organisation gestärkt werden, um diese Region formend und gestaltend zu durchwirken.

Injektionstherapie

- Arnica/Levisticum D 6 comp. (Weleda) **und** Plexus sacralis Gl D 15 (Wala) **und** Nervus ischiadicus Gl D 15 (Wala), s. c. beschwerdenah, 2 ×/Woche bis 1 × tgl.; fördert die Regenerationskräfte der Lebensorganisation und unterstützt das Lösen der Seelenorganisation aus der Schmerzwahrnehmung
- Rhus toxicodendron comp. (Wala), s. c. beschwerdenah, 2 ×/Woche bis 1 × tgl.; harmonisiert das Ineinandergreifen von Seelen- und Lebensorganisation bei neuralgischen und neuritischen Schmerzen

- Aconitum comp. (Wala), s. c. beschwerdenah, 1–3 ×/Woche bis 1 × tgl.; fördert das Lösen der Seelenorganisation aus der Verhakung im Schmerzbewusstsein
- Solum Inject (Wala), i. v., 1 × bis mehrmals tgl.; bei ausgeprägter Schmerzsymptomatik
- Magnesium phosphoricum acidum D 6 (Weleda), s. c., 1–3 ×/Woche; zur Lösung der zu stark verankerten Seelen- und Ich-Organisation; zur Muskelrelaxierung
- Formica in D 3, D 6, D 12, D 30 (Weleda), s. c., 2 ×/Woche bis 1 × tgl., als auf- und absteigende Potenzreihe oder als Potenzakkord; zur Anregung der Reintegration von verselbstständigten Prozessen und als Grundlage für ein Eingreifen der Seelenorganisation
- Betonica D 3/Rosmarinus D 3 (Weleda), s. c., 2–3 ×/Woche bis 1 × tgl.; bei degenerativen Veränderungen der Wirbelsäule, radikulären Reizerscheinungen und Haltungsschwäche
- Renes/Cuprum (Wala), s. c. in der Nierenreflexzone, 2 ×/Woche bis 1 × tgl.; zur Verankerung der Seelenorganisation in ihre aufbauenden Stoffwechselfunktionen und Lösen aus der Schmerzwahrnehmung
- Glandulae suprarenales comp. (Wala), s. c. in der Nierenreflexzone, 2–3 ×/Woche; zur Stärkung der Lebensorganisation und des aufbauenden Stoffwechsels; speziell bei ausgeprägter Stressanamnese mit Erschöpfung

Medikamentöse Therapie

- Magnesium phosphoricum acidum D 6 (Weleda), 3 × tgl. 5–10 Tr.; zur Harmonisierung des Zusammenwirkens von Lebens- und Seelenorganisation; zur Lösung der Seelenorganisation aus einer zu starken Verbindung bei krampfartigen Zuständen
- Disci comp. cum Argento (Wala), 3 × tgl. 5–10 Glob., **oder** Disci/Viscum comp. cum Argento Supp. (Wala), akut bis 2 × tgl. 1 Supp. in den Mastdarm einführen; fördert das harmonische Ineinandergreifen der Wesensglieder im Bereich der Wirbelsäule; speziell bei Schmerzzuständen
- Disci comp. cum Pulsatilla (Wala), je 3 × tgl. 5–10 Glob.; die spezielle Konzeption der Disci-Präparate fördert eine harmonische Durchwirkung der Gelenk- und Wirbelorganisation des gesamten Wesensgliedergefüges; der Zusatz von Pulsatilla betont die rhythmische Gestaltung der Lebens- durch die Seelenorganisation; bei Stauungssymptomatik, z. B. des kleinen Beckens
- Rhus toxicodendron comp. (Wala), 3–6 × tgl. 5–10 Glob.; harmonisiert das Ineinandergreifen von Seelen- und Lebensorganisation bei neuralgischen und neuritischen Schmerzen
- Aconitum comp. (Wala), 2–3 × tgl. 5–10 Glob.; fördert das Lösen der Seelenorganisation aus der Verhakung im Schmerzbewusstsein
- Solum Globuli velati (Wala), 2–3 × tgl. 5–10 Glob., akut bis 5 × tgl. 30 Glob.; zur Reintegration der Wärmeorganisation und Harmonisierung der Seelenorganisation; speziell bei chronischen Schmerzen mit Wetterfühligkeit
- Ceres Hypericum, 1–3 × tgl. 1–3 Tr. in Wasser; fördert die Regeneration und Harmonisierung der Nervenorganisation über die Vermittlung von Lichtkräften
- Ceres Equisetum, 1–3 × 2–5 Tr. in Wasser; fördert die Integration von Strukturkräften der Ich-Organisation und Formkräften der Lebensorganisation in den Gesamtorganismus; kann die Wesensglieder speziell im Bereich des Bindegewebes harmonisch integrieren

Externa

- Aconit Schmerzöl, Solum Öl (Wala) **oder** Johanniskrautöl, mehrmals tgl. einreiben; Anregung der Wärmeorganisation und Integration der Seelenorganisation in ihre leiblich-aufbauenden Funktionen; sehr schmerzlindernd, v. a. bei hellen neuritischen Schmerzen
- Arnica comp./Cuprum Öl (Weleda), mehrmals tgl. einreiben, mit Wolltuch abdecken; zur durchwärmend-heilenden Hineinführung der oberen Wesensglieder in den betroffenen Bereich
- Kupfersalbe rot (Wala), 1–2 × tgl. die untere LWS und die Nierenreflexzone einreiben; zur Förderung des Eintauchens der Seelenorganisation in den aufbauenden Stoffwechsel sowie Durchwärmung und Spasmolyse dieser Region

6.4.2 Morbus Bechterew

Die Wirbelsäule zeigt sich als physisches Korrelat der Ich-Organisation speziell in der Funktion der körperlichen Aufrichtung. Es geht hier – im Gegensatz zur Bewegungsfunktion der Arme und Beine – eher um einen Zustand der andauernden Haltung als um schnelle Bewegungsabläufe. Der Gesamtorganismus orientiert sich über die axiale Aufrichtung der Wirbelsäule in vertikale Richtung (von oben nach unten).

Die Ich-Organisation kann bei dieser Erkrankung die Wirbelsäule nicht mehr vollständig ergreifen und durchwirken, was sich in der mangelnden Aufrichtung zeigt. Es entwickelt sich eine neurasthenische Dominanz des Sinnes-Nerven-Systems, welche sich verhärtend und auskühlend auf die Wirbelorganisation auswirkt. Man könnte die chronischen Entzündungsschübe sowie die Verknöcherungstendenz um die Wirbelkörper herum als Versuch der Seelenorganisation ansehen, die mangelnde Aufrichtekraft der Ich-Organisation zu übernehmen, um eine Gesamtaufrichtung des menschlichen Organismus zu erhalten.

Integrativer anthroposophisch-naturheilkundlicher Therapieansatz

Neben der Reintegration von Ich- und Wärmeorganisation und Harmonisierung der Seelen- in der Wirbelorganisation stehen konstitutionelle, biografisch-ressourcenorientierte Therapie, Heileurythmie, sanfte Osteopathie, Rhythmische Massagen und Gestalttherapien im Vordergrund.

Mögliche emotionale Themen der Aufrichtung gilt es achtsam mit dem Patienten zu betrachten.

Injektionstherapie

Praxistipp
Die Disci-Präparate können aufgrund ihrer speziellen Konzeption das Wesensgliedergefüge der Wirbelsäule und Gelenke harmonisieren.

- Disci comp. cum Stanno (Wala), s.c. paravertebral, 1–2 ×/Woche; der Zusatz von Zinn wirkt in der degenerativ-chronischen Phase regulierend auf die Lebensorganisation ein; evtl. **im Wechsel mit** Disci comp. cum Stibio (Wala), s.c, paravertebral, 1–2 ×/Woche; der Zusatz von Stibium lenkt besonders die Integration der Ich- in die Gelenkorganisation, um die entzündlichen Reize zu harmonisieren
- Disci comp. cum Argento (Wala), s.c, paravertebral, 2–3 ×/Woche; der Zusatz von Silber harmonisiert speziell bei entzündlichen und schmerzhaften Schüben das Ineinanderwirken von Wärme-, Seelen- und Lebensorganisation
- Disci/Viscum comp. cum Stanno (Wala), s.c. paravertebral, 2–3 ×/Woche; der Zusatz der Mistel betont den Anschluss der Wärme- in die Lebensorganisation im Bereich der Gelenke; bei fortgeschrittenem Stadium mit Spondylarthrose und Osteochondrose
- Equisetum cum Sulfure tostum D 15 (Rezepturpräparat Schloss-Apotheke Koblenz), s.c. in den Rücken paravertebral, 2–3 ×/Woche; besonders bei starker Sklerosetendenz zur Durchwärmung
- Betonica D 3/Rosmarinus D 3 aa (Weleda), s.c., 2–3 ×/Woche; v.a. bei lumbaler Schmerzsymptomatik im Rahmen einer Spondylolisthesis
- Equisetum D 15/Formica D 10 aa (Weleda), s.c., 2–3 ×/Woche; zur Anregung der Gestaltungs- und Integrationskräfte der Lebens- und Seelenorganisation
- Formica (Weleda), D 12–D 30 bei überspannten Patienten, sonst D 3–D 6, s.c. oder i.c., 2–3 ×/Woche; zur Dynamisierung des Zusammenwirkens von Lebens- und Seelenorganisation bei erschöpften Patienten

Medikamentöse Therapie

- Magnesium phosphoricum comp. (Wala), 1–3 × tgl., akut 2 ×/h 5–10 Glob.; unterstützt das Lösen der im Schmerzbewusstsein verhakten Seelenorganisation, wirkt somit schmerzlindernd und entspannend auf die Muskulatur
- Cartilago/Mandragora comp. (Wala), 2–3 × tgl. 5–10 Glob.; zur Ordnung der Interaktion zwischen Seelen- und Lebensorganisation im akut entzündlichen Schub; bei starken Schmerzen **zusätzlich** Solum Globuli velati (Wala), 2–3 × tgl. 5–10 Glob., akut bis zu 5 × tgl. 30 Glob.; fördert die Integration der Wärmeorganisation und entspannt die Seelenorganisation aus zu tiefer Verankerung im Schmerzbewusstsein

- Hepatodoron (Weleda), 3 × tgl. 2 Tbl., a. c. (ante cenam = vor dem Essen), gut lutschen; zur Anregung der Leberfunktion
- Ceres Fraxinus excelsior, 1–3 × tgl. 2–5 Tr. in Wasser; s. Ceres Fraxinus excelsior (S. 105)
- Ceres Hypericum, 1–3 × tgl. 1–3 Tr. in Wasser und/oder äußerlich zur Einreibung des betroffenen Gebiets; fördert die Versorgung des Nervengewebes mit Lichtkraft bei emotionalen sowie funktionellen Belastungen und Nervenschmerzen
- Ceres Rosmarinus, 1–3 × tgl. 2–5 Tr. in Wasser; s. Ceres Rosmarinus (S. 105)
- Ceres Ribes nigrum, 1–3 × tgl. 2–5 Tr. in Wasser; zur Harmonisierung und Integration der Seelenorganisation in das Nieren-Nebennieren-System; kann antiphlogistisch und schmerzstillend über eine Anregung der körpereigenen Hydrokortisolproduktion wirken
- Ceres Angelica archangelica, 1–3 × tgl. 2–5 Tr. in Wasser; zur intensiven Durchdringung des Stoffwechsels mit der Wärme- und Seelenorganisation, somit Aktivierung aller Körperdrüsen sowie Harmonisierung des Vegetativums und Integration der Aufrichtekräfte der Ich-Organisation; speziell bei entsprechendem Wesensbezug mit Ängsten und Bedarf an innerer Aufrichtung
- Ceres Equisetum arvense, 1–3 × tgl. 2–5 Tr. in Wasser; s. Ceres Equisetum arvense (S. 105)
- Ceres Betula, 1–3 × tgl. 4–6 Tr. in Wasser; verbessert die Interaktion zwischen der Lebens- und Seelenorganisation und kann helfen, die Wärme- an die Lebensorganisation anzuschließen; kann frühzeitige Exkarnationsprozesse auf ein gutes Maß zurückführen und die Vitalität der Lebensorganisation stärken; zur Ausleitung über die Nieren bei rheumatischen Beschwerden
- Disci/Viscum comp. cum Argento Supp. (Wala), akut 1–2 × tgl. 1 Supp., chronisch 2 ×/Woche 1 Supp. in den Mastdarm einführen; unterstützt die Aufrichtung durch Aktivierung der Ich- und Wärmeorganisation und Harmonisierung der Seelenorganisation im Bereich der Wirbelsäule

Externa

- Disci/Viscum comp. cum Stanno Unguentum (Wala), 1–2 × tgl. als paravertebrale Einreibung; unterstützt die Aufrichtung durch Aktivierung der Ich- und Wärmeorganisation und Harmonisierung der Seelenorganisation im Bereich der Wirbelsäule
- Cartilago/Mandragora comp. Unguentum (Wala), 2 × tgl. paravertebral auftragen; harmonisiert das Ineinandergreifen der Wesensglieder bei chronisch-entzündlichen und deformierenden Gelenkerkrankungen
- Solum Öl und Badezusatz (Wala), 1–2 × tgl. als Öleinreibung im betroffenen Areal, als Bad 2 ×/Woche anwenden; speziell bei chronischen Schmerzen
- Aconit Schmerzöl (Wala), 1–2 × tgl. als Einreibung; bei hellen neuritischen Schmerzen

6.4.3 Morbus Scheuermann

Die Scheuermann-Erkrankung kann als eine Inkarnationsschwäche betrachtet werden, bei der die oberen Wesensglieder zu stark im oberen Menschen (Sinnes-Nerven-System) verhaftet bleiben und nicht in ausreichender Weise die Wirbelsäulenorganisation ergreifen.

Durch dieses mangelnde Inkarnieren der Ich-Organisation kann sich die Knochenreifung der Wirbelkörper nicht vollständig vollziehen, die Deckplatten erreichen nicht die benötigte Stabilität. Durch das zu schwache Ergreifen des Bewegungs-Stoffwechsel-Systems durch die Seelenorganisation entwickelt sich häufig zusätzlich eine Schwäche des Muskel- und Halteapparats, der die Wirbelsäule umgibt.

Integrativer anthroposophisch-naturheilkundlicher Therapieansatz

Therapeutisch gilt es, die oberen Wesensglieder beim Ergreifen der Leiblichkeit im Bereich der Wirbelsäule zu unterstützen.

Ergänzend kann auf Anzeichen geachtet werden, die Rückschlüsse auf die leibliche Zurückgenommenheit der Ich- und Seelenorganisation geben, z. B. traumatische Erfahrungen. Auch familiäre Themen in Bezug auf die innerliche Aufrichtung und/oder Tragfähigkeit und Belastbarkeit sollten erfragt und ggf. therapeutisch begleitet werden: durch konstitutionelle Therapie, Ressourcenarbeit, Körperarbeit und Traumatherapie.

Rhythmische Massagen, Heileurythmie und adäquates Bewegungstraining, das zu Beginn von einem erfahrenen Osteopathen angeleitet wird, ergänzen die Behandlung sinnvoll.

Basenüberschüssige, weitgehend ovolaktovegetabile Ernährung und der Verzicht auf Alkohol, Nikotin und starke Säurebildner unterstützen den Knochenaufbau bzw. schützen vor Entmineralisierung der Knochenmasse.

Injektionstherapie

- Disci comp. cum Nicotiana und Vertebra cervicalis Gl Potenzreihe D **oder** Vertebra lumbalis Gl D 5 (alle Wala), s. c. paravertebral, 2–3 ×/Woche; zur Anregung der Ich-, Seelen- und Lebensorganisation, sich physiologisch mit der Leiblichkeit zu verbinden
- Periosteum D 5, D 8, D 15 (Wala), s. c. paravertebral, 2 ×/Woche; zur Förderung der Bildekräfte

Medikamentöse Therapie

- Stannum comp. Trit. (Weleda), ¼ TL morgens, a. c.; zur Anregung des Eingreifens der Seelen- und Ich-Organisation bei Deformationen der Wirbelsäule, besonders im 2. Jahrsiebt und gleichzeitig bestehender seelischer Belastungssituation
- Disci comp. cum Nicotiana (Wala), 1–3 × tgl. 5–10 Glob.; zur Anregung der Ich-, Seelen- und Lebensorganisation, sich physiologisch mit der Leiblichkeit zu verbinden
- Chelidonium Ferro cultum Rh D 3 (Weleda), 2 × tgl. 5–10 Tr. in Wasser; zur Verankerung der Ich-Organisation im Stoffwechsel, besonders in der Gallenfunktion
- Ceres-Urtinkturen, je nach individueller Symptomatik; vgl. Kap. 6.4.2 Morbus Bechterew (S. 112)

Externa

- Stannum metallicum 5 % Salbe (Weleda), 1 × tgl. als Einreibung; zur Anregung rhythmischer Ausgleichsprozesse und zur Vermeidung chronischer Absonderungen
- Ferrum metallicum 0,4 % Salbe (Rezepturpräparat Apotheke an der Weleda), 1 × tgl.; zur Integration der gestaltenden Ich-Organisation in den Gesamtorganismus

6.5 Erkrankungen des Muskelsystems

Das Muskelsystem kann als „gestaltgewordene Flüssigkeitssäule“ charakterisiert werden, über die die Seelenorganisation den Organismus bewegt, unter Einbeziehung des Knochensystems. Die einzelnen Muskeln sind miteinander verbunden zu Muskelketten, in denen jeweils Agonist und Antagonist sinnvoll zusammenwirken und damit intentionale Bewegung ermöglichen.

Auch die Erkrankungen des Muskelsystems offenbaren diese Polarität der Seelenorganisation durch zu starke, bewusstseinsdominante Verbindung (schmerzhafte Krämpfe) bzw. durch zu schwache Verbindung mit Adynamie. Bei manchen Muskelerkrankungen wirken beide Tendenzen zusammen: beim Verlust der Schwingungsfähigkeit und der sinnvollen Koordination der polaren Kräfte.

6.5.1 Fibromyalgie

In der Fibromyalgie trennt sich die Seelenorganisation z. T. aus ihren leiblichen Funktionen im Bewegungs-Stoffwechsel-System und erwacht sozusagen leibfrei als Schmerz im Bewegungs-Stoffwechsel-System und als Dystonie im Vegetativum.

Neben den Schmerzen und Steifigkeiten im Bewegungsapparat kennzeichnen auch mangelnde Vitalität und mangelnder Tonus im Stoffwechselgeschehen dieses Syndrom. Die Beschwerden können auch Meteorismus, allgemeine Verdauungsschwäche, emotionale Unsicherheit und Ängste sowie Blutdruckschwankungen, Müdigkeit, Konzentrationsschwäche und Schlafstörungen beinhalten. Ich- und Wärmeorganisation sind relativ betrachtet zu schwach wirksam, um diese abbauend-kühlenden Bewusstseinsprozesse der Seelenorganisation zu harmonisieren.

Die Regression der Seelenorganisation aus dem Organismus kann emotional-traumatische Ursachen haben oder durch übermäßige Intellektualisierung gefördert worden sein.

Integrativer anthroposophisch-naturheilkundlicher Therapieansatz

Therapeutisches Ziel sollte die Verankerung der Seelenorganisation in ihren Stoffwechselfunktionen sowie eine Unterstützung der Ich-/Wärmeorganisation sein, um regulativ in den Organismus einzuwirken.

Hierbei spielen sanftes, seelenvolles Bewegungstraining, Körpertherapien, besonders die Rhythmische Massage, sowie konstitutionelle Therapien mit Schwerpunkt biografischer Ressourcenarbeit eine wichtige Rolle. Daneben ist die Stressanamnese zu beachten. Eine Kernfrage als innere Aufgabenstellung könnte für den Patienten lauten: Wofür bin ich bereit, in Bewegung zu kommen? Was begeistert mich, um in Aktion zu treten? Welches ist meine persönliche Stärke, die ich umsetzen und ausüben möchte?

Injektionstherapie

Die Basistherapie erfolgt wie zum Weichteilrheumatismus (S. 118) beschrieben.

- Hypericum ex herba D 30 (Wala), s. c. beschwerdenah, 2 ×/Woche bis 1 × tgl.; bei punktförmiger Schmerzlokalisation
- Argentum/Quarz (Wala) und Formica D 8 oder D 15 (Wala), s. c. beschwerdenah, 2–3 ×/Woche; zur Aktivierung der Seelenorganisation im Stoffwechsel und Integration der Wärmeorganisation in das Bewegungs-Stoffwechsel-System
- Ferrum hydroxydatum D 6 (Weleda), s. c., 2–3 ×/Woche; insbesondere bei Beschwerden im Schulter-Nacken-Bereich zur Anregung der integrativen und strukturierenden Kraft der Ich- und Seelenorganisation
- Solum Inject (Wala), s. c. beispielsweise an 3E 15, 1–3 ×/Woche; fördert die Integration der Wärmeorganisation und entspannt die Seelenorganisation aus zu tiefer Verankerung im Schmerzbewusstsein
- Glandula suprarenalis sinistra cum Cupro (Wala) **im Wechsel mit** Glandula suprarenalis dextra cum Cupro (Wala), s. c. im Bereich der Nierenreflexzone, je 1–2 ×/Woche; zur Verankerung der Seelenorganisation im Stoffwechselgeschehen
- nicht onkologische Misteltherapie, z. B. Iscucin Salicis (Wala), s. c., 1–2 ×/Woche; zur Integration der Wärmeorganisation in den Organismus (Anwendungsempfehlungen der Hersteller beachten!)

Medikamentöse Therapie

- Glandula suprarenalis sinistra cum Cupro (Wala) **im Wechsel mit** Glandula suprarenalis dextra cum Cupro (Wala), je 1–2 × tgl. 5–10 Glob.; zur Verankerung der Seelenorganisation im Stoffwechselgeschehen
- Apis/Levisticum I oder II (Wala), 3 × tgl. 5–10 Glob.; fördert die Einbindung der Kräfte der Seelenorganisation in das Stoffwechselgeschehen; speziell bei neuralgischen und myalgischen Beschwerden
- Arnica planta tota D 30 (Weleda), 2 × tgl. 10 Tr.; zur Anregung des gestaltenden Eingreifens der Seelenorganisation; gutes Akutmittel bei Schmerzen
- Ceres Fraxinus excelsior, 1–3 × tgl. 2–5 Tr. in Wasser; zur Integration immunmodulatorischer Kräfte der Ich-Organisation und Harmonisierung von Abgrenzungsprozessen innerhalb der Seelenorganisation; bewährt bei schmerzhaften Muskel- und Gelenkerkrankungen, auch mit autoaggressiver Tendenz; emotionale Themen beinhalten Opferbereitschaft, sekundären Krankheitsgewinn und Neigung zu Selbstüberforderung
- Ceres Hypericum, 1–3 × tgl. 1–3 Tr. in Wasser und/oder äußerliche Einreibung des betroffenen Gebiets; fördert die Versorgung des Nervengewebes bei emotionalen Belastungen und Nervenschmerzen
- Ceres Rosmarinus, 1–3 × tgl. 2–5 Tr. in Wasser; regt die Durchwirkung des Organismus durch die Wärmeorganisation an
- Ceres Ribes nigrum, 1–3 × tgl. 2–5 Tr. in Wasser; zur Harmonisierung und Integration der Seelenorganisation in das Nieren-Nebennieren-Sys-

tem; kann antiphlogistisch und schmerzstillend über eine Anregung der körpereigenen Hydrokortisolproduktion wirken

- Ceres Betula, 1–3 × tgl. 2–5 Tr. in Wasser; verbessert die Interaktion zwischen der Lebens- und Seelenorganisation und kann helfen, die Wärme- an die Lebensorganisation anzuschließen; zur Ausleitung über die Nieren bei rheumatischen Beschwerden
- Ceres Angelica archangelica, 1–3 × tgl. 2–5 Tr. in Wasser; zur intensiven Durchdringung des Stoffwechsels mit der Wärme- und Seelenorganisation, somit Aktivierung aller Körperdrüsen sowie Harmonisierung des Vegetativums und Integration der Aufrichtekräfte der Ich-Organisation; speziell bei entsprechendem Wesensbezug mit Ängsten und Bedarf an innerer Aufrichtung
- Ceres Hypericum comp., 2–3 × tgl. 2–5 Tr. in Wasser, 20 min a. c.; kann den gesamten Energiehaushalt des Organismus stärken, speziell über den Solarplexus und die oberen Verdauungsdrüsen
- Rhus toxicodendron comp. (Wala), akut bis 6 × tgl., sonst 1–2 × tgl. 5–10 Glob.; fördert das Lösen der im Schmerz verhakten Seelenorganisation; speziell bei neuralgischen Schmerzen
- Solum Globuli (Wala), 1–3 × tgl. 5–10 Glob., akut (bis zu) 2 ×/h 30 Glob.; fördert die Integration der Wärmeorganisation und entspannt die Seelenorganisation aus zu tiefer Verankerung im Schmerzbewusstsein

Praxistipp

Mit passendem Bittermittel – s. dazu Kap. 7.3.3 (S. 132) – oder Hepatodoron, Choleodoron oder Chelidonium comp. (alle Weleda) sollte die Verdauung gestärkt und eine Ausleitung über die Nieren – s. dazu auch Kap. 6.3.4 (S. 107) –, z. B. Nierentonikum von Wala, durchgeführt werden, um die Wesensglieder in ihre aufbauend-leibliche Tätigkeit einzubinden.

Externa

- Solum Öl (Wala), Birken Rheumaöl mit/ohne Arnika (Wala), Cera/Aesculus comp. (Wala), als Einreibungen; s. Rheumatoide Arthritis (S. 107)
- Solum Badezusatz (Wala), Basenbäder, Rheuma-Badeöl (Wala); schmerzlindernd; zur Integration der Wärmeorganisation
- Kupfersalbe rot (Wala), Solum Öl und Badeöl (Wala), Aconit Schmerzöl (Wala), Arnika Salbe (Wala); Aconit-Schmerzöl und Arnika Salbe werden je nach Symptomatik eingesetzt (mehrmals tgl.)
- Aurum/Lavandula comp. Creme (Weleda), 1–2 × tgl. im Bereich der Herzreflexzone einreiben; zur Kräftigung des Rhythmischen Systems und des Vegetativums bei funktionellen Beschwerden des Herz-Kreislauf-Systems

6.5.2 Karpaltunnelsyndrom

Beim Karpaltunnelsyndrom liegt eine Dominanz der sklerosierenden Kräfte des Sinnes-Nerven-Systems vor, die eine Erstarrung und Verhärtung, z. T. auch Verkürzung der Sehnen und der bindegewebigen Strukturen der Hand bewirken.

Man kann über eine weiter gefasste Lebertherapie die aufbauenden Stoffwechselprozesse der Lebensorganisation auch im Bereich der Sehnenorganisation stärken. Die Wärmeorganisation sollte angeregt werden, intensiver diese Region zu ergreifen, um zum einen der auskühlenden Tendenz der Sklerose entgegenzuwirken, und zum anderen die Formkräfte der Ich-Organisation zu integrieren.

Integrativer anthroposophisch-naturheilkundlicher Therapieansatz

Auf der emotionalen Ebene kann dieses Syndrom darauf hinweisen, dass der Patient sich zu sehr verausgabt hat im Ergreifen und Gestalten seines Lebens oder auf der anderen Seite, zu sehr fixiert und verhärtet ist in seinen Vorstellungen bezüglich dieser Gestaltung. Hier können konstitutionelle Therapien, biografische Beratung oder Heileurythmie hilfreich sein.

Injektionstherapie

- Tendo/Allium cepa comp. (Wala) **und** Nervus medianus Gl D 6 (Wala) **und** Arandisit D 6/D 15 (Weleda), s. c. um das Handgelenk herum, 2–3 ×/Woche; zur Anregung des Zusammenwirkens von Ich- und Lebensorganisation im Bereich der Sehnen und des Bindegewebes, um Verhärtungen aufzulösen; **und** Vespa crabro D 6 (Weleda), s. c.; zur lokalen Anregung der Wärmeorganisation bei Indurationen

Medikamentöse Therapie

- Taraxacum Stanno cultum D3 (Weleda), 2–4 × tgl. 10–15 Tr. in Wasser; zur Anregung aufbauender Stoffwechselkräfte der Seelenorganisation durch die pflanzliche Zinntherapie
- Symphytum comp. Globuli (Wala), 2–3 × tgl. 5–10 Glob.; vermittelt dem Organismus ein Vorbild, wie die Wesensglieder in der Sehnen-Periost-Bindegewebe-Struktur harmonisch zusammenwirken können
- Tendo/Allium cepa comp. (Wala), 3 × tgl. 5–10 Glob.; zur Harmonisierung der Wesensglieder im Bereich der Sehnen, des Periosts und des Bindegewebes; speziell in entzündlichen Phasen
- Rhus toxicodendron comp. (Wala), akut bis 6 × tgl., sonst 1–2 × tgl. 5–10 Glob.; fördert das Lösen der im Schmerz verhakten Seelenorganisation; speziell bei neuralgischen Schmerzen
- Ceres Equisetum, 1–3 × 2–5 Tr. in Wasser; fördert die Integration von Strukturkräften der Ich-Organisation und der Formkräfte der Lebensorganisation in den Gesamtorganismus; kann die Wesensglieder speziell im Bereich des Bindegewebes harmonisch integrieren
- Ceres Fraxinus excelsior, 1–3 × 2–5 Tr. in Wasser

Praxistipp

Als Langzeiteinnahme hat sich zusätzlich auch das biochemische Salz Nr. 1 Calcium fluoratum, morgens 2–3 Tbl., bewährt.

Externa

- Vespa crabro 1 % Salbe (Rezepturpräparat Apotheke an der Weleda), 1 × tgl. als Einreibung; zur Anregung der Ich- über die Wärmeorganisation bei sklerotisierenden Prozessen im Bereich des Bindegewebes
- Stannum metallicum 0,4 % Salbe (Weleda), 1 × tgl. abends, **und** Polygonatum officinale 5 % Salbe (Weleda), 1 × tgl. morgens als Einreibung oder Salbenlappen; zur Harmonisierung der Seelenorganisation im Sehnenbereich

6.5.3 Komplexes regionales Schmerzsyndrom (CRPS, Morbus Sudeck)

Das CRPS bezeichnet eine posttraumatische, fortschreitende Dystrophie des Muskel-, Sehnen-, Nerven-, Haut-, Binde- und Gelenkgewebes. Dieses Geschehen kann in Stadien unterteilt werden: Im 1. Stadium imponiert eine entzündliche schmerzhafte Genese, im 2. Stadium eine degenerative schmerzhafte Genese, im 3. Stadium schließlich eine eher schmerzlose Dystrophie des betroffenen Bereichs, der zumeist mehrere Gewebe einschließt.

Aus anthroposophischer Sicht kann man folgende Verschiebung der Wesensglieder beschreiben. Durch das Trauma (Verletzung, Fraktur, Operation etc.) werden die oberen Wesensglieder aus dem betroffenen Areal „herausgeschockt". Als kompensatorische Reaktion entwickelt sich im 1. Stadium die Entzündung, um Seelen- und Wärme-/Ich-Organisation wieder körperlich einzubinden. Gelingt dies dem Organismus nicht, so trennen sich die oberen Wesensglieder Ich- und Seelenorganisation immer weiter von den unteren Wesensgliedern. Es folgen im 2. Stadium Stauungen und Schwellungen durch die Stase in der Lebensorganisation (s. Nierenstrahlung der Seelenorganisation, ▶ **Tab. 2.7**) und Schmerzen sowie Sklerosierung durch die nunmehr leibfreie Dominanz der Seelenorganisation im Sinnes-Nerven-System und das Fehlen der Wärme-/Ich-Organisation in der betroffenen Region. Bis zum 3. Stadium setzt sich dieser Prozess sehr schnell fort und führt schließlich in die Dystrophie, als Ausdruck des fast völligen Auseinanderklaffens der oberen Wesensglieder von der Lebens- und Physischen Organisation.

Integrativer anthroposophisch-naturheilkundlicher Therapieansatz

Beachte

Aufgrund der schnellen Entwicklung zur Degeneration und Auflösung von Parenchym ist eine frühzeitige Behandlung wichtig.

Möglichst zeitnahes sanftes Bewegungstraining und körperliche Therapien (Massagen, sanfte Osteopathie, Physiotherapie) sind für den Verlauf der Krankheit bestimmend.

In chronischen Verläufen spielen biografisch-ressourcenorientierte Beratung, konstitutionelle Therapie und die Körpertherapie eine wichtige Rolle in der Behandlung.

Injektionstherapie

- Mischinjektion aus Carbo Tabaci D 20 (Weleda) **und** Fluorit D 12 (Weleda) **und** Sympathicus Gl D 30 (Wala), s. c., 2 ×/Woche; zur Anregung des Eingreifens der Ich-Organisation in den Gestaltungsprozess und Unterstützung der aufbauend-dynamisierenden Lebensorganisation
- entsprechendes Organpräparat in mittlerer Potenz (D 12–D 15; Wala), s. c. beschwerdenah, 2 ×/Woche bis 1 × tgl.; zur Regeneration der Lebensorganisation und Integration der Formkräfte

Medikamentöse Therapie

- Bryophyllum Argento cultum Rh D 3 (Weleda), 2 × tgl. 10 Tr.; zur Hineinführung der vorwiegend leibfrei wirkenden Seelenorganisation in den aufbauenden Stoffwechsel
- Symphytum comp. (Wala), 3 × tgl. 10 Glob.; zur Reintegration von Seelen- und Wärme-/Ich-Organisation und Förderung eines harmonischen Ineinanderwirkens aller Wesensglieder im Bereich von Muskeln, Sehnen, Bindegewebe, Periost und Gelenken
- Ceres Calendula, 1–3 × tgl. 3–5 Tr. in Wasser; intensive Förderung der Regenerations- und Bildekräfte der Lebensorganisation sowie der inniglichen Verbindung zwischen den regulativen Strukturkräften der Ich- und Lebensorganisation; fördert die Wundheilung auf allen Ebenen
- Ceres Aesculus, 1–3 × tgl. 2–4 Tr. in Wasser, p. c. (post cenam = nach dem Essen); kann die Wesensglieder speziell im Kapillargebiet des Blutsystems harmonisch integrieren
- Ceres Bellis perennis, 1–3 × tgl. 2–5 Tr. in Wasser; zur Förderung eines harmonischen Zusammenwirkens von Seelen- und Lebensorganisation, besonders bei Z. n. Verletzungen; intensiver Bezug zur Brust und Muskelorganisation; kann die Wesensglieder speziell im Bereich des Muskelgewebes harmonisch integrieren
- Ceres Equisetum arvense, 1–3 × tgl. 2–5 Tr.; fördert die Integration von Strukturkräften der Ich-Organisation und Formkräften der Lebensorganisation in den Gesamtorganismus; kann die Wesensglieder speziell im Bereich des Bindegewebes harmonisch integrieren
- Ceres Melilotus, 1–3 × tgl. 3–5 Tr.; kann die Wesensglieder speziell im Bereich des Lymph- und venösen Systems harmonisch integrieren
- Ceres Hypericum, 1–3 × tgl. 1–3 Tr. in Wasser; kann die Wesensglieder speziell im Bereich des Nervengewebes harmonisch integrieren
- Ceres Arnica D 6, D 12, D 30, 2–5 × tgl. 5 Tr. in Wasser; kann begleitend zu anderen Urtinkturen gegeben werden, um speziell die Verarbeitung von Traumata im Bereich von Muskel-, Sehnen-, Blutgefäß- und Bindegewebe sowie im Seelischen zu unterstützen

Externa

- Thymus 5 % Oleum aethereum (Wala), 1–2 × tgl. als Einreibung, **oder** Primula Muskelnähröl (Wala), 2 × tgl. einreiben; fördert die harmonische Reintegration der Wesensglieder in die Muskelorganisation
- Arnika Salbe (Wala), 1–2 × tgl. einreiben; zur Förderung der Gewebeheilung
- Arnica comp./Cuprum, ölige Einreibung (Weleda), 2 × tgl. einreiben, mit Wolltuch abdecken; zur durchwärmend-heilenden Hineinführung der oberen Wesensglieder in den betroffenen Bereich
- Kupfersalbe rot (Wala), 1 × bis mehrmals tgl. als Niereneinreibung bzw. Schienbein und Fußrist einreiben; fördert die harmonische Verankerung von Seelen- und Wärmeorganisation im Organismus

6.5.4 Weichteilrheumatismus

Im Weichteilrheumatismus begegnen wir einer sehr ähnlichen Verschiebung des Wesensgliedergefüges wie bei der Rheumatoiden Arthritis (S. 107). Die betroffene Geweberegion ist die Muskelorganisation, welche als „Stoffwechselsystem des Bewegungsapparats“ bezeichnet werden kann.

Integrativer anthroposophisch-naturheilkundlicher Therapieansatz

Die allgemeinen Hinweise bei Rheumatoider Arthritis (S. 107) zu ergänzenden Therapien und Ernährung gelten auch für die Behandlung des Weichteilrheumatismus.

Bei langwierigen oder schweren Verläufen empfehlen sich Rhythmische Massagen und/oder Heileurythmie.

Injektionstherapie

- Betula/Mandragora comp. (Wala) und entsprechendes Organpräparat in mittlerer bis hoher Potenz (ab D 12), s. c., 2–3 ×/Woche; zur verstärkten Integration der Wärme- und Ich-Organisation in den Organismus; bei schmerzhaften Gelenkerkrankungen
- Formica/Oxalis (Wala), s. c., 2 ×/Woche bis 1 × tgl.; löst die Seelenorganisation aus ihrer Verhakung im Schmerzbewusstsein, fördert das Wirksamwerden der Wärmeorganisation und vitalisiert die Lebensorganisation bei Verhärtungstendenzen
- Formica D 3/D 15 aa (Weleda), s. c., 1–2 ×/Woche; zur Anregung des Eingreifens der Seelenorganisation ins Muskelsystem und zur Harmonisierung des Zusammenwirkens von Nerv und Muskel
- Solum Inject (Wala), i. v., 1 × bis mehrmals tgl.; bei massiven Schmerzen

Medikamentöse Therapie

- Betula/Arnica comp. (Wala), 2–4 × tgl. 10–15 Glob.; unterstützt die Reintegration der Wärmeorganisation in Muskel-, Sehnen- und das gelenknahe Gewebe; fördert das Eintauchen der Seelenorganisation in ihre leiblich-aufbauenden Stoffwechselfunktionen
- Betula/Mandragora comp. (Wala), 2–4 × tgl. 10–15 Glob.; zur verstärkten Integration der Wärme- und Ich-Organisation in den Organismus; bei schmerzhaften Gelenkerkrankungen
- Equisetum/Formica (Wala), 3 × tgl. 5–10 Glob.; zur Anregung und Stärkung der Nierenfunktion und Integration der Wärmeorganisation in den Organismus bei rheumatischen Erkrankungen
- Magnesium phosphoricum comp. (Wala), 3 × tgl. 5–10 Glob., akut 2 ×/h 5–10 Glob.; unterstützt das Lösen der im Schmerzbewusstsein verhakten Seelenorganisation, wirkt somit schmerzlindernd und entspannend auf die Muskulatur
- Solum Globuli (Wala), 3 × tgl. 5–10 Glob., akut 1–2 ×/h 5–10 Glob.; besonders wenn Wetterwechsel verschlimmert, s. Solum Globuli velati (S. 109) (Wala)
- Rhus toxicodendron comp. (Wala), akut bis 6 × tgl., sonst 1–2 × tgl. 5–10 Glob.; fördert das Lösen der im Schmerz verhakten Seelenorganisation; speziell bei neuralgischen Schmerzen
- Ceres Fraxinus excelsior, 1–3 × tgl. 2–5 Tr. in Wasser; s. Ceres Fraxinus excelsior (S. 105)
- Ceres Betula, 1–3 × tgl. 2–5 Tr. in Wasser; s. Ceres Betula (S. 105)
- Ceres Hypericum comp., 2–3 × tgl. 2–5 Tr. in Wasser, 20 min a. c.; kann den gesamten Energiehaushalt des Organismus stärken, speziell über den Solarplexus und die oberen Verdauungsdrüsen
- Ceres Ribes nigrum, 1–3 × tgl. 2–5 Tr. in Wasser; zur Harmonisierung und Integration der Seelenorganisation in das Nieren-Nebennieren-System; kann antiphlogistisch und schmerzstillend über eine Anregung der körpereigenen Hydrokortisolproduktion wirken

Praxistipp

Mit passendem Bittermittel – s. dazu Kap. 7.3.3 (S. 132) – oder Hepatodoron, Choleodoron oder Chelidonium comp. (alle Weleda) sollte die Verdauung gestärkt und eine Ausleitung über die Nieren – s. dazu auch Kap. 6.3.4 (S. 107) –, z. B. Nierentonikum von Wala, durchgeführt werden, um die Wesensglieder in ihre aufbauend-leibliche Tätigkeit einzubinden.

Externa

- Solum Öl (Wala), Birken Rheumaöl mit/ohne Arnika (Wala), Cera/Aesculus comp. (Wala), als Einreibungen; s. Rheumatoide Arthritis (S. 107)
- Solum Badezusatz (Wala), Basenbäder, Rheuma-Badeöl (Wala); schmerzlindernd; zur Integration der Wärmeorganisation

- Kupfersalbe rot (Wala), lemniskatenförmige Einreibung der unteren LWS; zur Harmonisierung der Seelenorganisation

6.6 Traumata – Verletzungen des Bewegungsapparats

Äußere und innere Verletzungen des Bewegungsapparats sind immer eine Aufforderung, besonders an die Ich-Organisation, wieder gestaltend-heilend die betroffene Region zu durchdringen. Diese die heilende Ganzheit wiederherstellende Tätigkeit der Ich-Organisation und die rhythmische Schwingungsfähigkeit der Seelenorganisation gilt es zu unterstützen.

6.6.1 Bänder- oder Sehnenriss (adjuvante bzw. Nachversorgung)

Bei Bänder- und Sehnenriss steht die akute symptomatische Behandlung im Vordergrund.

Integrativer anthroposophisch-naturheilkundlicher Therapieansatz

Krankengymnastik, Osteopathie und zur Nachbehandlung auch Heileurythmie können den Heilungsprozess und die Wiederherstellung der Bewegungsfähigkeit unterstützen.

Injektionstherapie

- Symphytum comp. (Wala), s. c. beschwerdenah, 2×/Woche bis 1×tgl.; vermittelt dem Organismus ein Vorbild, wie die Wesensglieder in der Sehnen-Periost-Bindegewebe-Struktur harmonisch zusammenwirken können, und unterstützt die Lebensorganisation und ihre Regenerations- und Bildekräfte
- Stannum metallicum praeparatum D8 (Weleda), s.c., 2–3×/Woche; zur Wiederherstellung der Elastizität des Sehnen- und Bandapparats durch Zusammenwirken von Lebens-, Seelen- und Ich-Organisation; ggf. kombinieren mit Arnica, Planta tota D20 und Vespa crabo D6 (Weleda), s.c., 3×/Woche; zur lokalen Anregung der Ich-Organisations-Gestaltungskräfte über die Wärmeorganisation.

Medikamentöse Therapie

- Symphytum comp. (Wala), 3×tgl. 5–10 Glob.; vermittelt dem Organismus ein Vorbild, wie die Wesensglieder in der Sehnen-Periost-Bindegewebe-Struktur harmonisch zusammenwirken können, und unterstützt die Lebensorganisation und ihre Regenerations- und Bildekräfte
- Symphytum comp. N (Weleda), 3×tgl. 10 Tr.; zur Anregung der gestaltenden Heilungskräfte im Übergangsbereich von Knochen und Sehnen durch die Seelen- und Ich-Organisation
- Arnica, Planta tota D6 (Weleda), mehrmals tgl. 5–10 Tr.; zum heilend-gestaltenden Zusammenwirken von Seelen- und Ich-Organisation
- Stannum metallicum praeparatum D8 Trit. (Weleda), 3×tgl. 1 Msp.; zur Wiederherstellung der Elastizität des Sehnen- und Bandapparats durch Zusammenwirken von Lebens-, Seelen- und Ich-Organisation
- Ceres Equisetum arvense, 1–3×tgl. 2–5 Tr.; fördert die Integration von Strukturkräften der Ich-Organisation und Formkräften der Lebensorganisation in den Gesamtorganismus; als strukturgebende Heilpflanze mit besonderem Bezug zu Kieselsäure bei Bänderschwäche
- Ceres Hypericum, 1–3×tgl. 1–3 Tr. in Wasser; kann die Wesensglieder speziell im Bereich des Nervengewebes harmonisch integrieren
- Rhus toxicodendron comp. (Wala), akut bis 6×tgl., sonst 1–2×tgl. 5–10 Glob.; fördert das Lösen der im Schmerz verhakten Seelenorganisation; speziell bei neuralgischen Schmerzen

Externa

- Arnica/Symphytum comp. Salbe (Weleda), 2–3×tgl. einen Salbenstrang von 1–5cm Länge einmassieren oder als Salbenverband anlegen; zur Anregung der gestaltend-heilenden Kraft der Seelen- und Ich-Organisation bei Verletzungen des Knochens und der Kochenhaut

6.6.2 Muskelzerrung

Hier steht die akute symptomatische Behandlung im Vordergrund.

Integrativer anthroposophisch-naturheilkundlicher Therapieansatz

Zur Unterstützung eignen sich physiotherapeutische Maßnahmen.

Injektionstherapie

- Arnica planta tota Rh D6 oder D20 (Weleda), s.c., 3×/Woche; zum heilend-gestaltenden Zusammenwirken von Seelen- und Ich-Organisation **und** evtl. entsprechendes Organpräparat (Wala) in mittlerer Potenz, s.c.

Medikamentöse Therapie

- Ceres Bellis perennis, 2–3×tgl. 2–5 Tr. in Wasser; zur Förderung eines harmonischen Zusammenwirkens von Seelen- und Lebensorganisation, besonders bei Z.n. Verletzungen; intensiver Bezug zur Brust und Muskelorganisation; speziell bei Muskelzerrungen durch Überanstrengung
- Ceres Arnica Dilution D6, D12, D30, 2–5×tgl. 5 Tr. in Wasser; zur Harmonisierung des Wesensgliedergefüges nach Traumata, auch im Bereich des Muskel- und Blutsystems
- Ceres Calendula, 2–3×tgl. 2–5 Tr. in Wasser; intensive Förderung der Regenerations- und Bildekräfte der Lebensorganisation sowie der innigliche Verbindung zwischen den regulativen Strukturkräften der Ich- und Lebensorganisation; fördert die Wundheilung auf allen Ebenen

Info

Calendula

An der verblühenden Blüte der Ringelblume lässt sich erkennen, wie es zur Namensgebung kam: Die Blütenblätter ringeln sich nach innen und bilden mit diesen Schließfrüchten einen schützenden Raum (► Abb. 6.3).

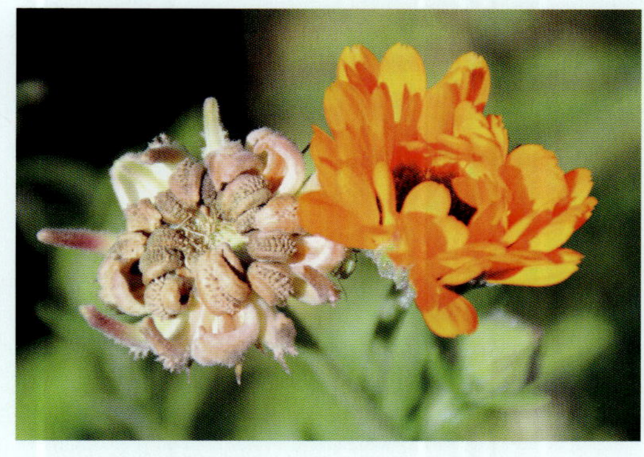

► **Abb. 6.3** Calendula.

- Rhus toxicodendron comp. (Wala), akut bis 6×tgl., sonst 1–2×tgl. 5–10 Glob.; fördert das Lösen der im Schmerz verhakten Seelenorganisation; speziell bei neuralgischen Schmerzen

Externa

- Primula Muskelnähröl (Wala), 1–2×tgl. als Einreibungen; fördert die harmonische Reintegration der Wesensglieder in die Muskelorganisation

6.6.3 Schulter-Arm-Syndrom

Das Schultergelenk wird hauptsächlich muskulär geführt. Das Wesensgliedergefüge zeigt sich in sehr ähnlicher Weise verschoben wie bei den Tendopathien (S.122).

Integrativer anthroposophisch-naturheilkundlicher Therapieansatz

Emotional liegt beim Schulter-Arm-Syndrom sehr häufig ein Thema des „Sich-Überhoben-Habens“ vor. Diese Tendenz, sich zu überfordern, kann auf körperlich-funktioneller Ebene auftreten (z.B. langjährige zu schwere körperliche Arbeit) oder/und im emotionalen Bereich, etwa im Rahmen einer Überfokussierung auf das Wohlergehen anderer oder z.B. beim Helfersyndrom. Diese Themen sollten nachhaltig durch Gespräche, konstitutionelle Therapie und z.B. biografische Arbeit bearbeitet werden.

Heileurythmie und Rhythmische Massagen sind gerade bei chronischen Verläufen adjuvant sehr bewährt.

Injektionstherapie

- Argentum/Quarz (Wala), s.c. beschwerdenah, 2 ×/Woche bis 1 × tgl.; fördert eine harmonische Verbindung zwischen Ich- und Lebensorganisation; speziell bei entzündlichen Beschwerden; **oder** als Mischinjektion: Argentum metallicum praeparatum D 20 und Quarz D 30 (Weleda) **und** Symphytum comp. (Wala) **und** Musculus deltoideus Komplex D 5 bzw. D 15 (Wala), s.c. an die Schmerzpunkte bzw. an Di 15, Di 16, 3E 15, Gb 21, Dü 9 und als empirischen Punkt: Mitte zwischen Akromion und vorderer Achselfalte, 2–3 ×/Woche, insgesamt 10–12 Behandlungen
- Arnica, Planta tota Rh D 3 (Weleda), s.c., 2 ×/Woche bis 1 × tgl.; noch hinzuzufügen bei muskulärer Überbeanspruchung
- Mesenchym Gl D 6, D 12 oder D 30 (Wala); bei bereits lange Zeit bestehendem Syndrom und Übergang in die degenerative Phase hinzufügen
- Formica D 3/D 15 aa (Weleda), s.c. beschwerdenah, 1–3 ×/Woche; zur Gewebeumstimmung
- Arnica, Planta tota D 20 und Vespa crabro D 3/ (Weleda), s.c., 2–3 ×/Woche bis 1 × tgl.; zur Harmonisierung des Wärmeorganismus durch die Ich-Organisation durch Anregung der Stoffwechsel- und Formprozesse
- Equisetum ex herba D 6 (Wala) und Stannum metallicum praeparatum D 8 (Weleda), s.c., 2 ×/Woche bis 1 × tgl.; bei Stoffwechselstörungen mit Neigung zu Ablagerungen, auch bei Gelenkerguss

Medikamentöse Therapie

- Solum Globuli (Wala), 3 × tgl. 10 Glob., akut auch 10 Glob., alle 60 min; zur Schmerzlinderung besonders neuralgischer Art durch Lösen der Seelenorganisation aus ihrer Verhakung in der Schmerzwahrnehmung
- Symphytum comp. Globuli (Wala) **oder** Tendo/ Allium cepa comp. (Wala), je 3 × tgl. 5–10 Glob.; s. Tendopathien (S. 122)
- Ceres Taraxacum **oder** Ceres Taraxacum comp., je 3 × tgl. 3–5 Tr. in Wasser; zur Anregung des Flüssigkeitsorganismus und Vitalisierung der Lebensorganisation sowie einer innigen Verbindung der Regulationskräfte der Ich- mit der Lebensorganisation; zur Unterstützung der Leber (Zuordnung von Sehnen und Bändern zur Leber)
- Symphytum comp. N (Weleda), 1–3 × tgl. 15–20 Tr.; zur Anregung der Regenerationsvorgänge nach Verletzungen und bei vom Knochen ausgehenden Schmerzen
- Rhus toxicodendron comp. (Wala), akut bis 6 × tgl., sonst 1–2 × tgl. 5–10 Glob.; fördert das Lösen der im Schmerz verhakten Seelenorganisation; speziell bei neuralgischen Schmerzen

Externa

- Solum Öl (Wala) **oder** Aconit Schmerzöl (Wala), 1–2 × tgl. als Einreibungen; s. Rheumatoide Arthritis (S. 107)
- Primula Muskelnähröl (Wala), 1–2 × tgl. als Einreibungen; fördert die harmonische Reintegration der Wesensglieder in die Muskelorganisation
- Arnica e floribus W 5 %, Oleum (Wala) mehrmals tgl. einreiben; zum heilend-gestaltenden Zusammenwirken von Seelen- und Ich-Organisation im Stoffwechsel

6.6.4 Tendopathien/Epikondylitis

Sehnen spielen im Bewegungs-Stoffwechsel-System eine vermittelnde Rolle zwischen den dem Bewegungs-Stoffwechsel-System zugeordneten Muskeln und den dem Sinnes-Nerven-System (Sal) entsprechenden Knochensystem. Diese rhythmische Funktion macht die Sehnen anfällig für degenerativ-sklerosierende Veränderungen, die jedoch häufig mit akut entzündlichen Phasen alternieren.

Die Betrachtung des Wesensgliedergefüges lässt erkennen, dass bei diesen Prozessen die oberen Wesensglieder nicht harmonisch die Lebens- und Physische Organisation ergreifen; in der degenerativen Phase verbinden sie sich zu gering mit den Sehnenstrukturen, in den entzündlichen Phasen und im Schmerzempfinden, das sehr ausgeprägt sein kann, übersteigert sich das Wirken besonders der Seelen- und Wärmeorganisation in einen dominanten Bereich.

Integrativer anthroposophisch-naturheilkundlicher Therapieansatz

Sehnenerkrankungen können einen Hinweis geben, dass die rhythmisierenden und vermittelnden Funktionen im Allgemeinen geschwächt sein könnten.

Als übergeordnete homöosinatrische Punkte eignen sich: Gb 34 (Meisterpunkt der Sehnen), Gb 36, Gb 38, Gb 39.

Ergänzend sind die Osteopathie und Physiotherapie, in chronischen Fällen auch Heileurythmie sinnvoll.

Injektionstherapie

- Tendo/Allium cepa comp. (Wala), s. c. beschwerdenah, 1–2 ×/Woche bis 1–2 × tgl.; zur Harmonisierung der Wesensglieder im Bereich der Sehnen, des Periosts und des Bindegewebes; speziell in entzündlichen Phasen; **und** Argentum/Quarz (Wala) und Arandisit D 15 (Weleda), s. c. um das Ellenbogengelenk herum, 2–3 ×/Woche; zur Anregung der Ich-Organisation in der Lebensorganisation, um geronnene Lebensprozesse (z. B. zu mineralisch-fest gewordene Flüssigkeitsprozesse mit Ablagerungstendenzen) zu lösen und zu beleben, besonders bei Epikondylitis
- Symphytum comp. (Wala), s.c, beschwerdenah, 2 ×/Woche bis 1 × tgl.; vermittelt dem Organismus ein Vorbild, wie die Wesensglieder in der Sehnen-Periost-Bindegewebe-Struktur harmonisch zusammenwirken können
- Hypericum ex herba D 3 (Wala), s. c., bis zu 1 × tgl.; bei punktförmigen Schmerzen direkt in die Schmerzlokalisation
- Stannum metallicum praeparatum D 8/D 30 (Weleda), s. c., 1 ×/Woche bis 1 × tgl., Potenzwahl je nach Konstitution; zur Anregung rhythmischer Ausgleichsprozesse bei entzündlich auflösenden oder degenerativ verhärtenden Gelenkerkrankungen
- Arnica, Planta tota D 20 und Vespa crabro D 3 (Weleda), s. c., 2 ×/Woche bis 1 × tgl.; zur Anregung der Ich- und Wärmeorganisation bei Epikondylitis, Periarthritis
- Renes/Borago comp. (Wala), s. c. beschwerdenah, 2 ×/Woche bis 1 × tgl.; zur Auflösung ödematöser Schwellungen in akut entzündlichen und degenerativen Phasen über ein verstärktes Wirken der Wärmeorganisation im Blut-Lymph-Matrix-System
- Articulatio talocruralis comp. (Wala), s. c. gelenknah, 1–3 ×/Woche bis 1–2 × tgl.; zur Vitalisierung der Lebensorganisation und Formkräfte der Ich-Organisation bei degenerativen und entzündlichen Prozessen der Sprunggelenke

Medikamentöse Therapie

- Symphytum comp. Globuli (Wala) **oder** Tendo/Allium cepa comp. (Wala), je 3 × tgl. 5–10 Glob.; s. Tendo/Allium cepa comp. (Wala) (S. 123)
- Articulatio talocruralis comp. (Wala), 2–3 × tgl. 5–10 Glob.; zur Vitalisierung der Lebensorganisation und der Formkräfte der Ich-Organisation bei degenerativen und entzündlichen Prozessen der Sprunggelenke
- Ceres Hypericum, 1–3 × tgl. 1–3 Tr. in Wasser (Hypericum immer niedrig dosieren!), auch zur äußeren Anwendung im Bereich der Schmerzen einige Tropfen der Urtinktur in der Hand mit gutem Öl mischen und bis zu mehrmals tgl. einmassieren; harmonisiert und regeneriert das Nervengeschehen durch eine Stärkung des Wirkens der Ich-Organisation in der Seelenorganisation und im Gesamtorganismus
- Ceres Taraxacum, 1–3 × tgl. 2–5 Tr. in Wasser; zur Anregung des Flüssigkeitsorganismus und Vitalisierung der Lebensorganisation sowie einer innigen Verbindung der Regulationskräfte der Ich- mit der Lebensorganisation; kann Verhärtungen und Erstarrung im funktionellen und emotionalen Bereich erweichen; als Lebertherapeutikum auch für Sehnen- und Augenpathologie indiziert; **oder** Ceres Taraxacum comp., 1–3 × tgl. 3–5 Tr. in Wasser; zur Unterstützung der Leber und Sehnen; speziell bei begleitenden Beschwerden durch verminderten Gallefluss
- Ceres Fraxinus excelsior, 1–3 × tgl. 2–5 Tr. in Wasser; s. Ceres Fraxinus excelsior (S. 105)

- Ceres Ribes nigrum, 1–3 × tgl. 2–5 Tr. in Wasser; s. Ceres Ribes nigrum (S. 105)
- Ceres Rosmarinus, 1–3 × tgl. 2–5 Tr. in Wasser; s. Ceres Rosmarinus (S. 105)
- Renes/Borago comp. (Wala), 2–3 × tgl. 10–15 Glob.; zur Auflösung ödematöser Schwellungen in akut entzündlichen und degenerativen Phasen über ein verstärktes Wirken der Wärmeorganisation im Blut-Lymph-Matrix-System
- Rhus toxicodendron comp. (Wala), akut bis 6 × tgl., sonst 1–2 × tgl. 5–10 Glob.; fördert das Lösen der im Schmerz verhakten Seelenorganisation; speziell bei neuralgischen Schmerzen

Externa

- Stannum metallicum 0,4 % Salbe (Weleda), 1 × tgl. als Salbenlappen; zum heilend-gestaltenden Zusammenwirken von Seelen- und Ich-Organisation
- Arnica/Symphytum comp. Salbe (Weleda), 2–3 × tgl. einen Salbenstrang von 1–5 cm Länge einmassieren oder als Salbenverband anlegen; zur Anregung der gestaltend-heilenden Kraft der Seelen- und Ich-Organisation im Bänder-Sehnen-Bereich
- Aconit Schmerzöl (Wala), mehrmals tgl. ad libidum; bei hellen und neuritischen Schmerzen speziell im Bereich des Bewegungssystems

7 Erkrankungen des Verdauungstrakts

7.1 Erkrankungen des oberen Verdauungstrakts

Im oberen Verdauungstrakt dominieren Kräfte des Sinnes-Nerven-Systems in der bewussten Wahrnehmung der Nahrung über Geruch und Geschmack. Sie leiten bereits maßgeblich weitere Verdauungsfunktionen ein, die individuell auf die aufgenommene Speise abgestimmt sind.

Vor diesem Hintergrund betrachtet, sind Kauschulung sowie das alltägliche Verzehren unserer Nahrung in einem ruhigen Rahmen, der eine solche bewusste Auseinandersetzung erlaubt, von großer Wichtigkeit.

7.1.1 Refluxkrankheit/Ösophagitis

Die Seelenorganisation ist nicht dynamisch genug in den Stoffwechsel integriert, sondern orientiert sich hin zum Sinnes-Nerven-System. Hierdurch kommt es zum Tonusverlust im Bereich des Mageneingangs, z.T. kann auch eine Hiatushernie entstehen. Häufig zeigt sich diese Veränderung im gesamten Verdauungsbereich mit Verlangsamung der Passage und den weiteren Folgen, wie pH-Verschiebungen, Dysbiosen und deren unangenehmen Beschwerden.

Entwickelt sich aus dem Reflux eine Ösophagitis, so weist dies auf einen Kompensationsversuch des Organismus hin, um durch die Überreaktion des Bewegungs-Stoffwechsel-Systems (Entzündung) die Seelenorganisation wieder in diesem Bereich wirksam werden zu lassen.

Integrativer anthroposophisch-naturheilkundlicher Therapieansatz

Stressberatung, Ernährungsumstellung, konstitutionelle Therapie sowie ggf. im chronischen Verlauf künstlerische Therapien und Heileurythmie sind wichtiger Bestandteil des Therapiekonzepts.

Injektionstherapie

- Mischinjektion: Ösophagus Gl D 30 (Wala) **und** Plexus coeliacus Gl D 30 (Wala), s.c. z.B. an Ma 12; ermöglichen eine direkte Regulation der Innervation

Medikamentöse Therapie

- Bolus alba comp. (Wala), 1–3 TL in Wasser einrühren, schluckweise über den Tag verteilt trinken; vermag die aufbauende Wirksamkeit der Seelenorganisation im gesamten Verdauungstrakt zu verankern und dadurch entzündliche Prozesse zu beheben.

> **Praxistipp**
> Bolus alba comp. stellt durch seine Wirkung auf den gesamten Verdauungstrakt ein Basismedikament für vielzählige Beschwerden der Verdauungsfunktion dar.

- Ceres Gentiana, 2–3 × tgl. 2–5 Tr. in Wasser, 15 min a.c.; integriert die Seelenorganisation in Stoffwechselprozesse zur Tonisierung des Bewegungs-Stoffwechsel-Systems, fördert die Motilität und Sekretion von Magen, Leber, Galle und Pankreas; speziell bei allgemeiner Verdauungsschwäche oder geschwächter Eiweißverdauung; unterstützt im emotionalen Bereich die Verarbeitung („Verdauung“) von Wahrgenommenem
- Ceres Absinthium, 1–3 × tgl. 1–3 Tr. in Wasser; fördert als bitter-aromatisches Tonikum die Durchdringung des Stoffwechsels mit der Ich-, Wärme- und Seelenorganisation, zur Stärkung von Wahrnehmungs- und katabolen Stoffwechselprozessen; speziell bei Schwäche und Atonie des Magens und der Galle; emotionales Thema: allgemeine Schwäche mit Desinteresse und depressiver Stimmungslage

> **Cave**
> **Ceres Absinthium ist nur bei Refluxerkrankung ohne Entzündung einzusetzen!**

- Ceres Melissa officinalis, 2–3 × tgl. 2–5 Tr. in Wasser; fördert durch intensive Integration der Ich- in die Seelenorganisation die Harmonisierung des Wirkens der Seelenorganisation im Gesamtorganismus; besonders bei Stressanamnese und begleitendem Magendruck
- Ceres Angelica archangelica, 2–3 × tgl. 2–5 Tr. in Wasser; zur intensiven Durchdringung des Stoffwechsels mit der Wärme- und Seelenorganisation, somit Aktivierung aller Körperdrüsen sowie Harmonisierung des Vegetativums und Integration der Aufrichtekräfte der Ich-Organisation; speziell bei entsprechendem Wesensbezug mit Ängsten und Bedarf an innerer Aufrichtung

Praxistipp

Die Ceres-Urtinkturen können auch adjuvant zur schulmedizinischen Therapie mit Protonenpumpeninhibitoren (PPI) eingesetzt werden, um die sehr häufigen Nebenwirkungen, wie Inappetenz, Völlegefühl und allgemein schwache Verdauungsleistung, durch Verankerung der Seelenorganisation im aufbauenden Stoffwechsel zu behandeln.

Externa

- Ceres Salvia, 1–3 × tgl. 5–10 Tr. in etwas Wasser zum Gurgeln; fördert die Integration der Wärmeorganisation in den Organismus und wirkt gestaltend ein auf den Flüssigkeitsorganismus über die Vermittlung von Strukturkräften der Ich- und Seelenorganisation; kann als Spezifikum für die Darmschleimhaut angesehen werden

7.2 Erkrankungen des Magens

Die Magenorganisation kann funktionell dreigliedrig eingeteilt werden: Im Corpus wirkt besonders das Sinnes-Nerven-System, im Antrum speziell das Bewegungs-Stoffwechsel-System. Die rhythmische Funktion des Magens, die Motilität, spiegelt die Funktion des Rhythmischen Systems im Magen wider. Diese Gesichtspunkte des Wesensgliedergefüges sind hilfreich bei der Beurteilung und Therapie von Magenbeschwerden.

7.2.1 Akute Gastritis

Die akute Gastritis kann in 2 Formen auftreten.

Als **A-Gastritis** betrifft sie v. a. die Region des Corpus und geht einher mit einer starken entzündlichen Tendenz als Zeichen der relativen Dominanz des Bewegungs-Stoffwechsel-Systems, die meist zu einer Hyposekretion führt; die Seelenorganisation greift zu wenig in die Magenorganisation ein. Hier können v. a. Eisenpräparate und Bittermittel sinnvoll sein.

Bei der **B-Gastritis** wirkt die Seelenorganisation übermäßig stark ein und bewirkt eine unphysiologische relative Dominanz des Sinnes-Nerven-Systems, was häufig mit einer Hypersekretion einhergeht; Kupferverbindungen und Kamillenzubereitungen sind hier oft Mittel der Wahl.

Integrativer anthroposophisch-naturheilkundlicher Therapieansatz

Ganzheitlich betrachtet ist es zumeist hilfreich, mit dem Patienten zu erforschen, was – auch an emotionalen Themen – nicht verdaut werden kann, welche Fremdeinflüsse nicht adaptiert werden können bzw. nicht zur eigenen individuellen Lebenseinstellung passen.

In diesem Zusammenhang spielen natürlich die Ernährungsoptimierung (leicht verdauliche, gekochte Speisen) und die Stressberatung eine wichtige Rolle.

Gerade bei chronischen oder rezidivierenden Verläufen sind Ansätze aus der Biografie-Arbeit, konstitutionelle Therapie und Heileurythmie wertvolle Bestandteile des Therapiekonzepts.

Injektionstherapie

- Mischinjektion: Ventriculus Gl D 30 (Wala) **und** Plexus gastricus Gl D 30 (Wala), s. c. an KG 12, 1 × tgl. bis 2 ×/Woche; zur adäquaten Beantwortung des entzündlichen Reizes
- Robinia comp. (Wala), s. c., 1 × tgl. bis 2 ×/Woche; speziell bei hyperazider Gastritis
- Pancreas/Meteoreisen (Wala), s. c., 2–3 ×/Woche; bei hypoazider Gastritis
- Glandula suprarenalis dextra c. Cupro Gl, s. c. an die Nierenreflexzone; zur Verankerung der Seelenorganisation im aufbauenden Stoffwechsel
- Chamomilla/Malachit comp. (Weleda), s. c., 2–3 ×/Woche speziell bei hyperazider Gastritis mit Krämpfen

Medikamentöse Therapie

- Bolus alba comp. (Wala), 1–3 TL in Wasser einrühren, schluckweise über den Tag verteilt trinken; vermag die aufbauende Wirksamkeit der Seelenorganisation im gesamten Verdauungstrakt zu verankern und dadurch entzündliche Prozesse zu beheben; Anagallis/Malachit comp. Dilution (Weleda), 1×/h 10 Tr. im akuten Stadium; speziell bei hyperazider Gastritis; **oder** Robinia comp. (Wala), 3–6×tgl. 5–10 Glob.; zur Harmonisierung von Sekretion und Motilität im oberen Verdauungstrakt; speziell bei hyperazider Gastritis
- Ceres Gentiana, 1–3×tgl. 2–5 Tr. in Wasser, 20 min a. c.; integriert die Seelenorganisation in Stoffwechselprozesse zur Tonisierung des Bewegungs-Stoffwechsel-Systems, fördert die Motilität und Sekretion von Magen, Leber, Galle und Pankreas; speziell bei allgemeiner Verdauungsschwäche oder gestörter Eiweißverdauung; unterstützt im emotionalen Bereich die Verarbeitung („Verdauung") von Wahrgenommenem; besonders bei hypoazider Gastritis
- Ceres Absinthium, 1–3×tgl. 1–3 Tr. in Wasser, 20 min a. c.; fördert als bitter-aromatisches Tonikum die Durchdringung des Stoffwechsels mit der Ich-, Wärme- und Seelenorganisation, zur Stärkung von Wahrnehmungs- und katabolen Stoffwechselprozessen; speziell bei Schwäche und Atonie des Magens und der Galle; emotionales Thema: allgemeine Schwäche mit Desinteresse und depressiver Stimmungslage; besonders bei atonischer Gastritis
- Ceres Melissa officinalis, 2–3×tgl. 2–5 Tr. in Wasser; fördert durch intensive Integration der Ich- in die Seelenorganisation die Harmonisierung des Wirkens der Seelenorganisation im Gesamtorganismus; besonders bei Stressanamnese und begleitendem Magendruck; besonders bei nervösen Magenschmerzen
- Ceres Chamomilla, 1–3×tgl. 2–5 Tr. in Wasser; zur Harmonisierung der polaren Prozesse von Sinnes-Nerven- und Bewegungs-Stoffwechsel-System in der Seelenorganisation, dabei bakteriostatisch und spasmolytisch; emotional bei Überreiztheit und zur Bearbeitung einer Resonanzunterbrechung zwischen Mutter und Kind als mögliche Schockerfahrung; bei schmerzhaften und krampfartigen Beschwerden

> **Praxistipp**
> Die Anwendung von Ceres Chamomilla empfiehlt sich besonders bei Kindern.

- Ceres Salvia, 1–3×tgl. 2–5 Tr. in Wasser; fördert die Integration der Wärmeorganisation in den Organismus und wirkt gestaltend ein auf den Flüssigkeitsorganismus über die Vermittlung von Strukturkräften der Ich- und Seelenorganisation; kann als Spezifikum für die Darmschleimhaut angesehen werden; besonders bei hyperazider Gastritis mit entzündlicher Beteiligung der Darmschleimhaut
- Amaratropfen (Weleda), 3×tgl. 10–15 Tr.; als allgemeines Bittermittel zur Dynamisierung des Stoffwechsels über die Seelenorganisation
- Nux vomica comp. (Weleda), 1–5 Tr. nach Bedarf; bei akuter Gastritis mit Erbrechen
- Nicotiana comp. (Wala), mehrmals tgl. 5–10 Glob.; zur Harmonisierung der Seelenorganisation bei krampfartigen Beschwerden

Externa

- Cuprum/Nicotiana comp. Salbe (Wala), 1–2×tgl. Salbenlappen auf die Magengegend legen, mit Wärmflasche kombinieren; zur Spasmolyse, Durchwärmung und Harmonisierung der Seelenorganisation
- Schafgarbenbauchwickel, Melissenwickel oder auch Kamillenbauchwickel

7.2.2 Chronische Gastritis

Der Organismus vermag es nicht, die Verschiebung des Wesensgliedergefüges der akuten Gastritis über die akute Entzündung auszuheilen. Je nach Tendenz der akuten Gastritis entwickelt sich hieraus ein chronischer Entzündungsherd.

Faktoren, die eine Chronifizierung fördern, sind v. a. mangelndes Stressmanagement, ungesunde Ernährung, unrhythmische Lebensweise und chronische unverdaute/unverdaubare Konflikte seelischer Art.

Integrativer anthroposophisch-naturheilkundlicher Therapieansatz

Die Ich-Organisation ist bei Gastritiden nicht in der Lage, sich adäquat mit der Erdenstofflichkeit, in Form unserer Nahrung, auseinanderzusetzen: Fremdes vermag nicht verdaut zu werden, um dann über die Leber wieder in Eigenes umgewandelt zu werden. Dies kann die physische Nahrung wie auch seelisch-spirituelle Einflüsse betreffen.

Ein häufig anzutreffendes Thema ist die Schwierigkeit des Patienten, für sich selbst nährend zu sorgen. Gemeint ist damit, auf Folgendes zu achten: Was nährt mich (physisch und über die Sinne), was stärkt mich? Von großer Wichtigkeit ist hier die therapeutische Beratung und Begleitung der Umstrukturierung des Lebenswandels an die persönlichen Bedürfnisse des Patienten, in Gesprächen und z.B. einer konstitutionell verordneten Urtinktur von Ceres. Auch Rhythmische Massagen, Heileurythmie, Kunsttherapie und seelische Begleitung sind in diesem Zusammenhang wichtig!

Die Ernährung sollte leicht verdaulich und mittelwarm in häufigen kleinen Mahlzeiten über den Tag verteilt verspeist werden und keine Reizstoffe (starke Gewürze, fette oder gebratene Speisen, Alkohol, Kaffee, Nikotin, Eis o.Ä.) enthalten. Akut und zur Magenpflege können öfters in der Woche Schleimsuppen verzehrt werden.

Injektionstherapie

- Mischinjektion: Plexus gastricus D6, D15, D30 (Wala), s.c. an KG 12, 1–2×/Woche; zur Förderung der Regenerations- und Bildekräfte der Lebensorganisation; **im Wechsel mit** Chamomilla/ Malachit comp. (Weleda), s.c. an KG 12, bis zu 1×tgl.; zur Strukturierung des Aufbaustoffwechsels und zur Harmonisierung des Zusammenwirkens der Ich-, Seelen- und Lebensorganisation im Verdauungstrakt
- Glandula suprarenalis dextra c. Cupro (Wala), s.c. an die Nierenreflexzone, 2–3×/Woche; zur Verankerung der Seelenorganisation im aufbauenden Stoffwechsel; **im Wechsel mit** Renes/ Cuprum (Wala), s.c., 2×/Woche

Medikamentöse Therapie

Praxistipp
Zur Behandlung der Verschiebung des Wesensgliedergefüges in der Magenorganisation wird entsprechend der individuellen Symptomatik bei akuter Gastritis (S. 126) therapiert.

- Stibium metallicum praeparatum D6 Trit. (Weleda), 1–3×tgl. 1 Msp. Pulver einnehmen; zur Anregung des Formstoffwechsels bei entzündlichen Veränderungen im Magen
- Ceres Millefolium, 2–3×tgl. 2–5 Tr. in Wasser; zur Harmonisierung der Interaktion von Seelen- und Lebensorganisation im Verdauungstrakt und zur Integration der Ich-Organisation, speziell ihrer Strukturkräfte; zur Regulierung auf- und abbauender Prozesse; fördert im seelisch-geistigen Bereich die Entwicklung von bewusster Entscheidungs- und Urteilskraft
- Ceres Capsella bursa-pastoris, 2–3×tgl. 3–5 Tr., akut auch bis zu 1×10 Tr. in Wasser; bei Neigung zu Blutungen
- **Hyperazide Gastritis:** Robinia comp. (Wala), 3–6×tgl. 5–10 Glob., **kombinieren mit** Bolus alba comp. (Wala), 1–3 TL in Wasser einrühren, schluckweise über den Tag verteilt trinken; vgl. Kap. 7.2.1 Akute Gastritis (S. 126)
- **Hypoazide Gastritis:** Gentiana Magen Globuli (Wala), 3×tgl. 5–10 Glob., 30 min a.c., **kombinieren mit** Melissa Cupro culta Rh D3 (Weleda), 2–4×tgl. 10–15 Tr. in Wasser; zur Anregung des Wärmeorganismus und Harmonisierung der Seelenorganisation im Verdauungstrakt

Praxistipp
Bei starker Schleimhautatrophie empfiehlt sich zusätzlich Bismutum/Graphites comp. Trit. (Rezepturpräparat Apotheke an der Weleda), 3×tgl. 1 Msp., 15 min a.c.; zur Harmonisierung von Motilität und Sekretion im oberen Verdauungstrakt.

Externa

- Cuprum/Nicotiana comp. Salbe (Wala), 1–2×tgl. Salbenlappen auf die Magengegend, mit Wärmflasche kombinieren; zur Spasmolyse, Durchwärmung und Harmonisierung der Seelenorganisation

- Schafgarbenbauchwickel, Kamillenbauchwickel
- Oxalis, Folium 10 % Salbe (Weleda), 1–2 × tgl. als Einreibung des Oberbauches; zur Stärkung der Lebensorganisation; speziell nach Schockerfahrungen
- Kupfersalbe rot (Wala), 1–2 × tgl. als Niereneinreibung oder im Rahmen von rhythmischen Einreibungen; zur Verankerung der Seelenorganisation im aufbauenden Stoffwechsel

7.3 Erkrankungen des Darmes

Die Darmorganisation setzt die Aufschließung der Nahrung und den im Magen begonnenen Verdauungsprozess fort. Der Nahrungsbrei wird rhythmisch bewegt, die Nahrungsstoffe aufgenommen und über die Pfortader der Leber zugeführt, in der dann der individualisierte Substanzaufbau stattfindet.

Erkrankungen des Darmes sind Ausdruck von Verschiebungen der 3 Bereiche im Organismus: Zu starke abbauende Bewusstseinsprozesse führen zu krampfartigen Schmerzen, zu große Auflösungstendenzen zu Entzündungen mit Verlust der gesunden Grenzfunktion. Der Rhythmusverlust der Darmtätigkeit bedingt Störungen der Bewegungsabläufe mit der Folge der funktionellen Störungen von Obstipation und Diarrhö. Bei Erkrankungen des Darmes handelt es sich meist um ein komplexes Geschehen, das alle Bereiche betrifft.

7.3.1 Colitis ulcerosa

Wie bei Morbus Crohn (S. 140) liegt bei der Colitis ulcerosa eine Dominanz des Sinnes-Nerven-Systems im Verdauungsbereich vor, jedoch primär die des Sinnessystems, der wahrnehmenden, nach außen hin orientierten Funktion des Sinnes-Nerven-Systems. Auch sind die oberen Wesensglieder zumeist zu wenig intensiv mit dem Verdauungsgeschehen verbunden.

Integrativer anthroposophisch-naturheilkundlicher Therapieansatz

Es gilt, die oberen Wesensglieder therapeutisch anzusprechen, damit diese das Stoffwechselgeschehen strukturierend und grenzbildend ergreifen.

Emotionale Aspekte können eine zu starke Orientierung an der Außenwelt, mit einem Empfinden der inneren Leere, des Mangels an Selbstwertgefühl sein. Gerade hier spielen salutogenetische Biografie-Arbeit, konstitutionelle Therapie (Ceres-Urtinkturen), Heileurythmie, Kunst- und Musiktherapie eine entscheidende Rolle.

Des Weiteren ist an Symbioselenkung, Ernährungsberatung und Stressanamnese zu denken.

Injektionstherapie

- Mischinjektion: Tunica mucosa coli Gl D 15 **und** Funiculus umbilicalis Gl D 15 **und** Nicotiana comp. (alle Wala), s. c. in die Bauchdecke, 2 ×/ Woche bis 1 × tgl.; zur Unterstützung der Lebensorganisation und der Bilde- und Gestaltkräfte in der Dickdarmschleimhaut sowie zur Spasmolyse und Durchwärmung des Abdomens
- Glandula suprarenalis sinistra/Mercurius (Wala), s. c. in die Nierenreflexzone, 1–3 ×/Woche; zur Verankerung der Seelenorganisation im Nierengebiet und Harmonisierung der Darmfunktionen
- Mischinjektion: Colon Gl D 30–D 5 **und** Quarz D 30 (alle Wala), s. c. in die Bauchdecke, 2 ×/Woche bis 1 × tgl.; zur Beantwortung des entzündlichen Geschehens im Kolon

Medikamentöse Therapie

Praxistipp
Ceres-Urtinkturen wirken übergeordnet regulierend auf den erkrankten Darm und können je nach individueller Symptomatik bei Morbus Crohn (S. 140) und den diversen Kolitiden eingesetzt werden.

- im **akuten Schub**: Birkenkohle comp. (Weleda), 2 Kps. pro Entleerung oder bis zu 5 × tgl. 2 Kps.; führt über das enthaltene Antimonit die Ich-Organisation in den Verdauungstrakt und wirkt über Chamomilla über die Seelenorganisation krampflösend; **und** Mercurius vivus naturalis D 6 (Weleda), 3 × tgl. 1 Tbl.; zur Anregung der Integration der Ich-Organisation in das Bewegungs-Stoffwechsel-System; zur Reorganisation von Entzündungsprozessen bei erhöhter Gefäßdurchlässigkeit; **und** Argentum metallicum praeparatum D 20–D 30 Trit. (Weleda), 3 × tgl. 1 Msp. zur Anregung der aufbauenden Gestaltungskräfte durch die Seelen- und Ich-Organisation im Darm

- Digestodoron (Weleda), 3 × tgl. 2 Tbl.; zur Harmonisierung der Verdauungsrhythmen
- Conchae comp. (Wala), 2 × tgl. 5–10 Glob.; speziell bei eitrigen Entzündungsschüben und zur Regeneration der geschwächten Lebensorganisation
- Lien comp. (Wala), 2 × tgl. 5–10 Glob.; zur Regulierung des Abwehrsystems über eine stärkere Integrierung der Ich- und Seelenorganisation im Bereich des Mesenchyms
- Geum urbanum, etanol. Decoctum D 1 oder Geum urbanum Rh D 3 Dilution (Weleda), 3–6 × tgl. 5–10 Tr. in Wasser; zur Anregung der Wahrnehmung des Verdauungstrakts bei chronischen Entzündungen
- Tormentilla comp. (Wala), 3 × tgl. 5–10 Glob.; speziell bei Blutungen; Verminderung übermäßiger Blutungen besonders im Bereich von Magen und Darm sowie der Fortpflanzungsorgane durch Anregung der Ich- und Seelenorganisation, sich stärker mit dem Organismus zu verbinden und ihn zu strukturieren
- Stibium metallicum praeparatum Verreibung (Weleda), 1–3 × tgl. 1 Msp., Potenz je nach Konstitution und Krankheitsstadium; bei entzündlichen Veränderungen im Darm
- Stibium arsenicosum Trit. D 6 (Weleda), bis 5 × tgl. 1 Msp.; bei akuter entkräftender Diarrhö im Rahmen einer Colitis ulcerosa
- Nasturtium Mercurio cultum Rh D 3 (Weleda), 3 × tgl. 10 Tr.; bei chronisch-entzündlichen Darmerkrankungen mit Durchfällen und Nahrungsmittelunverträglichkeiten
- Quarz 50 % Trit. (Rezepturpräparat Apotheke an der Weleda), 1–2 × tgl. 1 Dosierlöffel oder 1–3 × tgl. 1 Msp., je nach Konstitution D 4–D 30; bei chronisch-entzündlichen Darmerkrankungen

Externa

- Kupfersalbe rot (Wala), 2 × tgl. als Niereneinreibung; zur Verankerung der Seelenorganisation im Stoffwechsel
- Argentum metallicum praeparatum 0,4 % Salbe (Weleda), 2 × tgl. im Abdomen einmassieren; zur Strukturierung aufbauender Stoffwechselprozesse

7.3.2 Colon irritabile/ Reizdarmsyndrom

Die z. T. polaren Symptome des Reizdarmsyndroms, die von schmerzhaften Tenesmen und Meteorismus über Diarrhö bis Obstipation reichen, lassen sich aus anthroposophischer Sicht so verstehen, dass sich die Seelenorganisation besonders im Bereich der Verdauung verselbstständigt und nicht mehr leibgebunden im auf- und abbauenden Stoffwechsel tätig ist. Vielmehr hat sie sich aus der Regulation durch die Ich-Organisation gelöst und erwacht sozusagen im Darm als eher leibfreie Kraft des Sinnes-Nerven-Systems, die somit eine gesteigerte Wahrnehmungsfähigkeit der sonst meist unbewusst ablaufenden Verdauungsvorgänge hervorruft und eine allgemeine Hyperreagibilität des Intestinums verursacht.

Integrativer anthroposophisch-naturheilkundlicher Therapieansatz

Diese Lockerung des Wesensgliedergefüges entwickelt sich sehr häufig nach Schockeinwirkung oder traumatischen Erlebnissen, vgl. Kap. 11.1.1 „Asthma bronchiale“ (S. 167). Neben der Behandlung der intestinalen Beschwerden und dem Hineinführen der Seelenorganisation in ihre leibgebundenen Stoffwechselfunktionen ist es bedeutsam, die Verarbeitung der verstörenden Erfahrungen zu unterstützen, um das ganze Wesensgliedergefüge zu einem stabilen und harmonischen Gleichgewicht zu führen, vgl. Kap. 16 „Erkrankungen durch psychische Traumata“ (S. 215).

Eine individuelle Verordnung, um die Seelenorganisation in ihre Verdauungsfunktion zu verankern, gelingt über die passende Auswahl an Bittermitteln.

Weiterhin gilt es, Unverträglichkeiten (Milch, Soja, Gluten u. a.) sowie Allergien auszuschließen und mit dem Patienten einen möglichst entkrampften Umgang mit regelmäßigen, warmen, ihm verträglichen Speisen zu entwickeln. Da die Ich-Organisation relativ gesehen zu schwach wirksam wird, sind diese Patienten in der Regel sehr dankbar, wenn man sie aktiv im Gestalten eines ihnen bekömmlichen Lebenswandels unterstützt!

Rhythmische Massagen, Heileurythmie, konstitutionelle Therapie oder Kunsttherapie und seelische Begleitung sind sehr wichtig, um die Wesensglieder nachhaltig zu stabilisieren und speziell die individuelle Ich-Entwicklung zu fördern.

Injektionstherapie

- Mischinjektion: Colon Gl D8 **und** Nux vomica/ Nicotiana comp. (Wala), s. c. in die Bauchdecke, bis 1 × tgl.; speziell bei ausgeprägten Tenesmen und Koliken
- Colon Gl D5–D30 (Wala), s. c. in die Bauchdecke oder p. o., 2 ×/Woche bis 1 × tgl.; zur Regeneration der Lebensorganisation und Harmonisierung der nervalen Versorgung im Bereich des Kolons
- Oxalis e planta tota D3 und D6 (Wala), s.c, in die Bauchdecke, 2–3 ×/Woche; zur Harmonisierung der Seelenorganisation und Verarbeitung der Schockfolgen im Bereich der Verdauung

Medikamentöse Therapie

Folgende Präparate sind außerdem zum Roemheld-Syndrom/Meteorismus (S. 143) sowie der Darmsymbioselenkung (S. 132) aufgeführt.

- Digestodoron (Weleda), 3 × tgl. 2 Tbl.; zur Harmonisierung von Sekretion und Bewegung im Verdauungstrakt und zur Harmonisierung des gastrointestinalen Milieus
- Nasturtium Mercurio cultum Rh D3 Dilution (Weleda), 3–4 × tgl. 5–12 Tr.; zur Harmonisierung der Darmfunktion insbesondere bei stockender Sekretion und Kopflastigkeit (Betonung der abbauenden Verstandestätigkeit)
- Neurodoron Tbl. (Weleda), 3 × tgl. 1 Tbl.; zur Stabilisierung des Wesensgliedergefüges bei nervöser Erschöpfung aufgrund von Stressbelastung und Stoffwechselschwäche
- Bolus alba comp. (Wala), 1–3 TL in Wasser einrühren, schluckweise über den Tag verteilt trinken; vermag die aufbauende Wirksamkeit der Seelenorganisation im gesamten Verdauungstrakt zu verankern und dadurch entzündliche Prozesse zu beheben
- Ceres Chamomilla, 1–3 × tgl. 2–5 Tr. in Wasser; s. Ceres Chamomilla (S. 135)
- Ceres Mentha piperita, 2–3 × tgl. 2–5 Tr. in Wasser; s. Ceres Mentha piperita (S. 135)
- Ceres Salvia, 1–3 × tgl. 2–5 Tr. in Wasser; s. Ceres Salvia (S. 136)
- Ceres Lavandula, 1–3 × tgl. 2–5 Tr. in Wasser; s. Ceres Lavandula (S. 135)
- Ceres Melissa officinalis, 2–3 × tgl. 2–5 Tr. in Wasser; s. Ceres Melissa officinalis (S. 135)
- Ceres Melissa comp., 1–5 × tgl. 2–3 Tr. in Wasser; s. Ceres Melissa comp. (S. 136)
- Amaratropfen (Weleda), mehrmals tgl. 10–15 Tr.; als universell wirkendes Bittermittel

Alternativ kann ein gezielter **Einsatz von Bittermitteln** zur Lenkung der Kräfte des Sinnes-Nerven-Systems in den entsprechenden Verdauungsabschnitten erfolgen:

- Absinthium ethanol. Infusum, Ø (= D 1) (Rezepturpräparat Apotheke an der Weleda) [oder Ceres Absinthium 1–3 × tgl. 1–3 Tr.] 1–3 × tgl. 5–10 Tr.; vor dem Essen bei Verdauungs-/Wahrnehmungsstörungen im Bereich des Mundes

Info

Absinthium

Die Gestalt des Wermuts zeigt durch ein inniges Ineinandergreifen des Blatt- und Blütenwachstums die inkarnierende Wirksamkeit auf die oberen Wesensglieder in den menschlichen Organismus (▶ **Abb. 7.1**). Die hängenden Blütenköpfchen deuten darauf hin, dass die Pflanze als arzneiliche Zubereitung eine stark tonisierende Wirksamkeit entwickelt, sowohl im funktionellen wie im emotional-seelischen Bereich.

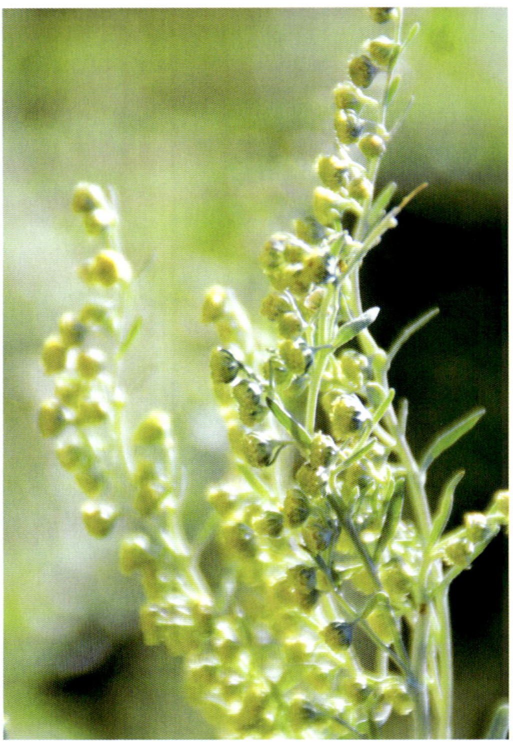

► **Abb. 7.1** Absinthium.

- Geum urbanum, ethanol. Infusum Ø (Weleda), 1–3 × tgl. 5–10 Tr.; bei Verdauungs-/Wahrnehmungsstörungen im Bereich des Magens und Dünndarms
- Gentiana lutea, ethanol. Decoctum D 1 (Weleda), 3–4 × tgl. 5–10 Tr.; bei Verdauungs-/Wahrnehmungsstörungen im Bereich des Magens
- Cichorium Rh D (Weleda), 1 × tgl. 5–10 Tr.; zur Harmonisierung von Leber und Galle
- Cichorium Stanno cultum Rh D 3 (Weleda), 1–3 × tgl. 5–10 Tr.; zur Harmonisierung der Funktionseinheit von Leber und Galle bei Verdauungsstörungen
- Taraxacum D 3 (Rezepturpräparat Apotheke an der Weleda), 2–4 × tgl. 10–15 Tr.; zur Anregung der Stoffwechseltätigkeit des Leber-Galle-Systems
- Taraxacum Stanno cultum Rh D 3 (Weleda), 3 × tgl. 5–10 Tr.; zur Anregung der Stoffwechseltätigkeit des Leber-Galle-Systems bei Verdauungsstörungen, wie Reizdarm
- Hepatodoron (Weleda), 1–3 × tgl. 1–2 Tbl. oder 1 × tgl. 4 Tbl., zur Nacht; zur Anregung der Lebertätigkeit und des individuellen Substanzaufbaus
- Anagallis/Malachit comp. (Weleda), 3–5 × tgl. 10–15 Tr.; zur Harmonisierung von Sekretion und Motilität im Gastrointestinaltrakt und zur durchwärmenden Entkrampfung des Abdomens
- Chelidonium comp. Dilution (Weleda), 2–3 × tgl. 5–20 Tr.; zur Anregung des Zusammenspiels der Gallen-, Pankreas- und Darmtätigkeit
- Chamomilla Cupro culta, Radix Rh D 3 (Weleda), 1–3 × tgl. 10–15 Tr.; bei Krämpfen der glatten Muskulatur im Verdauungstrakt

Externa

- Kupfersalbe rot (Wala), 1–2 × tgl. als Nieren- und Abdomeneinreibung, mit Wärmflasche; zur Verankerung der Seelenorganisation im Organismus
- Melissenöl (Wala), mind. 1 × tgl. als Einreibung des Abdomens; zur Durchwärmung und Entkrampfung; speziell bei Koliken und Spasmen im Abdomen
- Oxalis, Folium 10 % Salbe (Weleda), 1 × bis mehrmals tgl. als Einreibung des Abdomens und der Nierenregion; bei spastischen Beschwerden im Abdomen aufgrund seelischen Schocks

7.3.3 Darmdysbiose

Verschiebungen der Darmbesiedelung sind sehr häufig in Mitteleuropa anzutreffen. Ihnen zugrunde liegt ein Ungleichgewicht zwischen auf- und abbauendem Stoffwechsel und dem von der Seelenorganisation gesteuerten Aufbau und der Aktivität der Lebensorganisation (s. Nierenstrahlung, ► **Tab. 2.7**).

Die Fehlbesiedelung im Darm ist keine alleinstehende Krankheit, sondern immer ein Symptom einer funktionellen Schwäche der Verdauung, einer disharmonischen Rhythmik zwischen den polaren Prozessen der Tages- und Nachtseite (Sal – Sulfur bzw. strukturierend-weckende Bewusstseinskräfte des Sinnes-Nerven-Systems – aufbauend-regenerierende Kräfte des Bewegungs-Stoffwechsel-Systems)!

Integrativer anthroposophisch-naturheilkundlicher Therapieansatz

Es sollte eine gründliche Anamnese erfolgen, um eine erfolgreiche Symbioselenkung durchführen zu können: Alle Funktionen der Oberbauchdrüsen müssen beachtet werden, außerdem Essensgewohnheiten (Kauschulung), Trinkmenge, Ernährung im Allgemeinen, Rhythmik der Tagesplanung etc.

Beachte

Eine alleinige Verordnung von Prä- oder Probiotika führt nie zu einer nachhaltigen Darmsymbioselenkung; ist das Milieu in den unterschiedlichen Verdauungsabschnitten verschoben, so können sich auch die gewünschten zugeführten Bakterien aus Probiotika nicht halten und werden schnell wieder ausgeschieden.

Begleitend ist eine Teekur mit speziellen Bitter- und Darmpflanzen ratsam, z. B. Beifuß, Süßholzwurzel etc.

Wertvoll ist es außerdem, die emotionalen Aspekte der Verdauung mit dem Patienten anzusehen. Zur Unterstützung dabei eignen sich in besonderer Weise die Ceres-Urtinkturen.

Injektionstherapie

- Glandula suprarenalis sinistra c. Cupro (Wala), s. c. im Bereich der Nierenzone und des unteren Abdomens, oder p. o., zu Beginn 3–4 ×/Woche, später dann 2–1 ×/Woche; fördert die harmonische Rhythmik zwischen der Lebens- und Seelenorganisation in der Verdauung
- Pancreas/Meteoreisen (Wala), s. c. im Bereich des Oberbauches, 1–2 ×/Woche; fördert die Pankreasfunktion über eine verstärkte Regulation durch die Ich-Organisation
- Colon Gl D 5–D 30 (Wala), s. c. in die Bauchdecke, 2–3 ×/Woche; bei länger bestehender Dysbiose zur Regeneration der Schleimhaut in Dünn- bzw. Dickdarm
- Renes/Cuprum (Wala), s. c. an die Nierenreflexzone, 1–3 ×/Woche; zur Integration der Seelenorganisation in den aufbauenden Stoffwechsel

Medikamentöse Therapie

Je nach individuell therapeutischem Schwerpunkt und Krankheitssituation des Patienten kann ein Therapieplan anhand funktionell-anthroposophischer Gesichtspunkte oder analog prozesshafter Symptome bzw. auch als Kombination beider Richtlinien erstellt werden.

1. Funktionell-anthroposophisch

- Aquilinum comp. (Wala), 2–5 × tgl. 5–10 Glob.; fördert die harmonische Rhythmik zwischen der Lebens- und Seelenorganisation im Verdauungsprozess (sozusagen vorbildhaft)
- Digestodoron (Weleda), 3 × tgl. 1 Tbl.; zur Harmonisierung der rhythmischen Verdauungsfunktionen
- Hepatodoron (Weleda), 3 × tgl. 1 Tbl. oder 1 × tgl. 4 Tbl., zur Nacht; zur Anregung der ordnend-gestaltenden, substanz-individualisierenden Leberfunktion
- Cichorium/Pancreas comp. (Wala), 1–3 × tgl. 5–10 Glob.; bei dyspeptischen Beschwerden und Schwäche des Pankreas
- Carbo Betulae cum Methano D 3 (Rezepturpräparat Apotheke an der Weleda), 3 × tgl. 1 Msp.; zur Anregung der Atmungsvorgänge im Verdauungstrakt
- Amaratropfen (Weleda), mehrmals tgl. 10–15 Tr.; als allgemeines Bittermittel zur Stärkung der Wahrnehmungsfunktion im Verdauungstrakt

Die Therapie kann außerdem gezielt, **je nach Lokalisation**, erfolgen:

- Absinthium ethanol. Infusum, Ø (= D 1) (Rezepturpräparat Apotheke an der Weleda), 1–3 × tgl. 5–10 Tr., p. c.; bei Verdauungs-/Wahrnehmungsstörungen im Bereich des Mundes
- Geum urbanum, ethanol. Infusum D 1 oder Geum urbanum Rh D 3 (Weleda), 1–3 × tgl. 5–10 Tr.; bei Verdauungs-/Wahrnehmungsstörungen im Bereich des Magens und Dünndarms
- Gentiana lutea, ethanol. Decoctum D 1 (Weleda), 3–4 × tgl. 5–10 Tr.; bei Verdauungs-/Wahrnehmungsstörungen im Bereich des Magens
- Cichorium, ethanol. Decoctum Ø (Rezepturpräparat Apotheke an der Weleda), 1 × tgl. 5–10 Tr.; zur Harmonisierung von Leber und Galle

- Cichorium Stanno cultum Rh D3 (Weleda), 1–3 × tgl. 5–10 Tr.; zur Harmonisierung der Funktionseinheit von Leber und Galle bei Verdauungsstörungen
- Taraxacum D3 (Rezepturpräparat Apotheke an der Weleda), 2–4 × tgl. 10–15 Tr.; zur Anregung der Stoffwechseltätigkeit des Leber-Galle-Systems
- Taraxacum Stanno cultum Rh D3 (Weleda), 2–4 × tgl. 10–15 Tr.; zur Anregung der Stoffwechseltätigkeit des Leber-Galle-Systems bei Verdauungsstörungen, wie Reizdarm
- Hepatodoron (Weleda), 1–3 × tgl. 1–2 Tbl. oder 1 × tgl. 4 Tbl., zur Nacht; zur Anregung der Lebertätigkeit und des individuellen Substanzaufbaus
- Anagallis/Malachit comp. (Weleda), 3–5 × tgl. 10–15 Tr.; zur Harmonisierung von Sekretion und Motilität im Gastrointestinaltrakt und zur durchwärmenden Entkrampfung des Abdomens

Info

Malachit

Das Kupferkarbonat zeigt in seiner Bildung Ähnlichkeiten mit dem Darmlumen und dem Venensystem. In beiden Organregionen wird es therapeutisch angewandt, um die Seelen- und Ich-Organisation zu integrieren (► **Abb. 7.2**).

- Chelidonium comp. Dilution (Weleda), 2–3 × tgl. 5–20 Tr.; zur Anregung des Zusammenspiels von Gallen-, Pankreas- und Darmtätigkeit
- Chamomilla Cupro culta, Radix Rh D3 (Weleda), 1–3 × tgl. 10–15 Tr.; bei Krämpfen der glatten Muskulatur im Verdauungstrakt

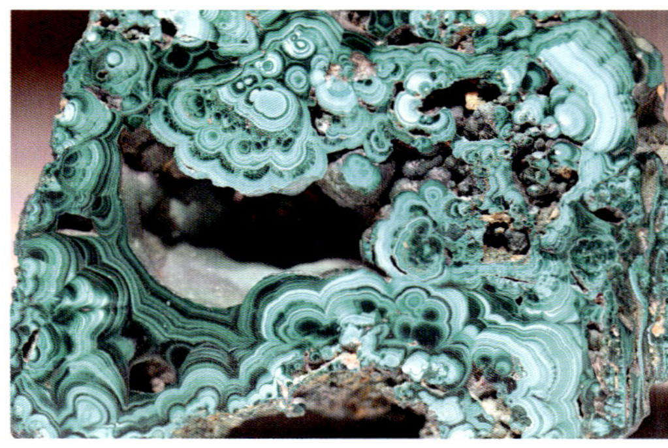

► **Abb. 7.2** Malachit.

2. Funktionell-prozesshaft-emotional

- Ceres Allium ursinum, 1–3 × tgl. 2–5 Tr. in Wasser; zur intensiven Durchdringung des Gesamtorganismus mit der Wärmeorganisation und den Lichtkräften der Ich-Organisation; fördert die Blutzirkulation und Schleimhautversorgung speziell im Darm; unterstützt emotional die Entfaltung von Willens- und Tatkraft; bei hartnäckigen Dysbiosen gerne **kombinieren mit** Ceres Tropaeolum majus, 2–3 × tgl. 2–5 Tr. in Wasser; fördert die Integration von Wärme- und Lichtkräften der Ich- und Wärmeorganisation in das Bewegungs-Stoffwechsel-System, fungi- und bakteriostatische Wirkung im Schleimhautbereich; fördert auch emotional die Integration der Wärmeorganisation und Lichtkräfte

Praxistipp

Beide Urtinkturen, Ceres Allium ursinum und Ceres Tropaeolum majus, sind in Kombination anfangs niedriger zu dosieren; sie bilden eine sehr effektive Grundlage der Schleimhauttherapie.

- Ceres Angelica archangelica, 2–3 × tgl. 2–5 Tr. in Wasser; zur intensiven Durchdringung des Stoffwechsels mit der Wärme- und Seelenorganisation, somit Aktivierung aller Körperdrüsen sowie Harmonisierung des Vegetativums und Integration der Aufrichtekräfte der Ich-Organisation; speziell bei entsprechendem Wesensbezug mit Ängsten und Bedarf an innerer Aufrichtung
- Ceres Gentiana, 1–3 × tgl. 2–5 Tr. in Wasser; integriert die Seelenorganisation in Stoffwechselprozesse zur Tonisierung des Bewegungs-Stoffwechsel-Systems, fördert die Motilität und Sekretion von Magen, Leber, Galle und Pankreas; speziell bei allgemeiner Verdauungsschwäche oder gestörter Eiweißverdauung; unterstützt im emotionalen Bereich die Verarbeitung („Verdauung") von Wahrgenommenem
- Ceres Absinthium, 1–3 × tgl. 1–3 Tr. in Wasser; fördert als bitter-aromatisches Tonikum die Durchdringung des Stoffwechsels mit der Ich-, Wärme- und Seelenorganisation; zur Stärkung von Wahrnehmungs- und katabolen Stoffwechselprozessen; speziell bei Schwäche und Atonie des Magens und der Galle; emotionales Thema: allgemeine Schwäche mit Desinteresse und depressiver Stimmungslage

- Ceres Carduus marianus, 1–3 × tgl. 2–5 Tr. in Wasser oder abends 3–9 Tr.; fördert die innige Verbindung von Strukturkräften der Ich-Organisation in den Flüssigkeitsorganismus und die Lebensorganisation und integriert die Wärmeorganisation in den Stoffwechsel, besonders in der Leberorganisation; fördert die Regeneration des Leberparenchyms und -mesenchyms; unterstützt emotional bei Themen von gesunder Abgrenzung
- Ceres Centaurium, 1–3 × tgl. 2–5 Tr. in Wasser; Bittertonikum mit spezieller Wirkung auf die Magensaftproduktion; hilft emotional, eine Ausgewogenheit zwischen den Idealvorstellungen und ihrer realistischen Umsetzung zu finden
- Ceres Chamomilla, 1–3 × tgl. 2–5 Tr. in Wasser; zur Harmonisierung der polaren Prozesse von Sinnes-Nerven- und Bewegungs-Stoffwechsel-System in der Seelenorganisation, dabei bakteriostatisch und spasmolytisch; emotional bei Überreiztheit und zur Bearbeitung einer Resonanzunterbrechung zwischen Mutter und Kind als mögliche Schockerfahrung
- Ceres Cichorium intybus, 1–3 × tgl. 2–5 Tr. in Wasser; zur Anregung der Verdauungsleistung über Galle, Milz und Leber; unterstützt emotional die Entwicklung der realistischen Geistesgegenwart in der Suche nach dem Lebenssinn
- Ceres Cynara scolymus, 2–3 × tgl. 2–5 Tr. in Wasser; integriert die Wärmeorganisation und Strukturkräfte der Ich-Organisation in den Flüssigkeitsorganismus, speziell in der Leberorganisation; lipidsenkend und cholagog bei Störungen im Fettstoffwechsel; emotionale Hilfe zum Finden einer Balance zwischen Übermaß- und Mangeldenken
- Ceres Imperatoria, 1–3 × tgl. 1–5 Tr. in Wasser; kann die Bewusstseinskräfte des „Ichs" der Ich-Organisation sowie die Wärmeorganisation in den Gesamtorganismus integrieren und somit eine Auseinandersetzung zwischen Selbst – Fremd gestalten und harmonisieren; aromatische leicht bitter-scharfe Urtinktur bei allgemeiner Schwäche und Folgen von Vergiftungszuständen; emotionale Unterstützung zur Entwicklung von positivem Selbstbewusstsein und Selbstsicherheit gerade im Umgang mit äußeren Einflüssen
- Ceres Lavandula, 1–3 × tgl. 1–5 Tr. in Wasser; zur Harmonisierung und Lösung der Seelenorganisation aus einer Verhakung in der Lebens- und/oder Physischen Organisation; gerade zur Behandlung von nervösen Oberbauchbeschwerden bis hin zum Roemheld-Syndrom sehr bewährt; emotional reinigende und transformierende Wirkung, die es den oberen Wesensgliedern ermöglicht, leichter in das regenerierende Nachtbewusstsein einzutauchen
- Ceres Melissa officinalis, 2–3 × tgl. 2–5 Tr. in Wasser; fördert durch intensive Integration der Ich- in die Seelenorganisation die Harmonisierung des Wirkens der Seelenorganisation im Gesamtorganismus; besonders bei Stressanamnese und begleitendem Magendruck, bei nervösen Magen-Darm-Beschwerden in Kombination mit Anspannung und Unruhe; kann emotional die verhakte Seelenorganisation lösen und harmonisieren
- Ceres Mentha piperita, 2–3 × tgl. 2–5 Tr. in Wasser; stark cholagoge und karminative Wirkung; überführt die Seelenorganisation aus der Funktion der Schmerzwahrnehmung in die katabole Stoffwechselfunktion
- Ceres Millefolium, 1–3 × tgl. 2–5 Tr. in Wasser; zur Harmonisierung der Interaktion von Seelen- und Lebensorganisation im Verdauungstrakt und zur Integration der Ich-Organisation, speziell ihrer Strukturkräfte; zur Regulierung auf- und abbauender Prozesse; fördert im seelisch-geistigen Bereich die Entwicklung von bewusster Entscheidungs- und Urteilskraft.

Praxistipp

Ceres Millefolium ist eine sehr gute Urtinktur für Patienten, deren Symptomatik sich sehr wechselhaft zeigt, und wenn ein eindeutiges Erkennen von ätiologischen Faktoren nicht möglich ist.

- Ceres Rosmarinus, 2–3 × tgl. 2–5 Tr. in Wasser (evtl. letzte Einnahme bereits am Nachmittag empfehlen, da Rosmarin aktivierend wirkt); bei Dyspepsie, Schwächezuständen und Diabetes; wirkt auf den gesamten Organismus aktivierend und belebend, da Rosmarin die Integration der Wärmeorganisation und somit der Ich-Organisation stark fördert; kann emotionale Themen von Freudlosigkeit, Antriebschwäche und emotionaler Stase verwandeln

- Ceres Salvia, 1–3 × tgl. 2–5 Tr. in Wasser; zum Gurgeln 1–3 × tgl. 5–10 Tr. auf ½ Glas Wasser geben; fördert die Integration der Wärmeorganisation in den Organismus und wirkt gestaltend ein auf den Flüssigkeitsorganismus über die Vermittlung von Strukturkräften der Ich- und Seelenorganisation; kann als Spezifikum für die Darmschleimhaut angesehen werden
- Ceres Taraxacum, 1–3 × tgl. 2–5 Tr. in Wasser; zur Anregung des Flüssigkeitsorganismus und Vitalisierung der Lebensorganisation sowie einer innigen Verbindung der Regulationskräfte der Ich- mit der Lebensorganisation; sehr breit wirksame Urtinktur zur Anregung der gesamten Oberbauchdrüsenfunktionen; emotionale Wirkung zur Auflösung von verhärteten Denk- und Gefühlsstrukturen wie z. B. Glaubenssätzen
- Ceres Hypericum comp., 1–2 × tgl. 3–5 Tr. in Wasser; verbessert die vegetativ-energetische Versorgung der Verdauungsdrüsen, besonders des Pankreas, über eine Harmonisierung des Sonnengeflechts (Solarplexus); speziell bei Energiemangel, Konzentrationsstörungen und Kälteintoleranz bzw. schnellem Frösteln
- Ceres Melissa comp., 1–5 × tgl. 2–3 Tr. in Wasser; breit wirksames, leicht bitteres Tonikum zur Harmonisierung der Wesensglieder in der Verdauungsorganisation
- Ceres Taraxacum comp., 1–3 × tgl. 2–5 Tr. in Wasser; breit wirksames Kompositionspräparat zur Anregung des Leber-Galle-Systems

3. Funktionelle Darmschleimhauttherapeutika

- Mutaflor, Mutaflor mite (Ardeypharm); (Anwendungsempfehlungen des Herstellers beachten!)
- Colibiogen (Laves Pharma); gut bewährtes Schleimhauttherapeutikum; auch zur Behandlung von allergischen Haut- und Atemwegserkrankungen gut geeignet (Anwendungsempfehlungen des Herstellers beachten!)
- Synerga (Laves Pharma); speziell geeignet zur Therapie von Allergien und Unverträglichkeiten durch sehr gut verträgliche Zusammensetzung als zell- und eiweißfreies Präparat ohne Aromazusätze (Anwendungsempfehlungen des Herstellers beachten!)

- Ceres Salvia, 1–3 × tgl. 2–5 Tr. in Wasser, zum Gurgeln 1–3 × tgl. 5–10 Tr. auf ½ Glas Wasser geben; fördert die Integration der Wärmeorganisation in den Organismus und wirkt gestaltend ein auf den Flüssigkeitsorganismus über die Vermittlung von Strukturkräften der Ich- und Seelenorganisation; kann als Spezifikum für die Darmschleimhaut angesehen werden

4. Pro- und Präbiotika

- z. B. Vicolon (Via Nova); liefern u. a. Inulin als Nahrung für die Darmsymbionten; vegetarische Kapsel! (Anwendungsempfehlungen des Herstellers beachten!)
- Lactobiogen (Laves Pharma), auch für Kinder geeignet (Anwendungsempfehlungen des Herstellers beachten!)
- Prosymbioflor, Symbioflor 1, Symbioflor 2, Symbiolact (Symbio Pharm) etc. (Anwendungsempfehlungen des Herstellers beachten!)
- Arktis Biopharma

Externa

- Kupfersalbe rot (Wala), 1–2 × tgl. als Nieren- und Abdomeneinreibung, mit Wärmflasche; zur Verankerung der Seelenorganisation im Organismus
- Melissenöl (Wala), mind. 1 × tgl. als Einreibung des Abdomens; zur Durchwärmung und Entkrampfung; speziell bei Koliken und Spasmen im Abdomen
- Oxalis, Folium 10 % Salbe (Weleda), 1–2 × tgl. als Einreibung von Abdomen und Nieren; bei spastischen Beschwerden im Abdomen aufgrund seelischen Schocks

7.3.4 Diarrhö

Cave

Bei akuter Diarrhö ist immer eine schulmedizinische Abklärung zum Ausschluss einer infektiösen Diarrhö laut Infektionsschutzgesetz (IfSG) notwendig.

Die konstitutionelle Diarrhö kann im Hinblick auf das Wesensgliedergefüge so verstanden werden, dass das Geschehen im Sinnes-Nerven-System in seiner abbauenden und auskühlenden Wirkweise im Menschen dominant wird. Auch im Bereich des Darm-Nerven-Systems kommt es zu einer Vereinseitigung mit einer Verminderung der Gestaltungskräfte und einem Überschießen der wahrnehmenden Funktion, was eine gewisse Hyperreagibilität des Darmes zur Folge hat.

Integrativer anthroposophisch-naturheilkundlicher Therapieansatz

Therapeutisches Ziel ist es, die Seelenorganisation in ihrer aufbauenden Stoffwechselfunktion zu unterstützen, um die zu einseitig wirksamen Prozesse im Sinnes-Nerven-System wieder in eine rhythmische Balance zu führen. Hierbei gilt es, unbedingt die Funktion der weiteren Verdauungsorgane in die Anamnese miteinzubeziehen.

Im emotionalen Bereich gibt es häufig eine Schwierigkeit in Bezug zu Themen des Selbstvertrauens und des Gefühls von Kontrollverlust, die mit dem Patienten bearbeitet werden sollte. Die Seelenqualität des Bewegungs-Stoffwechsel-Systems ist der Wille; Fragen zum Umgang mit der eigenen Willens- und Durchsetzungskraft liefern zumeist wichtige Hinweise. Neben einer konstitutionellen Therapie eignen sich hierfür die künstlerischen Therapien, bewegte Meditationsübungen (z. B. Yoga, Tai-Chi) und die Heileurythmie.

Außerdem ist es von großer Wichtigkeit, mit dem Patienten einen rhythmischen Tageslauf zu gestalten, der seinen Anforderungen und Bedürfnissen gerecht wird, auf warme, leicht verdauliche basenüberschüssige Vollwertkost hinzuweisen und eine weitere Auskühlung des Abdomens durch adäquate Kleidung (Modetrends!) zu vermeiden.

> **Praxistipp**
> Es sollte immer an eine Darmsymbioselenkung (S. 132) gedacht und Schilddrüsenerkrankungen sollten bei rezidivierender Diarrhö ausgeschlossen werden.

Injektionstherapie

- Aquilinum comp. (Wala), s. c. in die Bauchdecke, 2 ×/Woche bis 1 × tgl.; zur Integration der Seelenorganisation in die Verdauungsprozesse
- Salix/Rhus comp. (Wala), s. c. in die Bauchdecke, 2 ×/Woche bis 1 × tgl.; zur Integration der Seelenorganisation in den aufbauenden Stoffwechsel; speziell bei allgemeiner Erschöpfung und Auskühlung bei Dominanz des Sinnes-Nerven-Systems
- Renes/Cuprum (Wala), s. c. in die Nierenreflexzone, 2 ×/Woche bis 1 × tgl.; zur Verankerung der Seelenorganisation im Nierenbereich; **oder** Glandula suprarenalis sinistra cum Cupro (Wala), s. c. in die Nierenreflexzone, 1 ×/Woche bis 1 × tgl.; zur Verankerung der Wärme- und Seelenorganisation im aufbauenden Stoffwechsel

Medikamentöse Therapie

Zur Aktivierung und Harmonisierung der Verdauungsfunktionen eignen sich auch die zur Darmdysbiose (S. 132) erläuterten Arzneimittel.

- Bolus alba comp. (Wala), 1–3 TL in Wasser einrühren, schluckweise über den Tag verteilt trinken; vermag die aufbauende Wirksamkeit der Seelenorganisation im gesamten Verdauungstrakt zu verankern und dadurch entzündliche Prozesse zu beheben; evtl. **kombinieren mit** Birkenkohle comp. (Weleda), 2 Kapseln pro Entleerung oder bis zu 5 × tgl. 2 Kps.; führt über das enthaltene Antimonit die Ich-Organisation in den Verdauungstrakt und wirkt über Chamomilla über die Seelenorganisation krampflösend
- Digestodoron (Weleda), 3 × tgl. 2 Tbl.; zur Harmonisierung der Verdauungsfunktion und -bewegung
- Cichorium/Pancreas comp. (Wala), 2–3 × tgl. 5–10 Glob.; bei Rezidivneigung und zur Nachbehandlung; harmonisiert die Gallen- und Pankreasfunktionen
- Veratrum comp. (Wala), 1–3 × tgl. 5–10 Glob.; zur Integration der Ich- und Seelenorganisation in den aufbauenden Stoffwechsel; speziell bei vegetativer Dystonie
- Salix/Rhus comp. (Wala), 3–5 × tgl. 5–10 Glob.; zur Integration der Seelenorganisation in den aufbauenden Stoffwechsel; speziell bei allgemeiner Erschöpfung und Auskühlung bei Dominanz des Sinnes-Nerven-Systems
- Ceres Carduus marianus, 1–3 × tgl. 2–5 Tr. in Wasser; fördert die innige Verbindung von Strukturkräften der Ich-Organisation in den

Flüssigkeitsorganismus und die Lebensorganisation und integriert die Wärmeorganisation in den Stoffwechsel, besonders in der Leberorganisation; fördert die Regeneration des Leberparenchyms und -mesenchyms; unterstützt emotional bei Themen von gesunder Abgrenzung, auch bei funktioneller Schwäche der Leber

- Ceres Lavandula, 1–3 × tgl. 2–5 Tr. in Wasser; zur Harmonisierung und Lösung der Seelenorganisation aus einer Verhakung in der Lebens- und/ oder Physischen Organisation; gerade zur Behandlung von nervösen Oberbauchbeschwerden bis hin zum Roemheld-Syndrom sehr bewährt; emotional reinigende und transformierende Wirkung, die es den oberen Wesensgliedern ermöglicht, leichter in das regenerierende Nachtbewusstsein einzutauchen
- Ceres Angelica archangelica, 2–3 × tgl. 2–5 Tr. in Wasser; zur intensiven Durchdringung des Stoffwechsels mit der Wärme- und Seelenorganisation, somit Aktivierung aller Körperdrüsen sowie Harmonisierung des Vegetativums und Integration der Aufrichtekräfte der Ich-Organisation; speziell bei entsprechendem Wesensbezug mit Ängsten und Bedarf an innerer Aufrichtung
- Ceres Imperatoria, 1–3 × tgl. 2–5 Tr. in Wasser; kann die Bewusstseinskräfte des „Ichs“ der Ich-Organisation sowie die Wärmeorganisation in den Gesamtorganismus integrieren und somit eine Auseinandersetzung zwischen Selbst – Fremd gestalten und harmonisieren; aromatische leicht bitter-scharfe Urtinktur bei allgemeiner Schwäche und Folgen von Vergiftungszuständen; emotionale Unterstützung zur Entwicklung von positivem Selbstbewusstsein und Selbstsicherheit gerade im Umgang mit äußeren Einflüssen; bei Folgen von Vergiftungen (z. B. durch verdorbene Speisen)
- Ceres Salvia, 1–3 × tgl. 2–5 Tr. in Wasser; fördert die Integration der Wärmeorganisation in den Organismus und wirkt gestaltend ein auf den Flüssigkeitsorganismus über die Vermittlung von Strukturkräften der Ich- und Seelenorganisation; kann als Spezifikum für die Darmschleimhaut angesehen werden
- Ceres Tropaeolum majus, 2–3 × tgl. 2–5 Tr. in Wasser; bei Dysbiose, s. Ceres Tropaeolum majus (S. 134)
- Ceres Melissa comp., 1–5 × tgl. 2–3 Tr. in Wasser; erleichtert als leicht bitteres Tonikum das harmonische Wirken der Seelen- und Wärmeorganisation im Verdauungsbereich
- Ceres Chamomilla, 1–3 × tgl. 2–5 Tr. in Wasser; zur Harmonisierung der polaren Prozesse von Sinnes-Nerven- und Bewegungs-Stoffwechsel-System in der Seelenorganisation, dabei bakteriostatisch und spasmolytisch; emotional bei Überreiztheit und zur Bearbeitung einer Resonanzunterbrechung zwischen Mutter und Kind als mögliche Schockerfahrung; speziell bei Kindern und schmerzhaften Tenesmen

Externa

- Cuprum/Nicotiana Salbe (Wala), mehrmals täglich im Abdomen einreiben; bei Koliken und spastischen Beschwerden; zur Harmonisierung und Lösung der in der Physischen Organisation verkrampften Seelenorganisation

7.3.5 Dickdarmdivertikulose und Divertikulitis

Die Dickdarmdivertikulose stellt eine Sklerose-Erkrankung dar. Die Dominanz der Wirkung des Sinnes-Nerven-Systems in der Darmorganisation führt zur Verhärtung und Fibrosierung (z. T. später auch Fistelbildung) der Darmschichten. Die oberen Wesensglieder befinden sich aufgrund des hohen Alters der betroffenen Patienten meist bereits im Prozess der „Exkarnation“, also ihrer leibfreieren Funktionen, und greifen nicht mehr intensiv genug formend in den geschwächten Darmbereich ein.

Integrativer anthroposophisch-naturheilkundlicher Therapieansatz

Bei der chronischen Form der Divertikulose ist es wichtig, die Patienten zu täglicher ausreichender Bewegung zu motivieren (dies stärkt die Kräfte im Bewegungs-Stoffwechsel-System) und die Ernährung auf ballaststoffreiche Kost und eine Trinkmenge von 1,5–2 l/Tag umzustellen (soweit keine schwerwiegenden Nieren- oder Herzerkrankungen vorliegen).

Biografie-Arbeit, konstitutionelle Behandlung und auch Heileurythmie unterstützen den Patienten, mit seinen Beschwerden umzugehen.

Cave

Bei einer akuten Divertikulitis ist meist eine Antibiose indiziert!

Injektionstherapie

- Mischinjektion: Colon Gl D 15 **und** Tunica mucosa coli Gl D 12 (Wala), s. c. in die Bauchdecke, 2–3 ×/Woche; zur Aktivierung der Lebensorganisation und speziell der Bildekräfte im Bereich des Dickdarmes
- Cinis Tabaci D 20 (Weleda), s. c., bis 1 × tgl.; zur Anregung der Gestaltungskräfte der Ich- in der Atmungsorganisation des Verdauungstrakts.

Medikamentöse Therapie

Praxistipp

Akute Symptome, z. B. Meteorismus und Krämpfe, werden gezielt behandelt; s. auch Kap. 7.3.9 (S. 143) und Kap. 7.2.1 (S. 126).

- Digestodoron (Weleda), 3 × tgl. 2 Tbl.; zur Rhythmisierung der Bewegung des Darmes
- Ceres Salvia, 1–3 × tgl. 2–5 Tr. in Wasser; fördert die Integration der Wärmeorganisation in den Organismus und wirkt gestaltend ein auf den Flüssigkeitsorganismus über die Vermittlung von Strukturkräften der Ich- und Seelenorganisation; kann als Spezifikum für die Darmschleimhaut angesehen werden
- Ceres Allium ursinum **und** Tropaeolum majus, je 1–2 × tgl. 2–5 Tr. in Wasser; zur intensiven Durchdringung des Gesamtorganismus mit der Wärmeorganisation und den Lichtkräften der Ich-Organisation; zur Aktivierung des Darmmilieus und zur Symbioselenkung
- Ceres Millefolium, 1–3 × tgl. 2–5 Tr. in Wasser; zur Harmonisierung der Interaktion von Seelen- und Lebensorganisation im Verdauungstrakt und zur Integration der Ich-Organisation, speziell ihrer Strukturkräfte; zur Regulierung auf- und abbauender Prozesse; fördert im seelisch-geistigen Bereich die Entwicklung von bewusster Entscheidungs- und Urteilskraft
- Apis/Belladonna (Wala), 2 ×/h 6–8 Glob.; bei einem beginnenden Entzündungsschub
- Erysidoron (Weleda), 1–3 × tgl. 1–2 Tbl.; bei akut entzündlichen Beschwerden
- Conchae comp. (Wala), 1–3 × tgl. 5–10 Glob.; speziell bei eitrigen Entzündungsschüben und zur Regeneration der geschwächten Lebensorganisation
- Cinis Tabaci D 6 (Rezepturpräparat Apotheke an der Weleda), 3 × tgl. 1 Msp.; zur Anregung der gestaltenden Kräfte der Ich-Organisation im Verdauungstrakt
- Mercurius vivus naturalis D 6 (Weleda), 3 × tgl. 1 Tbl.; bei leichter Entzündung

Externa

- Kupfersalbe rot (Wala), 1 × bis mehrmals tgl. als Einreibung der Bauchdecke; durchwärmende, spasmolytische und die Seelenorganisation harmonisierende Maßnahme

7.3.6 Hämorrhoiden

Hämorrhoiden können als Symptom einer chronischen Leberschwäche gesehen werden. Die Leber als Mutterorgan der Lebensorganisation und der in ihr innewohnenden Bilde- und Formkräfte erleidet eine zunehmende Auskühlung, hier besonders im Pfortadersystem. Die Hämorrhoiden deuten an, dass die Formkräfte nachlassen, was zu einer Verhärtung, einer Sklerosierung des Gewebes führt. Im venösen Gefäßsystem bedeutet dies v. a. einen Verlust an Lebendigkeit, an Reaktionsvermögen auf die auf es einwirkenden Faktoren, wie Blutviskosität oder Fließgeschwindigkeit. Durch die zu schwache Durchwirkung der Wärmeorganisation im Lebersystem verliert auch ihre Sogwirkung an Kraft, wodurch das venöse Blut zunehmend in der Peripherie versackt und der Erdenschwere erliegt.

Integrativer anthroposophisch-naturheilkundlicher Therapieansatz

Therapeutisches Ziel ist die Stärkung und Vitalisierung der Leber- und Dynamisierung der Gefäßorganisation sowie eine Anregung der Funktionen des Bewegungs-Stoffwechsel-Systems. Hierzu zählt auch tägliche, leichte ausdauernde Bewegung, wie Spazierengehen.

In der Ernährung sollte auf stopfende und zu stark reizende/scharfe Lebensmittel verzichtet und auf eine ausreichende Trinkmenge geachtet werden.

Injektionstherapie

- Hirudo comp. (Wala), s. c. im Bereich des Kreuzbeins, 2–3×/Woche; zur Anregung der Formkräfte im Hämorrhoidalplexus und der harmonischen Reintegration von Ich-, Seelen- und Lebensorganisation in diesem Bereich

Medikamentöse Therapie

- Hepatodoron (Weleda), 3×tgl. 2 Tbl., a. c., gut kauen; zur Anregung der aufbauenden, entgiftenden und die Substanz individualisierenden Leberfunktion
- Achillea comp. Dilution (Weleda), 3×tgl. 10–20 Tr., a. c.; zu Belebung und Strukturierung des aufbauenden Stoffwechsels und Zurückdrängung eines zu starken Eingreifens des Sinnes-Nerven-Systems

Bei Bedarf **in Kombination mit**:

- Hirudo comp. (Wala), 2×tgl. 5–10 Glob.; fördert die harmonische Reintegration von Ich-, Seelen- und Lebensorganisation, besonders im venösen und lymphatischen System
- Kalium aceticum comp. D6 (Weleda), 3–5×tgl. 1 Msp.; bei Versacken des Blutes in der Schwere, auch mit Ödemneigung
- Ceres Aesculus, 1–3×tgl. 2–4 Tr. in Wasser, p. c. (post cenam = nach dem Essen); unterstützt das regulierende und strukturierende Wirken der Ich-Organisation und Tonisierung über die Seelenorganisation im Gefäß- und Kapillarsystem, auch bei chronischer Veneninsuffizienz
- Ceres Melilotus, 1–3×tgl. 2–5 Tr. in Wasser; wirkt dynamisierend auf die Blut- und Gefäßorganisation, auch bei chronischer Veneninsuffizienz und Lymphstauungen; kann im emotionalen Bereich helfen, verhärtete Strukturen und Muster aufzulösen und eine emotionale Leichtigkeit erlebbar zu machen
- Ceres Millefolium, 1–3×tgl. 2–5 Tr. in Wasser; zur Harmonisierung der Interaktion von Seelen- und Lebensorganisation im Verdauungstrakt und zur Integration der Ich-Organisation, speziell ihrer Strukturkräfte; zur Regulierung auf- und abbauender Prozesse; fördert im seelisch-geistigen Bereich die Entwicklung von bewusster Entscheidungs- und Urteilskraft; antiphlogistische und hämostyptische Wirkung im venösen System
- Ceres Taraxacum comp., 1–3×tgl. 2–5 Tr. in Wasser; zur Anregung und Aktivierung der Leber-Galle-Funktion; fördert auf emotionaler Ebene das „Ins-Fließen-Kommen“
- Ceres Carduus marianus, 1–3×tgl. 2–5 Tr. in Wasser; wirkt bei Leberschwäche und -funktionsstörungen regenerierend auf Parenchym und Mesenchym; fördert die innige Verbindung von Strukturkräften der Ich-Organisation in den Flüssigkeitsorganismus und die Lebensorganisation und integriert die Wärmeorganisation in den Stoffwechsel, besonders in der Leberorganisation; unterstützt emotional bei Themen von gesunder Abgrenzung

Externa

- Hämorrhoidalzäpfchen (Weleda), zu Beginn 2×tgl., bei Besserung 1×tgl. abends zur Nachtruhe (nach Stuhlgang und vor dem Zubettgehen); zur Anregung der integrativ gestaltenden Ich-Organisation und der strukturierenden Seelenorganisation
- Quercus Hämorrhoidalzäpfchen (Wala), bis mehrmals tgl.; regeneriert und fördert die Bilde- und Formkräfte
- Mercurialis comp. Supp. (Wala), bis mehrmals tgl.; fördert die innere Strukturierung und Durchformung des Gewebes und lindert entzündliche Reize
- Quercus Salbe (Wala), mehrmals tgl. die Analregion einreiben; zur Anregung der Gestaltungskräfte im Gefäßsystem

7.3.7 Morbus Crohn

Die intermittierenden Entzündungsschübe des Morbus Crohn können als akute Phasen, als Kompensationsversuch einer primär sklerosierenden Pathologie verstanden werden. Funktionell besteht eine Dominanz des Nervenpols des Sinnes-Nerven-Systems, welche zur sklerosierenden Fibrosebildung im Ileum führt. Der intestinale Atmungsprozess ist dahingehend gestört, dass die oberen Wesensglieder, die Ich- und Seelenorganisation, das Verdauungsgeschehen nicht stark genug durchwirken und individuell gestalten, sodass die Barrierefunktion im Darm nicht stabil wirkt. Häufig entsteht diese mangelnde Durchdringung des Intestinaltrakts durch fehlende akute Magen-Darm-Erkrankungen im Kindesalter, bei denen diese Durchdringung „erprobt“ wird.

Integrativer anthroposophisch-naturheilkundlicher Therapieansatz

In einem ganzheitlichen Therapiekonzept spielt – neben der Behandlung der Pathologie des Darmes – auch die Integration der oberen Wesensglieder mit ihren speziellen Themen der individuellen Persönlichkeit eine entscheidende Rolle. Besondere Aufmerksamkeit sollte man der Frage widmen, wie der Patient mit der bewussten Wahrnehmung seines Willens und der aktiven Gestaltung bzw. Umsetzung desselben im Tagesgeschehen und der eigenen Biografie umgeht.

Neben einer konstitutionellen Auswahl an Ceres-Urtinkturen und salutogenetischer Gesprächstherapie sind Heileurythmie, Kunst- und Musiktherapie sowie Rhythmische Massagen wichtige Therapiebestandteile.

Injektionstherapie

- Mischinjektion: Colon Gl D5–D30 (Wala) **und** Nicotiana comp. (Wala), s.c. in die Bauchdecke, 2×/Woche bis 1×tgl.; zur Regeneration der Lebensorganisation und spasmolytischen Harmonisierung der Verdauungsfunktionen
- Glandula suprarenalis sinistra/Mercurius (Wala), s.c. in die Nierenreflexzone, 1–3×/Woche; zur Verankerung der Seelenorganisation im Nierengebiet und Harmonisierung der Darmfunktionen

Medikamentöse Therapie

Die aufgeführten Präparate werden im **akuten Schub** verabreicht, s. auch Kap. 7.3.9 (S.143).

- Birkenkohle comp. (Weleda), 2 Kps. pro Entleerung oder bis zu 5×tgl. 2 Kps.; führt über das enthaltene Antimonit die Ich-Organisation in den Verdauungstrakt und wirkt über Chamomilla über die Seelenorganisation krampflösend; **und** Mercurius vivus naturalis D6 (Weleda), 3×tgl. 1 Tbl.; zur Anregung der Integration der Ich-Organisation in das Bewegungs-Stoffwechsel-System; zur Reorganisation von Entzündungsprozessen bei erhöhter Gefäßdurchlässigkeit
- Bolus alba comp. (Wala), 1–2 TL Pulver in 1 Tasse warmem Wasser verrühren, über den Tag verteilt 1–2×/h schluckweise trinken; vermag die aufbauende Wirksamkeit der Seelenorganisation im gesamten Verdauungstrakt zu verankern und dadurch entzündliche Prozesse zu beheben
- Digestodoron (Weleda), 3×tgl. 2 Tbl.; zur Rhythmisierung des Verdauungsgeschehens
- Ceres Salvia, 1–3×tgl. 2–5 Tr. in Wasser; fördert die Integration der Wärmeorganisation in den Organismus und wirkt gestaltend ein auf den Flüssigkeitsorganismus über die Vermittlung von Strukturkräften der Ich- und Seelenorganisation; kann als Spezifikum für die Darmschleimhaut angesehen werden
- Ceres Absinthium, 1–3×tgl. 1–3 Tr. in Wasser, a.c.; fördert als bitter-aromatisches Tonikum die Durchdringung des Stoffwechsels mit der Ich-, Wärme- und Seelenorganisation; zur Stärkung von Wahrnehmungs- und katabolen Stoffwechselprozessen; speziell bei Schwäche und Atonie des Magens und der Galle; emotionales Thema: allgemeine Schwäche mit Desinteresse und depressiver Stimmungslage; speziell bei physischer und psychischer Erschöpfung
- Ceres Allium ursinum und Tropaeolum majus, je 1–2×tgl. 2–5 Tr. in Wasser; zur intensiven Durchdringung des Gesamtorganismus durch die Wärmeorganisation und Lichtkräfte der Ich- und Seelenorganisation; zu Aktivierung des Darmmilieus und Symbioselenkung
- Ceres Millefolium, 1–3×tgl. 2–5 Tr. in Wasser; zur Harmonisierung der Interaktion von Seelen- und Lebensorganisation im Verdauungstrakt und zur Integration der Ich-Organisation, speziell ihrer Strukturkräfte; zur Regulierung auf- und abbauender Prozesse; fördert im seelisch-geistigen Bereich die Entwicklung von bewusster Entscheidungs- und Urteilskraft

- Lien comp. (Wala), 2 × tgl. 5–10 Glob.; zur Regulierung des Abwehrsystems über eine stärkere Integrierung der Ich- und Seelenorganisation im Bereich des Mesenchyms
- Achillea comp. Dilution (Weleda), 3 × tgl. 10–15 Tr.; zur Belebung und Strukturierung des Stoffwechsels
- Antimonit D 6 Trit. (Weleda), 1–3 × tgl. 1 Msp. Pulver; zu innerer Durchgestaltung des Organismus und Stabilisierung der Grenzfunktion im Verdauungstrakt
- Quarz 50 % Trit. (Rezepturpräparat Apotheke an der Weleda), 1–2 × tgl. 1 Dosierlöffel oder 1–3 × tgl. 1 Msp., je nach Konstitution D 4–D 30; bei chronisch-entzündlichen Darmerkrankungen

Externa

- Argentum metallicum praeparatum 0,4 % Salbe (Weleda), 2 × tgl. im Abdomen einmassieren; zur Anregung der aufbauend-gestaltenden Kräfte
- Kupfersalbe rot (Wala), 1–2 × tgl. als Niereneinreibung; zur Integration der Ich-Organisation über die Anregung des Wärmeorganismus und zur Verankerung der Seelenorganisation

7.3.8 Obstipation

Bei der Obstipation kann zwischen der schlaffen und spastischen Variante unterschieden werden. Beiden gemeinsam ist der Verlust der physiologischen Rhythmik der Darmperistaltik.

Bei der **schlaffen Obstipation** sind die oberen Wesensglieder nicht genügend in das Bewegungs-Stoffwechsel-System integriert und wirken somit nur unzureichend regulierend sowie tonisierend und impulsierend in das Verdauungsgeschehen ein.

Bei der **spastischen Verstopfung** greift die Seelenorganisation zwar stark in das Bewegungs-Stoffwechsel-System ein, aber in unphysiologischer Weise, sodass sie sich verhakt und zu Krämpfen und ebenso zu gestörter Rhythmik führt. Die Funktionen der Verdauungsdrüsen sind zu überprüfen, da sie zumeist durch die Verschiebung der Wesensglieder mit betroffen sind!

Integrativer anthroposophisch-naturheilkundlicher Therapieansatz

Häufig sind emotionale Themen eng mit Verstopfung verbunden, die mit seelischer Verhärtung, dem „Festhalten-Müssen“, „Nicht-Fließen“ zu tun haben. Auch Schockeinwirkungen und Traumata können die Verankerung der oberen Wesensglieder im Organismus lösen. Hier gilt es, eine achtsame Anamnese zu erheben und das seelische Thema adäquat zu behandeln, z. B. mit ressourcenorientierter Gesprächstherapie, konstitutioneller Therapie und Heileurythmie zur Bearbeitung des seelischen Konflikts.

Wichtige Allgemeinmaßnahmen, zu denen die Patienten angeleitet werden sollen, umfassen das Gestalten und Einhalten eines gesunden Tagesrhythmus, ausreichendes Trinken, ballaststoffreiche Ernährung (laktovegetabile mediterrane Vollwertkost unter Verwendung wärmender Gewürze) und ausreichende Bewegung! Schon über diese „Hausaufgaben“ wird es der Ich- und Seelenorganisation ermöglicht, sich auf physiologische Art im Bewegungs-Stoffwechsel-System einzubinden und ihre Funktionen zu übernehmen.

Injektionstherapie

- Mischinjektion: Aquilinum comp. **und** Tunica mucosa coli D 12 **und** Colon D 8 oder D 15 (alle Wala), s. c. in die Bauchdecke, 2 ×/Woche bis 1 × tgl.; zur Integration der Seelenorganisation in die Verdauungsprozesse und Regulation der Lebensorganisation im Bereich der Darmschleimhaut
- Lycopodium comp. (Wala), s. c. im Bereich des rechten Oberbauches, 2 ×/Woche bis 1 × tgl.; zur Anregung der Lebensorganisation über die Leber
- Carduus marianus/Oxalis (Wala), s. c. im Bereich des rechten Oberbauches, 2 ×/Woche bis 1 × tgl.; zur Integration der Seelenorganisation in die Leber-Galle-Funktion

Medikamentöse Therapie

- Digestodoron (Weleda), 3 × tgl. 2 Tbl.; zur Rhythmisierung der Bewegung im Verdauungstrakt und zur Harmonisierung der Sekretion

- Hepatodoron (Weleda), 3 × tgl. 2 Tbl., a. c., gut kauen!, **oder** Lycopodium comp. (Wala), 3 × tgl. 5–10 Glob.; zur Anregung der Lebensorganisation über die Leber
- Aquilinum comp. (Wala), akut 2–5 × tgl. 5–10 Glob., bei Langzeitanwendung 1 × tgl. 5–10 Glob.; zur Integration der Seelenorganisation in die Verdauungsprozesse
- Carduus marianus/Oxalis (Wala), 1–3 × tgl. 5–10 Glob.; zur Integration der Seelenorganisation in die Leber-Galle-Funktion
- Enzian-Magentonikum (Wala) **oder** Gentiana Magenglobuli (Wala), nach Bedarf mehrmals tgl.; bei Atonie des Verdauungstrakts
- Ceres Angelica archangelica, 2–3 × tgl. 2–5 Tr. in Wasser; zur intensiven Durchdringung des Stoffwechsels mit der Wärme- und Seelenorganisation, somit Aktivierung aller Körperdrüsen sowie Harmonisierung des Vegetativums und Integration der Aufrichtekräfte der Ich-Organisation; speziell bei entsprechendem Wesensbezug mit Ängsten und Bedarf an innerer Aufrichtung
- Ceres Taraxacum, 1–3 × tgl. 2–5 Tr. in Wasser; zur Anregung des Flüssigkeitsorganismus und Vitalisierung der Lebensorganisation sowie einer innigen Verbindung der Regulationskräfte der Ich- mit der Lebensorganisation; sehr breit wirksame Urtinktur zur Anregung der gesamten Oberbauchdrüsenfunktionen
- Ceres Carduus marianus, 1–3 × tgl. 2–5 Tr. in Wasser oder abends 3–9 Tr.; fördert die innige Verbindung von Strukturkräften der Ich-Organisation in den Flüssigkeitsorganismus und die Lebensorganisation und integriert die Wärmeorganisation in den Stoffwechsel, besonders in der Leberorganisation; fördert die Regeneration des Leberparenchyms und -mesenchyms; unterstützt emotional bei Themen von gesunder Abgrenzung
- Ceres Absinthium, 1–3 × tgl. 1–3 Tr. in Wasser; fördert als bitter-aromatisches Tonikum die Durchdringung des Stoffwechsels mit der Ich-, Wärme- und Seelenorganisation; zur Stärkung von Wahrnehmungs- und katabolen Stoffwechselprozessen; speziell bei Schwäche und Atonie des Magens und der Galle; emotionales Thema: allgemeine Schwäche mit Desinteresse und depressiver Stimmungslage
- Carpellum Mali comp. (Weleda), 3 × tgl. ¼ TL, p. c.; zur Regulation der Seelenorganisation im Zusammenwirken mit der Lebens- und Ich-Organisation im Verdauungstrakt bei Spasmophilie (Neigung zu Krämpfen)
- Cichorium Stanno cultum Rh D 3 (Weleda), 1–3 × tgl. 10–15 Tr.; zur Harmonisierung der Funktionseinheit von Leber und Galle und des integrativen Zusammenwirkens der Ich- und Seelenorganisation und deren Eingreifen in die Lebensorganisation bei Verdauungsschwäche und Obstipation

Praxistipp

Weitere Bittermittel, die die Seelenorganisation in ihre physiologische Verdauungsfunktion eingliedern können, sind zur Darmdysbiose (S. 132) aufgeführt.

Externa

- Argentum metallicum praeparatum 0,4 % Salbe (Weleda), 1–2 × tgl. als Einreibung des Abdomens; zur Anregung der aufbauenden Gestaltungskräfte
- Kupfersalbe rot (Wala), mind. 1 × tgl. abends als Nieren- und Abdomeneinreibung, mit Wärmeanwendung auf dem Abdomen; zur Integration der Ich- und Seelenorganisation in den Aufbaustoffwechsel
- Melissenöl (Wala), als Einreibung des Abdomens im Dickdarmverlauf; fördert die Wirksamkeit der Wärmeorganisation im Bewegungs-Stoffwechsel-System
- Oxalis 10 % Salbe (Weleda), im Bereich des Abdomens einstreicheln; bei traumatischer Genese der Verdauungsbeschwerden

7.3.9 Roemheld-Syndrom

Meteorismus ist ein Symptom einer allgemeinen Nierenschwäche. Im anthroposophischen Verständnis sind die Nieren das „Mutterorgan" der Seelenorganisation sowie des Luftorganismus. Die Seelenorganisation sollte sich rhythmisch ein- und ausatmend mit dem Organismus über die Nieren verbinden.

Bei einer mangelnden Verankerung der Seelenorganisation im Nierenbereich können pathologische Beschwerden, wie Atemnot, Luftansammlung im Abdomen, allgemeine Schwäche- oder Schmerzzustände sowie eine adynamische Unterkühlung, entstehen. Beim Roemheld-Syndrom ist der überwiegende Anteil der Seelenorganisation „leibfrei", also eher bewusstseinsbildend tätig und kommt nicht seiner Funktion als dynamisierende Stoffwechselkraft nach.

Integrativer anthroposophisch-naturheilkundlicher Therapieansatz

Häufig besteht auf der emotionalen Ebene die Schwierigkeit, sich auszudrücken, sich „Luft zu machen". Dieses Thema sollte ggf. durch entsprechende Therapieansätze (z. B. konstitutionelle Therapien) begleitet werden. Daneben sollte man auf leicht verdauliche warme Speisen und Getränke, Kauschulung, einen rhythmischen Tagesablauf und richtiges Atmen hinweisen.

Erwärmende Gewürze, wie Meisterwurz, Angelikawurz, Bibernelle, Galgant, Bertram u. a., zum Kochen verwenden lassen sowie kühlende und blähende Speisen, z. B. Rohkost, Milchprodukte, Bananen, Zitrusfrüchte u. a., meiden.

Therapeutisch gilt es, die harmonische Verankerung der Seelenorganisation in den Nieren zu fördern, eine Entspannung und Durchwärmung des Abdomens herbeizuführen und je nach individueller Situation primär die Oberbauchdrüsen in ihrer sekretorischen Funktion zu unterstützen bzw. Darmmykosen und -dysbiosen (S. 132) abzuklären und zu behandeln.

Injektionstherapie

- Nicotiana comp. (Wala), s. c. an Ma 25 und KG 12, 2 ×/Woche bis 1 × tgl.; zur Verankerung der Seelenorganisation im Nierenbereich und zur spasmolytischen Harmonisierung der Verdauungsfunktionen
- Renes/Cuprum (Wala), s. c. in die Nierenreflexzone, 2 ×/Woche bis 1 × tgl.; zur Verankerung der Seelenorganisation im Nierenbereich

Medikamentöse Therapie

- Ceres Lavandula, 1–3 × tgl. 2–5 Tr. in Wasser; zur Harmonisierung und Lösung der Seelenorganisation aus einer Verhakung in Lebens- und/oder Physischer Organisation; dadurch auch nervenstärkende Wirkung im Bereich des Vegetativums, gerade zur Behandlung von nervösen Oberbauchbeschwerden bis hin zum Roemheld-Syndrom sehr bewährt; emotional reinigende und transformierende Wirkung, die es den oberen Wesensgliedern ermöglicht, leichter in das regenerierende Nachtbewusstsein einzutauchen
- Ceres Gentiana, 2–3 × tgl. 2–5 Tr. in Wasser, 15 min a. c.; integriert die Seelenorganisation in Stoffwechselprozesse zur Tonisierung des Bewegungs-Stoffwechsel-Systems; fördert die Motilität und Sekretion von Magen, Leber, Galle und Pankreas; speziell bei allgemeiner Verdauungsschwäche oder gestörter Eiweißverdauung; unterstützt im emotionalen Bereich die Verarbeitung („Verdauung") von Wahrgenommenem
- Ceres Mentha piperita, 2–3 × tgl. 2–5 Tr. in Wasser; stark cholagoge und karminative Wirkung, überführt die Seelenorganisation aus der Funktion der Schmerzwahrnehmung in die katabole Stoffwechselfunktion
- Ceres Melissa comp., 2–3 × tgl. 2–5 Tr. in Wasser; breit wirksames leicht bitteres Tonikum zur Harmonisierung der Wesensglieder in der Verdauungsorganisation
- Ceres Tropaeolum majus, 2–3 × tgl. 2–5 Tr. in Wasser; zur Integration von Licht- und Wärmekräften der Ich- und Wärmeorganisation in das Bewegungs-Stoffwechsel-System, adjuvant bei Darmmykosen

Info

Tropaeolum majus

Starke Licht- und Wärmekräfte scheinen einem aus den Blüten der Kapuzinerkresse förmlich entgegen zu lachen. Im runden, fast glatten Wuchs der Blätter zeigt sie ihren Bezug zur Flüssigkeitsorganisation (► Abb. 7.3).

- Ceres Angelica archangelica, 1–3 × tgl. 2–5 Tr. in Wasser; zur intensiven Durchdringung des Stoffwechsels mit der Wärme- und Seelenorganisation, somit Aktivierung aller Körperdrüsen sowie Harmonisierung des Vegetativums und Integration der Aufrichtekräfte der Ich-Organisation; speziell bei entsprechendem Wesensbezug mit Ängsten und Bedarf an innerer Aufrichtung

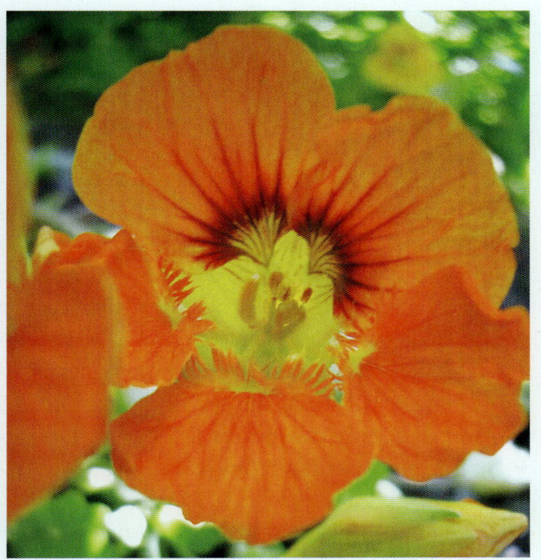

▶ **Abb. 7.3** Tropaeolum majus.

- Absinthium/Caryophylli comp. (Weleda), 3 × tgl. 10–20 Tr. für 1–3 Wochen, a.c.; zur Anregung der Wahrnehmungsfunktion in der Verdauungstätigkeit
- Nicotiana comp. (Wala), 3–6 × tgl. 5–10 Glob.; zur Verankerung der Seelenorganisation im Nierenbereich und zur spasmolytischen Harmonisierung der Verdauungsfunktionen
- Cichorium/Pancreas comp. (Wala), 3–5 × tgl. 5–10 Glob.; besonders bei dyspeptischen Beschwerden zur Harmonisierung der Gallen- und Pankreastätigkeit
- Chelidonium Kapseln (Wala), 1–3 × tgl. 1 Kps.; zur Durchwärmung und Aktivierung des Verdauungssystems, speziell der Leber-Galle-Funktion
- Digestodoron Tbl. (Weleda), 3 × tgl. 2 Tbl.; zur Rhythmisierung des Bewegungsablaufs und der Verdauungsfunktion
- Aquilinum comp. (Wala), 3–5 × tgl. 3–5 Glob.; fördert die harmonische Rhythmik zwischen der Lebens- und Seelenorganisation im Verdauungsprozess (sozusagen vorbildhaft); bei Verdauungsschwäche und Störungen von Motilität und Sekretion
- Chamomilla, Radix 2 % Tbl. (Weleda), 3–6 × tgl. 1–2 Tbl.; bei Funktionsstörungen im Verdauungstrakt zur Anregung der Wahrnehmung im aufbauenden Stoffwechsel
- Juniperus/Berberis comp. Kps. (Wala), 1–3 × tgl. 1 Kps.; zur Anregung der Seelen- und Wärmeorganisation im Nierenbereich bei Blähungen
- Equisetum cum Sulfure tostum D6 (Weleda) Trit., 3 × tgl. 1 Msp.; zur Anregung der Nierentätigkeit im aufbauenden Stoffwechsel

Praxistipp

Bei kleinen Kindern kann man auf Globuli ausweichen, z. B. Nicotiana comp. (Wala), Cichorium/Pancreas comp. (Wala). Zur äußerlichen Anwendung eignet sich Baby-Bäuchlein-Massageöl (Weleda) mit einigen Tropfen Ceres Lavandula, die in der Hand gemischt und im Uhrzeigersinn sanft in die Bauchdecke einmassiert werden. Danach wird mit einer Wärmflasche nachgeruht. Die Eltern sind eingehend auf das Schaffen eines rhythmischen Tagesverlaufs hinzuweisen, der dem Kind Sicherheit und Geborgenheit vermitteln kann!

Externa

- Kupfersalbe rot (Wala), 1–2 × tgl. als Nieren- und Oberbaucheinreibung, mit Wärmflasche kombinieren; zur Verankerung der Seelenorganisation im aufbauenden Stoffwechsel und zur Spasmolyse und Durchwärmung des Abdomens
- Melissenöl (Wala), 1–2 × tgl. als Einreibung des Abdomens; zur Durchwärmung und Entkrampfung; speziell bei Koliken und Spasmen im Abdomen
- Carum carvi Supp. (Wala), ad libidum; zur schnellen Linderung und Förderung des Abgehens von Winden

7.3.10 Ulcus pepticum

Aus einer chronischen Gastritis – vgl. Gastritis Typ B (S. 126) und Kap. 7.2.2 (S. 127) – kann sich ein Ulkus entwickeln, wenn es dem Organismus nicht gelingt, die entsprechenden Verschiebungen in der Magen- und Dünndarmorganisation über eine akute Entzündung ins Gleichgewicht zu bringen.

Tendenziell lässt sich sagen, dass bei einem **Ulcus ventriculi** eher eine sekundäre Dominanz des Sinnes-Nerven-Systems (über die Seelenorganisation) mit Hypersekretion vorliegt, primär jedoch eine Schwäche den Ausgangspunkt für die Entwicklung des Ulkus bildet. Als Ursache für die geschwächte Lebensorganisation kommen sehr häufig belastende emotionale Zustände und lange Stressperioden in Betracht.

Beim **Ulcus duodeni** liegt meistens primär eine abbauend wirksame Aktivität der Seelenorganisation mit Hypersekretion vor, die dann wiederum die Lebensorganisation schwächen kann.

Integrativer anthroposophisch-naturheilkundlicher Therapieansatz

Ein ganzheitliches Behandlungskonzept mit Beratung zur Lebensführung und Ernährung, therapeutischen Gesprächen und konstitutioneller Behandlung ist unentbehrlich, s. dazu auch Kap. 7.2.1 (S. 126) und Kap. 7.2.2 (S. 127).

Empfehlenswert sind Heileurythmie, Stressberatung und salutogenetische Ressourcenfindung.

Injektionstherapie

- Antimonit D 6 (Weleda), s. c. an KG 12, 2 ×/Woche; zur Durchgestaltung des Organismus und Wiederherstellung der natürlichen Grenzbildung
- Plexus gastricus Gl D 30 (Wala), s. c. an KG 12, 2 ×/Woche; zur Stärkung der Lebens- in der Magenorganisation und Harmonisierung der überschießenden nervalen Funktion der Seelenorganisation
- Glandula suprarenalis sinistra cum Cupro (Wala), s. c. im Bereich der Nierenreflexzone, 1 × tgl. bis 2 ×/Woche; zur Stärkung der Lebensorganisation und der aufbauenden Stoffwechselfunktion der Seelen- in der Verdauungsorganisation

Medikamentöse Therapie

Es stehen die Therapiemöglichkeiten der hyperaziden Gastritis (S. 126) zur Verfügung, zusätzlich sind folgenden Präparate empfehlenswert:

- Glandula suprarenalis sinistra cum Cupro (Wala), 3 × tgl. 5–10 Glob.; zur Stärkung der Lebensorganisation und der aufbauenden Stoffwechselfunktion der Seelen- in der Verdauungsorganisation
- Cichorium/Pancreas comp. (Wala), 2–3 × tgl. 5–10 Glob.; fördert ein gesundes Milieu im oberen Dünndarm durch Optimierung des Gallen- und Pankreasprozesses; auch zur Nachbehandlung geeignet
- Ceres Salvia, 1–3 × tgl. 2–5 Tr. in Wasser; fördert die Integration der Wärmeorganisation in den Organismus und wirkt gestaltend ein auf den Flüssigkeitsorganismus über die Vermittlung von Strukturkräften der Ich- und Seelenorganisation; kann als Spezifikum für die Darmschleimhaut angesehen werden, besonders bei hyperazider Gastritis mit entzündlicher Beteiligung der Darmschleimhaut
- Ceres Capsella bursa-pastoris, 2–3 × tgl. 3–5 Tr., akut auch bis zu 1 ×/h 10 Tr. in Wasser; zur Anregung der Strukturkräfte der Ich- und Seelenorganisation; bei Neigung zu Blutungen
- Stibium metallicum praeparatum D 6/D 10 Trit. (Weleda), 3 × tgl. 1 Msp., a. c.; zur Anregung der Formprozesse im Aufbaustoffwechsel
- Digestodoron Tbl. (Weleda), 3 × tgl. 2 Tbl.; zur Harmonisierung der rhythmischen Verdauungsfunktion

Externa

- Cuprum/Nicotiana comp. Salbe (Wala), 1–2 × tgl. Salbenlappen auf die Magengegend, mit Wärmflasche kombinieren; zur Harmonisierung der Seelenorganisation und Spasmolyse
- Antimonit 0,4 % Creme (Weleda), ca. 3 cm Salbenstrang 1–2 × tgl. in die Haut einmassieren; zur Anregung der Gestaltungskräfte
- Oxalis, Folium 10 % Salbe (Weleda), 1–2 × tgl. als Einreibung des Oberbauches; zur Stärkung der Lebensorganisation; speziell nach Schockerfahrungen
- Kupfersalbe rot (Wala), 1–2 × tgl. als Niereneinreibung oder im Rahmen von rhythmischen Einreibungen; zur Verankerung der Seelenorganisation im aufbauenden Stoffwechsel

8 Stoffwechselerkrankungen

8.1 Fettstoffwechselstörungen

Der Fettstoffwechsel wird einerseits der Seelenorganisation zugeordnet, andererseits ist er auch der Wärmeorganisation zugehörig, da die Fette der Wärmegewinnung dienen. Das Blut ist eines der Mutterorgane der Ich-Organisation. Hieraus lässt sich erkennen, dass bei Fettstoffwechselstörungen die oberen Wesensglieder nur geschwächt den Organismus ergreifen und durchdringen können.

Dies wird deutlich, wenn man die Zielorgane, die hauptsächlich am Fettstoffwechsel beteiligt sind, und ihre Funktion betrachtet, die Leber und Galle: Für eine optimale Leistung der Leber-Gallen-Organisation ist es notwendig, dass die Seelenorganisation das Stoffwechselgeschehen dynamisiert (s. Nierenstrahlung, ▶ **Tab. 2.7**) und die Ich-Organisation die notwendige Regulation aufrechterhält, vgl. auch übrige Leber- und Gallenpathologien (S. 153).

8.1.1 Hyperlipidämie

Der **Fettstoffwechsel** ist ein Ergebnis der Tätigkeit der **Seelenorganisation**, die sich über die Wärmeorganisation für das Eingreifen der Ich-Organisation öffnet. Bei der Hyperlipidämie hat sich ein Teil des Fettstoffwechsels verselbstständigt, ist zu physisch-mineralisch geworden und steht nicht mehr im Gesamtzusammenhang mit dem Organismus. Er kann nicht mehr von der Seelen- und Ich-Organisation ergriffen und gestaltet werden.

Integrativer anthroposophisch-naturheilkundlicher Therapieansatz

Es geht nun therapeutisch darum, die oberen Wesensglieder in dem Bewegungs-Stoffwechsel-System und Blutgeschehen zu verankern, damit der Fettstoffwechsel wieder richtig ergriffen werden kann. Neben der Beachtung evtl. emotionaler Themen ist die Beratung im Hinblick auf eine basenüberschüssige, möglichst laktovegetabile Vollwertkost überaus wichtig.

Neben der Ernährungsumstellung sollten bewusst-willentlich impulsierte Bewegungen in die Therapie eingebunden werden, die die oberen Wesensglieder ansprechen, verstärkt in das Bewegungs-Stoffwechsel-System einzuwirken. Je nach Temperament des Patienten bieten sich hier Heileurythmie, regelmäßige Bewegung an frischer Luft oder auch Mannschafts- bzw. Ausdauersportarten an.

Injektionstherapie

- Mischinjektion: Hepar Gl D 12 (Wala), s. c. ins rechte Hypochondrium, 2 ×/Woche; zur Anregung der Lebensorganisation in Leber und Gallenblase
- Realgar D 10 (Weleda), s. c., 2 ×/Woche bis 1 × tgl.; wirkt über die Ich-Organisation (vorbildgebend) auf das harmonische, schwingungsfähige Zusammenwirken von Seelen- und Lebensorganisation; fördert das Eingreifen der Seelen- in die Lebensorganisation; hält bei Hypercholesterinämie die abbauend-bewusstseinsbildende Seelenorganisation zurück; besonders bei dunkelhaarigen Menschen mit neurasthenischer Konstitution in Kombination mit Artischockenpräparaten/anderen Choleretika
- Glandula suprarenalis dextra c. Cupro (Wala), s. c., 3 ×/Woche bis 1 × tgl.; zur Anregung und Energetisierung der Aufbauprozesse der Lebensorganisation im Verdauungstrakt

Medikamentöse Therapie

- Choleodoron Dilution (Weleda), 3 × tgl. 10–20 Tr., p. c.; zur Anregung und Harmonisierung der Gallenfunktion
- Ceres Allium ursinum, 1–3 × tgl. 2–5 Tr. in Wasser; dynamisiert das Blutgeschehen durch Eingliederung der Seelen- und Wärmeorganisation ins Bewegungs-Stoffwechsel-System; **und** Ceres Cynara scolymus, 2–3 × tgl. 2–5 Tr. in Wasser; integriert die Wärmeorganisation und Strukturkräfte der Ich-Organisation in den Flüssigkeitsorganismus, speziell in der Leberorganisation; lipidsenkend und cholagog bei Störungen im

Fettstoffwechsel; emotionale Hilfe zum Finden einer Balance zwischen Übermaß- und Mangeldenken

- Ceres Ginkgo, 1–3 × tgl. 2–5 Tr. in Wasser; harmonisiert die Seelen- und Lebensorganisation in der Blut- und Gefäßorganisation; bewirkt eine Verbesserung der Fließeigenschaft des Blutes und kann Schäden in den Blutgefäßen durch hohe Lipidwerte verringern
- Ceres Taraxacum comp., 1–3 × tgl. 2–5 Tr. in Wasser; breit wirksames Leber-Galle-Therapeutikum
- Ceres Carduus marianus, 1–3 × tgl. 2–5 Tr. in Wasser; fördert die innige Verbindung von Strukturkräften der Ich-Organisation in den Flüssigkeitsorganismus und die Lebensorganisation und integriert die Wärmeorganisation in den Stoffwechsel, besonders in der Leberorganisation; fördert die Regeneration des Leberparenchyms und -mesenchyms; unterstützt emotional bei Themen von gesunder Abgrenzung
- Chelidonium Kapseln (Wala), zu Beginn 1 × tgl. 1–2 Kps., später steigern auf bis 2 × tgl. 2 Kps., mit reichlich Wasser einnehmen; fördert die Integration der Seelen- und Wärmeorganisation in die Gallenfunktion; wirkt cholagog, choleretisch, spasmolytisch und durchwärmend
- Taraxacum Stanno cultum Rh D 3 Dilution (Weleda), 3 × tgl. 10–15 Tr.; zur Anregung des aufbauenden Leberstoffwechsels
- Arsenopyrit D 6 (Rezepturpräparat Apotheke an der Weleda), 3 × tgl. 1 Msp.; über die Ich-Organisation eingreifend; regt die Lebensorganisation über den Schwefel, die Seelenorganisation über Arsen und die Ich-Organisation über Eisen an; fördert den Inkarnationsprozess der oberen Wesensglieder besonders in das Bewegungs-Stoffwechsel-System und stärkt die aufbauend-strukturierenden Kräfte; zur Anregung der Fettverbrennung bei Fettstoffwechselstörungen, wie Hypercholesterinämie

Externa

- Stannum metallicum 0,4 % Salbe (Weleda), 1–2 × tgl. als Lebereinreibung und Wärmeanwendung; zur Anregung des Zusammenwirkens von Ich- und Seelenorganisation im Flüssigkeitsorganismus
- Schafgarbenbauchwickel, 2–3 ×/Woche, am besten mittags; zur Anregung der Verdauungsfunktion

8.2 Eiweißstoffwechselstörungen

Der **Eiweißstoffwechsel** ist das Ergebnis der Wirksamkeit der **Lebensorganisation**. Er ist einerseits geprägt durch die Aufbau- und Syntheseleistung in der Leberorganisation, andererseits wirken auch formgebend-gestaltende Prozesse des Sinnes-Nerven-Systems in ihm, die Strukturproteine als Ergebnis haben.

Bei relativ zu schwacher Aufbau- und Syntheseleistung kommt es zu einer Verlagerung hin zu den Abbau- und Bewusstseinsprozessen, die letztlich dazu führen, dass das Eiweiß aus dem Lebenszusammenhang herausfällt, zu mineralisch wird. Folge sind Erkrankungen wie die Gicht.

8.2.1 Gicht

Bei der Gicht handelt es sich um eine akute bis chronische Entzündung der Gelenke durch Säuren (Purine), die sich zu Kristallen verhärtet haben. Diese Tendenz, Säuren zu verhärten, auszukristallisieren, spricht für eine Dominanz des Sinnes-Nerven-Systems in der Gelenkorganisation. Die kristallinen Ausflockungen im Flüssigkeitsorganismus schwächen die Lebensorganisation zunehmend in ihrer Funktion, in der Gewebeflüssigkeit gelöste Stoffe in Lösung zu halten; es kommt zunehmend zur Bildung von Gelenkergüssen.

Die Entzündungsschübe sind ein reaktiver Versuch des Körpers, über die Wärme- die Ich-Organisation wieder als regulierende Funktionskraft in das Bewegungs-Stoffwechsel-System zu integrieren.

Integrativer anthroposophisch-naturheilkundlicher Therapieansatz

Emotional kann diese Verschiebung im Wesensgliedergefüge darauf hinweisen, dass Bewusstsein am falschen Ort besteht und die individuelle Kraft der Persönlichkeit (Ich-Organisation) es nicht vermag, das Bewusstsein auf diejenigen Bereiche zu richten, die für diese Person wichtig sind. Häufig ist zu beobachten, dass es diesen Patienten schwerfällt, ihre Wahrnehmung auf potenzielle Fragestellungen zur persönlichen Weiterentwicklung zu richten. Vielmehr wird versucht, die dafür vorhandene Bewusstseinskraft durch übermäßige Nahrungszufuhr oder den zerstreuenden Effekt des Alkohols zu binden.

Therapeutisches Ziel sollte sein, die Ich-Organisation zu reintegrieren sowie die Säurelast (physisch und psychisch) zu verringern, indem primär die Seelenorganisation stärker in ihre aufbauende Stoffwechselfunktion eingebunden wird und die dominante verhärtend und auskühlend wirksame Bewusstseinsfunktion einen Ausgleich findet. Dieser Ausgleich kann über ressourcenorientierte Gespräche, über das Ansprechen der Ich-Organisation in den Kunsttherapien oder durch Heileurythmie stattfinden. Rhythmische Massagen können helfen, die Seelenorganisation, die sich in der wahrnehmenden Wirkweise (besonders der Schmerzwahrnehmung) verhaftet hat, zu entspannen, und dem Patienten eine Wahrnehmung ermöglichen, dass der Körper auch positive, angenehme Empfindungen spüren kann.

Die Aufklärung über eine gichtgerechte Ernährung (wenig tierische Lebensmittel, Verzicht auf Alkohol und säurebildende Nahrungsmittel) ist ein wesentlicher Bestandteil der Therapie. Daneben gilt: Viel und gutes Wasser trinken! Auf eine hohe Flüssigkeitszufuhr achten! Unterstützend eignet sich Birken-Aktiv-Getränk (Weleda).

Weitere Empfehlungen sind den Kapiteln zu den chronischen Gelenkerkrankungen Arthrose (S. 103) und Arthritis (S. 107) zu entnehmen.

Injektionstherapie

- Mischinjektion: Bryonia/Stannum (Wala) **und** entsprechendes Organpräparat in mittlerer Potenz (Wala), s. c.; zur Anregung der Strukturierung des Flüssigkeitsorganismus durch die Ich- und Seelenorganisation; **im Wechsel mit** Betula/Mandragora comp. (Wala), s. c., je 1–2 ×/ Woche; zur Anregung des Aufbaustoffwechsels, besonders bei Schmerzsymptomatik durch Integration der Seelenorganisation in das Bewegungs-Stoffwechsel-System

Medikamentöse Therapie

- Ceres Urtica dioica, 1–3 × tgl. 2–5 Tr. in Wasser; zur Verankerung der Seelenorganisation über die Nieren-Nebennieren-Organisation im Bewegungs-Stoffwechsel-System bei allgemeiner Stoffwechselschwäche; kann emotional helfen, eine gesunde Initiativ- und Willenskraft zu entwickeln
- Ceres Betula, 1–3 × tgl. 2–5 Tr. in Wasser; zur Ausleitung über die Nieren bei rheumatischen Beschwerden; verbessert die Interaktion zwischen der Lebens- und Seelenorganisation und kann helfen, die Wärme- an die Lebensorganisation anzuschließen
- Ceres Taraxacum, 1–3 × tgl. 2–5 Tr. in Wasser; zur Anregung des Flüssigkeitsorganismus und Vitalisierung der Lebensorganisation sowie einer innigen Verbindung der Regulationskräfte der Ich- mit der Lebensorganisation; bei Stauungsprozessen in der Leber-Gallen-Organisation; kann emotional helfen, seelische und geistige Verhärtungen und Stauungen zu lösen
- Ceres Colchicum D 12, 2–3 × tgl. 5 Tr. (entsprechend dem homöopathischen Arzneimittelbild); zur Harmonisierung der Seelenorganisation im Nervenprozess
- Ceres Ribes nigrum, 1–3 × tgl. 2–5 Tr. in Wasser; zur Harmonisierung und Integration der Seelenorganisation in das Nieren-Nebennieren-System; kann antiphlogistisch und schmerzstillend über eine Anregung der körpereigenen Hydrokortisolproduktion wirken
- Bryonia/Stannum (Wala), 1–3 × tgl. 5–10 Glob.; harmonisiert die Verbindung zwischen der Lebens- und Seelenorganisation; speziell bei degenerativen Gelenkerkrankungen mit reaktiven Entzündungsschüben und Gelenkerguss
- Colchicum, Tuber Rh D 6 Dilution (Weleda), 3 × tgl. 5–10 Tr.; zur Anregung der Stoffwechselkräfte bei Neigung zu Ablagerungen
- Formica D 6 Dilution (Weleda), 1 × tgl. morgens 5–10 Tr.; zur Mobilisierung von Ablagerungen und Reintegration von aus dem Lebenszusammenhang herausgefallenen Prozessen

- Juniperus/Berberis comp. Kapseln (Wala), 2 × tgl. 1 Kps., mit reichlich Wasser einnehmen, als Kur für 4–6 Wochen; fördert die Integration der Wärme- und Seelenorganisation in ihren Funktionen im Bereich der Nierenorganisation
- Betula/Mandragora comp. (Wala), 3–4 × tgl. 10–15 Glob.; unterstützt die Integration der Wärmeorganisation in das Bewegungs-Stoffwechsel-System

Externa

- Betula e foliis W 5 %, Oleum (Wala), 1–2 × tgl. als Einreibung der betroffenen Gelenke; zur Verlebendigung des Flüssigkeitsorganismus
- Öldispersionsbäder mit Hypericum, Rosmarinus (eher morgens) oder Lavendel (eher abends; alle Wala), 1–3 ×/Woche; zur Anregung des Wärmeorganismus, über den sich die Ich- und Seelenorganisation verbinden (Rosmarin), lösen (Lavendel) oder das Nervensystem harmonisieren (Hypericum) kann
- Kupfersalbe rot (Wala), 1–2 × tgl. als Niereneinreibung; zur Verankerung der Seelenorganisation im aufbauenden Stoffwechsel

8.3 Zuckerstoffwechselstörung

Im **Zuckerstoffwechsel** äußert sich die **Ich-Organisation**. Über ihn greift die Ich-Organisation in den unbewussten Bereich des Organismus ein, und zwar über den Energiehaushalt Wärme bildend und verbrauchend, in der intentional-zukunftsgerichteten Willensorganisation des Menschen.

8.3.1 Diabetes mellitus

Im Tierreich ist bislang noch keine Evidenz von Diabetes mellitus aufgetreten. Dies betont deutlich den starken Zusammenhang zwischen dem Pankreas als Organ der Ich-Organisation, dem originär menschlichen Wesensglied, und dem zu schwachen Wirken der Ich-Organisation im Bewegungs-Stoffwechsel-System bei Diabetes mellitus. Auf physischer Ebene wird der Zuckerstoffwechsel der Ich-Organisation zugeordnet.

Beim **Diabetes Typ 1** sind die oberen Wesensglieder, Ich-, Wärme- und Seelenorganisation, nur sehr schwach in ihrer leibgebundenen Funktion im aufbauenden Stoffwechsel tätig. Ihre regulierende Funktion wird durch Insulingaben fast vollständig übernommen. Es gibt Hinweise darauf, dass frühe traumatische Erfahrungen, Überforderungen der oberen Wesensglieder durch andauernde Stressphasen oder übermäßige intellektuelle Anforderung und/oder unzureichend verarbeitete Impfungen hierauf einen Einfluss haben können ([51], S. 203ff.). Durch diese Einflüsse verbinden sich die Ich-, Wärme- und Seelenorganisation nicht ausreichend mit dem Organismus, sondern wirken eher leibfrei als Bewusstseinskräfte. Dabei durchwirkt die Ich-Organisation diese Bewusstseinskräfte aufgrund ihrer fehlenden Ordnungskraft zumeist unstrukturiert, was sich z. B. in labiler Gemütslage, ausgeprägtem Hang zur Intellektualisierung oder übergroßer Sensitivität zeigen kann. Es besteht somit eine Dominanz des Sinnes-Nerven-Systems mit sklerosierender, auskühlender Tendenz auf den Organismus.

Beim **Diabetes Typ 2** ist vermehrt die abbauend wirksame Tätigkeit der Seelenorganisation im Bewegungs-Stoffwechsel-System verringert. Dies bezieht sich auch auf eine zu schwache Ausprägung der Willenstätigkeit, der natürlichen Gefühlskraft der Seelenorganisation im Bewegungs-Stoffwechsel-System. Indem der Patient sich regelmäßig ausdauernd bewegt (Bewegung entspricht der physischen Korrelation des Bewegungs-Stoffwechsel-Systems), kann sich sowohl die Seelenorganisation tiefer mit dem Bewegungs-Stoffwechsel-System verbinden als auch die Wärmeorganisation den Organismus ergreifen, was dem Heilungsgeschehen sehr zuträglich ist. Sehr häufig ist Diabetes mellitus Typ 2 mit dem metabolischen Syndrom vergesellschaftet, was die unzureichende Durchdringung des Bewegungs-Stoffwechsel-Systems durch die oberen Wesensglieder verdeutlicht. Neben regelmäßiger Bewegung kommt dem Entwickeln und täglichen Ausüben der Willenskraft eine große therapeutische Rolle zu.

Die Lebensorganisation ist bei beiden Erkrankungsformen geschwächt, was sich z. B. in Polyurie und Polydipsie, schlechter Wundheilung und erhöhter Blutviskosität zeigt.

Integrativer anthroposophisch-naturheilkundlicher Therapieansatz

Beachte
Die Behandlung im Rahmen der Anthroposophischen Medizin kann eine harmonischere Verbindung zwischen den Wesensgliedern ermöglichen, was eine engmaschige Kontrolle der Laborwerte erfordert, um ggf. die Insulindosierung individuell anzupassen!

Von essenzieller Bedeutung für die Therapie sind, neben regelmäßiger Bewegung sowie der Bearbeitung individueller Themen (speziell in Bezug zur Ich-Organisation im Hinblick auf die Bewusstwerdung und Entfaltung der ureigensten Persönlichkeit!), die entsprechende Ernährung und das Wieder-Entdecken des Geschmackssinns. Der Geschmackssinn vermittelt über die Wahrnehmung im Sinnes-Nerven-System die Verbindung der Seelenorganisation zur Ich-Organisation im persönlichen Geschmacksempfinden: Das schmeckt mir – oder nicht. Gleichzeitig beginnt bereits mit dem Schmecken im Mundraum die physiologische Verdauung der Kohlenhydrate!

Längerfristige Therapie mit Heileurythmie, konstitutioneller Therapie, Musik- oder Gestalttherapie zur Anregung des Wirkens der Ich-Organisation sowie sanftes Bewegungstraining sind ratsam.

Injektionstherapie

- nicht onkologische potenzierte Mistelpräparate, ggf. **kombinieren mit** Ferrum sidereum (Potenz je nach Konstitution), s. c., 1–2 ×/Woche; zur Anregung der Ich-Organisation in der Bauchspeicheldrüse (Anwendungsempfehlungen der Hersteller beachten!)
- Pankreas/Meteoreisen (Wala) **oder** Ferrum sidereum D 10/Pankreas D 6 aa (Weleda), s. c., 1–3 ×/Woche; zur Anregung der Ich- und Seelenorganisation im Verdauungssystem
- Barium/Pankreas comp. (Wala), s. c. an Le 13, 1 × tgl. bis 2 ×/Woche; speziell bei sklerosierenden Erkrankungen des Pankreas
- Retina comp. (Wala), s. c. am besten nuchal, 1–3 ×/Woche; zur Integration der Wärme-/Ich-Organisation in den Bereich der Netzhaut; bei degenerativen Prozessen, z. B. diabetischer Retinopathie
- Cerebrum comp. A (Wala), s. c. nuchal, 1–3 ×/Woche; zur Integration der Ich- und Seelenorganisation in den Sehprozess bei Degeneration des Sinnes-Nerven-Systems
- Arnica/Plumbum comp. A (Wala); s. c. nuchal, 2–3 ×/Woche; fördert das Wirken der Bilde- und Formkräfte im Bereich des Auges und der Sehbahn bei arteriosklerotischen Beschwerden

Medikamentöse Therapie

- Choleodoron Dilution (Weleda), 3 × tgl. 10–20 Tr., p. c.; zur Anregung der Gallentätigkeit
- Absinthium D 1/Resina Laricis D 3 aa (Weleda), 3 × tgl. 7 Tr. in Wasser, a. c.; zur Anregung der Wahrnehmung im Stoffwechsel
- Barium/Pankreas comp. (Wala), 3 × tgl. 5–10 Glob.; speziell bei sklerosierenden Erkrankungen des Pankreas
- Pankreas/Meteoreisen (Wala), 1–3 × tgl. 5–10 Glob.; unterstützt das Wirken der Ich- und Seelenorganisation in der Pankreasorganisation, regt zudem speziell die Bildekräfte (Lebensorganisation) des Pankreas an
- Platinum chloratum/Pancreas comp. (Wala), 1–2 × tgl. 5–10 Glob.; zur Integration der Ich- in die Pankreasorganisation; speziell bei disharmonischem Wirksamwerden der Seelenorganisation
- Hepatodoron (Weleda), 1–3 × tgl. 1 Tbl. oder 1 × tgl. 2–4 Tbl., zur Nacht; zur Anregung des Aufbaustoffwechsels der Leber
- Phosphorus (Wala) D 12 oder D 30 bei Diabetes Typ 1, morgens 5–10 Glob., D 8 bei Diabetes mellitus Typ 2, morgens 5–10 Glob.; als Basistherapie, um das Seelisch-Geistige stärker mit dem Kohlenhydrat- und Fettstoffwechsel zu verbinden
- Ceres Rosmarinus, 1–2 × tgl. 2–5 Tr. in Wasser; vermag die Ich-Organisation (und Wärmeorganisation) in den Organismus zu integrieren; intensiviert auf emotionaler Ebene die Wirkweise der Ich-Organisation in Begeisterungsfähigkeit, Wachheit und Interesse
- Ceres Taraxacum, 1–3 × tgl. 2–5 Tr. in Wasser; zur Anregung des Flüssigkeitsorganismus und Vitalisierung der Lebensorganisation, besonders im Bereich der Oberbauchdrüsen, sowie einer innigen Verbindung der Regulationskräfte der Ich- mit der Lebensorganisation

- Ceres Cichorium intybus, 1–3 × tgl. 2–5 Tr. in Wasser; kann in besonderer Weise die Ich-Organisation in das Bewegungs-Stoffwechsel-System, besonders Pankreas, Galle und Milz, einbinden; speziell bei melancholischer Stimmungslage und Grübeln
- Ceres Hypericum comp., 1–3 × tgl. 2–5 Tr. in Wasser; wirkt regulierend auf den Energiehaushalt, speziell über den Solarplexus auf den Pankreas; emotionale Themen: Kälteempfindlichkeit, Energiemangel und Konzentrationsschwierigkeiten
- Cerebrum comp. A (Wala), 1–3 × tgl. 5–15 Glob.; zur Integration der Ich- und Seelenorganisation in den Sehprozess bei Degeneration des Sinnes-Nerven-Systems
- Arnica/Hypophysis/Plumbum comp. A (Wala); 1–3 × tgl. 5–10 Glob.; fördert das Wirken der Bilde- und Formkräfte im Bereich des Auges und der Sehbahn bei arteriosklerotischen Beschwerden

Externa

- Cuprum metallicum praeparatum 0,4 % Salbe (Weleda), 1–2 × tgl. als Oberbaucheinreibung und Wärmeanwendung; zur Anregung des Eingreifens der Ich-Organisation in den Stoffwechsel
- Rosmarin Ölbad (Wala), 2–3 ×/Woche; zur Anregung des Wirksamwerdens der Wärmeorganisation
- Echinacea/Viscum comp. (Wala), 2–3 × tgl. auftragen, möglichst ohne Verband; besonders bei schlecht heilenden Wunden bei Diabetes mellitus

9 Erkrankungen der Leber, Galle und Bauchspeicheldrüse

9.1 Erkrankungen der Leber

Die Leber ist das zentrale Stoffwechselorgan, in dem die Substanz individualisiert und neu aufgebaut wird. In der Leber ist die Lebensorganisation über den Flüssigkeitsorganismus aufbauend-gestaltend, regenerierend und entgiftend tätig. Durch diese starke Präsenz der Lebensorganisation können Erkrankungen lange abgepuffert und auf der funktionellen Ebene gehalten werden, s. dazu auch Kap. 2.6.2 (S. 41).

Auch die Leber kann durch Verschiebungen in Richtung Sal- (Verhärtung, Mineralisierung) oder Sulfurprozesse (Auflösung, Entzündung) oder durch Störungen in der zeitlichen Bewegung des Flüssigkeitsorganismus Krankheitsprozessen unterliegen.

9.1.1 Fettleber

In der Entwicklung einer Fettleber ziehen sich die oberen Wesensglieder zunehmend aus dem Bewegungs-Stoffwechsel-System der Leber zurück, ähnlich dem Zustand des Nachtbewusstseins. Es fehlen somit die Impulse, die Stoffwechselfunktionen zu dynamisieren und die Gestaltungskräfte zu aktivieren. Das Lebergewebe degeneriert, zunehmend funktionslos, zu fettigem Mesenchym.

Gründe für diese Pathologie können z. B. ein bestehender Diabetes mellitus, chronische Schädigung der Leber durch Noxen (Alkohol, Medikamente), Adipositas/metabolisches Syndrom und Bewegungsmangel sein.

Integrativer anthroposophisch-naturheilkundlicher Therapieansatz

Therapeutisches Ziel ist die Reintegration der Seelen- und Ich-Organisation (Wärmeorganisation) in das Bewegungs-Stoffwechsel-System, speziell der Leberorganisation. Neben der medikamentösen Verordnung ist das Erarbeiten einer individuellen Strategie mit dem Patienten, wie er die Willensaktivität, Initiative und Bewegung gezielt und bewusst in den Alltag integrieren kann, die Grundvoraussetzung in der Behandlung von chronischen Lebererkrankungen! Hierfür eignet sich das salutogenetische Gespräch, in Kombination mit konstitutioneller Therapie, Heileurythmie und Sport.

Essenziell wichtig für eine nachhaltige Lebertherapie ist es weiterhin, die Leber über die Ernährung zu entlasten: Dies bedeutet, tierische Eiweiße und Fette weitestgehend zu vermeiden, regelmäßige Mahlzeiten im zeitlichen Abstand von ca. 4–5 h einzunehmen und die Diät auf eine basenüberschüssige vegetarische Vollwertkost umzustellen.

Beachte
Schnelles Abnehmen oder Fasten schwächt die Leber in diesem Zustand zu stark und sollte vermieden werden.

Injektionstherapie

- Hepar/Stannum I (Wala), s. c. in den rechten Oberbauch, zu Beginn 1 × tgl., dann 2–3 ×/Woche; fördert die Regenerations- und Bildekräfte der Lebensorganisation der Leber und integriert strukturierende Formkräfte der Ich- in die Flüssigkeitsorganisation; **oder** Hepar-Stannum D6 (Weleda), s. c., 2–3 ×/Woche; als Basismittel für die Lebertherapie, besonders bei Fettleber
- Lycopodium comp. (Wala), s. c. im Bereich des rechten Oberbauches, 2 ×/Woche bis 1 × tgl.; zur Reintegration der Seelen- und Ich-Organisation in den Leberprozess
- Glandula suprarenalis dextra cum Cupro (Wala), s. c. an die Nierenreflexzone, je 2 ×/Woche bis 1 × tgl.; zur Integration der Wärme- und Seelenorganisation in den aufbauenden Stoffwechsel

Medikamentöse Therapie

- Ceres Carduus marianus, 1–3 × tgl. 2–5 Tr. in Wasser; fördert die innige Verbindung von Strukturkräften der Ich-Organisation in den Flüssigkeitsorganismus und die Lebensorganisation und integriert die Wärmeorganisation in den Stoffwechsel, besonders in der Leberorganisation; fördert die Regeneration des Leberparenchyms und -mesenchyms; unterstützt emotional bei Themen von gesunder Abgrenzung

Info

Carduus marianus

Die Gestalt der Mariendistel zeigt 2 recht polare Tendenzen: zum einen eine sehr spitze, gestauchte Blattform, die auf starke Wärmeprozesse deutet. Zum anderen lässt sich in der weißen Äderung der Blätter und der kugeligen Wuchsform des Blütenbodens ein starker Bezug zum Flüssigkeitshaushalt erkennen (► **Abb. 9.1**). Die Leber vereint diese beiden Pole im menschlichen Organismus.

- Ceres Cynara scolymus, 2–3 × tgl. 2–5 Tr. in Wasser; integriert die Wärmeorganisation und Strukturkräfte der Ich-Organisation in den Flüssigkeitsorganismus, speziell in der Leberorganisation; lipidsenkend und cholagog bei Störungen im Fettstoffwechsel; speziell bei erhöhten Werten von Fetten und Triglyzeriden; emotionales Thema: das Finden einer Balance zwischen Askese und Überfluss

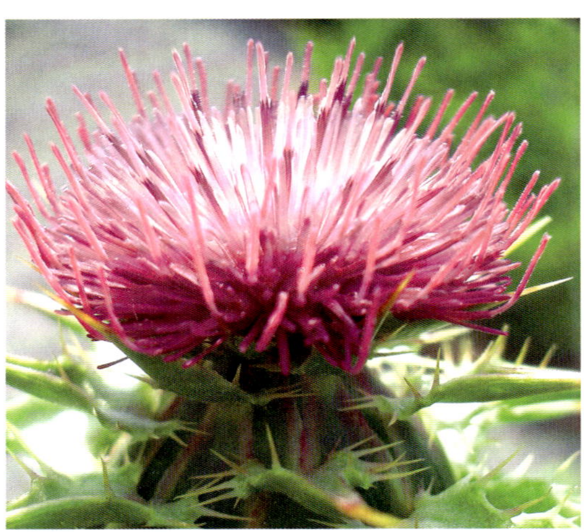

► **Abb. 9.1** Carduus marianus.

- Ceres Taraxacum, 2–3 × tgl. 2–5 Tr. in Wasser; zu Anregung des Flüssigkeitsorganismus und Vitalisierung der Lebensorganisation sowie einer innigen Verbindung der Regulationskräfte der Ich- mit der Lebensorganisation; kann die gesamten Verdauungsdrüsen vitalisieren
- Choleodoron Dilution (Weleda), 3 × tgl. 10–20 Tr., p. c.; zur Anregung der Gallentätigkeit
- Hepatodoron (Weleda), 3 × tgl. 2 Tbl., a. c., lutschen; zur Anregung der Lebertätigkeit und des aufbauenden Stoffwechsels
- Taraxacum Stanno cultum Rh D3 Dilution (Weleda), 3 × tgl. 10–15 Tr.; insbesondere bei toxischer Leberbelastung, z. B. durch Arzneimitteltherapie
- Formica Dilution D3 oder D6 (Weleda), 1–3 × tgl. 5–10 Tr.; zur Reintegration von aus dem Gesamtzusammenhang der Lebensorganisation der Leber Herausgefallenem
- Anagallis comp. (Wala) 1–3 × tgl. 5–10 Glob.; zur Integration der Seelenorganisation in die Verdauungsprozesse
- Lycopodium comp. (Wala), 1–3 × tgl. 5–10 Glob.; zur Reintegration der Seelen- und Ich-Organisation in den Leberprozess

Externa

- Kupfersalbe rot (Wala), 1–2 × tgl. als Lebereinreibung und Wärmeanwendung; zur Durchwärmung
- Stannum metallicum 0,4 % Salbe (Weleda), 1–2 × tgl. als Lebereinreibung und Wärmeanwendung; zur Strukturierung des Flüssigkeitsorganismus der Leber
- Schafgarbenbauchwickel, 2–3 ×/Woche, am besten mittags; zur Anregung der Verdauung

9.1.2 Leberzirrhose

Viele Lebererkrankungen können zu einer Leberzirrhose führen. In der Zirrhose ist das Leberparenchym durch Mesenchym ersetzt und weitgehend funktionsuntüchtig geworden. Dieser Prozess entspricht einer Sklerosierung, zumeist als Folge einer chronischen Entzündung. Die Leber als Hauptorgan der Lebensorganisation ist nicht mehr in der Lage, das Wesensgliedergefüge zu durchwirken bzw. von ihm durchwirkt zu werden. Sowohl die Ich-/Wärme-, Seelen- als auch Lebensorganisation können dieses Organ nicht mehr ergreifen. Verselbstständigung des Luft- (Meteorismus) und Flüssigkeitsorganismus (Ödeme, Aszites), fehlender individualisierter Leibaufbau (anaboler Stoffwechsel), Integrität der gesamten Leiblichkeit (Gerinnungsstörungen, Veränderung der Blutviskosität) und Müdigkeit als Energiemangelsymptom können sich entwickeln.

Die Fettleber (S. 153) ist eine Vorstufe der Leberzirrhose; die Hinweise zu Lebensführung und emotionalen Themen gelten für beide Erkrankungsstufen.

Integrativer anthroposophisch-naturheilkundlicher Therapieansatz

Da die Leberzirrhose als Präkanzerose gilt, sollte neben der Behandlung der bestehenden Beschwerden unbedingt eine individuelle Tumorprophylaxe in den Therapieplan integriert werden, vorrangig um die Stärkung der Wärmeorganisation und „Durch-Ichung" sowie die Reindividualisierung des Organismus anzuregen.

Hier kann man an eine Misteltherapie denken (z. B. anhand entsprechender Wirtsbaumanalogien der Iscucine [Wala]), an ressourcenorientierte Biografie-Arbeit und letztlich das Planen und aktive Gestalten des Lebensalltags im Hinblick auf folgende Fragen: Was entspricht mir und meiner Persönlichkeit? Wie kann ich meine persönlichen Talente und Gaben zum größeren Wohle einsetzen? Was nährt mich, gibt mir Kraft? Und wofür bin ich bereit, meine Kraft einzusetzen?

Injektionstherapie

Praxistipp

Ein bewährtes Therapieschema bei Leberzirrhose, z. B. aufgrund einer chronischen Hepatitis B oder C, besteht in einer Kombination folgender Präparate (Injektions-/medikamentöse Therapie): Misteltherapie (wie in der Onkologie bei Präkanzerosen, z. B. Abnobaviscum, Helixor oder Iscador [Anwendung je nach Herstellerinformation]), s. c., 2–3 ×/Woche, und Hepatodoron (Weleda), je 3 × tgl. 1–2 Tbl. ([12]).

- Carduus marianus/Viscum Mali comp. (Wala), s. c. in den rechten Oberbauch; zur Anregung des Aufbaustoffwechsels der Leber; **im Wechsel mit** Hepar/Stannum I (Wala), s. c., je 1–2 ×/Woche; zur Integration der Wärmeorganisation in den Leberstoffwechsel und Stärkung der Lebens- und Physischen Organisation der Leber
- Kalium aceticum comp. D 6 (Weleda), s. c., 2 ×/Woche bis 1 × tgl.; zur Anregung und Strukturierung des Flüssigkeitsorganismus in der Leber
- Arandisit D 6 (Weleda), s. c., 2–3 ×/Woche bis 1 × tgl.; zur Integration der Ich-Organisation in die dynamisierende Formung der Leber bei deformierenden Verfestigungstendenzen

Medikamentöse Therapie

- Ceres Carduus marianus, 1–3 × tgl. 2–5 Tr. in Wasser; fördert die innige Verbindung von Strukturkräften der Ich-Organisation in den Flüssigkeitsorganismus und die Lebensorganisation und integriert die Wärmeorganisation in den Stoffwechsel, besonders in der Leberorganisation; fördert die Regeneration des Leberparenchyms und -mesenchyms; unterstützt emotional bei Themen von gesunder Abgrenzung
- Anagallis comp. (Wala), 2–3 × tgl. 5–10 Glob.; vitalisiert und regeneriert speziell die Lebens- in der Leberorganisation
- Choleodoron Dilution (Weleda), 3 × tgl. 10–20 Tr., p. c.; zur Anregung der Gallentätigkeit
- Hepatodoron (Weleda), 3 × tgl. 2 Tbl., a. c., lutschen; zur Anregung der Lebertätigkeit
- Taraxacum Stanno cultum Rh D 3 Dilution (Weleda), 3 × tgl. 10–15 Tr.; insbesondere bei toxischer Leberbelastung, z. B. durch allopathische Arzneimitteltherapie
- Kalium aceticum comp. D 3 (Rezepturpräparat Apotheke an der Weleda), 1–3 × tgl. 1 Msp.; zur Anregung und Strukturierung des Flüssigkeitsorganismus in der Leber

Praxistipp

Bei der Anwendung von Kalium aceticum ist die Kombination aus Injektion und Trituration sinnvoll.

- Lycopodium comp. (Wala), 1–3 × tgl. 5–10 Glob.; zur Reintegration der Seelen- und Ich-Organisation in den Leberprozess und damit Stärkung der Lebensorganisation
- Carduus marianus/Viscum Mali comp. (Wala), 3 × tgl. 15 Glob.; zur Regeneration der Physischen und Lebensorganisation der Leber über eine Integration der Wärmeorganisation

Externa

Es kommen dieselben Therapeutika zum Einsatz wie bei der Fettleber (S. 153):

- Stannum metallicum 0,4 % Salbe (Weleda), als Lebereinreibung und Wärmeanwendung, **im Wechsel mit** Kupfersalbe rot (Wala)
- Schafgarbenbauchwickel, 2–3 ×/Woche, am besten mittags

9.2 Erkrankungen der Galle und Bauchspeicheldrüse

Galle und Bauchspeicheldrüse dienen der Verdauung und der Aufschließung der Nahrung. Über sie greift die Ich-Organisation, Fremdsubstanz wahrnehmend und abbauend, in den Verdauungsprozess ein. Erkrankungen dieser Organe weisen auf eine Schwäche der Ich-Organisation im abbauenden Stoffwechselgeschehen hin.

Therapeutisch geht es v. a. darum, die wahrnehmende und abbauende Ich-Organisation im Stoffwechsel und die Seelenorganisation in ihrer situationsgerechten, rhythmisierenden Funktion des Verbindens und Lösens zu stärken sowie die Lebensorganisation darin zu unterstützen, dass die Ich- und Seelenorganisation in ihr wirksam werden können.

9.2.1 Gallendyskinesie

Gallendyskinesien können sich dann entwickeln, wenn die oberen Wesensglieder nicht vollständig in den aufbauenden Stoffwechsel und die Gallenorganisation inkarniert sind. Ist die Seelenorganisation eher als bewusstseinsbildende Kraft im Sinnes-Nerven-System tätig, so wirkt sie auf die Funktion und Motilität/Bewegung von Gallenblase und -gang auskühlend und verhärtend ein und vermindert die Kinesie, Bildung und den Transport der Gallenflüssigkeit. Dafür wird sie aber in der Schmerzwahrnehmung aktiv, also bewusstseinsbildend.

Ist primär die Ich-Organisation zu schwach in das Bewegungs-Stoffwechsel-System eingebunden, so kann es geschehen, dass die Seelenorganisation zwar im Stoffwechsel tätig wird, aber durch mangelnde Regulation durch die Ich-Organisation unrhythmisch in die Gallenorganisation einwirkt. Dies kann zu schmerzhaften Spasmen und unausgewogener Zusammensetzung der Galle führen.

Integrativer anthroposophisch-naturheilkundlicher Therapieansatz

Therapeutisch gilt es, die Ich- und Seelenorganisation in ihre physiologische leibgebundene Funktion im aufbauenden Stoffwechsel zu verankern.

Analoge emotionale Themen betreffen häufig Fragen aus dem „marsischen" Bereich: Wie gehe ich sinnvoll und tatkräftig mit meiner Entschlusskraft um? Oft finden Patienten mit einem dyskinetischen Gallensyndrom keinen guten Umgang mit der eigenen Entschlusskraft, da sie sich entweder überfordert bzw. durch andere dominiert fühlen in ihrer Entscheidungsfindung, oder sie beschließen oft unüberlegt und müssen ihre Beschlüsse deshalb immer wieder rückgängig machen. Beides führt letztlich zu einer Hemmung des Prozesses, der von einem Entschluss in dessen Umsetzung mündet. Hieraus resultiert dann die sog. „saure Galle", mit Unzufriedenheit, Gefühl innerer Hektik und gereizter Grundstimmung.

Diesem Grundthema kann man im therapeutischen salutogenetischen, ressourcenorientierten Gespräch, mit emotional-konstitutioneller Therapie, Heileurythmie, bewegten Meditationsformen (z. B. Tai-Chi, Qigong, bewegtem Yoga) und den Kunsttherapien begegnen, um eine nachhaltige Behandlung der Gallendyskinesie zu bewirken. Zudem ist es unablässig, die allgemein bekannten Ernährungsrichtlinien weitestgehend einzuhalten.

Injektionstherapie

- Oxalis Rh D 3 (Weleda), lokal s. c., 2–3 ×/Woche; fördert die Integration der Seelen- in die Gallenorganisation; evtl. **im Wechsel mit** Chelidonium/Colocynthis (Wala), lokal s. c., 3 ×/Woche bis

1 × tgl. im akuten Stadium; zur Integration der Wärmeorganisation und Harmonisierung der Seelen- in der Gallenorganisation

- Vesica fellea/Ferrum I (Wala), s. c. in den rechten Oberbauch, 2–3 ×/Woche; **im Wechsel mit** Carduus marianus/Oxalis (Wala), s. c. in den rechten Oberbauch, 2 ×/Woche bis 1 × tgl.; unterstützt eine harmonische Verbindung zwischen Seelen- und Lebensorganisation in der Gallenfunktion

Medikamentöse Therapie

- Ceres Taraxacum comp., 1–3 × tgl. 2–5 Tr. in Wasser; wirkt choleretisch, cholagog und spasmolytisch; gutes Basistherapeutikum zur Anregung der Leber-Galle-Funktion
- Ceres Absinthium, 1–3 × tgl. 1–3 Tr. in Wasser; fördert als bitter-aromatisches Tonikum die Durchdringung des Stoffwechsels mit der Ich-, Wärme- und Seelenorganisation; zur Stärkung von Wahrnehmungs- und katabolen Stoffwechselprozessen; speziell bei Schwäche und Atonie des Magens und der Galle; emotionales Thema: allgemeine Schwäche mit Desinteresse und depressiver Stimmungslage
- Ceres Chelidonium D 4, D 6, D 8, 3 × tgl. 3–5 Tr. in Wasser (entsprechend dem homöopathischen Arzneimittelbild); kann die Seelenorganisation harmonisch in die Gallenfunktion integrieren
- Ceres Mentha piperita, 2–3 × tgl. 2–5 Tr. in Wasser; bei Krämpfen und Übelkeit; stark cholagoge und karminative Wirkung; überführt die Seelenorganisation aus der Funktion der Schmerzwahrnehmung in die katabole Stoffwechselfunktion; wirkt auch im emotionalen Bereich erfrischend und entspannend
- Ceres Taraxacum, 1–3 × tgl. 2–5 Tr. in Wasser; zu Anregung des Flüssigkeitsorganismus und Vitalisierung der Lebensorganisation sowie einer innigen Verbindung der Regulationskräfte der Ich- mit der Lebensorganisation; kann die gesamten Verdauungsdrüsen vitalisieren über eine Harmonisierung der Lebens- und Seelenorganisation und Integration der Kräfte der Ich-Organisation im Stoffwechselbereich, dabei besonders Verhärtungen auflösend und verflüssigend; kann auch im Gefühlsbereich Verhärtungen und Fixierungen lösen
- Ceres Cynara scolymus, 2–3 × tgl. 2–5 Tr. in Wasser; integriert die Wärmeorganisation und Strukturkräfte der Ich-Organisation in den Flüssigkeitsorganismus, speziell in der Leberorganisation; lipidsenkend und cholagog bei Störungen im Fettstoffwechsel; emotionale Hilfe zum Finden einer Balance zwischen Übermaß- und Mangeldenken
- Chelidonium/Colocynthis (Wala), 3–5 × tgl. 5–10 Glob.; kann die Seelenorganisation in ihre physiologische Leber-Galle-Funktion führen; speziell bei Spasmen, Blähungen und neuralgischen Schmerzen (Migräne, Ischialgien)
- Carduus marianus/Oxalis (Wala), 1–3 × tgl. 5–10 Glob.; unterstützt besonders die Lebens- in der Leber-Gallen-Organisation
- Chelidonium Kapseln (Wala), zu Beginn 1 × tgl. 1–2 Kps., später steigern auf bis 2 × tgl. 2 Kps., mit reichlich Wasser einnehmen; fördert die Integration der Seelen- und Wärmeorganisation in die Gallenfunktion; wirkt cholagog, choleretisch, spasmolytisch und durchwärmend
- Oxalis Folium Rh D 4 (Weleda), 3 × tgl. 7–12 Tr.; zur Anregung der aufbauenden Stoffwechseltätigkeit bei Neigung zu Krämpfen und Ablagerungstendenzen
- Choleodoron Dilution (Weleda), 3 × tgl. 10–20 Tr., p. c., **und** Hepatodoron (Weleda), 2 × tgl. 2 Tbl., a. c., lutschen; zur Anregung der Gallen- und Lebertätigkeit
- zur **Nachbehandlung**: Chelidonium Ferro cultum Rh D 3 (Weleda), 3–5 × tgl. 10–15 Tr.; zur Integration der Ich-Organisation in die Gallenorganisation; zur Normalisierung der Gallenfunktion, besonders bei Krämpfen

Externa

- Oxalis, Folium 10 % Salbe (Weleda), 1–2 × tgl. als Einreibung des Oberbauches; zur Integration der Seelenorganisation in den aufbauenden Stoffwechsel, besonders wenn diese sich durch Traumata gelöst hat; **im Wechsel mit** Ferrum metallicum 0,4 % Salbe (Rezepturpräparat Apotheke an der Weleda), 1 × tgl. als morgendliche Leber-Galle-Einreibung; zur Integration der Ich-Organisation
- Cuprum/Nicotiana Unguentum (Wala), ad libidum als Oberbaucheinreibung; bei schmerzhaften Spasmen

9.2.2 Gallensteine und Postcholezystektomiesyndrom

Die Entwicklung von Gallensteinen kann sich dann vollziehen, wenn die oberen Wesensglieder nicht genügend im Bewegungs-Stoffwechsel-System wirksam sind. Durch das Fehlen der dynamischen Wirkkraft der Seelenorganisation und der regulierenden Funktion der Ich-Organisation entsteht eine Eindickung der Gallenflüssigkeit, die es nicht mehr vermag, alle in ihr enthaltenen Stoffe in Lösung zu halten. Hierbei lassen sich 2 Tendenzen beobachten:

- Zum einen liegt eine dominante Wirkungsentfaltung der Seelenorganisation im Sinnes-Nerven-System (im abbauenden, bewusstseinsbildenden Denken) vor, in dem die Kräfte der Seelenorganisation vermehrt leibfrei als Bewusstseinskräfte tätig sind.
- Zum anderen gibt es Konstitutionen, bei denen sich die Kräfte der Seelenorganisation primär nicht stark genug in das Bewegungs-Stoffwechsel-System inkarnieren können.

Integrativer anthroposophisch-naturheilkundlicher Therapieansatz

Neben der Beachtung diätetischer Richtlinien und der therapeutischen Begleitung ist es in beiden Fällen wichtig, bewusst die analogen Qualitäten der Seelenorganisation im Bewegungs-Stoffwechsel-System zu stärken: durch regelmäßige körperliche Bewegung sowie die Entwicklung und Entfaltung von Motivations- und Initiativkraft!

Als Therapeut sollte man den Patienten aktiv unterstützen, indem man einen individuell stimmigen Handlungsrahmen findet und mittels kleiner „Hausaufgaben" den Patienten Schritt für Schritt zur positiven Umsetzung seiner Willenskraft führt.

Injektionstherapie

- Chelidonium/Colocynthis (Wala), lokal s. c., 3 ×/Woche; s. Gallendyskinesie (S. 156)
- Vesica fellea/Ferrum I (Wala), s. c. in den rechten Oberbauch, 2–3 ×/Woche; **im Wechsel mit** Carduus marianus/Oxalis (Wala), s. c. in den rechten Oberbauch, 2 ×/Woche bis 1 × tgl.; unterstützt eine harmonische Verbindung zwischen der Lebens- und Seelenorganisation in der Gallenfunktion

Medikamentöse Therapie

- Ceres Cynara scolymus, 2–3 × tgl. 2–5 Tr. in Wasser; integriert die Wärmeorganisation und Strukturkräfte der Ich-Organisation in den Flüssigkeitsorganismus, speziell in der Leberorganisation; lipidsenkend, choleretisch und cholagog bei Störungen im Fettstoffwechsel; emotionale Hilfe zum Finden einer Balance zwischen Übermaß- und Mangeldenken; senkt die Rezidivgefahr von Gallensteinen
- Ceres Taraxacum, 1–3 × tgl. 2–5 Tr. in Wasser; zu Anregung des Flüssigkeitsorganismus und Vitalisierung der Lebensorganisation sowie einer innigen Verbindung der Regulationskräfte der Ich- mit der Lebensorganisation; regt den gesamten Stoffwechsel an und wirkt dabei besonders Verhärtungen auflösend und verflüssigend; kann auch im Gefühlsbereich Verhärtungen und Fixierungen aufweichen
- Ceres Taraxacum comp., 1–3 × tgl. 2–5 Tr. in Wasser; wirkt choleretisch, cholagog und spasmolytisch; gutes Basistherapeutikum zur Anregung der Leber-Galle-Funktion

Cave

Ceres Taraxacum kann wie andere cholagoge Arzneimittel bei entsprechender Größe des/der Stein/e Koliken hervorrufen.

- Ceres Chelidonium D 4, D 6, D 8, 3 × tgl. 3–5 Tr. in Wasser (entsprechend dem homöopathischen Arzneimittelbild); kann die Seelenorganisation harmonisch in die Gallenfunktion integrieren
- Ceres Mentha piperita, 2–3 × tgl. 2–5 Tr. in Wasser; bei Krämpfen und Übelkeit; stark cholagoge und karminative Wirkung; überführt die Seelenorganisation aus der Funktion der Schmerzwahrnehmung in die katabole Stoffwechselfunktion; wirkt auch im emotionalen Bereich erfrischend und entspannend
- Chelidonium Kapseln (Wala), zu Beginn 1 × tgl. 1–2 Kps., später steigern auf bis 2 × tgl. 2 Kps., mit reichlich Wasser einnehmen; fördert die Integration der Seelenorganisation in die Gallenfunktion; kann Konkremente ausschwemmen

Cave

Besteht eine Entzündung der Gallenblase, so können sich die Beschwerden durch Anregung der Gallenfunktion verschlimmern.

- Choleodoron Dilution (Weleda), 3 × tgl. 10–20 Tr., p. c., **und** Hepatodoron (Weleda), 2 × tgl. 2 Tbl., a. c., lutschen; zur Anregung der Gallen- und Leberfunktion

Cave
Choleodoron kann bei Abflussbehinderung Koliken auslösen!

- zur **Nachbehandlung**: Chelidonium Ferro cultum Rh D 3 (Weleda), 3–5 × tgl. 10–15 Tr.; zur Integration der Ich- in die Gallenorganisation; zur Normalisierung der Gallenfunktion, besonders bei Krämpfen

Externa

- Oxalis, Folium 10 % Salbe (Weleda), 2 × tgl. als Einreibung des Oberbauches; zur Integration der Seelen- in die Stoffwechselorganisation

9.2.3 Chronische Pankreatitis/ Pankreasinsuffizienz

Die exokrine Pankreasfunktion kann als Werkzeug der Ich-Organisation verstanden werden, alle Fremdsubstanzen im Dünndarm aufzuspalten und abzubauen, um sie in späteren Verdauungsleistungen in der Leber zu individualisierter Körpersubstanz wieder aufzubauen bzw. für Funktionen des Organismus als Energiequelle verbrennen zu können. Das Pankreas kann als ein zentrales Organ der Ich-Organisation im Stoffwechsel gesehen werden, das zwischen Leber und Galle sowie der Milz vermittelt. Gerade frühkindliche Schockerfahrungen können die sensible Pankreasorganisation nachhaltig schwächen und im Verlauf zu endokrinen und exokrinen Funktionsstörungen führen.

Bei der chronischen Pankreatitis wie auch bei der Pankreasinsuffizienz sind die oberen Wesensglieder, besonders die Ich-Organisation, nicht tief genug in der Pankreasorganisation wirksam und eingebunden. Die akute Entzündung kann ein Versuch des Organismus sein, über die gesteigerten Wärmeprozesse die Ich- und Seelenorganisation tiefer in die Bauchspeicheldrüse einzugliedern. In der chronischen Entzündung kommt es schließlich zu auskühlenden und sklerosierenden Prozessen, die die Funktionsfähigkeit zunehmend schwächen und letztlich in die Insuffizienz führen können.

Integrativer anthroposophisch-naturheilkundlicher Therapieansatz

Emotional sollte man auf den persönlichen Umgang des Patienten mit der gesunden Grenzziehung zwischen individuellem Lebensgefühl und Stimmigkeit in Bezug zur Frage nach dem Lebenssinn und den Anforderungen und Normen unseres Zivilisationskreises achten: Was entspricht meinem individuellen Lebensplan? Welche Vorstellungen vom Leben sind meine ureigenen, welche einfach unreflektiert von der Gesellschaft übernommen?

Biografie-Arbeit, konstitutionelle Begleitung und Kunsttherapien spielen eine wichtige Rolle in der Begegnung des Patienten mit diesen elementaren Fragestellungen in der Auseinandersetzung zwischen seinem Selbst und der Gesellschaft.

In der Ernährung sollten dringend scharfe Substanzen, wie Gebratenes, Geröstetes (Kaffee!), sehr Fettes und scharfe Gewürze, gemieden werden.

Injektionstherapie

- Ferrum sidereum D 10/Pankreas D 6 aa (Weleda), s. c. an Le 13, 3 ×/Woche; zur Integration von Ich- und Seelenorganisation im aufbauenden Stoffwechsel; **im Wechsel mit** Barium/Pankreas comp. (Wala), s. c., je 1–2 ×/Woche bis 1 × tgl.; zur Integration von Ich- und Seelenorganisation und Stärkung der Lebensorganisation speziell bei sklerosierender Pankreopathie
- Pankreas/Argentum (Wala), s. c. an Le 13, 2 ×/ Woche bis 1 × tgl.; bei subakuten und chronischen Entzündungen des Pankreas zur regenerierenden Gestaltung durch Zusammenwirken der Ich- und Lebensorganisation

Medikamentöse Therapie

- Ceres Hypericum comp., 1–2 × tgl. 3–5 Tr. in Wasser; verbessert die energetische Versorgung der Oberbauchdrüsen, speziell von Pankreas und Milz; sehr gut geeignet bei Energiemangel und Frösteln
- Ceres Cichorium intybus, 1–3 × tgl. 2–5 Tr. in Wasser; harmonisiert die Wesensglieder in der Gallen-, Milz- und Pankreasfunktion; unterstützt das Wirksamwerden der Ich-Organisation in der Auseinandersetzung mit der Frage nach dem persönlichen Lebenssinn

- Ceres Gentiana, 1–3 × tgl. 2–5 Tr. in Wasser; integriert die Seelenorganisation in Stoffwechselprozesse zur Tonisierung des Bewegungs-Stoffwechsel-Systems; fördert die Motilität und Sekretion von Magen, Leber, Galle und Pankreas; speziell bei allgemeiner Verdauungsschwäche oder gestörter Eiweißverdauung; unterstützt im emotionalen Bereich die Verarbeitung („Verdauung“) von Wahrgenommenem
- Ceres Rosmarinus, 1–3 × tgl. 1–4 Tr. in Wasser; vermag die Ich- über die Wärmeorganisation schnell in den Organismus zu verankern; unterstützt in emotionaler Hinsicht die Begeisterung und persönliche Freude
- Choleodoron Dilution (Weleda), 3 × tgl. 10–20 Tr., p. c.; zur Anregung der Gallentätigkeit
- Cichorium/Pancreas comp. (Wala), 3–5 × tgl. 5–10 Glob.; fördert das Wirken der Ich-Organisation im Pankreas und harmonisiert die Gallen- und Pankreastätigkeit
- Siderit D 3/D 6 (Rezepturpräparat Apotheke an der Weleda), 3 × tgl. 1 Msp.; besonders bei Maldigestion und geschwächter, exokriner Pankreasfunktion
- Platinum chloratum/Pancreas comp. (Wala), 3 × tgl. 15 Glob.; zur Eingliederung der Ich-Organisation in die exokrine Pankreasfunktion
- Chelidonium comp. (Weleda), 2–3 × tgl. 10–20 Tr.; zur Anregung der Pankreastätigkeit (und Gallenfunktion)

Externa

- Kupfersalbe rot (Wala), je 1 × tgl. als Nieren- und Oberbaucheinreibung, mit Wärmflasche kombinieren; zur Verankerung der Seelenorganisation in ihrer Stoffwechselfunktion; **im Wechsel mit** Oxalis, Folium 10 % Salbe (Weleda), zur Oberbaucheinreibung; zur Lösung von Schockerfahrungen und Integration der Seelen- in die Stoffwechselorganisation
- Melissenöl (Wala), 1–2 × tgl. als Einreibung des Abdomens; zur Anregung der Wärmeorganisation im Stoffwechsel
- Cuprum/Nicotiana Salbe (Wala), mehrmals tgl. als Oberbaucheinreibung, kombiniert mit Wärme bei Schmerzen; zur Harmonisierung der Seelenorganisation, die bei Schmerzen zu stark in die Physische Organisation eingreift

10 Erkrankungen der oberen Atemwege und des Mittelohres

10.1 Erkrankungen der Nase und Nasennebenhöhlen

Die Nase wird aufgrund ihrer im Gesicht mittigen Position dem „mittleren Menschen", also dem Rhythmischen System zugeordnet. Häufig ist zu beobachten, dass der Entwicklung einer Rhinitis Beschwerden im Bereich des Fühlens (S.26) vorausgegangen sind. Gerade Themen der Abgrenzung zwischen innen und außen scheinen hier einen speziellen Bezug zu haben.

10.1.1 Rhinitis

Die Seelenorganisation ist sozusagen mit der emotionalen Bearbeitung zu starker Außeneinflüsse überfordert und greift übermäßig im Gebiet der Nasenschleimhäute ein: Diese beginnen daraufhin auszutrocknen, was in eine degenerative Atrophie münden kann. Kompensatorisch entwickelt die Lebensorganisation eine zu starke Wirksamkeit, indem sie unverhältnismäßig viel Feuchtigkeit kumulieren lässt. Stockungen und Stauungen der Sekrete bilden sich. H.-H. Vogel bezeichnet diesen Vorgang als „verdichtend vordringenden Leberprozess" ([61], S. 579).

Integrativer anthroposophisch-naturheilkundlicher Therapieansatz

Das relativ zu schwache Eingreifen der Ich-Organisation als regulierende Kraft ist an der gestörten Wärmeorganisation ablesbar: Fast immer gehen akute und chronische Rhinitiden mit einer Erkaltung der Nase und der Akren einher. Gerade bei chronischem Krankheitsgeschehen kann daher auch die Misteltherapie, neben diätetischen Maßnahmen und einer sinnvollen Lebensführung, adjuvant sinnvoll sein.

Gemieden werden sollten alle weiterhin auskühlenden „Tätigkeiten", die die Wärmeorganisation beeinträchtigen, wie der Genuss von Kaffee, Tee, Nikotin oder stark kühlende Lebensmittel (z. B. Milchprodukte und Zitrusfrüchte). Erwärmende Speisen und Getränke sollten reichlich konsumiert werden (z. B. Lindenblüten- und Holundertee).

Besonders bei chronischen oder rezidivierenden Rhinitiden sollte der Patient in der Atmung angeleitet werden, um die Ausatmung bewusst wahrzunehmen. Des Weiteren gilt es, das Gefühlsleben zu harmonisieren (z. B. mit einer wesensgemäß verordneten Ceres-Urtinktur). Auch gezielte Heileurythmie und Sprachgestaltung können unterstützen.

Ferner ist es für Patienten mit chronischen Rhinitiden wichtig, evtl. Verdauungsstörungen mit den entsprechenden Bitterpflanzen, die einen starken Bezug zum Immunsystem zeigen, zu behandeln, s. dazu auch Kap. 7.3.3 (S. 132).

Injektionstherapie

- im **akuten Stadium**: Agropyron (Wala), s. c. zwischen die Schulterblätter, zu Beginn/bei Bedarf 1 × tgl.; aktiviert das Lymphsystem und wirkt über die Leber regulierend auf die Lebensorganisation ein
- bei **chronischen Verläufen** oder Rezidiven: Mischinjektion: Tunica mucosa nasi Gl D 5, D 15, D 30 (Wala) **und** Agropyron (Wala), s. c. zwischen die Schulterblätter, 2–3 ×/Woche; zur Förderung der Regenerations- und Bildekräfte der Lebensorganisation in der Nasenschleimhaut und zur Strukturierung des Flüssigkeitsorganismus

Medikamentöse Therapie

Im **akuten Stadium** sind folgende Präparate empfehlenswert:

- Ceres Echinacea purpurea, zu Beginn einer Infektion: für 1–2 Tage 3–5 × tgl. 2–3 Tr., dann 1–3 × tgl. 2–4 Tr., zur Prophylaxe: 1–3 × tgl. 2–5 Tr. für 4 Tage, dann 3 Tage pausieren (Schaukeltherapie); zur Integration immunmodulierender und gestaltbewahrender Kräfte der Ich- in die Lebensorganisation und den Gesamtorganismus

- Agropyron (Wala), 2–4 × tgl. 10–15 Glob., akut 2 ×/h 10 Glob.; besonders bei verminderter Vitalität; s. Agropyron (Wala) (S. 161)
- Ceres Sambucus nigra, 3 × tgl. 3–5 Tr. in Wasser; unterstützt die Ich-Organisation über die Stärkung der Wärmeorganisation dabei, sich besser mit dem Organismus zu verbinden und Wärmeprozesse zu vollziehen; auf körperlicher Ebene im Rahmen von Entzündungen, besonders der Nasennebenhöhlen; unterstützt auf seelisch-geistiger Ebene die Entwicklung von Reife und Verantwortung
- Rhinodoron (Weleda), ad libidum; bei trockenen Schleimhäuten

Bei **chronischen Verläufen** bewährt sind:

- Absinthium D 1/Resina Laricis D 3 (Weleda), 3 × tgl. 7 Tr. a. c.; kann die Entzündungskräfte des Bewegungs-Stoffwechsel-Systems wieder in ihren physiologischen Wirkort, die Verdauung, integrieren!
- Sambucus/Teucrium comp. (Weleda), 3–6 × tgl. 5–10 Tr.; zur Anregung der Gestaltungskräfte und Sekretlösung; besonders bei retronasalem Sekretfluss
- Pyrit/Zinnober (Weleda), 2 ×/h 1 Tbl.; Zinnober stabilisiert die Wechselwirkung zwischen Atmung und Kreislauf bei Entzündungen; bei gleichzeitigen Halsschmerzen und weißem, ggf. zähem Schleim

Praxistipp

Bei Neigung zu Rezidiven empfiehlt sich eine Prophylaxe mit Meteoreisen (Wala), z. B. 2 × tgl. 5 Glob.; s. Eisenwirksamkeit (S. 190) und Abwehrfunktion, s. Meteoreisen (S. 79).

Externa

- Schnupfencreme (Weleda), mehrmals tgl. bei akuter Rhinitis außen über Nase und Nebenhöhlen einreiben, in chronischen Verläufen auch innerlich in die Nase einbringen
- bei chronischen Verläufen: Einreibungen mit Malvenöl (Wala), je 1–3 ×/Woche; zur Durchwärmung; **und/oder** Kupfersalbe rot (Wala), als Niereneinreibungen; sowie regelmäßige tägliche Fußbäder (z. B. mit Rosmarin oder Holunder)

10.1.2 Sinusitis

Noch stärker als bei der Rhinitis ist bei der Sinusitis die Lebens- und Wärmeorganisation (Ich-Organisation) geschwächt: Die Vitalität und der Wärmehaushalt der Patienten sind deutlich vermindert.

Sehr häufig entsteht diese Verschiebung der Wesensglieder durch eine ständige Überbetonung der Bewusstseinskräfte (abbauende Wirksamkeit des Sinnes-Nerven-Systems), die sich kühlend im Organismus, hier den Nasennebenhöhlen, auswirkt.

Integrativer anthroposophisch-naturheilkundlicher Therapieansatz

Für die Therapie ergibt sich hieraus die Wichtigkeit von Ruhe und durchwärmenden Maßnahmen – s. dazu auch Kap. 10.1.1 (S. 161) – sowie das dringende Vermeiden weiterer Auskühlung (z. B. durch Hallenbadbesuche, Luftzug, Bildschirmarbeit).

Über den Bezug zum Magenmeridian lässt sich bei vielen Patienten ein Zusammenhang zwischen chronischen Sinusitiden und dem Thema eines gesunden Selbstwertgefühls herstellen. Häufig zu bearbeitendes Motiv ist die Frage: Was nährt mich (v. a. seelisch)?

Eine gründliche Diagnostik und regulierende Therapie bezüglich weiterer geschwächter Organsysteme, z. B. Leber, Gallenblase, Milz, Pankreas oder Niere, ist ratsam. Hier kann die wesensgemäße Verordnung von Ceres-Urtinkturen sehr wertvoll sein.

Besonders bei chronischen Sinusitiden muss überprüft werden, ob die oberen Wesensglieder noch genügend wirksam im Bewegungs-Stoffwechsel-System, speziell der Verdauung, sind. Durch die Einnahme entsprechender Bitterpflanzen können die übermäßig im oberen Menschen abbauend wirkenden Kräfte wieder in ihre im Bewegungs-Stoffwechsel-System aufbauend wirkende Funktion überführt werden, was für eine nachhaltige Ausheilung erforderlich ist.

Beachte

Gerade im chronischen oder rezidivierenden Krankheitsfall sollte der Zustand der Zähne/Zahnwurzeln von einem Zahnarzt untersucht werden, um eine dentogene Sinusitis auszuschließen.

Des Weiteren sind Heileurythmie und Sprachgestaltung sinnvoll.

Injektionstherapie

- im **akuten Stadium**: Argentum/Berberis comp. (Weleda), s. c. zwischen die Schulterblätter, 2–3 ×/Woche; zur Harmonisierung des Zusammenwirkens von Seelen- und Lebensorganisation (Luft- und Flüssigkeitsorganismus) im aufbauenden Stoffwechsel
- bei **chronischen Verläufen**: Mischinjektion: Berberis/Quarz (Wala) **und** Membrana sinuum paranasalium Gl D 6/D 15/D 30 (Wala), s. c., im Bereich der Nebenhöhlen, **oder** bzw. **im Wechsel mit** Hepar sulfuris comp. (Wala), s. c. in den Nacken oder über die Nasennebenhöhlen, 3 ×/Woche bis 1–2 × tgl.; zur Aktivierung der Lebensorganisation und Harmonisierung der Seelen- und Ich-Organisation im Bereich der Nasennebenhöhlen; ggf. nicht onkologische Misteltherapie; zur Integration der Wärmeorganisation in den Organismus (Anwendungsempfehlungen des Herstellers beachten!)

Medikamentöse Therapie

Die folgenden Präparate werden im **akuten Stadium** gegeben:

- Berberis/Quarz (Wala), 3 × tgl. 10 Glob.; zur Harmonisierung der Lebens-, Seelen- und Ich-Organisation speziell im Bereich der Nasennebenhöhlen; evtl. **kombinieren mit** Myristica sebifera comp. (Wala), 2–3 × tgl. 5–10 Glob.; bei Stauungen, sehr zähem und festsitzendem Schleim
- Ceres Echinacea purpurea, zu Beginn einer Infektion: für 1–2 Tage 3–5 × tgl. 2–3 Tr., dann 1–3 × tgl. 2–4 Tr., zur Prophylaxe: 1–3 × tgl. 2–5 Tr. für 4 Tage, dann 3 Tage pausieren (Schaukeltherapie); s. Ceres Echinacea purpurea (S. 161)

Info

Echinacea

Die Gestalt des Sonnenhuts wirkt verhärtet und stachelig (▶ Abb. 10.1). Er bietet dem Menschen seine Strukturkräfte an, um im menschlichen Organismus Abgrenzungen zu schaffen, wo diese sinnvoll und salutogenetisch sind.

- Agropyron (Wala), 2–4 × tgl. 10–15 Glob., akut 2 ×/h 10 Glob.; besonders bei verminderter Vitalität

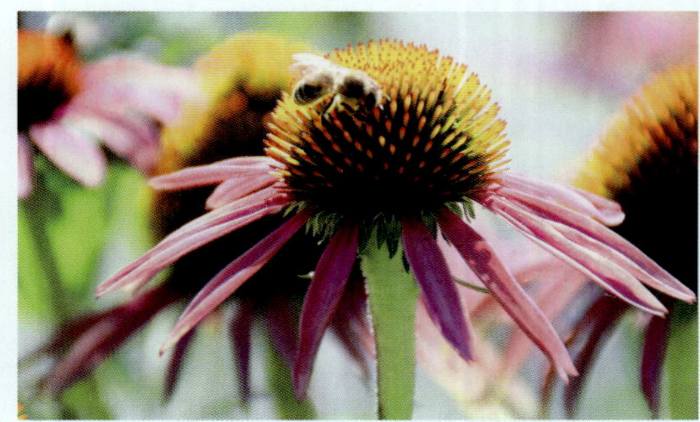

▶ **Abb. 10.1** Echinacea.

- Ceres Sambucus nigra, 3 × tgl. 2–5 Tr. in Wasser; unterstützt die Ich-Organisation über die Stärkung der Wärmeorganisation darin, sich besser mit dem Organismus zu verbinden und Wärmeprozesse zu vollziehen; auf körperlicher Ebene im Rahmen von Entzündungen, besonders der Nasennebenhöhlen; unterstützt auf seelisch-geistiger Ebene die Entwicklung von Reife und Verantwortung
- Sinudoron (Weleda), 3 × tgl. 10–15 Tr.; bei akuten und chronisch-rezidivierenden, auch eitrigen Entzündungen des Nasen-Rachen-Raumes und der Nasennebenhöhlen
- Apis/Belladonna Globuli (Wala), alle 1–2 h 5–10 Glob.; zur Integration der Ich-/Wärme- und Seelenorganisation in die Gestaltung des Flüssigkeitsorganismus; bei entzündlichen Erkrankungen der Atemwege und Nasennebenhöhlen
- Erysidoron 2 (Weleda), im akuten Stadium 2 ×/h 2 Tbl., dann 1 × tgl. 2–5 Tbl.; zur Anregung des Eingreifens der Ich-Organisation in den Wärmeorganismus und der Seelenorganisation in den Luftorganismus; bei entzündlichen Erkrankungen der Schleimhäute
- Mercurius vivus naturalis D 6 (Weleda) Tbl., zunächst alle 2 h, nach erfolgter Besserung 5 × tgl. 1 Tbl.; bei Sinusitis mit starkem Sekretfluss und Beteiligung regionaler Lymphknoten
- Nasturtium Mercurio cultum Rh D 3 (Weleda), 1–3 × tgl. 10–15 Tr.; bei Sinusitis mit stockender Sekretion, v. a., wenn gleichzeitig eine gestörte Darmfunktion vorliegt (Nahrungsmittelunverträglichkeit)

Im weiteren Verlauf empfehlen sich folgende Präparate:

- bei **chronischen Verläufen**: Absinthium D 1/Resina Laricis D 3 (Weleda), 3 × tgl. 7 Tr., a. c.; kann die Entzündungskräfte im Bewegungs-Stoffwechsel-System wieder in ihren physiologischen Wirkort, die Verdauung, integrieren!
- zur **Nachbehandlung**: besonders bei Kindern: Prunus spinosa e floribus et summitatibus D 3 (Wala), 2–3 × tgl. 5–7 Glob.; zur Stärkung und Vitalisierung der Lebensorganisation

Externa

- Cochlearia amoracia 10 % Salbe (Rezepturpräparat Apotheke an der Weleda), 2–3 × tgl. über den Nasennebenhöhlen auftragen, mit Rotlicht kombinieren; zur Integration der strukturierend-gestaltenden Ich- über die Wärmeorganisation, um den überschießenden Flüssigkeitsorganismus zu bändigen
- ansteigende oder gut wärmende Fußbäder, z. B. mit Rosmarinzusatz (Wala), schwarzem Senfmehl oder auch Ingwerpulver bzw. -tee, regelmäßig abends über 4–6 Wochen anwenden; zur Aktivierung und Stabilisierung der Wärmeorganisation; **oder** Ganzkörpervollbäder (Thymus Oleum aether. 5 % oder Prunus spinosa e floribus W 5 % [beide Wala]), 1–2 ×/Woche; zur Anregung der Wärme- und Lebensorganisation im Gesamtorganismus
- Kupfersalbe rot (Wala), lokal über die Nasennebenhöhlen sowie auf Fußsohlen und Schienbein einreiben; zum Ausgleich des Wärmemangels und zur Anregung der Wärmeorganisation

10.2 Erkrankungen des Mittelohres

Das Mittelohr entspricht dem Rhythmischen System in der Organisation der Ohren. Physiologischerweise wird es über die Tuba auditiva bei der Nasenatmung belüftet. Pränatal ist dieser Raum mit einem dickflüssigen Sekret gefüllt, das sich postpartal binnen weniger Tage zurückbildet, womit erst authentisches Hören möglich wird.

10.2.1 Otitis media

Bei der Otitis media wird dieser empfindliche Raum nicht wirksam genug durch die leibgebundene Funktion der Seelen- und Ich-Organisation gestaltet und durchformt: Es entsteht eine Dominanz der Flüssigkeits- bzw. Lebensorganisation, man könnte sagen eine Hepatisation an falschem Orte, vgl. Kap. 11.1.6 Pneumonie (S. 173). Dieses Zurückdrängen des Luftraumes (Seelenorganisation) führt zu einer geringeren Durchlüftung des Mittelohres, was ein ideales Milieu für viele Erreger schafft.

Im Hinblick auf die embryologische Entwicklung kann man diese Dominanz der Lebensorganisation als ein Zurückfallen des Mittelohres in die pränatale Lebensphase verstehen. Die zumeist als sehr stark empfundene Schmerzqualität dieser Erkrankung weist auf die zu sehr leibfreie, bewusstseinsbildende Tätigkeit der Seelenorganisation hin.

Integrativer anthroposophisch-naturheilkundlicher Therapieansatz

Verwandte emotionale Themen könnten damit zu tun haben, dass die Patienten sich seelisch und geistig zu stark zurückziehen und sozusagen eine Entwicklungsstufe rückwärts gehen. Des Weiteren ist häufig zu beobachten, dass besonders jene Patienten Rezidive entwickeln, die sich selbst aus dem Prozess des Hörens herausnehmen möchten; oft aus dem unterbewussten Gefühl heraus, selbst nicht wahrgenommen/gehört zu werden oder um eine für sie erdrückend laute Außenwelt quasi leiser zu stellen. Gerade im Kindesalter kann man die Frage nach familiären Konflikten oder anderen belastenden Faktoren stellen und ggf. die Familie im Finden von Lösungen begleiten bzw. emotional durch geeignete Arzneimittel unterstützen.

Wie bei den Erkrankungen der oberen Atemwege ist auch bei der Otitis media darauf zu achten, die übermäßige Schleimbildung durch Meiden von Milchprodukten und weitgehenden Verzicht auf TV, Computer u. Ä. zu bremsen. Es sollte auf eine freie Nasenatmung geachtet werden; bei Stillkindern eignen sich einige Tropfen Muttermilch, in die Nase des Säuglings gegeben, bestens als abschwellende Maßnahme. Bei größeren Kindern wie auch Erwachsenen kann man einige Tropfen mit Zucker gesättigter Kamillenteelösung in die

Nase eintropfen (Vorsicht bei bekannter Allergie gegen Korbblütler!); diese sind den üblichen Tropfen oder Sprays mit Xylometazolinhydrochlorid vorzuziehen.

Therapeutisches Ziel ist es, die formende Kraft der Seelenorganisation in ihre leibgebundene Wirksamkeit zu führen und die Ich-Organisation über eine Anregung der Wärmeorganisation enger mit dem Organismus zu verbinden.

Emotionale Themen können gut mit individuellen Ceres-Urtinkturen behandelt werden. Bei Neigung zu Rezidiven ist Heileurythmie ratsam.

Injektionstherapie

- Silicea comp. (Wala), je nach Alter des Patienten 0,3–0,5 ml s.c. an das Mastoid, bis 1 × tgl.; bei akuter Otitis mit stechenden Schmerzen und Blutandrang zum Kopf; gute Kombination mit Cavum tympani, s. Cavum tympani (S. 165)
- Cavum tympani Gl D30 (Wala), je nach Alter des Patienten 0,5–1 ml s.c. an das Mastoid, bis 1 × tgl.; kann direkt einen antiphlogistischen Reiz an die Lebensorganisation des Mittelohres setzen
- Apis/Levisticum II (Wala), je nach Alter des Patienten 0,5–1 ml s.c. an das Mastoid, bis 1 × tgl.; zur Lösung und Durchgestaltung der gestauten Lebensorganisation durch stärkeres Wirken der Wärmeorganisation sowie Harmonisierung des Nervenprozesses

Medikamentöse Therapie

Praxistipp

Neben der Behandlung mit den folgenden Medikamenten ist es ratsam, das leibgebundene Wirken der Seelenorganisation im Bewegungs-Stoffwechsel-System durch eine individuell angezeigte Auswahl an Urtinkturen, Dilutionen oder Globuli zu fördern. Hierfür ist z. B. die Zusammenstellung bei Darmdysbiose (S. 132) zu beachten!

- Apis/Levisticum II (Wala), 2–5 × tgl. 3–10 Glob. bis akut 1 ×/h 8–10 Glob.; zur Lösung und Durchgestaltung der gestauten Lebensorganisation durch stärkeres Wirken der Wärmeorganisation sowie Harmonisierung des Nervenprozesses
- Argentum/Quarz (Wala), akut bis 5 × tgl. 8–10 Glob.; fördert die Regulationskräfte der Ich-Organisation zur Durchformung der überschießenden entzündlichen Reaktion der Lebensorganisation im Bereich der Nasennebenhöhlen und der Ohren
- Levisticum Rh (Weleda), 1–3 × tgl. 5–10 Tr., bei akuten Zuständen 1–2 ×/h; zur Anregung der gestaltend-strukturierenden Kräfte im Entzündungsbereich
- Ceres Chamomilla, 1–3 × tgl. 2–5 Tr. in Wasser; zur Harmonisierung der polaren Prozesse von Sinnes-Nerven- und Bewegungs-Stoffwechsel-System in der Seelenorganisation; unterstützt bei heftigen Schmerzen mit Unruhe und Überreiztheit schnell das Einbinden der Seelenorganisation in die leibgebundene durchgestaltende Funktion und reduziert die leibfreie, schmerzwahrnehmende Funktion der Seelenorganisation
- Ceres Glechoma hederacea, 1–3 × 2–5 Tr. in Wasser; besonders bei Rezidivneigung und Chronifizierung oral plus lokal 1–2 Tr. ans Mastoid reiben. Die Gundelrebe verbindet über das Wärmeprinzip die Ich-Organisation in die Lebensorganisation und kann wesensgemäß die Selbstheilungskräfte bewährt anregen bei langwierigen Verläufen und dem Mangel an Zuversicht auf Heilung.
- Fieber- und Zahnungszäpfchen (Weleda), 2–4 × tgl. 1 Zäpfchen; zur Anregung der aufbauenden Gestaltungskraft

Externa

- Levisticum Ohrentropfen (Wala), 1–3 × tgl. 1–4 Tr. in den Gehörgang tropfen, mit Wattebausch abdecken; regt die Seelen- und Wärmeorganisation an, sich in ihre leibgebundene durchformende Wirkweise einzubringen

- Aconit Ohrentropfen (Wala), 3–5 × tgl. 1 Tr. in den Gehörgang tropfen, mit Wattebausch abdecken; zur Anregung der Wärmeorganisation und Harmonisierung der Seelenorganisation bei schmerzhaften Nervenprozessen im Ohr
- Zwiebelsäckchen oder -watte (1 Stückchen Zwiebel wird mit der Knoblauchpresse auf etwas Watte ausgedrückt, die dann an den äußeren Gehörgang gelegt wird), mehrmals tgl. erneuern; zur Schmerzlinderung und Begegnung des entzündlichen Prozesses (Senfölglykoside)
- 10 % Salbeiöl (Anfertigung über die Apotheke), 2–3 ×/Woche als Einreibung des Körperstammes plus Gliedmaßen, danach warm einhüllen und nachruhen lassen; gerade bei Neigung zu Rezidivbildung als Anregung der Wärmeorganisation

11 Erkrankungen des Atemtrakts

11.1 Erkrankungen der Lunge

Die Lunge ist – neben dem Herzen – das zentrale Organ des Rhythmischen Systems, s. dazu auch Kap. 2.6.1 (S. 38). Die Lunge ist ein Organ der Begegnung des Menschen mit der Umwelt über die rhythmische Atmungsfunktion.

Erkrankungen der Lunge gehen meist von den anderen Bereichen des Organismus, dem Sinnes-Nerven-System bzw. Bewusstseinspol oder dem Bewegungs-Stoffwechsel-System, aus und zeigen sich dann als Erkrankungen der Atmungsorganisation.

11.1.1 Asthma bronchiale

Beim Asthma bronchiale verhakt sich die Seelenorganisation ohne Vermittlung des Rhythmischen Systems direkt im Bereich der Bronchien. Hier wirkt sie übermäßig abbauend, also mit ihren im Sinnes-Nerven-System physiologischen Bewusstseinskräften, die im Rhythmischen System unphysiologisch wirksam sind, und verursacht Spasmen der Bronchialmuskulatur in den Bronchiolen. Kompensatorisch bilden sich Sekrete und Schwellungen als Reaktion des Bewegungs-Stoffwechsel-Systems über die Lebensorganisation. Man kann im übertragenen Sinne davon sprechen, dass das Sinnes-Nerven- und Bewegungs-Stoffwechsel-System direkt in den Bronchien aufeinandertreffen, ohne die vermittelnde Funktion des Rhythmischen Systems.

Es gibt unterschiedliche Genesen bei der Entwicklung des Asthmas: Im weitesten Sinne allergische (histaminabhängige und histaminunabhängige Formen) und emotionale (auch Schockerfahrungen) Faktoren wie auch funktionelle Störungen anderer Organsysteme, v. a. des Darmes, müssen berücksichtigt werden! Rudolf Steiner weist auch darauf hin, dass frühkindlich erlebte Traumata die oberen Wesensglieder aus dem Gesamtorganismus „herausschocken“ können und somit Krankheitsdispositionen für Asthma bronchiale, Diabetes, später auch maligne Tumorerkrankungen u. a. erschaffen können ([51], S. 203ff.).

Integrativer anthroposophisch-naturheilkundlicher Therapieansatz

Allem voran sollte man das Asthma zwar als eine Erkrankung des Bronchialsystems erkennen, dessen Wurzel aber im Nierensystem, dem physiologischen Wirkort der Seelenorganisation, liegt. Therapeutisch sollte – neben einer Entkrampfung und Kräftigung des Rhythmischen Systems – der Schwerpunkt darauf gesetzt werden, die aufbauende Funktion der Seelenorganisation über das Nierensystem zu integrieren und zu stärken. Des Weiteren gilt es, emotionale Hintergründe zu beachten und therapeutisch zu begleiten, im Gespräch und z. B. mit den Ceres-Urtinkturen.

Empfehlenswert sind außerdem Heileurythmie, Stressberatung sowie salutogenetische Ressourcenfindung.

Injektionstherapie

- Mischinjektion: Plexus pulmonalis Gl D 15 **und** Pulmo/Tartarus stibiatus II (Wala), s. c. zwischen die Schulterblätter oder rechten bzw. linken Oberschenkel, 2–3 ×/Woche; zur Anregung der Regenerations- und Bildekräfte sowie Strukturierung der Lebens- in der Lungenorganisation durch die Ich-Organisation, besonders bei akutem Asthma bronchiale mit zähem Schleim; evtl. **kombinieren mit** Mischinjektion: Bronchi Plantago Gl D 15 **und** Cuprum aceticum comp. (Wala), s. c., 3 ×/Woche bis 1 × tgl.; zur Anregung der Regenerations- und Bildekräfte der Lebensorganisation und zur Spasmolyse der verhakten Seelenorganisation im Bronchialgebiet
- Mischinjektion: Glandula suprarenalis dexter/sinistra c. Cupro Gl D 6 **und** Renes/Cuprum (Wala) ggf. **kombinieren mit** Nicotiana e foliis D 6 (Wala), s. c. in die Nierenreflexzone, 2 ×/Woche bis 1 × tgl.; zur Regulierung der Seelenorganisation und Anregung ihrer aufbauenden Wirksamkeit
- Stibium arsenicosum D 8 oder D 15 **und** Aurum metallicum praeparatum D 15 (Weleda), s. c., als Mischspritze im akuten Asthmaanfall; zur Harmonisierung und Rhythmisierung der Seelenorganisation und zur Stärkung der integrativen Funktionen der Ich-Organisation

- Realgar D 10 (Weleda), s.c., 3 ×/Woche bis 1 × tgl.; zur Integration der Seelen- in die Lebensorganisation und Dämpfung der bewusstseinsbildenden Tätigkeit
- Prunus spinosa, Summitates Rh D 3 (Weleda), s.c. nuchal, Nicotiana e foliis D 6, D 10 (Wala), s.c. in Höhe des 3. und 4. Lendenwirbels, 3 ×/Woche bis 1 × tgl.; zur Lösung der verhakten Seelenorganisation und Stärkung der Lebensorganisation im Atmungssystem
- Gencydo 1–3 % (Weleda), s.c. zwischen die Schulterblätter, 2 ×/Woche bis 1 × tgl.; zur Integration der im Sinne des Sinnes-Nerven-Systems wirkenden bewusstseinsbilden Seelen- in die Lebensorganisation
- Levico D 3 (Weleda), s.c., 2–3 ×/Woche; zur Stärkung der Ich-Organisation in ihrer harmonisierenden Wirkung auf die Seelenorganisation und zur Integration der Seelenorganisation in den aufbauenden Stoffwechsel der Lebensorganisation
- Stibium metallicum praeparatum D 8 (Weleda), s.c., 3 ×/Woche; zur Stärkung der integrativ-gestaltenden Ich-Organisation und ihres Zusammenwirkens mit der regenerierenden Lebensorganisation, die Seelenorganisation mit dieser verbindend
- Tabacum Cupro culta Rh D 3 (Weleda), s.c., 2 ×/Woche bis 1 × tgl.; zur Lösung der verkrampften Seelenorganisation aus dem Bronchialsystem und zur Integration derselben in die Wärmeorganisation der aufbauend-regenerierenden Lebensorganisation
- Renes/Cuprum (Wala), s.c., 2 ×/Woche bis 1 × tgl.; zur Integration der Seelenorganisation in ihren physiologischen Wirkort und in den aufbauenden Stoffwechsel

Medikamentöse Therapie

- Tabacum Cupro cultum Rh D 3 (Weleda), 2–5 × tgl. 5–10 Tr. in Wasser; zur Lösung der verkrampften Seelenorganisation aus dem Bronchialsystem und zur Integration derselben in die Wärmeorganisation der aufbauend-regenerierenden Lebensorganisation
- Olivenit D 6 Trit. (Weleda), 3 × tgl. 1 Msp., a.c.; bis zum Abklingen der Symptome; entkrampft die Seelenorganisation im oberen Menschen und hilft, sie im Nierenbereich in den aufbauenden Stoffwechsel zu verankern
- Ceres Hedera helix, 2–3 × tgl. 1–5 Tr. in Wasser; löst die Seelenorganisation aus spastischer Verhakung im Bronchialgebiet; speziell bei spastischen Anfällen krampf- und schleimlösend; auf seelischer Ebene: durch Integration der regulativ wirkenden Ich-Organisation Verarbeitung von Schattenthemen (d. h. kognitive oder emotionale Muster bzw. Blockierungen im Unterbewussten der Psyche, welche jedoch die bewusste Wahrnehmung und Reaktionsmuster des Individuums sehr prägen können); funktionell-spasmolytisch, besonders bei emotional durch Angst induziertem Asthma
- Ceres Glechoma hederacea, 2 × tgl. (morgens und mittags) 2–5 Tr. in Wasser; wirkt Erstarrungs- und Verhärtungstendenzen entgegen durch Licht- und Wärmekräfte; speziell bei lang anhaltendem Krankheitsgeschehen und verzweifelter Gemütslage
- Ceres Plantago lanceolata, 1–3 × tgl. 2–5 Tr. in Wasser; unterstützt den Flüssigkeitsorganismus in den Schleimhäuten, speziell bei chronischen und trockenen Affektionen der Schleimhäute im Atmungstrakt; kann im seelischen Bereich die Seelenorganisation aus zu starker Emotionalität lösen
- akut: Lobelia comp. Dilution (Weleda), per Inhalator oder 3 × tgl. 10–15 Tr. in Wasser; Wirkungseintritt: schnell, jedoch nicht lang anhaltend; zur Lösung der verhakten Seelenorganisation aus dem Bronchialsystem und zur Stärkung der abgrenzenden und integrierenden Ich-Organisation
- Realgar D 30 (Weleda), 1 Ampulle per Inhalator bis zu 3 × tgl., **kombinieren mit** Gencydo 3 %, 1 Ampulle; zur Integration der Seelen- in die Lebensorganisation und Dämpfung der bewusstseinsbildenden Tätigkeit
- Cuprum aceticum D 3 (Weleda), 3 × tgl. bis 1 ×/h 5 Tr.; zur Harmonisierung der Seelenorganisation; besonders bei krampfartigem trockenem Husten mit nächtlicher Verschlimmerung
- Cuprum aceticum comp. (Wala), 3–4 × tgl. ½ Ampulle, p.o., bzw. 1–2 × tgl. 1 Ampulle, inhalieren; zur Harmonisierung der zu stark bewusstseinsmäßig eingreifenden Seelenorganisation und deren Verankerung im aufbauenden Stoffwechsel bei spastischem Husten

- Calcium/Quercus (Wala), 1–3 × tgl. 1 Ampulle, als Inhalation, **und** Gencydo 1–3 % (Weleda), 1 Ampulle; bei allergischer bronchialer Hyperreagibilität und Asthma bronchiale; zur Lösung der im Bronchialsystem verkrampften Seelenorganisation und zur Integration in den aufbauenden Stoffwechsel
- Cinis Equiseti arvensis D 3 (Weleda), 2–3 × tgl. 1 Msp.; zur Anregung der gestaltenden Ich- und Seelenorganisation in der Lebensorganisation; bei Überempfindlichkeit und Hyperreagibilität in den Atemwegen
- Levico D 3 (Weleda), 1–3 × tgl. 5–10 Tr.; zur Stärkung der Ich-Organisation in ihrer harmonisierenden Wirkung auf die Seelenorganisation und zur Integration der Seelenorganisation in den aufbauenden Stoffwechsel der Lebensorganisation

Praxistipp
Inhalationen sind, z. B. per Inhalator, mit den im Abschnitt Injektionstherapie (S. 167) genannten Ampullen möglich und sehr sinnvoll als lokale Anwendung, besonders auch bei der Behandlung von Kindern!

Externa

- Kupfersalbe rot (Wala), 1 × tgl. als Niereneinreibung; zur Integration der Ich- und Seelenorganisation in den aufbauenden Stoffwechsel
- Lavendelöl 10 % (Weleda), 1 × tgl. als Brusteinreibung; wirkt beruhigend und entkrampfend, über eine Lösung der zu stark eingreifenden Seelenorganisation im Brustbereich

11.1.2 Akute Bronchitis

Die Bronchitis entsteht, wenn die auskühlenden Prozesse, die zumeist eine Entzündung der oberen Atemwege verursachen, tiefer steigen. Die Wärmeorganisation im Atmungsbereich ist nicht mehr wirksam genug, um die Atemluft genügend vorzuwärmen; die kalte, noch fremde Luft greift die empfindlichen Schleimhäute der Bronchien an.

Die Lebensorganisation reagiert mit Quellungen und entzündlichen Stoffwechselprozessen, um diesen kühlenden Trocknungstendenzen entgegenzuwirken.

Integrativer anthroposophisch-naturheilkundlicher Therapieansatz

Die Spastik des Hustens kann als ein Verhaken, ein Krampf der Seelenorganisation am unphysiologischen Ort verstanden werden.

Auf der emotionalen Ebene kann der Umgang des Patienten mit der eigenen Aggression hinterfragt werden.

Injektionstherapie

- Bronchi Plantago Inject (Wala), s. c., zu Beginn bis zu 1 × tgl.; zur Anregung des Eingreifens der Seelenorganisation in die Schleimhäute der Atemwege
- Cuprum aceticum comp. (Wala), s. c. oder p. o., 1 × tgl.; zur Harmonisierung der zu stark bewusstseinsmäßig eingreifenden Seelenorganisation und deren Verankerung im aufbauenden Stoffwechsel bei spastischem Husten
- Plexus pulmonalis D 15 (Wala), s. c., bis 1 × tgl.; zur Stärkung der aufbauenden Seelenorganisation bei starker Spastik, besonders durch Hyperreagibilität der Bronchien

Medikamentöse Therapie

Bei **akuter Bronchitis**:

- Kinder: Hustenelixier (Weleda), alle 3 h 1 TL, Erwachsene: Verbascum comp. (Weleda), 3 × tgl. 10–20 Tr. in Wasser; zur Unterstützung der Sekretolyse; evtl. **ergänzen mit** Bronchi Plantago Globuli velati (Wala), 2 × tgl. 5–10 Glob.; bei akuter und chronischer Bronchitis; zur Anregung des Eingreifens der Seelenorganisation in die Schleimhäute der Atemwege
- Petasites comp. (Wala), 3–6 × tgl. 5–10 Glob.; zur Harmonisierung der Seelenorganisation im Atmungssystem, besonders bei spastischer Bronchitis
- Ceres Hedera comp., 3 × tgl. 2–5 Tr. in Wasser, bis zum vollständigen Abklingen der Symptomatik; harmonisiert das rhythmische Ineinanderwirken von Seelen- und Lebensorganisation im Bronchialbereich; expektorierend, schleimlösend und spasmolytisch wirksam

Andere **Ceres-Urtinkturen** mit guter Wirksamkeit im **Bronchialbereich** sind:

- Ceres Plantago lanceolata, 2–3 × tgl. 2–5 Tr. in Wasser; unterstützt den Flüssigkeitsorganismus in den Schleimhäuten, speziell bei chronischen und trockenen Affektionen der Schleimhäute im Atmungstrakt
- Ceres Hedera helix, 1–3 × tgl. 1–5 Tr. in Wasser; löst die Seelenorganisation aus spastischer Verhakung im Bronchialgebiet; speziell bei spastischen Bronchitiden krampf- und schleimlösend
- Ceres Thymus vulgaris, 1–3 × tgl. 2–5 Tr. in Wasser; kann die Wärmeorganisation harmonisch in die Atmungsorganisation einbinden; speziell zur Vitalisierung der Lebensorganisation bei Bronchitiden aufgrund Unterkühlung
- Ceres Glechoma hederacea, bis zu 3 × tgl. 2–5 Tr. in Wasser; zur Vitalisierung der Lebensorganisation über die Harmonisierung der Seelenorganisation und zur Integration der Wärme- und Ich-Organisation; bei chronischen und hartnäckig zehrenden Verläufen

Weitere Präparate zur **Linderung typischer Begleitsymptome**, wie Fieber, Infektanfälligkeit etc.:

- Kupferverbindungen: Olivenit D6 (Weleda), 3 × tgl. 1 Msp., **oder** Cuprum aceticum D3 (Weleda)/Cuprum aceticum D4 (Rezepturpräparat Apotheke an der Weleda) 3 × tgl. 10 Tr.; zur Spasmolyse und zum entkrampfenden Lösen der Seelenorganisation
- Anis/Pyrit (Weleda), akut: 2 ×/h 1 Tbl. bzw. 1–3 × tgl. 1 Tbl.; zur Stärkung der Ich-Organisation in den oberen Atemwegen und zur Schleimlösung
- Ferrum phosphoricum D6 (Weleda), 3–6 × tgl. 1 Tbl.; zur Anregung der gestaltenden Kräfte der Ich-Organisation und deren Eingreifen bei akuten fieberhaften Erkrankungen der Luftwege und zur Normalisierung der übermäßigen Stoffwechselprozesse im Atmungstrakt
- Infludoron (Weleda), akut: alle 1–2 h 15 Glob.; bei fieberhaften Erkrankungen
- Flechtenhonig (Weleda), 3–5 × tgl. 1 TL; bei katarrhalisch-entzündlichen Erkrankungen der Luftwege und Bronchitis; zur Linderung des Hustenreizes und zur Schleimlösung
- Roseneisen/Graphit (Wala) 2–4 × tgl. 5–10 Glob.; zur Anregung des Eingreifens der Ich- und Seelenorganisation in den gestalteten Aufbaustoffwechsel; bei entzündlichen Erkrankungen von Bronchien und Lunge
- Levico D1–D3, 1–3 × tgl. 5–10 Tr.; zur Anregung des Eingreifens der Ich- und Seelenorganisation bei allgemeiner Schwäche und Infektanfälligkeit
- zur **Nachbehandlung**: Roseneisen (Wala), 3 × tgl. 5–10 Glob.; zur Auflösung einer Schwäche des Bronchial- und Lungengewebes durch ein harmonisches Wirken von Lebens- und Seelenorganisation

Externa

- Bronchialbalsam (Weleda), 1–2 × tgl. Brust und Rücken einreiben, mit Wärme (Wärmflasche) kombinieren; zur Förderung der (Wieder-) Durchlüftung des Atmungssystems und Anregung der Seelen- und Ich-Organisation, sich mit Bronchialsystem gestaltend zu verbinden
- Ingwerbrustwickel zur Durchwärmung des Bronchialbereichs, **oder** Thymus Oleum aethereum 5 % (Wala), als Vollbad zubereiten; zur Anregung des Wärmeorganismus und der Verbindung der Ich- und Seelenorganisation mit dem Atmungsprozess
- Lavendelöl 10 % (Weleda), als Einreibung der Brust; besonders abends bei nervösem Reizhusten
- Kupfersalbe rot (Wala), als Niereneinreibung; bei krampfartigem Husten auch als Brusteinreibung

11.1.3 Chronische Bronchitis

Bei der chronischen Bronchitis steht die durch das lang andauernde Krankheitsgeschehen geschwächte Lebensorganisation im Vordergrund. Die Wärmeorganisation soll angeregt werden, die Regulation der Seelen- und Lebensorganisation wieder zu übernehmen.

Integrativer anthroposophisch-naturheilkundlicher Therapieansatz

Die Spastik des Hustens kann als ein Verhaken, ein Krampf der Seelenorganisation am unphysiologischen Ort verstanden werden. In diesem Zusammenhang ist es besonders bei chronischen Bronchitiden sinnvoll, die Verankerung der Seelenorganisation in der Niere (S. 200) therapeutisch zu unterstützen. Weitere Maßnahmen sind bei der COPD, der chronisch obstruktiven Lungenerkrankung (S. 171) aufgeführt.

Injektionstherapie

- Pulmo/Vivianit comp. (Wala), s. c., 3 ×/Woche bis 1 × tgl.; zur Anregung der Ich-Organisation, um die Stoffwechselprozesse zu harmonisieren; besonders zur Reorganisation von Eiweißprozessen und der Flüssigkeitsverteilung in der Atmungsorganisation
- Pulmo/Tartarus stibiatus I (Wala), s. c., 2 ×/Woche bis 1 × tgl.; zur Anregung der Ich-Organisation im strukturierenden Aufbaustoffwechsel bei Entzündungsprozessen der Lunge

> **Praxistipp**
> Daneben empfiehlt sich eine Nierentherapie (S. 200), z. B. mit Renes/Cuprum (Wala).

Medikamentöse Therapie

- Prunuseisen (Wala), s.c. oder p.o., bis 1 × tgl.; zur Anregung der Ich-Organisation im Aufbaustoffwechsel bei Schwäche und Erschöpfungszuständen; zur Unterstützung des Aufbaustoffwechsels im Bereich der Atmung
- weitere Behandlungsmöglichkeiten: s. akute Bronchitis (S. 169)

11.1.4 Chronisch obstruktive Lungenerkrankung (COPD)

Das Bronchial- und Lungengewebe entwickelt sich durch die lang anhaltenden Entzündungsreize des Bewegungs-Stoffwechsel-Systems in ein ödematös drüsiges Organ, ähnlich wie es in der Embryonalzeit angelegt ist. H.-H. Vogel spricht hier von „Leberprozessen" ([61], S. 579), die sich in der Lunge unphysiologisch abspielen. Hieraus entsteht die Atemobstruktion.

Integrativer anthroposophisch-naturheilkundlicher Therapieansatz

Therapeutisch soll die Wärmeorganisation als Instrument der Ich-Organisation angeregt werden, zusammen mit der Seelenorganisation strukturierend und formend im Bronchialraum wirksam zu werden, um die überschießende proliferative Wirkung der Lebensorganisation zu regulieren.

Absolut ratsam ist die konstitutionelle salutogenetische Begleitung sowie die vollständige Vermeidung von Noxen, insbesondere Zigarettenrauch (auch passiv!).

Unterstützend bieten sich Sprachtherapie, Stimmbildung, Heileurythmie, Rhythmische Massage und Einreibungen an.

Injektionstherapie

- Pulmo/Tartarus stibiatus II (Wala), s.c. in den Oberschenkel, bis 1–2 × tgl.; Pulmo D 16 mit regulierender Wirkung auf das Lungen-/Bronchialgewebe; Tartarus zur Anregung der Ich-Organisation sowie der Strukturkraft über die Seelenorganisation, ist Verfestigungen auflösend wirksam
- Renes/Cuprum (Wala), s. c. in die Nierenreflexzone 2–3 ×/Woche; zur Verankerung der Seelenorganisation in der aufbauend-formenden Stoffwechselfunktion über die Niere
- Stibium arsenicosum D 15 (Weleda), s. c. zwischen die Schulterblätter, 2 ×/Woche bis 1 × tgl.; zur Harmonisierung der Seelen- und Lebensorganisation im Rhythmischen System
- Petasites comp. (Wala), s. c., 2 ×/Woche bis 2 × tgl.; zur Harmonisierung der Wirksamkeit der Seelenorganisation im Bronchialsystem
- Tabacum Cupro cultum Rh D 3 (Weleda), s. c., 2 ×/Woche bis 1 × tgl.; zur Lösung der in der Physischen Organisation verhakten Seelenorganisation; zur Entkrampfung des Bronchialsystems

Medikamentöse Therapie

- Tartarus stibiatus D4 Trit. (Rezepturpräparat Apotheke an der Weleda), 3 × tgl. 1 Msp.; zur Reorganisation der Eiweißprozesse durch die Ich-Organisation
- Tabacum Cupro cultum Rh D3 (Weleda), 2–5 × tgl. 5–10 Tr. in Wasser; zur Entkrampfung im Bronchialystem
- Olivenit D6 Trit. (Weleda), 3 × tgl. 1 Msp., a.c., bis zum Abklingen der Symptome; entkrampft die Seelenorganisation im oberen Menschen und hilft, sie im Nierenbereich in den aufbauenden Stoffwechsel zu verankern
- Ceres Glechoma hederacea, 2 × tgl. (morgens und mittags) 2–5 Tr. in Wasser; wirkt Erstarrungs- und Verhärtungstendenzen entgegen durch Integration von Licht- und Wärmekräften in die Ich- und Wärmeorganisation, wirkt dabei harmonisierend auf die Seelenorganisation und vitalisierend auf die Lebensorganisation; speziell bei lang anhaltendem Krankheitsgeschehen und verzweifelter Gemütslage
- Ceres Plantago lanceolata, 2–3 × tgl. 2–5 Tr. in Wasser; unterstützt den Flüssigkeitsorganismus in den Schleimhäuten, speziell bei chronischen und trockenen Affektionen der Schleimhäute im Atmungstrakt

Externa

- Cuprum/Nicotiana Salbe (Wala), 2–3 × tgl. im Brustbereich einreiben; kann hier entspannend und beruhigend wirken
- Kupfersalbe rot (Wala), 1–2 × tgl. als Niereneinreibung; zur Verankerung der Seelenorganisation in der Niere

11.1.5 Lungenemphysem

Beim Lungenemphysem können 2 konstitutionelle Unterschiede beachtet werden, die trotz gleicher Diagnose einen anderen Therapiebedarf haben (▶ Tab. 11.1). Beim Pink Puffer dominiert das Sinnes-Nerven-System die Gesamtkonstitution, beim Blue Bloater die übermäßigen Kräfte des Bewegungs-Stoffwechsel-Systems.

Integrativer anthroposophisch-naturheilkundlicher Therapieansatz

Therapeutisches Ziel ist es, die polaren Kräfte des Sinnes-Nerven- und Bewegungs-Stoffwechsel-Systems wieder harmonisch in die Lunge als Organ des Rhythmischen Systems zu integrieren.

Von großer Bedeutung sind hier – neben der im Folgenden aufgeführten Medikation – die konstitutionelle Therapie, biografische Ansätze, ressourcenorientiertes Stressmanagement und das Entwickeln einer gesunden Rhythmik des Alltags.

Injektionstherapie

- Tabacum Cupro cultum Rh D3 (Weleda), s.c., 1 × tgl. bis 1 ×/Woche; zur entkrampfenden Durchwärmung
- Pulmo/Tartarus stibiatus I (Wala), s.c., 1 × tgl. bis 1 ×/Woche; zur Anregung der Lebensorganisation in der Lunge, um der Auskühlung und Verhärtung entgegenzuwirken
- Pulmo/Mercurius (Wala), s.c., 2 ×/Woche bis 1 × tgl.; zur Reorganisation des Lungengewebes, besonders bei Strukturverlust

▶ **Tab. 11.1** Konstitutionelle Unterschiede beim Emphysem.

	Pink Puffer	Blue Bloater
Differenzialdiagnose	**vitalitätsgeminderter Durchblutungsschwächling** • Überbelüftung, Alkalose • Überwiegen der abbauenden Bewusstseinskräfte	**bewusstseinsgetrübter Atmungsschwächling** • vermehrte Lungendurchblutung, Azidose • Überwiegen der ungeformten Aufbaustoffwechselkräfte
Therapiebedarf	• kurzfristig Inhalation von Sauerstoff • Stärkung des Aufbaustoffwechsels • Stärkung der Durchblutung/Durchwärmung	• kurzfristig schleimlösende Medikamente • Verstärkung wachmachender Bewusstseinsprozesse • Anregung der Ventilation, Ortswechsel

- Cuprum aceticum comp. (Wala), s. c., bis mehrmals tgl.; zur Harmonisierung der zu stark bewusstseinsmäßig eingreifenden Seelenorganisation und deren Verankerung im aufbauenden Stoffwechsel; zur Spasmolyse; bis mehrmals tgl.; zur Lösung der Seelenorganisation aus der Verhakung im Rhythmischen System und zur Verankerung im Bewegungs-Stoffwechsel-System; bei starker Bronchoobstruktion
- Ferrum sidereum als Potenzreihen (Weleda), s. c., 3 ×/Woche (z. B. Mo., Mi., Fr.) bis 3 × tgl. (morgens, mittags, abends):
  - Pink Puffer (D 20, D 12, D 6): zur Verbindung des Seelisch-Geistigen mit den aufbauenden Stoffwechselkräften
  - Blue Bloater (D 6, D 12, D 20): zur Lenkung des Seelisch-Geistigen ins Bewusstsein und Anregung der Gestaltungskräfte

Medikamentöse Therapie

- Tabacum Cupro cultum Rh D 3 (Weleda), 2–5 × tgl. 5–10 Tr. in Wasser; zur Anregung der Ich-über die Wärmeorganisation im Atmungssystem und zur Wiederherstellung der rhythmischen Schwingungsfähigkeit der Seelenorganisation
- Sambucus/Teucrium comp. (Weleda), 3–6 × tgl. 5–10 Tr.; zu Anregung der Gestaltungskräfte und Sekretlösung (Blue Bloater)

Info

Sambucus nigra

Die Signatur des Holunders (► **Abb. 11.1**) verweist auf seine Wirksamkeit im Bereich der durchlüfteten Gewebe, wie z. B. die Nebenhöhlen von Stirn und Nase. Insbesondere zeichnet ihn seine regulierende Wirkung auf die Wärmeorganisation aus, was ihn neben seiner aquaretischen, diaphoretischen und immunmodulatorischen Wirkweise zu einer bewährten Heilpflanze für akute und chronifizierte Sinusitiden macht.

- Carbo betulae D 20/D 30 (Weleda), 2 ×/Woche bis 1 × tgl.; zur Durchatmung des Organismus über die Niere und Verbindung der Seelenorganisation mit dem aufbauenden Stoffwechsel (Blue Bloater)

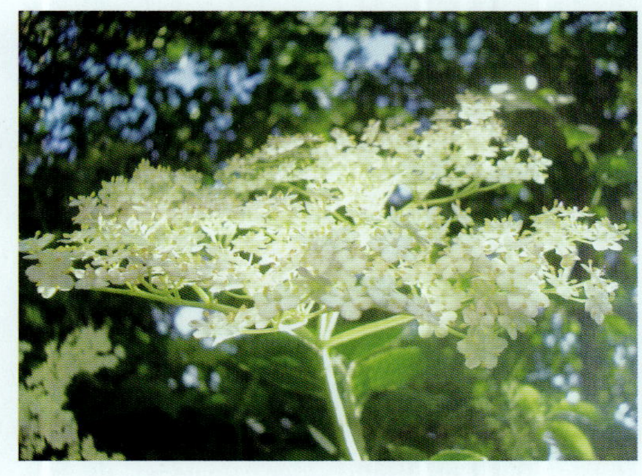

► **Abb. 11.1** Sambucus nigra.

- Tartarus stibiatus comp. (Weleda), 1–3 × tgl. 1 Msp.; zur Integration der gestaltenden und durchlichtenden Kräfte der Ich- in die Lebensorganisation der Lunge; bei trockenem Husten
- Verbascum comp. (Weleda), 1–3 × tgl. 10–20 Tr.; zur Stärkung der Lebensorganisation; bei Atmungsbeschwerden mit trockenem Husten (Pink Puffer)
- Melissa Cupro culta Rh D 3 (Weleda), 2 ×/Woche bis 1 × tgl.; zur entkrampfenden Durchwärmung im Bewegungs-Stoffwechsel-System (Pink Puffer)
- **Prophylaxe** bei bekannter Disposition: Laurocerasus D 3–D 6 (DHU), 3 × tgl. 8 Tr., langfristige Einnahme (nach Prof. Fintelmann; [8], S. 139)

Externa

- Kupfersalbe rot (Wala), 2 × tgl. als Niereneinreibung; zur Verankerung der Seelenorganisation in den Nieren
- Eukalyptuswickel, 1 × bis mehrmals tgl.; zur Anregung der Wärmeorganisation und der rhythmischen Schwingungsfähigkeit der Seelenorganisation im Atmungssystem
- Senfmehlfußbäder; zur Lenkung der Seelenorganisation in das Bewegungs-Stoffwechsel-System

11.1.6 Pneumonie

Eine Entzündung der Lunge (S. 167) kann zumeist im Zusammenhang mit ihrer Funktion als direktes Verbindungsorgan zwischen Innen- und Außenwelt über die Atmung gesehen werden. Dringen zu starke Fremdeinflüsse in das Innere der Lunge ein, so kann der Organismus mit einer Entzündung hierauf reagieren. Diese Fremdeinflüsse können sowohl stofflicher Natur sein, z. B. Erreger, als auch Überforderungen auf der seelischen Ebene.

Gerade eine länger bestehende Überbetonung der Kräfte des Sinnes-Nerven-Systems kann zu einer Auskühlung und einer zu starken Orientierung der Seelenorganisation nach außen führen, dem sich die entzündlichen Kräfte des Bewegungs-Stoffwechsel-Systems regulativ entgegenstellen. Die Hepatisation der Lunge ist als eine überschießende Wirkung der Lebensorganisation zu verstehen.

Cave

Die im Folgenden angeführten Behandlungsvorschläge verstehen sich als Begleittherapie zu einer sinnvollen schulmedizinischen Abklärung und evtl. Antibiose.

Integrativer anthroposophisch-naturheilkundlicher Therapieansatz

Eisenpräparate können den Entzündungsverlauf regulieren; gleichzeitig sollte man darauf achten, dass sich die Lebensorganisation nicht erschöpft, z. B. über die Anwendung von Organpräparaten.

Die Nachbehandlung ist von grundlegender Wichtigkeit. Sie beinhaltet den Wiederaufbau der Darmflora nach erfolgter Antibiose, die Stärkung der Regenerationskräfte der Lebensorganisation sowie das salutogenetische Gespräch zum Auffinden psychosomatischer Ursachen, besonders in Bezug zu Fragen des Umgangs mit dem eigenen Innenraum und der Umwelt und diesbezüglicher Neuorientierung. Zur Begleitung dieser Integrationsprozesse der Ich-Organisation und Harmonisierung der Seelenorganisation eignen sich die wesensgemäße Verordnung von Ceres-Urtinkturen bzw. andere konstitutionelle Therapien.

Injektionstherapie

- Pulmo/Vivianit comp. (Wala), s. c. zwischen die Schulterblätter, 2 × tgl. bis 3 ×/Woche; zur Stärkung der aufbauend-gestaltenden Ich- und Seelenorganisation in der Lungenorganisation; bei Neigung zu hellroten Blutungen und nervlicher Erschöpfung
- Pulmo/Ferrum (Wala), s. c., 2–3 ×/Woche bis 1 × tgl.; zur Harmonisierung der Seelenorganisation und zur Integration der Ich- in die Lebensorganisation; kann die Entzündungswirkung und die Lebensorganisation regulieren
- Pulmo/Mercurius (Wala), s. c., 2 ×/Woche bis 1 × tgl.; zur Regulierung des Flüssigkeitsorganismus und der Lebens- in der Lungenorganisation; speziell bei Hepatisationsprozessen
- Ferrum phosphoricum D 8 (Weleda), s. c., 2 ×/Woche bis 1 × tgl.; bei fieberhaften Erkrankungen der Luftwege und Pneumonie; zur stärkenden Durchlichtung der Lungenorganisation durch die Ich- und Seelenorganisation
- Ferrum metallicum praeparatum D 8 (Weleda), s. c., 2 ×/Woche bis 1 × tgl.; zur Stärkung der Ich-Organisation und zur Anregung der rhythmischen Schwingungsfähigkeit der Seelenorganisation in ihrem Wechselspiel mit der Lebensorganisation
- Pulmo/Tartarus stibiatus II (Wala), s. c., 1–2 ×/Woche bis 1 × tgl.; speziell bei betont serösem Entzündungsverlauf zur Anregung der strukturierenden Ich- in der Lebensorganisation der Lunge
- Phosphorus D 8 (Rezepturpräparat Schloss-Apotheke Koblenz), s. c., 2 ×/Woche bis 1 × tgl.; zur Anregung der durchlichtend-gestaltenden Kräfte der Ich- in der Lebensorganisation
- Petasites comp. (Wala), s. c., 2 ×/Woche bis 2 × tgl.; zur Harmonisierung der Seelenorganisation in der Lungenfunktion; bei Entzündungen und hartnäckigem Husten
- Oleum camphoratum comp. (Wala), i. m., 1 ×/Woche bis 1 × tgl.; bei großer Schwäche und Kältegefühl zur Anregung der Seelen- und Wärmeorganisation, damit die Ich-Organisation integrierend eingreifen kann
- Stibium metallicum praeparatum D 8 (Weleda), s. c., 3 ×/Woche bis 1 × tgl.; zur Anregung der strukturierend-gestaltenden Ich- in der Lebensorganisation des Atmungssystems

Medikamentöse Therapie

- Plantago Hustensaft (Wala), 1 × tgl. 1 EL bis 2 ×/h 1 TL in warmem Wasser; zur Harmonisierung des Ineinanderwirkens von Seelen- und Lebensorganisation in der Lungenorganisation; zur Linderung von Hustenreiz und Expektorans

- Cardiodoron mite (Weleda), 3 × tgl. 15 Tr. in Wasser; zur Unterstützung der Herz-Kreislauf-Funktion sowie insgesamt des Rhythmischen Systems; **oder** Ceres Crataegus, 3–5 × tgl. 1–3 Tr.; bei infektbedingter Herz- und Kreislaufschwäche (S. 188)
- Tartarus stibiatus comp. (Weleda), 3 × tgl. 1 Msp.; in der Spätphase zur Restrukturierung des Eiweißstoffwechsels und der Lebensorganisation in der Lunge über die Ich-Organisation
- Crataegus comp. (Weleda), 3 × tgl. 15–20 Tr.; zur Harmonisierung des Rhythmischen Systems bei und nach entzündlichen Erkrankungen durch Anregung der Ich- und Seelenorganisation
- Ferrum sidereum D 20 (Weleda), 1–2 × tgl. 1 Tbl.; zur Anregung der Ich- und Seelenorganisation im aufbauend-gestaltenden Stoffwechsel und der zukunftsgerichteten Wärmeorganisation
- Ferrum phosphoricum D 6 (Weleda); 3–6 × tgl. 1 Tbl.; bei fieberhaften Erkrankungen der Luftwege und Pneumonie, zur stärkenden Durchlichtung der Lungenorganisation durch die Ich- und Seelenorganisation

Ceres-Urtinkturen werden je nach erarbeitetem Lebensthema verabreicht, s. Abschnitt Integrativer anthroposophisch-naturheilkundlicher Therapieansatz (S. 174). Pflanzen mit deutlichem **Bezug zur Lunge** sind:

- Ceres Plantago lanceolata, 2–3 × tgl. 2–5 Tr. in Wasser; unterstützt den Flüssigkeitsorganismus in den Schleimhäuten, speziell bei chronischen und trockenen Affektionen der Schleimhäute im Atmungstrakt; kann im seelischen Bereich die Seelenorganisation aus zu starker Emotionalität lösen
- Ceres Hedera helix, 1–3 × tgl. 2–5 Tr. in Wasser; löst die Seelenorganisation aus spastischer Verhakung im Bronchialgebiet; speziell bei spastischen Bronchitiden krampf- und schleimlösend; auf seelischer Ebene Verarbeitung von Schattenthemen durch Integration der regulativ wirkenden Ich-Organisation
- Ceres Thymus vulgaris, 1–3 × tgl. 2–5 Tr. in Wasser; kann die Wärmeorganisation harmonisch in die Atmungsorganisation einbinden; speziell zur Vitalisierung der Lebensorganisation bei Bronchitiden aufgrund Unterkühlung; kann im seelischen Bereich über die Integration der Wärmeorganisation dabei unterstützen, beseelte und erwärmende Emotionalität erwachen zu lassen
- Ceres Glechoma hederacea, 1–3 × tgl. 2–5 Tr. in Wasser; zur Vitalisierung der Lebensorganisation, Harmonisierung der Seelenorganisation und Integration der Ich-Organisation; bei chronischen und hartnäckig zehrenden Verläufen; kann im seelischen Bereich über die Licht- und Wärmekräfte Mut, Hoffnung und Gelassenheit vermitteln

Praxistipp

Es können auch andere Ceres-Urtinkturen entsprechend der individuellen Situation zum Einsatz kommen.

Zur **Nachbehandlung** eignen sich folgende Eisenpräparate:

- Levico comp. (Wala), s. c., 3 ×/Woche bis 1 × tgl., oder p. o., 3 × tgl. 5–10 Glob., für 6–8 Wochen; zur Anregung des Aufbaustoffwechsels durch Integration der Seelen- in die Lebensorganisation, **oder** bzw. **im Wechsel mit** Prunuseisen (Wala), 3 × tgl. 5–10 Glob., für 8 Wochen; zur Anregung der Ich-Organisation im Aufbaustoffwechsel bei Schwäche und Erschöpfungszuständen

Praxistipp

Beide Präparate, Levico comp. sowie Prunuseisen (alle Wala), dienen als Roborans des Organismus über eine Stärkung der Lebensorganisation.

- Roseneisen (Wala), 3 × tgl. 5–10 Glob.; zur Auflösung der Schwäche des Bronchial- und Lungengewebes durch ein harmonisches Wirken von Lebens- und Seelenorganisation
- Prunus spinosa e floribus et summitatibus 5 % (Wala), s. c., 3 ×/Woche bis 1 × tgl.; zur Anregung der Lebensorganisation, speziell im Rhythmischen System

Externa

- Cochlearia armoracia Salbe 10 % (Rezepturpräparat Apotheke an der Weleda), 3 × tgl. gesamten Thorax (mit Aussparung der Mamillen) einreiben, für 5–8 Tage; zur Anregung der Durchatmung und Reintegration der Seelenorganisation in die Lunge

- Ingwerbrustwickel, mehrmals tgl.; zur Durchwärmung und Integration der Ich- und Seelenorganisation in den Atmungsorganismus
- Prunus spinosa e floribus W 5 %, Oleum (Wala); 2–3 ×/Woche als Vollbad; zur Anregung der Regenerationskräfte der Lebensorganisation im Gesamtorganismus

11.2 Erkrankungen des Rachens

Der Rachenraum ist gekennzeichnet durch einen direkten Kontakt mit Substanzen der Außenwelt und der Überkreuzung von Atmungs- und Nahrungsstrom. Dadurch ist er auch besonders anfällig für Erkrankungen.

Er ist eine wichtige Außenstation des Immunsystems und übernimmt Erkennungs- und Abwehrfunktionen. Diese können durch chronische Entzündungsprozesse nachhaltig gestört werden.

11.2.1 Pharyngitis/Laryngitis

Entzündungen im Bereich des Rachens entstehen häufig auf der Grundlage von Auskühlung durch übermäßige Wirksamkeit der abbauenden Bewusstseinskräfte. Gerade im Kehlkopf, wo die Seelenorganisation in den Atemfluss eingreift, um die Stimme zu modulieren, macht sich ein Ungleichgewicht der Wesensglieder schnell bemerkbar.

Integrativer anthroposophisch-naturheilkundlicher Therapieansatz

Bei Neigung zu Rezidiven oder Chronizität sollten emotionale Hintergründe erarbeitet werden, z. B. unter der Fragestellung: Wie kann ich mich als Individuum ausdrücken? Wie kann ich mir Stimme verleihen?

Eine Schonung der Stimme ist in diesem Falle sehr ratsam; in dieser „ruhigeren" Zeit kann sich der Patient gut mit der Frage auseinandersetzen, wie er ökonomisch mit seinen Stimmkräften umgehen kann, um für ihn Wesentliches zum Ausdruck zu bringen.

Bei chronischen oder rezidivierenden Pharyngitiden oder Tonsillitiden ist weiterhin an eine ungenügende allgemeine Entgiftungsleistung des Organismus zu denken, welche den lymphatischen Bereich des Rachenrings überfordert. Es gilt, die individuellen Entgiftungsvorgänge des Patienten gezielt zu unterstützen (Niere, Leber, Darm, Haut) und die zu stark abbauenden Kräfte des oberen Menschen wieder stärker in ihre aufbauende Funktion im unteren Menschen (Bewegungs-Stoffwechsel-System) einzubinden, z. B. über die Gabe entsprechender Bitterpflanzen, s. dazu auch Kap.7.3.3 (S. 132).

In der Nachbehandlung oder bei Rezidiven eignen sich Stimmbildung, Atemtherapie und Sprachgestaltung.

Injektionstherapie

- Mischinjektion: Archangelica comp. (Wala), 1–3 ×/Woche; zur Integration der Ich- und Seelenorganisation in die Atmungsorganisation; **und** Larynx Gl D 30 (Wala); zur Stärkung der Lebensorganisation im Larynx
- Pharynx D 15 (Wala), s. c. in die Nackengegend, bis zu 1 × tgl.; zur Regulation der Lebensorganisation im Bereich des Pharynx; ggf. **kombinieren mit** Echinacea angustifolia Rh D 3 (Weleda), 1–3 ×/Woche; zur Anregung der Immunleistung im Bereich des Rachens

Praxistipp
Bei Kindern empfiehlt es sich, auf die perorale Gabe auszuweichen mit folgender Dosierung: Echinacea angustifolia Rh D 3 (Weleda), p. o., 1 × tgl. 1 Ampulle.

Medikamentöse Therapie

- Archangelica comp. (Wala), 2–3 × tgl. 5–10 Glob.; zur Harmonisierung des Ineinanderwirkens von Lebens- und Seelenorganisation im Bereich der oberen Atemwege; evtl. **ergänzen mit** Ceres Angelica archangelica, akut bis 5 × tgl. 2–3 Tr.; mit sehr starkem Bezug zu Drüsen, speziell den Lymphdrüsen; kann hier Strukturkräfte der Ich- und Wärmeorganisation integrieren und die Lebensorganisation durchformen; emotionaler Bezug zum Selbstwertgefühl des Menschen und der inneren Aufrichtekraft

- Ceres Glechoma hederacea, 1–3 × tgl. 2–5 Tr. in Wasser; wirkt Erstarrungs- und Verhärtungstendenzen entgegen durch Integration von Licht- und Wärmekräften in die Ich- und Wärmeorganisation; sehr bewährt zur Sanierung von sog. „Halsherden"; speziell bei lang anhaltendem Krankheitsgeschehen und verzweifelter Gemütslage
- Ceres Hedera helix, 3 × tgl. 2–5 Tr.; kann eine in der Lebens- und Physischen Organisation verkrampfte Seelenorganisation lösen; speziell bei Störung der Atmung durch Ängste
- Anis/Pyrit Tbl. (Weleda), bis zu 2 ×/h 1 Tbl., lutschen; zur Lösung der Seelenorganisation aus der zu starken, verkrampften Verbindung mit der Physischen Organisation
- Echinacea Mund- und Rachenspray (Wala), bis zu 2 × tgl., nicht länger als 8 Tage anwenden!; zur Harmonisierung der Seelenorganisation im Mund-Rachen-Bereich; bei akuten und chronischen Entzündungen der Schleimhäute
- Pyrit/Zinnober (Weleda), 2–6 × tgl. 1 Tbl.; greift gestaltend in die entzündete Rachenschleimhaut und den Kehlkopfbereich ein

Info

Pyrit

Das Eisensulfid trägt Verwandlungskraft in sich. Es kristallisiert in unterschiedlichen Formen: Hexaeder, Oktaeder und Pentagondodekaeder (► **Abb. 11.2**).

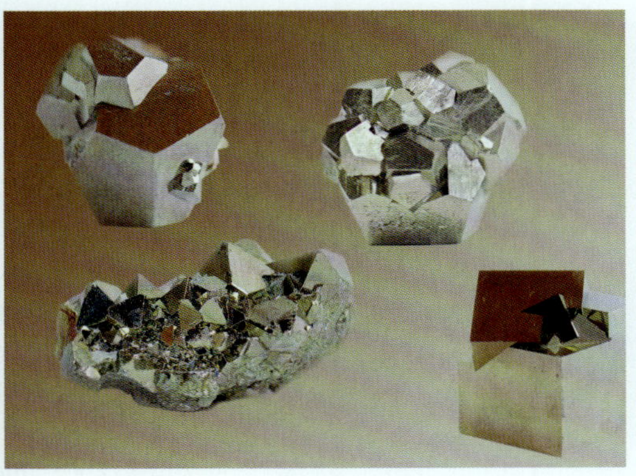

► **Abb. 11.2** Pyrit.

- Zinnober D 6 (Weleda), 3–4 × tgl. 1 Tbl.; zur Anregung der Ich-Organisation bei katarrhalischen bis eitrigen, auch chronisch wiederkehrenden Entzündungen
- Larynx/Apis comp. (Wala), 5 × tgl. 5–10 Glob.; zur harmonischen Wiedereingliederung der Ich- und Seelenorganisation in die Flüssigkeitsprozesse des Schlund-Kehlkopf-Bereichs

Praxistipp

Bei chronischen Affektionen von Pharynx und Larynx sollte unbedingt die Anregung der aufbauenden Kräfte der Seelenorganisation im Bewegungs-Stoffwechsel-System in die Therapie miteinbezogen werden, z. B. mit Absinthium D 1/Resina Laricis D 3 (Weleda), 3 × tgl. 7 Tr., a. c. Dieses Mittel kann die Entzündungskräfte als übermäßig am falschen Ort wirkenden Kräfte des Bewegungs-Stoffwechsel-Systems wieder in ihren physiologischen Wirkort, die Verdauung, integrieren.

Externa

- Bolus Eucalypti comp. (Weleda), 5 × tgl. bis 1 ×/h zum Gurgeln; zur Anregung des lokalen Eingreifens der Gestaltungskräfte von Seelen- und Ich-Organisation bei Entzündungen im Mund- und Rachenbereich
- Archangelica Salbe 10 % (Weleda), mehrmals tgl. den Hals bis zum Nacken einreiben, evtl. mit einem weichen, angewärmten Baumwolltuch umwickeln; zur Anregung der Gestaltungskräfte im lymphatischen System durch die Seelen- und Ich-Organisation

11.2.2 Stenosierende Laryngitis/ Pseudokrupp

Hierbei handelt es sich um die akute Laryngotracheitis, die besonders im Kindesalter auftritt mit bellendem Husten, Heiserkeit und Atemnot. Bei der Behandlung haben sich die folgenden Präparate bewährt.

Medikamentöse Therapie

- Larynx/Apis comp. (Wala), 2–5 × tgl. 3–10 Glob. (Anzahl entsprechend Lebensalter), im akuten Fall alle 15 min; zur harmonischen Wiedereingliederung der Ich- und Seelenorganisation in die Flüssigkeitsprozesse des Schlund-Kehlkopf-Bereichs
- Gencydo 1 % **kombinieren mit** Quarz D 20, im Anfall inhalieren; zur Harmonisierung des rhythmischen Schwingens der Seelen- und Ich-Organisation im Atmungssystem

Externa

- Lavendelöl 10 % (Weleda), 1 × bis mehrmals tgl. als trocken-warmen Ölwickel um den ganzen Brustkorb, ggf. auch Rücken und Brust 2 × tgl. kräftig einreiben; zur entkrampfenden Entspannung
- Rezidivprophylaxe bei rezidivierendem, schwer verlaufendem Pseudokrupp: Rosmarin-Aktivierungsbad (Weleda), 3 ×/Woche vormittags als Vollbad für 15 min, Nachruhe in vorgewärmtem Bett; zur Anregung der Ich- und Wärmeorganisation

12 Erkrankungen des Herz-Kreislauf-Systems

12.1 Erkrankungen des Herzens

Das Herz ist Zentralorgan der Ich-Organisation und des Wärmeorganismus, der sich seelisch in der Empathiefähigkeit, leibfrei im Sinnes-Nerven-Bereich als Begeisterungsfähigkeit und leiblich gebunden als physische Wärme offenbart, s. dazu auch Kap. 2.6.4 (S.45).

Herzkrankheiten gehen meist nicht vom Herzen selbst aus, sondern von dem Bewusstseins- oder Stoffwechselpol und zeigen sich dann sekundär am Herzen als funktionelle oder organisch-manifeste Erkrankungen des Herzens.

12.1.1 Funktionelle Herzbeschwerden

Bei funktionellen Herzbeschwerden ist das Herz in seiner Funktion gestört, evtl. ohne dass (schon) ein pathologischer Befund erhoben werden kann. Funktionelle Beschwerden können jedoch Vorstufe zu einer potenziell manifest-organischen Erkrankung sein.

Da die Funktion des Herzens als aktives Vermittlungsorgan zwischen vielfältigen polaren Prozessen des Gesamtorganismus verstanden werden kann, ist es offensichtlich, dass die Ursachen für diese Störungen sehr zahlreich sein können und nicht im Herzen selbst, sondern im Gesamtorganismus gesucht werden müssen.

Integrativer anthroposophisch-naturheilkundlicher Therapieansatz

Therapeutisch ist es sehr wichtig, diese Hintergründe genau zu hinterfragen und zu diagnostizieren. Dabei gilt es, das Herz als Organ der Wärme- und Ich-Organisation und als ein Wahrnehmungs- und Seelenorgan zu verstehen.

Empfindliche Themen, die häufig mit diesen Beschwerden verknüpft sind, hängen mit den physiologischen Aufgaben des Herzens zusammen: Als Sitz der Ich-Organisation verkörpert es Begeisterungsfähigkeit, die eng mit Sinnhaftigkeit verbunden ist, und auch Mut, der zur Freude am Handeln führt. Als Zentrum des Rhythmischen Systems bietet das Herz die Grundlage für das Empfinden von Gefühlen, als zeitliches Korrelat die Gegenwart sowie die Rhythmisierung zahlreicher Vorgänge. Somit kann sich im Herzen eine gesunde Entwicklung zur menschlichen „Ich-Erfahrung“ vollziehen. Darüber hinaus können auch eine Vereinseitigung der polaren Systeme des Sinnes-Nerven- sowie des Bewegungs-Stoffwechsel-Systems die vermittelnde Herzfunktion schwächen oder überfordern.

Die salutogenetischen Ansätze der Therapie leiten sich aus den bisher genannten Möglichkeiten der Störung ab: Das Entwickeln individuell stimmiger Rhythmen, im Tages-, Wochen- und Jahresverlauf, sind ebenso wichtig wie das Wahrnehmen und die Bewusstwerdung der eigenen Gefühle. Meditationen können eine Möglichkeit bieten, mehr in der Gegenwart zu leben. Ferner steht das Entwickeln menschlicher Wärme für sich selbst wie auch im sozialen Kontext an. Da das Herz einen besonders starken Bezug zum Fühlen hat, ist es von großer Bedeutung, die gefühlsmäßige Befindlichkeit und evtl. emotionale Beschwerden achtsam zu erfassen und zu therapieren. Dies kann in sehr differenzierter Weise und Nachhaltigkeit über eine konstitutionelle Therapie mit den Ceres-Urtinkturen erreicht werden.

Konstitutionelle Therapie und längerfristige Therapie mit Heileurythmie, Musik- oder Gestalttherapie sowie sanftes Bewegungstraining sind ratsam.

Injektionstherapie

- Iscucin crataegi (Wala), Potenzreihe I, 2 ×/Woche 1 Ampulle; im Rahmen einer systemischen Unterstützung der Ich- durch die Wärmeorganisation, s. dazu auch Kap. 18.3.1 (S.232)
- Crataegus/Ferrum sidereum/Saccharum tostum (Weleda), s. c., 2 ×/Woche; zur Anregung der Ich-Organisation in der Herzfunktion
- Aurum Valeriana Inject (Wala), s. c., 2–3 ×/Woche; zur Harmonisierung der Herzfunktion bei vegetativer Dystonie

- Aurum/Hyoscyamus comp. (Weleda), s.c., 3×/ Woche bis 1×tgl.; zur Stabilisierung des Rhythmischen Systems bei funktionellen, auch psychovegetativen Herzbeschwerden
- Primula comp. (Wala), s.c., 2×/Woche bis 1×tgl.; zur Harmonisierung vegetativer Rhythmen und Stabilisierung des Rhythmischen Systems

Medikamentöse Therapie

- Ceres Crataegus, bis zu 3×tgl. 1–5 Tr. in Wasser; kann das Rhythmische System per se stärken, indem der Weißdorn der Herzorganisation vorbildhaft das Wirken gesunder Rhythmen vermittelt

Praxistipp

Der Weißdorn gehört zur Familie der Rosengewächse. In der Frucht zeigt sich das Pentagramm. Die Anordnung der Blüten und später der Früchte ist sehr rhythmisch strukturiert und kann auf eine Wirksamkeit im Rhythmischen System des Menschen weisen. Die Impulsivität der Blüte und deren Transformation in ovale rote Beerenfrüchte deuten auf eine Analogie zu Druck- und Stauungstendenzen im menschlichen Organismus.

Durch das zentrale Ansprechen des Herzens durch Ceres Crataegus als Sitz der Ich-Organisation und als Zentrum des Rhythmischen Systems können zahlreiche Beschwerden sowohl hyper- wie hypotoner, brady- und tachykarder Art oder etwa Extrasystolie und Herzsensationen behandelt werden. Im emotionalen Bereich kann Crataegus u. a. helfen, einen gesunden Umgang mit dem Druck und den Anforderungen, die von außen an den Patienten gestellt werden, zu finden. Als große Herzpflanze ist er auch zur Langzeittherapie sehr gut geeignet.

- Ceres Passiflora, bis 1–3×tgl. 1–5 Tr. in Wasser; zur Harmonisierung übermäßig wirksamer Kräfte des Sinnes-Nerven-Systems; bei Schmerzen in der Herzgegend mit psychischer Unruhe und Schlafstörungen
- Cardiodoron mite (Weleda), 3×tgl. 15–20 Tr. in Wasser; kann dem Herzen das Urbild einer gesunden Rhythmik vermitteln, auch bei generellen Störungen der Rhythmik
- Aurum/Stibium/Hyoscyamus (Wala), 2–4×tgl. 5–10 Glob., **oder** Aurum/Hyoscyamus comp. (Weleda), 2–4×tgl. 10–20 Tr.; zur Stabilisierung des Rhythmischen Systems; bei funktionellen, auch psychovegetativen Herzbeschwerden
- Primula comp. (Wala), 3×tgl. 5–10 Glob.; zur Harmonisierung der rhythmischen Herz-Kreislauf-Funktionen bei vegetativer Dystonie
- Cimicifuga comp. (Weleda), 1–3×tgl. 10–20 Tr.; bei funktionellen Kreislaufstörungen, besonders während der Wechseljahre
- Crataegus comp. (Weleda), 3–5×tgl. 15–25 Tr.; bei funktionellen Herzbeschwerden im Rahmen einer beginnenden Herzinsuffizienz, auch bei Blutdruckschwankungen
- Cardiodoron/Aurum comp. (Weleda), 1–3×tgl. 10–15 Tr.; bei Störungen der vegetativen Rhythmen und deren Koordination, auch bei vorgeschädigtem Herzen
- Primula Auro culta Rh D3 (Weleda), 3×tgl. 10 Tr.; zur Harmonisierung der rhythmischen Herz-Kreislauf-Funktionen bei vegetativer Dystonie
- Hypericum Auro cultum, Herba D3 Dilution (Weleda; verschreibungspflichtig!), bis zu 3×tgl. 10 Tr. in Wasser; besonders bei depressiver Grundstimmung, um das Herz als Wahrnehmungsorgan zu stärken

Praxistipp

Als nicht verschreibungspflichtiges Rezepturpräparat ist Hypericum Auro cultum D3 über die Apotheke an der Weleda verfügbar als ApoWelis Rezeptur 5060.

Externa

- Aurum/Lavandula comp. Creme (Weleda), mind. 2×tgl. im Herzbereich einreiben; zur beruhigenden Harmonisierung der Herzfunktion
- Aurum comp. Unguentum (Wala), z.B. 1×tgl. zur Mittagszeit direkt als Einreibung oder als Wickel; zur Harmonisierung des Wesensgliedergefüges im Herzen

12.1.2 Herzinsuffizienz

Die Herzinsuffizienz kann sich ätiologisch aus einer Vielzahl pathologischer Störungen entwickeln.

Aus dem anthroposophischen Verständnis lässt sich sagen, dass eine über lange Zeit bestehende Schwächung des Herzens der Insuffizienz vorangegangen ist: Zumeist wird das Herz in seiner Rolle als zentrale Mitte – Vermittlung – zwischen den polaren Funktionen des Sinnes-Nerven- und Bewegungs-Stoffwechsel-Systems überfordert und erschöpft.

Die Ich-Organisation zeigt sich in ihrer Willenstätigkeit (Bewegungs-Stoffwechsel-System!) geschwächt. Dies kann zurzeit als ein gesellschaftlich-kulturelles Problem der westlichen Kulturen angesehen werden. Es kommt zu einer verminderten Wärmebildung im Organismus, was sich besonders auf den organischen Sitz der Ich- und Wärmeorganisation, das Herz, schwächend auswirkt. Das Myokard entspricht dem Bewegungs-Stoffwechsel-System des Herzens. Dieses wird von der Ich-, Wärme- und Seelenorganisation nicht (mehr) adäquat erfasst und ergriffen. Die nicht mehr von der Seelenorganisation „durchastralisierte" Lebensorganisation ernährt das Herz nicht mehr ausreichend, sondern fällt aus dem Gesamtzusammenhang des Organismus heraus; es entwickeln sich Ödeme.

Eine Übersteigerung der abbauenden Kräfte der Seelenorganisation durch Versuche, die geschwächte Ich-Organisation zu kompensieren, oder auch länger bestehende Konflikte (besonders im emotionalen Bereich) bewirken, dass sich die Seelen- und Ich-Organisation mehr in das Sinnes-Nerven-System einbringen und aus dem aufbauend wirkenden Bewegungs-Stoffwechsel-System zurückziehen. Kompensatorisch kann aus dem Bewegungs-Stoffwechsel-System, besonders den Verdauungsorganen, eine Neigung zu chronischer Entzündlichkeit entstehen. Dies schwächt das Herz und das Rhythmische System in seiner Rolle als Vermittler zwischen Sinnes-Nerven- und Bewegungs-Stoffwechsel-System zusätzlich.

Integrativer anthroposophisch-naturheilkundlicher Therapieansatz

Im therapeutischen Gespräch sollten die analogen Themen des Herzorgans (Freude, menschlich-seelische Wärme, Intuition, Ich-Wahrnehmung) erarbeitet werden. Es können kleine Aufgaben (auch im Bereich von Hobby und Freizeit!) mit dem Patienten gefunden werden, denen er sich mit ganzem Herzen widmen möchte. Hier steht nicht das Erreichen eines Ziels im Vordergrund, sondern das sich emotionale Einlassen und willensaktive Umsetzen in einem bewusst ausgewählten Gebiet!

Konstitutionelle Ceres-Urtinkturen können hier einen wertvollen Beitrag zur Integrierung der Ich-Organisation in den Gesamtorganismus leisten. Neben der konstitutionellen Therapie sind Heileurythmie, Musik- oder Gestalttherapie ratsam.

Injektionstherapie

- Mischinjektion: Cor Gl D5–D12 **und** Scilla comp. (Wala), s.c., 2–3×/Woche, als Kur über 6 Wochen; zur Stärkung der Lebensorganisation und Harmonisierung des Ineinanderwirkens von Seelen- und Lebensorganisation im Herzen
- Mischinjektion: Cor Gl D5–D12 **und** Aurum/Equisetum (Wala), s.c., 2–3×/Woche; zur Kräftigung der Lebensorganisation (Bilde- und Regenerationskräfte) im Herzen und zur Anregung der organismusgerichteten Nierentätigkeit
- Cor/Aurum I (Wala), s.c., 2×/Woche bis 1×tgl.; zur Integration der Ich- in die Herzorganisation und Stärkung der Lebensorganisation im Herzen
- Primula/Convallaria comp. (Wala), s.c., 2×/Woche bis 1×tgl.; zur Harmonisierung des Rhythmischen Systems im Herzen, auch bei Arrhythmien
- Aurum D10/Cor D4 aa (Weleda), s.c., 2×/Woche bis 1×tgl.; zur Anregung der rhythmisch-organischen Herzprozesse; bei Herzmuskelschwäche und Herzinsuffizienz
- Carbo Betulae D8/Crataegus D2 aa (Weleda), s.c., 3×/Woche bis 1×tgl.; bei Kreislaufstörungen mit Luftnot, Arteriosklerose, Engegefühl im Herzbereich
- Primula comp. (Wala), s.c., 2×/Woche bis 1×tgl.; zur Stabilisierung vegetativer Rhythmen und Stärkung des Rhythmischen Systems
- Adonis comp. (Wala) s.c. 2×/Woche bis 1×tgl.; zur Vitalisierung des Herzens bei beginnender Herzinsuffizienz

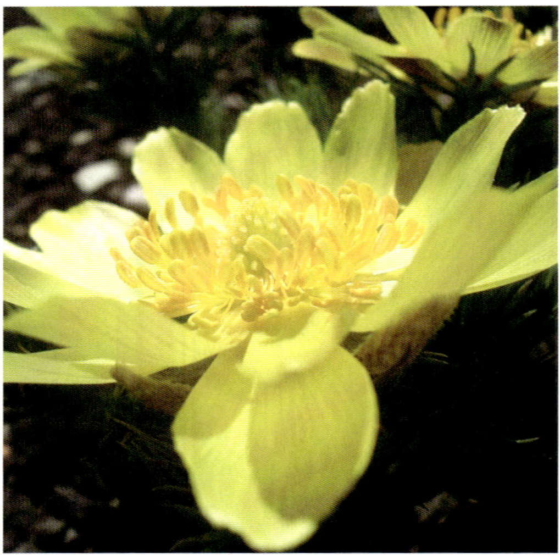

► **Abb. 12.1** Adonis vernalis.

Info

Adonis vernalis

Das Frühlings-Adonisröschen zeigt zum einen in seiner Blattgestaltung deutlich merkuriale Kräfte, die auf das vermittelnd im Organismus wirkende Rhythmische System hinweisen können. Zum anderen wirken die für die Größe der Gesamtpflanze großen Blüten wie leuchtende Sonnen, welche eine Analogie zum menschlichen Herz offenbaren (► **Abb. 12.1**).

Medikamentöse Therapie

- Ceres Crataegus, 1–3 × tgl. 3–5 Tr. in Wasser, als Langzeitmedikation; zur Stärkung und Vitalisierung des Herzens, zusätzlich zur Harmonisierung der Seelenorganisation, s. Ceres Crataegus (S. 180)
- Crataegus comp. (Weleda), 3–5 × tgl. 15–25 Tr. in Wasser; zur Stärkung des Herzens und des Rhythmischen Systems
- Cardiodoron/Aurum comp. (Weleda), 3 × tgl. 10–15 Tr.; bei Störungen der vegetativen Rhythmen und deren Koordination, auch bei vorgeschädigtem Herzen
- Scilla comp. (Wala), 3 × tgl. 10–15 Glob.; zur Stärkung der Lebensorganisation und Harmonisierung des Ineinanderwirkens von Seelen- und Lebensorganisation im Herzen
- Aurum/Strophanthus (Wala), 2–3 × tgl. 5–10 Glob.; bei eher bradykarden Symptomen
- Primula/Convallaria comp. (Wala), 2–4 × tgl. 5–10 Glob.; zur Harmonisierung des Rhythmischen Systems im Herzen, auch bei Arrhythmien
- Primula comp. (Wala), 3 × tgl. 5–10 Glob.; zur Stabilisierung vegetativer Rhythmen und Stärkung des Rhythmischen Systems
- Aurum/Prunus (Wala) bis zu 3 × tgl. 10 Glob.; zur Vitalisierung der geschwächten Lebensorganisation

Externa

- Aurum/Lavandula comp. Creme (Weleda), mind. 2 × tgl. im Herzbereich einreiben; zur beruhigenden Harmonisierung der Herzfunktion
- Primula Muskelnähröl (Wala), 1–2 × tgl. im Herzbereich einreiben; zur Anregung von Stoffwechsel- und Aufbauprozessen in der Herzmuskulatur

12.1.3 Koronare Herzkrankheit (KHK)

Die KHK beschreibt eine sklerotische Erkrankung der Koronararterien: Die abbauenden Kräfte der Seelenorganisation überwiegen im mittleren Menschen. Rein physiologisch erlebt das Herz in jeder Systole bereits einen Sauerstoffmangelzustand.

Die Ich-Organisation, beheimatet im Herzen, ist zu schwach in ihr Organ integriert, um diese Kräfte der Seelenorganisation zu regulieren und zu rhythmisieren. So kommt es im Bereich des Rhythmischen Systems einerseits zu einer übersteigerten Wirkung der Bewusstseinskräfte des Sinnes-Nerven- sowie der Impulskräfte des Bewegungs-Stoffwechsel-Systems, die zu innerer Anspannung, Unruhe und Eile führen. Die Folge ist eine kalte Verhärtungstendenz, die zur Sklerotisierung führt.

Sowohl die intensive Schmerzsymptomatik wie auch großes Angstempfinden weisen ebenfalls auf gesteigerte Bewusstseinskräfte hin.

Integrativer anthroposophisch-naturheilkundlicher Therapieansatz

Wichtige begleitmedizinische Aspekte umfassen unbedingt alle therapeutischen Möglichkeiten, die wärmenden Qualitäten der Ich-Organisation zu unterstützen und zu regenerieren.

Liegt ein metabolisches Syndrom (Bewegungs-Stoffwechsel-System) vor, ist dieses durch Therapie/Behandlung durch sinnvollen Lebenswandel zu beheben. Dies umfasst sowohl eine angepasste Diätetik (fleischarm, mediterran, Verwendung wärmender Gewürze) als auch die psychosomatisch-biografische Behandlung. Hier bieten sich therapeutische Gespräche mit konstitutioneller Verordnung z. B. der Ceres-Urtinkturen an. Man sollte auch die Niere, als Organ der Seelenorganisation, mit in die therapeutischen Überlegungen (S. 183) einbeziehen. Sinnvolle Anregungen bietet auch die „Havelhöher Herzschule“ [4].

Um systemisch die Seelenorganisation zu harmonisieren und in die ihr entsprechende Organregion zu reintegrieren, ist auch eine „nierenstärkende Kur“ ratsam. Dies kann z. B. mit den Präparaten Renes/Cuprum (Wala) und regelmäßiger Einreibungen (1 × tgl. abends) mit der Kupfersalbe rot (Wala) unterstützt werden.

Konstitutionelle Therapie und längerfristige Therapie mit Heileurythmie, Musik- oder Gestalttherapie sowie sanftes Bewegungstraining sind ratsam.

Injektionstherapie

- Mischinjektion: Cor Gl D5–D8 **und** Strophanthus/Nicotiana comp. (Wala), s. c., 2–3 ×/Woche; zur Stärkung der Regenerations- und Bildekräfte im Herzen und Harmonisierung des rhythmischen Wirkens der Seelen- in der Herzorganisation; evtl. **im Wechsel mit** Mischinjektion: Arteria coronaria Gl D5–D8 **und** Cactus comp. II (Wala), s. c., 2–3 ×/Woche; zur Stärkung der Koronarien und Harmonisierung der Lebensorganisation im Herzen
- Carbo Betulae D8/Crataegus D2 aa (Weleda), s. c., 3 ×/Woche bis 1 × tgl.; bei Kreislaufstörungen mit Luftnot, Arteriosklerose, Engegefühl im Herzbereich
- Aurum metallicum praeparatum (Weleda), s. c., 2 ×/Woche bis 1 × tgl., Potenzwahl je nach Konstitution; bei Stenokardie
- Cactus comp. II (Wala), s. c., 1 × tgl. bis 1 ×/Woche; zur Anregung und Harmonisierung der Lebensorganisation im Rhythmischen System, auch bei pektanginösen Schmerzen

Medikamentöse Therapie

- Ceres Crataegus, 1–3 × tgl. 3–5 Tr. in Wasser, als Langzeitmedikation; zur Stärkung und Vitalisierung des Herzens und Harmonisierung der Seelenorganisation, s. Ceres Crataegus (S. 180)
- Crataegus comp. (Weleda), 3–5 × tgl. 15–25 Tr. in Wasser; zur Stärkung des Herzens und des Rhythmischen Systems; evtl. **ergänzen mit** Cactus comp. II (Wala), 2–3 × tgl. 5–10 Glob.; zur Anregung der Lebensorganisation durch Harmonisierung der Seelenorganisation im Rhythmischen System und zur Schmerzlinderung
- Viscum/Crataegus (Wala), 3–5 × tgl. 5–10 Glob.; zur Integration der Wärme- in die Herzorganisation und Harmonisierung des Ineinanderwirkens von Seelen- und Lebensorganisation; bei ausgeprägter Sklerosierung
- Strophanthus/Nicotiana comp. (Wala), 1–3 × tgl., akut bis 2 ×/h 5–10 Glob.; zur Herzstärkung und Lösung der verkrampften Seelenorganisation aus dem Gefäßsystem
- Magnesium phosphoricum comp. (Wala), 2–4 × tgl. 5–10 Glob., bei stenokardischen Beschwerden akut 1–2 ×/h 10 Glob.; zur Lösung der Seelenorganisation aus ihrer Verhakung in der Physischen Organisation
- Aurum metallicum praeparatum D12 (Weleda), 1 × tgl. (abends) 1 Msp.; zur Harmonierung der Ich-Organisation im Rhythmischen System
- evtl. Bomacorin (Hevert), 2 × tgl. 1 Tbl.; falls noch zusätzlich stoffliche Unterstützung im Sinne einer verbesserten Sauerstoffutilisation am Herzen benötigt wird

Praxistipp

Die Arteriosklerosebehandlung, z. B. mit Ceres-Urtinkturen (v. a. Cynara scolymus und Allium ursinum, evtl. auch Ginkgo) erfolgt wie zu den Fettstoffwechselstörungen (S. 147) ausgeführt.

Externa

- Aurum/Lavandula comp. Creme (Weleda), mind. 2 × tgl. im Herzbereich einreiben oder als Salbenlappen auflegen; zur beruhigenden Harmonisierung der Herzfunktion und Integration der Seelen- und Ich-Organisation in das Rhythmische System
- Primula Muskelnähröl (Wala), 1–2 × tgl. im Herzbereich einreiben; zur Anregung von Stoffwechsel- und Aufbauprozessen in der Herzmuskulatur

12.1.4 Nachbehandlung Herzinfarkt

Neben der funktionell-organischen Rekonvaleszenz und Stärkung des Herzens sind unbedingt die sog. „Herzthemen" – vgl. auch andere Herzerkrankungen (S. 179) – aufzuarbeiten, um die Rezidivgefahr zu verringern und eine nachhaltige Gesundung zu ermöglichen.

Bei bestehender Störung der Seelenorganisation sollte unbedingt auch über die Niere behandelt werden, um die Seelenorganisation wieder in ihrem physiologischen Organ und in ihren Funktionen im Bewegungs-Stoffwechsel-System zu verankern.

Integrativer anthroposophisch-naturheilkundlicher Therapieansatz

Eine wichtige Rolle kommt der Vitalisierung der Lebensorganisation zu, welche die Regenerationsvorgänge zu leisten hat, um Narbenbildung, evtl. Nekrotisierungen und Skleroseprozesse so minimal wie möglich zu halten. Des Weiteren möchte die Ich-Organisation therapeutisch angesprochen werden, um sich wieder völlig in ihr Wirkorgan inkarnieren zu können.

Besonderes Augenmerk sollte auf die biografisch-salutogenetische Beratung gelegt werden und auf die Integration von Bewusstseinsprozessen der Ich-Organisation, z. B. über die konstitutionelle Anwendung der Ceres-Urtinkturen.

Konstitutionelle Therapie und längerfristige Therapie mit Heileurythmie, Musik- oder Gestalttherapie sowie sanftes Bewegungstraining sind ratsam.

Daneben sind bestehende Fettstoffwechselstörungen (S. 147) oder Beschwerden des metabolischen Syndroms zu behandeln.

Injektionstherapie

- Mischinjektion: Cor Gl D 6–D 12 **und** Crataegus/Cor comp. (Wala), s. c., 2–3 ×/Woche; zur Stärkung der Physischen Organisation (Bildekräfte) über die Lebensorganisation im Bereich des Herzens und des Rhythmischen Systems; evtl. **im Wechsel mit** Mischinjektion: Cor Gl D 6–D 12 **und** Strophanthus/Nicotiana comp. (Wala), s. c., 2–3 ×/Woche; zur Stärkung des Herzens und der rhythmischen Funktionen und zur Harmonisierung der Seelenorganisation
- Arnica, Planta tota D 10/Cor D 10 aa (Weleda), s. c., 2 ×/Woche bis 1 × tgl.; zur Harmonisierung von Form- und Stoffwechselprozessen bei degenerativen Erkrankungen des Herzens; zur Begleit- und Nachbehandlung des Herzinfarkts
- Aurum metallicum praeparatum (Weleda), s. c., 2 ×/Woche bis 1 × tgl., Potenzwahl je nach seelischer Symptomatik (je depressiver, desto höher die Potenz); zur Unterstützung des Rhythmischen Systems und des Herzens; Folgezustände des Herzinfarkts

Medikamentöse Therapie

- Ceres Crataegus, 1–3 × tgl. 3–5 Tr. in Wasser, als Langzeitmedikation; zur Stärkung und Vitalisierung des Herzens und Harmonisierung der Seelenorganisation, s. Ceres Crataegus (S. 180)
- Arnica/Aurum I (Wala), 1–3 × tgl. 5–10 Glob.; zur Integration der Ich- in die Herzorganisation und Regeneration des Herzmuskels; auch bei Organläsionen und plethorischen Zuständen (mit Stauungs- und Stasephänomenen, z. B. bei Hypertonie); insbesondere mit Angst
- Cardiodoron /Aurum comp. (Weleda), 1–3 × tgl. 5–10 Tr.; bei Störungen vegetativer Rhythmen und ihrer Koordination und vorgeschädigtem Herzen
- Cactus comp. II (Wala), 2–3 × tgl. 5–10 Glob., akut 1–2 ×/h 5–10 Glob.; zur Anregung der Lebensorganisation durch Harmonisierung der Seelenorganisation im Rhythmischen System

und zur Schmerzlinderung; evtl. **ergänzen mit** Crataegus/Cor comp. (Wala), 2–3 × tgl. 5–10 Glob., **oder** Crataegus comp. (Weleda), 3 × tgl. 20 Tr. in Wasser; zur Stärkung der rhythmischen Funktion und der Regenerations- und Bildekräfte im Herzen

- Aurum/Prunus (Wala), 2–3 × tgl. 5–10 Glob.; intensiviert das Wirken der Ich- in der Lebensorganisation, speziell im Rhythmischen System, hat somit eine aufbauende und vitalisierende Wirkung auf das Herz

Externa

- Aurum/Lavandula comp. Creme (Weleda), mind. 2 × tgl. im Herzbereich einreiben; zur beruhigenden Harmonisierung der Herzfunktion und Integration der Seelen- und Ich-Organisation in das Rhythmische System
- Primula Muskelnähröl (Wala), 1–2 × tgl. im Herzbereich einreiben; zur Anregung von Stoffwechsel- und Aufbauprozessen in der Herzmuskulatur

12.2 Herzrhythmusstörungen

Sowohl tachykarde wie auch bradykarde Frequenzen des Herzens sind physiologisch: Erstere bei Anstrengung (körperlich wie seelisch), Letztere z. B. in Ruhe, Meditation und Schlaf. Auch gibt es eine enge Korrelation des Herzschlags zur Atmung, dem sog. Atem-Puls-Quotienten. Kommt das Herz allerdings nicht mehr seiner rhythmisierenden, die Bedürfnisse des Organismus wahrnehmenden und vermittelnden Funktion nach, so können sich Störungen des Rhythmus entwickeln; die Herzfrequenzvariabilität ist beeinträchtigt. Es handelt sich hierbei um die fehlende Sinneswahrnehmung des Herzens; es koppelt sich vom Gesamtzusammenhang des Organismus ab.

Die Reizleitung des Herzens entspricht – obwohl es sich um spezialisiertes Muskelgewebe handelt – dem Sinnes-Nerven-System in der dreigliedrigen Betrachtung des Organs. Physiologischerweise reagiert es sehr schnell auf die unterschiedlichen Reize, die es wahrnimmt. Wirken über einen längeren Zeitraum zu starke, in gewissem Sinne unphysiologische Reize auf das Herz ein, so kann diese empfindliche Schaltstelle der Rhythmik geschwächt werden und sie entwickelt eine zunehmende Autonomie vom Organismus.

In der Therapie sollte bei allen Arrhythmien die salutogenetische Lösungsfindung im Vordergrund stehen, wie eine rhythmische Lebensführung für den individuellen Patienten möglich ist. Außerdem gilt es, über konstitutionelle Therapien eine Harmonisierung von Prozessen der Seelenorganisation, die sich zu stark an dem Sinnes-Nerven-System orientieren, zu erreichen und die Integration der Ich-Organisation wiederherzustellen.

Weiterhin ist die Verankerung der Seelenorganisation im Stoffwechsel über das Mutterorgan Niere von großer Bedeutung, was mit einer „Nierenkur" begleitet werden kann.

12.2.1 Bradykardie

Bei der Bradykardie liegt ein Zustand vor, den die Anthroposophische Medizin **„Nachtbewusstsein"** nennt: Ich- und Seelenorganisation ziehen sich aus der Lebens- und Physischen Organisation zurück. Dieser Vorgang ist während des Schlafens physiologisch: Lebens- und Physische Organisation erhalten kaum Impulse von der Seelen- und Ich-Organisation und können in dieser Ruhephase regenerieren; Gesamtstoffwechsel, Atmung und Herzschlag sind vermindert.

Integrativer anthroposophisch-naturheilkundlicher Therapieansatz

Therapeutisches Ziel ist, die oberen Wesensglieder wieder in den Gesamtorganismus zu reintegrieren und gleichzeitig das Herz zu stärken, damit es mit den verstärkten/vermehrten Impulsen erneut adäquat umgehen kann.

Konstitutionelle Therapie und längerfristige Therapie mit Heileurythmie, Rhythmischen Massagen, Musik- oder Gestalttherapie sowie sanftes Bewegungstraining sind ratsam.

Injektionstherapie

- Crataegus/Cor comp. (Wala), s. c., 2–3 ×/Woche; zur Stärkung und Harmonisierung des Herzens;
- Aurum/Hyoscyamus comp. (Weleda), s. c., 3 ×/Woche bis 1 × tgl.; zur Harmonisierung des Rhythmischen Systems und Unterstützung der Rhythmik des Gesamtorganismus
- Primula/Convallaria comp. (Wala), s. c., 2 ×/Woche bis 1 × tgl.; zur Harmonisierung des Rhythmischen Systems im Herzen, auch bei Arrhythmien

Medikamentöse Therapie

- Cardiodoron mite (Weleda), 3 × tgl. 15–20 Tr. in Wasser, evtl. **ergänzen mit** Ceres Crataegus, bis zu 3 × tgl. 2–5 Tr. in Wasser, als Langzeitmedikation; zur Stärkung und Vitalisierung des Herzens, zusätzlich Harmonisierung der Seelenorganisation, s. Ceres Crataegus (S. 180); **oder** Crataegus/Cor comp. (Wala), 2–3 × tgl. 5–10 Glob.; zur Stärkung der rhythmischen Funktion und der Regenerations- und Bildekräfte im Herzen
- Marmor D 6/Stibium D 6 (Weleda), 3 × tgl. 1 Msp.; bei supraventrikulären und ventrikulären Arrhythmien mit Palpitationen
- Melissa Cupro culta Rh D 3 (Weleda), 3–4 × tgl. 10–15 Tr.; zur Anregung der Wärmeorganisation; bei labilem Blutdruck und Herzrhythmusstörungen

Externa

- Aurum/Lavandula comp. Creme (Weleda), mind. 2 × tgl. im Herzbereich einreiben; zur beruhigenden Harmonisierung der Herzfunktion und Integration der Seelen- und Ich-Organisation in das Rhythmische System
- Primula Muskelnähröl (Wala), 1–2 × tgl. im Herzbereich einreiben; zur Anregung von Stoffwechsel- und Aufbauprozessen in der Herzmuskulatur

12.2.2 Extrasystolie

Hier zeigt sich das unrhythmische Eingreifen der Seelenorganisation in das Rhythmische System sowie eine Autonomisierung des Herzens aus dem Gesamtorganismus.

Integrativer anthroposophisch-naturheilkundlicher Therapieansatz

Konstitutionelle Therapie und längerfristige Therapie mit Heileurythmie, Rhythmischen Massagen, Musik- oder Gestalttherapie sowie sanftes Bewegungstraining sind ratsam, s. dazu auch Kap. 12.2 (S. 185).

Injektionstherapie

- Aurum/Stibium/Hyoscyamus, s. c., 2–3 ×/Woche (alle Wala); zur Stabilisierung des Rhythmischen Systems bei Extrasystolie;
- Sarothamnus comp. (Wala), s. c., 1 ×/Woche bis 1 × tgl.; zur Harmonisierung des Rhythmischen Systems
- Primula/Convallaria comp. (Wala), s. c., 2 ×/Woche bis 1 × tgl.; zur Harmonisierung des Rhythmischen Systems im Herzen, auch bei Arrhythmien

Info

Primula veris

Die Gestalt der Echten Schlüsselblume zeigt eine deutliche Trennung zwischen starken Lichtkräften der Blüten und der Blattrosette (▶ Abb. 12.2), welche einen engen Bezug zur Flüssigkeitsorganisation hat. Arzneilich zubereitet kann sie das Rhythmische System und speziell das Herz unterstützen.

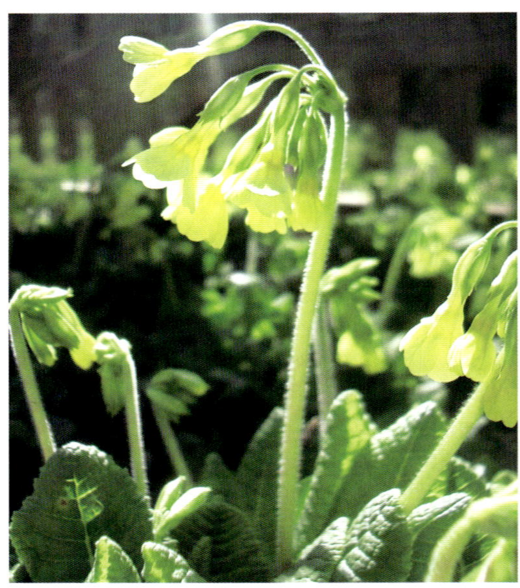

▶ **Abb. 12.2** Primula veris.

Medikamentöse Therapie

- Cardiodoron mite (Weleda), 3 × tgl. 15–20 Tr. in Wasser, evtl. **ergänzen mit** Aurum/Stibium/Hyoscyamus (Wala), 2–3 × tgl. 5–10 Glob.; zur Stabilisierung des Rhythmischen Systems bei Extrasystolie
- Sarothamnus comp. (Wala), 3 × tgl. bis akut 2 ×/h 5–10 Glob.; unterstützt das rhythmische Wirken der Seelenorganisation im Herzen und fördert deren Verankerung im Nierensystem
- Aurum/Prunus (Wala), 1–3 × tgl. 5–10 Glob.; zur Stärkung und Vitalisierung des Herzens und Rhythmischen Systems
- Ceres Crataegus, 1–3 × tgl. 3–5 Tr. in Wasser, als Langzeitmedikation; zur Stärkung und Vitalisierung des Herzens, zusätzlich Harmonisierung der Seelenorganisation, s. Ceres Crataegus (S. 180)
- Phosphorus (Wala), 1 × tgl. (morgens) 5–10 Glob., Potenz je nach Konstitution (je nervöser, desto höher; je müder, desto tiefer); bei Herzrhythmusstörungen mit gesteigerter Organwahrnehmung, wie bei supraventrikulärer Tachykardie mit Palpitationen

Externa

- Aurum/Lavandula comp. Creme (Weleda), mind. 2 × tgl. im Herzbereich einreiben; zur beruhigenden Harmonisierung der Herzfunktion und Integration der Seelen- und Ich-Organisation in das Rhythmische System
- Primula Muskelnähröl (Wala), 1–2 × tgl. im Herzbereich einreiben; zur Anregung von Stoffwechsel- und Aufbauprozessen in der Herzmuskulatur

12.2.3 Tachykardie

Der Tachykardie liegt ein übersteigertes **„Tagesbewusstsein“** zugrunde: Die Seelenorganisation greift übermäßig stark in den Gesamtorganismus ein und impulsiert diesen übermächtig, während die Ich-Organisation diese nicht adäquat zu steuern vermag.

Dies kann z. T. vom Patienten bewusst als unruhige (hektische) Seelenlage wahrgenommen werden, wenn dieser Impuls primär vom Sinnes-Nerven-System ausgeht.

Ähnlich verhält es sich mit der tachykarden Herzsituation bei der Hyperthyreose: Hier geht der primäre Impuls vom Stoffwechselgeschehen aus.

Integrativer anthroposophisch-naturheilkundlicher Therapieansatz

Konstitutionelle Therapie und längerfristige Therapie mit Heileurythmie, Rhythmischen Massagen, Musik- oder Gestalttherapie sowie sanftes Bewegungstraining sind ratsam, s. dazu auch Kap. 12.2 (S. 185).

Injektionstherapie

- Aurum/Stibium/Hyoscyamus (Wala), s. c., 2 ×/Woche; zur Stabilisierung des Rhythmischen Systems, speziell im Herzen
- Aurum/Hyoscyamus comp. (Weleda), s. c., 2 ×/Woche bis 1 × tgl.; zur Harmonisierung der Ich- und Seelenorganisation im Rhythmischen System; bei psychosomatisch ausgelöster Tachykardie
- Primula/Convallaria comp. (Wala), s. c., 2 ×/Woche bis 1 × tgl.; zur Harmonisierung des Rhythmischen Systems im Herzen, auch bei Arrhythmien
- Primula comp. (Wala), s. c., 2 ×/Woche bis 1 × tgl.; zur Stabilisierung vegetativer Rhythmen und Stärkung des Rhythmischen Systems

> **Praxistipp**
> Eventuell sollte eine systemische Therapie der Ich- über die Wärmeorganisation mit Iscucin Abietis (Tanne mit Bezug zum Sinnes-Nerven-System) erfolgen, s. dazu auch Kap. 18.3.1 (S. 232). Bei der Anwendung sind die Empfehlungen des Herstellers zu beachten.

Medikamentöse Therapie

- Ceres Crataegus, 1–3 × tgl. 3–5 Tr. in Wasser, als Langzeitmedikation; zur Stärkung und Vitalisierung des Herzens und Harmonisierung der Seelenorganisation, s. Ceres Crataegus (S. 180)
- Cardiodoron mite (Weleda), 3 × tgl. 15–20 Tr. in Wasser, evtl. **ergänzen mit** Strophanthus comp. (Wala), 3 × tgl. 5–10 Glob.; verbessert das regulative Wirken der Ich-Organisation im Herzen

- Primula Auro culta Rh D3, 3 × tgl. 12 Tr. in Wasser; zur Dynamisierung der Ich- und Seelenorganisation im Rhythmischen System
- Bryophyllum Trit. 50 % (Weleda), 1–3 × tgl. 1 Msp.; zur Harmonisierung und Lockerung der übersteigerten Seelenorganisation
- Primula comp. (Wala), 3 × tgl. 5–10 Glob.; zur Stabilisierung vegetativer Rhythmen und Stärkung des Rhythmischen Systems
- Ceres Lycopus europaeus, 1–3 × tgl. 3–5 Tr. in Wasser; harmonisiert die Seelenorganisation bei übermäßiger Wirksamkeit im Bewegungs-Stoffwechsel-System, welche auf die vegetativen Rhythmen und das Rhythmische System übergreift, z. B. bei hyperthyreoter Tachykardie

Externa

- Aurum/Lavandula comp. Creme (Weleda), mind. 2 × tgl. im Herzbereich einreiben; zur beruhigenden Harmonisierung der Herzfunktion und Integration der Seelen- und Ich-Organisation in das Rhythmische System
- Primula Muskelnähröl (Wala), 1–2 × tgl. im Herzbereich einreiben; zur Anregung von Stoffwechsel- und Aufbauprozessen in der Herzmuskulatur

12.3 Erkrankungen des Kreislaufsystems

Das Kreislaufsystem ist Teil des Rhythmischen Systems, von seiner Entwicklung her der Bildung des Herzens vorausgehend, s. dazu auch Kap. 2.6.4 (S. 45). Im arteriellen Anteil führen v. a. die abbauend-sklerotisierenden Kräfte zu Krankheitsprozessen, im venösen und lymphatischen Anteil die auflösend-entzündlichen. Auf funktioneller Ebene sind die arterielle Hypertonie und Hypotonie Metamorphosen dieser Erkrankungstendenzen.

12.3.1 Arterielle Hypertonie

Die oberen Wesensglieder, besonders die Seelenorganisation, dringen zu tief in die Physische Organisation ein. Dadurch verliert die Ich-Organisation ihre regulatorische Freiheit, sie ist sprichwörtlich im Körper gefangen und vermag die unteren Glieder nicht mehr zu steuern. Das übermäßige Eingreifen der Seelenorganisation kann sich von den 2 Polen des dreigegliederten Organismus aus vollziehen:

- Greift die Seelenorganisation vom Sinnes-Nerven-System aus ein, so entsteht eine Sklerotisierung, die sog. **„weiße Hypertonie"** (erkennbar am blassen, weiß-gräulichen Hautkolorit der Patienten, verursacht durch die Gefäßverengung in der Peripherie).
- Greift sie vom Bewegungs-Stoffwechsel-System aus über, so entsteht eine entzündliche Neigung (z. B. beim metabolischen Syndrom), die sog. **„rote Hypertonie"** (erkennbar am eher rosigen Teint der Patienten, bedingt durch eine relative Gefäßdilatation in den peripheren Kapillarsystemen).

Diese Unterscheidung ist für die medikamentöse Behandlung zu beachten.

Integrativer anthroposophisch-naturheilkundlicher Therapieansatz

Im ganzheitlichen Therapieansatz sollte die lenkende Funktion der Ich-Organisation gestärkt werden, z. B. durch gezielte geistige Beschäftigung und Achtsamkeitsübungen auf allen 3 Ebenen: dem Denken, Fühlen, Wollen/Handeln.

Dies umfasst Bereiche wie den bewussten Umgang mit Medien (Überdenken: Was halte ich von dem Wahrgenommenen?), Seelenhygiene, Heileurythmie oder Tai-Chi. Sehr sinnvoll ist hier das salutogenetisch-biografische Gespräch, besonders in Kombination mit der Verordnung einer wesensgemäßen Ceres-Urtinktur.

Körperlicher Bewegung sollte eine wichtige Rolle zukommen, da sie der Ausdruck der Seelenorganisation im Bewegungs-Stoffwechsel-System ist und somit ihr Eingreifen in das Sinnes-Nerven- und Rhythmische System harmonisieren kann.

Bei chronischen Verläufen sind Heileurythmie, Alltagshygiene, Stressanamnese, Ausdauertraining und Rhythmische Massagen sehr zu empfehlen.

In der Ernährung sollten vorrangig Gemüse, Obst, pflanzliche Öle und Vollkorngetreide verzehrt werden, um weitere „astralische" Reizungen durch tierische Nahrungsmittel zu vermeiden. Gegebenenfalls kann die Salzsensibilität überprüft werden.

Injektionstherapie

- Mischinjektion: Sympathikus Gl D30 (Wala) **und** Aurum/Belladonna comp. (Wala), s.c., gut bewährt: linker Oberarm oder an das Sonnengeflecht, 2–3 ×/Woche; zur Harmonisierung der Seelenorganisation und Stärkung des Rhythmischen Systems; speziell wirksam bei Überreagibilität des Sinnes-Nerven-Systems mit innerer Unruhe und Agitiertheit
- Aurum/Hyoscyamus comp. (Weleda), s.c., 3 ×/Woche bis 1 × tgl.; zur Stabilisierung des Rhythmischen Systems bei Hypertonie und Abschirmung gegenüber Einflüssen aus dem Sinnes-Nerven-System (weiße Hypertonie) und/oder aus dem Bewegungs-Stoffwechsel-System (rote Hypertonie)
- Carbo Equiseti arvensis D15 (Weleda), i.v. oder s.c., 1 × tgl.; zur Integration der Ich- und Seelenorganisation in den Luftorganismus; bei eher blassen Patienten mit gestauter Ausatmung und Lufthunger
- Renes/Cuprum (Wala), s.c. im Bereich der Nierenreflexzone, 2–3 ×/Woche; zur Stabilisierung der Niere als Sitz der Seelenorganisation; zur Harmonisierung der Seelenorganisation im Blutgeschehen

Medikamentöse Therapie

- Cardiodoron mite (Weleda), 3 × tgl. 15–20 Tr. in Wasser; zur Stärkung der rhythmischen Funktion
- Ceres Crataegus, 1–3 × tgl. 3–5 Tr. in Wasser, als Langzeitmedikation; zur Stärkung und Vitalisierung des Herzens und Harmonisierung der Seelenorganisation, s. Ceres Crataegus (S.180)
- Ceres Viscum, 3 × tgl. 1–5 Tr. in Wasser (einschleichend dosieren!); kann die Seelenorganisation in ihren aufbauenden Funktionen im Flüssigkeitsorganismus und der Lebensorganisation eingliedern; speziell bei Folgen von Stress und seelischem Druck

Praxistipp
Bei Bedarf sind die Präparate zu ergänzen mit den folgenden Spezifika. Die meisten der oralen Medikamente gibt es auch als Ampullen zur subkutanen Injektion als spezifischen Reiz auf das Rhythmische System.

Bewegungs-Stoffwechsel-System

- Aurum/Belladonna comp. (Wala), 3 × tgl. 5–10 Glob., als Kur, **im Wechsel mit** Viscum comp. (Wala), 3 × tgl. 10–15 Glob.; zur harmonischen Integration der Seelenorganisation in das Rhythmische und Bewegungs-Stoffwechsel-System
- Ceres Belladonna D6, 2 × tgl., bis akut 6 × tgl. 2–5 Tr.; bei arterieller Hypertonie mit Blutandrang zum Kopf; bei erregbaren Patienten (entsprechend dem homöopathischen Arzneimittelbild)
- Bryophyllum 50% Trit. (Weleda), 1–3 × tgl. 1 Msp.; zur harmonischen Integration der Seelenorganisation in das Bewegungs-Stoffwechsel-System
- Arnica/Aurum II (Wala), 1 × tgl. 5–10 Glob.; zur Integration der Ich- in die Herzorganisation

Sinnes-Nerven-System

- Aurum/Stibium/Hyoscyamus (Wala), 2–4 × tgl. 10–15 Glob.; zur Harmonisierung des Rhythmischen Systems und der Seelenorganisation durch Stärkung der Ich-Organisation
- Arnica/Aurum I (Wala), 3 × tgl. 5–10 Glob.; zur Integration der Ich- in die Herzorganisation; „bei durch Zivilisationseinflüsse gestresstem Herz"
- Melissa Cupro culta Rh D3 (Weleda), 3–4 × tgl. 10–15 Tr.; zur Anregung der Wärmeorganisation; bei labiler Hypertonie
- Cuprum metallicum praeparatum D6 Trit. (Weleda), 3 × tgl. 1 Msp.; zur Anregung der Wärmeorganisation und Hereinführung der Seelenorganisation in den aufbauenden Stoffwechsel

Sklerosetherapie

- Plumbum metallicum praeparatum (Weleda), 1–2 ×/Woche bzw. 3 × tgl. 1 Msp., Potenzwahl je nach Konstitution (D6, D20, D30 – D10 als Rezepturpräparat Apotkeke an der Weleda), kurmäßig angewandt über einen Zeitraum von 2–3 Monaten; zur Harmonisierung übersteigerter Abbauprozesse durch zu starke Verbindung des Seelischen mit dem Leiblichen
- Scleron (Weleda), 1–3 × tgl. 1–2 Tbl., kurmäßige Anwendung über 2–3 Monate; bei Hypertonie und Gefäßsklerose **oder** Sklerosekur mit Ceres-Urtinkturen, vgl. auch Kap. 8.1 Fettstoffwechselstörungen (S.147)

Externa

- Aurum/Lavandula comp. Creme (Weleda), 1–2 × tgl. in der Herzgegend einreiben; zur beruhigenden Harmonisierung der Herzfunktion und Integration der Seelen- und Ich-Organisation in das Rhythmische System
- Kupfersalbe rot (Wala), 2 × tgl. in der Nierengegend sowie Fingerkuppen und Zehenspitzen einreiben; um die Seelenorganisation in den aufbauenden Stoffwechsel und die Ich-Organisation über den Wärmeorganismus mit der Leibesperipherie zu verbinden

12.3.2 Arterielle Hypotonie

Die Seelenorganisation ergreift den Organismus zu schwach, und die Ich-Organisation verbindet sich nur zögerlich mit den unteren Wesensgliedern. Dies hat einerseits eine verminderte „Astralisierung“, also mangelnde Tonisierung und Impulsierung (Belebung, Vitalisierung), andererseits ein verringertes Wirken der Wärmeorganisation wie auch Regulation durch die Ich-Organisation zur Folge.

Bei konstitutioneller Hypotonie kann auch die Lebensorganisation geschwächt sein durch die zu schwache Nierenstrahlung der Seelenorganisation (▶ **Tab. 2.7**).

Eine allgemeine Atonie auf allen Ebenen imponiert. Häufig ist eine latente Eisenmangelanämie mit der Hypotonie vergesellschaftet, die zumeist auch auf die geringe Aktivität der Seelenorganisation (Eisenwirksamkeit) zurückzuführen ist. Der Leidensdruck der Patienten ist oft sehr beachtlich.

Integrativer anthroposophisch-naturheilkundlicher Therapieansatz

Salutogenetisch zu erarbeiten sind oft Themen der „Durch-Ichung“: Es gilt, die Verantwortung für die eigene Biografie aktiv zu ergreifen und zu klären: Was erfüllt mich mit Freude? Wofür kann und will ich mich begeistern? Diesen Prozess können wesensgemäß verordnete Ceres-Urtinkturen ideal begleiten.

Körperliche Bewegung, bestenfalls 2 × tgl., zur Steigerung der Aktivität durch das Bewegungs-Stoffwechsel-System ist sehr wichtig. Gerade für Frauen mit hypotoner Konstitution kann Flamencotanzen therapeutische Wirkung zeigen: Die betonten Fußbewegungen wirken erdend, während die Arm- und Handchoreografie das feurige Temperament zum Ausdruck bringt und vielen Patientinnen Freude macht.

Ergänzend können Heileurythmie, Willensübungen und Kneipp'sche Anwendungen eingesetzt werden.

Auf eine ausreichende Trinkmenge, besonders warmer Getränke (z. B. Ingwertee), ist unbedingt zu achten. In der Ernährung ist es ratsam, kühlende, schwer verdauliche Speisen zu meiden und vermehrt auf laktovegetabile, mediterrane Kost umzustellen. Diese nach Geschmack mit wärmenden Kräutern und Gewürzen zubereiten.

Injektionstherapie

- Levico comp. (Wala), s. c., 3 ×/Woche bis 1 × tgl.; zur Anregung des Aufbaustoffwechsels durch Integration der Seelen- in die Lebensorganisation
- Skorodit Kreislauf Inject (Wala), 1–2 ×/Woche bis 1 × tgl.; fördert das Eingreifen der Seelenorganisation und die Vitalisierung der Lebens- in die Gefäßorganisation; bei hypotonen Kreislaufregulationsstörungen und Erschöpfung
- Solutio Ferri comp. D 3 (Weleda), s. c., 2 ×/Woche bis 1 × tgl.; bei Hypotonie mit psychovegetativer Labilität
- Glandula suprarenalis dextra und sinistra cum Cupro (Wala) als Injektion oder Globuli velati, s. c., 3 ×/Woche bis 1 × tgl.; zur Anregung der bewusstseinsweckenden Nierenstrahlung (Seelenorganisation); Glandula suprarenalis dextra eher zur Anregung körperlicher, sinistra eher bei emotionaler Ausprägung

Medikamentöse Therapie

- Ceres Rosmarinus, 2 × tgl. (morgens und mittags) 2–5 Tr.; zur Integration der Wärme- und Ich-Organisation in den Gesamtorganismus
- Ceres Urtica dioica, 1–3 × tgl. 2–5 Tr. in Wasser; regt die Ich-Organisation speziell zur Entwicklung einer gesunden Willenskraft an und unterstützt die Integration der Seelenorganisation in das Bewegungs-Stoffwechsel-System, besonders im Eisenstoffwechsel

- Ceres Hedera helix, 2 × tgl. (morgens und mittags) 3–5 Tr. in Wasser; zur Aktivierung der Seelen- und Ich-Organisation im Gesamtorganismus, besonders bei hypothyreoter Stoffwechsellage
- Cardiodoron/Aurum comp. (Weleda), 3 × tgl. 10–15 Tr. in Wasser; zur Harmonisierung des Rhythmischen Systems; bei vorgeschädigtem Herzen
- Cardiodoron mite (Weleda), 3 × tgl. 20 Tr. in Wasser, zur Harmonisierung und Stabilisierung der Herz-Kreislauf-Funktion; evtl. **ergänzen mit** Urtica dioica Ferro culta D 2 (Weleda), 2–5 × tgl. 10–15 Tr. in Wasser; als Anregung für die Ich- und Seelenorganisation, dynamisierend über den Aufbaustoffwechsel ins Rhythmische System einzugreifen
- Skorodit Kreislauf Globuli (Wala), bis 6 × tgl. 5 Glob.; im akuten Zustand, fördert das Eingreifen der Seelenorganisation und Vitalisierung der Lebens- in die Gefäßorganisation; bei hypotonen Kreislaufregulationsstörungen und Erschöpfung
- Crataegus comp. (Weleda), 3–5 × tgl. 15–25 Tr.; zur Unterstützung von Herz und Kreislauf bei Blutdruckschwankungen
- Levico comp. (Wala), 1–3 × tgl. 5–10 Glob.; bei Kreislaufregulationsstörungen mit Hypotonie
- Neurodoron (Weleda), 3–4 × tgl. 1 Tbl.; bei Hypotonie (besonders in der Präpubertät), verbunden mit nervöser Erschöpfung und Stoffwechselschwäche
- Urtica dioica Ferro culta Rh D 3 (Weleda), 2–5 × tgl. 10–15 Tr.; zur Dynamisierung bei geschwächter Atmungsorganisation mit Hypotonie
- Veratrum e radice (Wala), 1–3 × tgl. 5–10 Glob., Potenz je nach Konstitution und Symptomatik, im Akutfall als Injektion; zur Harmonisierung des Ineinanderwirkens von Seelen- und Lebensorganisation im Rhythmischen System und der Kreislauforganisation; bei vegetativer Dystonie

Externa

- Ferrum metallicum 0,4 % Salbe (Rezepturpräparat Apotheke an der Weleda), 1 × tgl. (morgens) als Lebereinreibung; zur Integration der Ich-Organisation in den Stoffwechsel
- Kupfersalbe rot (Wala), 1 × tgl. abends als Niereneinreibung; zur Verankerung der Seelenorganisation im Bewegungs-Stoffwechsel-System
- Rosmarinus, Oleum aethereum 10 % (Wala), 1 × tgl. (morgens) als dynamische Einreibung der Unterschenkel und -arme; zur Integration der Wärmeorganisation
- Rosmarin Fuß- oder Vollbäder, 1 × tgl. (nur tagsüber, nicht abends, da tonisierende, wachmachende Wirkung!); zur Anregung der Verbindung der Ich-Organisation mit dem Gesamtorganismus

12.4 Erkrankungen der Gefäße

Die Gefäße sind wesentlicher Bestandteil des Rhythmischen Systems und vermitteln zwischen Zentrum (Herz/Lunge) und Peripherie des Organismus. Die Erkrankungen des arteriellen Schenkels sind meist durch zu starke Sklerose- bzw. Mineralisierungstendenzen geprägt, an deren pathogenetischer Entwicklung unterschwellige, chronische Entzündungsprozesse beteiligt sind. Bei den Erkrankungen im venösen und lymphatischen System sind die strukturierend-gestaltenden Prozesse zu schwach und bedürfen einer therapeutischen Unterstützung.

12.4.1 Arteriosklerose/Periphere arterielle Verschlusskrankheit

Hierbei handelt es sich um eine Sklerose-Erkrankung des arteriellen Gefäß- im Bereich des Bewegungs-Stoffwechsel-Systems. Die Pathogenese lässt sich im Hinblick auf den Gesamtorganismus verstehen; das Wesensgliedergefüge ist ähnlich verschoben wie bei den anderen Sklerose-Erkrankungen, der KHK (Rhythmisches System) und der zerebro-vaskulären Demenz (Sinnes-Nerven-System): Die übermäßig stark eingreifende Seelenorganisation wirkt über das Sinnes-Nerven-System übermächtig abbauend und erwacht als Schmerz im Bewusstsein. Dabei verhakt sie sich sozusagen in den unteren Wesensgliedern, was als Krämpfe erlebbar wird. Somit werden die Lebens- und Wärmeorganisation geschwächt, und eine allgemeine Verhärtungs- und Auskühlungstendenz entwickelt sich. Die Ich-Organisation kann den Organismus nicht mehr ausreichend ergreifen und lenken.

Die Lokalisation im Bewegungs-Stoffwechsel-System legt nahe, dass als weitere Ursache, neben diätetischen und erblichen Risiken, zumeist eine Schwächung der bewussten Willensbildung und Bewegungsaktivität vorliegt.

Integrativer anthroposophisch-naturheilkundlicher Therapieansatz

In der Therapie sollten demnach individuelle Möglichkeiten gefunden werden, die es dem Patienten ermöglichen, die eigene Lebendigkeit ausdrücken zu können. Besonders wichtig können hier die kreativen Therapien, aber auch der Bereich der Hobbys sein, neben Bewegungs-„Trainings", z. B. Heileurythmie, Tai-Chi, Qigong, in denen bewusste Willensimpulse in bewusste Bewegungsabläufe umgesetzt werden. Daneben spielt die konstitutionelle Therapie mit den Ceres-Urtinkturen eine wichtige Rolle in der harmonischen Integration von Seelen- und Ich-Organisation in den Gesamtorganismus.

Auf die Wichtigkeit von Bewegung und laktovegetabiler Ernährung wird ebenso bei der KHK (S. 182) und der Demenzerkrankung (S. 210) hingewiesen!

Injektionstherapie

Praxistipp

Zur Anregung der Wärmeorganisation eignet sich die nicht onkologische Misteltherapie (S. 232), z. B. mit Iscucin Crataegi, Iscucin Salicis, Iscucin Tiliae, 2–3 ×/Woche. Bei der Anwendung sind die Empfehlungen des Herstellers zu beachten!

- Arnica, Planta tota D 20/Betula, Cortex D 3 aa und Plumbum mellitum D 20 (Weleda), s. c., 2–3 ×/Woche; wirkt allgemein der Sklerosetendenz entgegen
- Secale/Bleiglanz comp. (Wala), s. c., 2 ×/Woche bis 1 × tgl.; harmonisiert das Eingreifen der Ich- und Seelenorganisation in das arterielle Gefäßsystem
- Cuprum aceticum comp. (Wala), s. c., 2–3 ×/Woche bis akut 2–3 × tgl.; zur Spasmolyse der verhakten Seelenorganisation; bei ausgeprägter Krampfsymptomatik
- Plumbum metallicum praeparatum D 30 (Weleda), [D 6 als Rezepturpräparat Schloss-Apotheke Koblenz] s. c., 1–2 ×/Woche, Potenzwahl je nach Konstitution, kurmäßig angewandt über einen Zeitraum von 2–3 Monaten; zur Harmonisierung übersteigerter Abbauprozesse durch zu starke Verbindung des Seelischen mit dem Leiblichen

Medikamentöse Therapie

- Secale/Bleiglanz comp. Globuli (Wala), je 3 × tgl. 5–10 Glob.; harmonisiert das Eingreifen der Ich- und Seelenorganisation in das arterielle Gefäßsystem
- Ceres Allium ursinum und Ceres Cynara und Ceres Ginkgo je, 1–3 × tgl. 3–5 Tr. in Wasser; als Sklerosetherapie, vgl. auch Kap. 8.1 Fettstoffwechselstörungen (S. 147)
- Scleron (Weleda), 3 × tgl. 2 Tbl., je 1 Woche Einnahme, die nächsten Woche Pause, für 3 Monate; zur konstitutionellen Begleitung des gesunden Alterungsprozesses bei Arteriosklerose
- Plumbum metallicum praeparatum D 6, D 20 (Weleda), [D 10 Rezepturpräparat Apotheke an der Weleda] 3 × tgl. 1 Msp., Potenzwahl je nach Konstitution, kurmäßig angewandt über einen Zeitraum von 2–3 Monaten; zur Harmonisierung übersteigerter Abbauprozesse durch zu starke Verbindung des Seelischen mit dem Leiblichen
- Ceres Betula, 2–3 × tgl. 2–5 Tr. in Wasser; verbessert die Interaktion zwischen der Lebens- und Seelenorganisation und kann helfen, die Wärme- an die Lebensorganisation anzuschließen; zur Regulierung und Vitalisierung des Flüssigkeitsorganismus

Praxistipp

Die Anwendung von Ceres Betula kann gut zusammen mit Birkenblättertee erfolgen: Jeden Tag ¼ l Tee, evtl. in Kombination mit je 3–5 Tr. Urtinktur trinken.

Externa

- Kupfersalbe rot (Wala), 1–2 × tgl. als Niereneinreibung zur allgemeinen Durchwärmung und lokal auf die Unterschenkel und Füße, **oder** Cuprum/Nicotiana Unguentum (Wala), auf die Unterschenkel und Füße einreiben; zur Integration der Seelenorganisation in das Bewegungs-Stoffwechsel-System und ihrer Lösung aus Schmerzen und Krämpfen
- Rosmarinus, Oleum aethereum 10 % (Wala), 1–2 ×/Woche als Vollbad, über einen längeren Zeitraum; zur Anregung der Wärmeorganisation

12.4.2 Chronisch venöse Insuffizienz/ Varikosis

Die oberen Wesensglieder, Seelen- und Ich-Organisation, ergreifen nicht mehr in ausreichender Weise den unteren Menschen, also das Bewegungs-Stoffwechsel-System.

Die Seelenorganisation kann sich nicht mehr in dynamischer und aufbauender Weise im Bewegungs-Stoffwechsel-System entfalten, sondern bewirkt durch ihre gesteigerten abbauenden Bewusstseinsqualitäten des Sinnes-Nerven-Systems den Schmerz und Spasmus.

Die Lebensorganisation wird nicht mehr adäquat durchseelt, astralisiert: Die daraus resultierende mangelnde Dynamisierung und Tonisierung des Organismus führt auf der Ebene der Lebensorganisation zu Stauungen und Stockungen, was durch die zumeist nur geringe körperliche Bewegung (zu intensive sitzende Tätigkeit) auf der Ebene der Physischen Organisation noch verstärkt wird (Unterstützung des venösen Rückstroms bzw. der Tätigkeit der Venenklappen durch die muskuläre Bewegung der Unterschenkel!). Das zu schwach wirksame Eingreifen der Ich-Organisation führt zu einer zunehmenden Auskühlung und damit Sklerotisierung im venösen System.

Der Organismus erfährt zunehmend die Schwerkraft, Bereiche der Lebensorganisation fallen aus dem Gesamtorganismus heraus, was zu Ödemen und Stauungen führen kann.

Integrativer anthroposophisch-naturheilkundlicher Therapieansatz

Unerlässlich für die ganzheitliche Therapie ist intensive, „beseelte" Bewegung, z. B. Tanzen oder auch ausdauerndes Wandern in einer für den Patienten ansprechenden Landschaft! Unbedingt öfters am Tag kurze Pausen einplanen, in denen die Unterschenkel hochgelagert werden, bzw. auch bei sitzender Tätigkeit Venengymnastik, z. B. alle 30 min für 2–5 min, durchführen. Auch Übungen zur Willensschulung können integriert werden.

Daneben sind Tanztherapie, Heileurythmie sowie Kneipp'sche Reiztherapie sinnvoll.

Injektionstherapie

- Mischinjektion: Vena saphena magna Gl D 5 (Wala) **und** Borago comp. (Wala), s. c., 2–3 ×/ Woche; zur Regulation der Lebensorganisation im venösen System; s. c. z. B. im Reflexbereich der Leber, 2 ×/Woche; zur Harmonisierung der Wesensglieder, speziell im Bereich des Kapillargewebes
- Kalium aceticum comp. D 6 (Weleda), s. c., 2 ×/ Woche bis 1 × tgl.; zur Strukturierung des Flüssigkeitsorganismus, v. a. des venösen und lymphatischen Rückstroms

Medikamentöse Therapie

- Ceres Aesculus, 1–3 × tgl. 2–4 Tr. in Wasser, p. c. (post cenam = nach dem Essen); unterstützt das regulierende und strukturierende Wirken der Ich-Organisation und die Tonisierung über die Seelenorganisation im Gefäßsystem
- Ceres Melilotus, je 3 × tgl. 2–5 Tr. in Wasser; zur Integration der Wärme- in die Lebensorganisation bei Stauungen und Schwellungen, damit Dynamisierung der Blut- und Gefäßorganisation; auch um seelische und gedankliche Sklerotisierungen zu lösen
- Ceres Millefolium, 1–3 × tgl. 2–5 Tr. in Wasser; zur Harmonisierung der auf- und abbauenden Kräfte (Seelen- und Lebensorganisation) im Bewegungs-Stoffwechsel-System sowie Integration der Ich-Organisation, speziell ihrer regulativen Strukturkräfte; fördert im seelisch-geistigen Bereich die Entwicklung von bewusster Entscheidungs- und Urteilskraft

- Ceres Rosmarinus, 2 × tgl. (morgens und mittags) 3–5 Tr. in Wasser; zur stärkeren Integration der oberen Wesensglieder in das Bewegungs-Stoffwechsel-System
- Borago comp. (Wala), 1–3 × tgl. 5–10 Glob.; zur Harmonisierung des Ineinanderwirkens von Seelen- und Lebensorganisation im venösen System; besonders bei entvitalisierten Venen mit Skleroseneigung
- Hirudo comp. (Wala), 2 × tgl. 10–15 Glob.; zur Harmonisierung des Ineinanderwirkens von Seelen- und Lebensorganisation im venösen System; besonders bei kühlen lymphatisch-venösen Stauungen
- Kalium aceticum comp. D 6 (Weleda), 3 × tgl. 1 Msp.; besonders bei auch seelisch empfundener Schwere und zwanghaftem Denken
- Hepatodoron (Weleda), 3 × tgl. 2 Tbl.; zur Unterstützung der Leberfunktion als Hauptorgan der Lebensorganisation
- Achillea comp. (Weleda), 3 × tgl. 10–15 Tr.; zur Belebung und Strukturierung des Stoffwechsels; bei Schwäche des venösen Systems, auch bei Stauungen im Pfortadergebiet
- Cuprum metallicum praeparatum D 6/D 12/D 30 (Weleda), 1–3 × tgl. 1 Msp.; zur Anregung der Seelen- und Ich-Organisation über den Wärmeorganismus; bei hypostatischen venösen Durchblutungsstörungen
- Olivenit D 6 (Weleda), 1–3 × tgl. 1 Msp.; zur Integration der Seelenorganisation in den aufbauend-gestaltenden Stoffwechsel; bei peripheren Durchblutungsstörungen und varikösem Symptomenkomplex

Externa

- Aesculus/Prunus comp. Essenz (Wala), 2 × tgl. als Waschungen; zur Belebung und Tonisierung des Flüssigkeitsorganismus
- Venadoron Lotion (Weleda), bis 3 × tgl. Beine einmassieren, immer in Richtung Herz streichen, bis 3 × tgl. die betroffenen Gliedmaßen leicht in Richtung Herz einreiben; zur Vorbeugung von venösen Stauungen und Ödemen
- Kupfersalbe rot (Wala), mind. 1 × tgl. auf die Unterschenkel auftragen; zur Unterstützung der Gewebeatmung; auf die Nierenreflexzone auftragen, um das harmonische Wirksamwerden der Seelenorganisation in den Gesamtorganismus zu unterstützen

12.4.3 Thrombophlebitis

Die Thrombophlebitis kann aus anthroposophischem Verständnis als salutogenetische Reaktion des Organismus auf eine Wesensgliederverschiebung gesehen werden, wie sie bei der Varikosis (S. 193) vorliegt. Mit der entzündlichen Genese versucht der Organismus, der Sklerotisierung des Gefäßsystems entgegenzuwirken und das Seelische in das Bewegungs-Stoffwechsel-System zu integrieren. Dieser Selbstheilungsversuch des Organismus schießt jedoch über das Ziel hinaus.

Integrativer anthroposophisch-naturheilkundlicher Therapieansatz

Das Sich-Herauslösen der Seelen- und Ich-Organisation aus dem Bewegungs-Stoffwechsel-System (Sklerotisierungstendenz) kann durch unterschiedliche Co-Faktoren begünstigt werden: Bewegungsmangel bis komplette Ruhigstellung (z. B. in stationärer Behandlung), hohes Alter, Erleben von schockhaften Traumata (auch Operationen), veränderte Viskosität des Blutes, z. B. im Rahmen von Tumorerkrankungen, sowie vorgeschädigte Gefäßwände.

! Beachte

Da es sich hier um die Beherrschung einer akuten, potenziell gefährlichen Erkrankung handelt, mit Gefahr von Thrombose und/oder Lungenembolie, auch im Zusammenhang mit anderen schwerwiegenden Erkrankungen, steht hier die akute medikamentöse Behandlung ganz im Vordergrund und ergänzende integrative-naturheilkundliche weitere Maßnahmen haben unter- und nachgeordnete Bedeutung!

Injektionstherapie

- Mischinjektion: Vena saphena magna D5 Gl (Wala) **und** Hirudo comp. (Wala), s.c., 1 × tgl.; zur Anregung der Regenerations- und Bildekräfte der Venenorganisation sowie zur Harmonisierung des Ineinanderwirkens von Seelen- und Lebensorganisation im venösen System
- Vipera berus D12 (Weleda), s.c., 1–2 × tgl.; zur Lösung der zu stark bewusstseinsmäßig tätigen Seelenorganisation aus der schmerzhaften Schwellung

Medikamentöse Therapie

- Hirudo comp. (Wala), 2 × tgl. 10–15 Glob., **im Wechsel mit** Borago comp. (Wala), 2 × tgl. 10–15 Glob., akut 1–2 ×/h 5–10 Glob.; zur Harmonisierung des Ineinanderwirkens von Seelen- und Lebensorganisation im venösen System
- Olivenit D6 Trit. (Weleda), 3 × tgl. 1 Msp., a.c.; zur Integration der Seelenorganisation in den aufbauend-gestaltenden Stoffwechsel
- Ceres Melilotus, 1–3 × tgl. 2–5 Tr. in Wasser; zur Integration der Wärme- in die Lebensorganisation bei Stauungen und Schwellungen, damit Dynamisierung der Blut- und Gefäßorganisation; auch um seelische und gedankliche Sklerotisierungen zu lösen, gute antiphlogistische Wirkung
- Ceres Aesculus, 1–3 × tgl. 2–4 Tr. in Wasser, p.c. (post cenam = nach dem Essen); unterstützt das regulierende und strukturierende Wirken der Ich-Organisation; Tonisierung über die Seelenorganisation im Gefäßsystem
- Ceres Millefolium, 1–3 × tgl. 2–5 Tr. in Wasser; zur Harmonisierung der auf- und abbauenden Kräfte (Seelen- und Lebensorganisation) im Bewegungs-Stoffwechsel-System sowie Integration der Ich-Organisation, speziell ihrer regulativen Strukturkräfte
- Ceres Rosmarinus, 2 × tgl. (morgens und mittags) 3–5 Tr. in Wasser; zur stärkeren Integration der oberen Wesensglieder in das Bewegungs-Stoffwechsel-System und den Gesamtorganismus
- Quarz/Nicotiana (Wala), 3 × tgl. 5–10 Glob.; fördert die Integration von Seelen- und Wärmeorganisation in die aufbauenden Prozesse des Bewegungs-Stoffwechsel-Systems; speziell bei Neigung zu chronischer Thrombophlebitis

Externa

- Borago Essenz (Wala), mehrmals tgl. als Umschläge/Wickel; zur Anregung der aufbauenden und strukturierenden Kräfte im venösen System
- Aesculus/Prunus Essenz (Wala), 2 × tgl. als Waschungen; zur Belebung und Tonisierung des Flüssigkeitsorganismus
- Quarkauflagen; zur Entstauung und Entlastung des entzündlichen Geschehens

12.4.4 Ulcus cruris

Das Ulcus cruris entwickelt sich auf der Grundlage einer chronisch venösen Insuffizienz. Die Lebensorganisation ist so weit geschwächt, dass sie nicht mehr in ausreichendem Maße Bilde- und Gestaltkräfte zur Aufrechterhaltung der Hautfunktionen bzw. Wundheilung entwickeln kann.

Nach dem Abklingen der akuten Symptome sollte unbedingt die zugrunde liegende venöse Insuffizienz (S. 193) behandelt werden.

Integrativer anthroposophisch-naturheilkundlicher Therapieansatz

Es gelten die Therapieempfehlungen für die chronisch venöse Insuffizienz (S. 193).

Injektionstherapie

- Antimonit D6 (Weleda), s.c., 2 ×/Woche; zur Strukturierung und Wiederherstellung gesunder Grenzbildung; **im Wechsel mit** Echinacea/Argentum (Wala), s.c., 2 ×/Woche; zur Regulation des Immunsystems und Reintegration der Ich- in die Lebensorganisation
- Lachesis comp. (Wala), s.c., akut bis zu 2 × tgl.; zur Harmonisierung des Ineinanderwirkens von Seelen- und Lebensorganisation bei septischen Zuständen mit Schwellung und livider Verfärbung des Gewebes

Medikamentöse Therapie

- Ceres Aesculus, 1–3 × tgl. 2–4 Tr. in Wasser, p.c. (post cenam = nach dem Essen); zur Integration der oberen Wesensglieder im Kapillargebiet, dabei gute Wirksamkeit bei Varikosis und bereits trophischen Veränderungen der Haut bis Ulcus cruris

- Ceres Calendula,1–3 × tgl. 2–5 Tr. in Wasser; intensive Förderung der Regenerations- und Bildekräfte der Lebensorganisation sowie der inniglichen Verbindung zwischen den regulativen Strukturkräften der Ich- und Lebensorganisation; fördert die Wundheilung auf allen Ebenen
- Lachesis comp. **im Wechsel mit** Echinacea/Argentum (alle Wala); je 2–6 × tgl. 5–10 Glob.; zur Harmonisierung des Ineinanderwirkens von Seelen- und Lebensorganisation
- Quarz/Nicotiana (Wala), 3 × tgl. 5–10 Glob.; zur Anregung der aufbauenden Wirksamkeit von Ich- und Seelenorganisation im Venensystem
- Antimonit D 6 Trit. (Weleda), 3 × tgl. 1 Msp., a. c.; zur Anregung des Eingreifens der Ich-Organisation in die gestaltenden Aufbauprozesse und zur Wiederherstellung gesunder Grenzfunktionen
- Absinthium D 1/Resina Laricis D 3 (Weleda), 3 × tgl. 7 Tr. in Wasser; zur Anregung der Wahrnehmungsprozesse im Stoffwechselbereich
- Hepatodoron (Weleda), 3 × tgl. 2 Tbl.; zur Anregung des Leberstoffwechsels und zur Entgiftung

Externa

- Echinacea/Viscum comp. Ext. (Wala), 2–3 × tgl. einreiben (ohne Verband!); zur Harmonisierung der auf- und abbauenden Prozesse in der Haut
- Quercus comp. Salbe (Wala), 1–3 × tgl. als Einreibung oder Salbenverband; zur Anregung von aufbauenden und strukturierenden Prozessen in der Haut
- Calendula/Stibium Salbe (Rezepturpräparat Apotheke an der Weleda), 1–2 × tgl. auf die umgebende Haut vorsichtig auftragen; zur Stärkung der Strukturkräfte der Seelen- und Ich-Organisation der Haut
- Calcea Wund- und Heilcreme (Wala), 2–3 × tgl. auf die betroffenen Gebiete auftragen; zur Anregung der Wundheilung und Immunmodulation in der Haut
- Mercurialis Salbe (Wala), 1–2 × tgl.; bei alten chronischen Wunden zur Anregung der Ausheilung über die Förderung von Absonderungen

13 Erkrankungen des Urogenitaltrakts

13.1 Erkrankungen der Blase

Die Blase ist ein wichtiges Grenzorgan zwischen Organismus und Außenwelt, in dem die ausscheidungspflichtigen Substanzen, die kontinuierlich im Organismus über die Niere gefiltert werden, zunächst gesammelt und dann gezielt ausgeschieden werden.

Erkrankungen der Blase können ihre Ursache einerseits im Organismus selbst, andererseits als aufsteigende Entzündungen auch von außerhalb des Organismus haben, wenn die Barrierefunktion gestört ist.

13.1.1 Akute unkomplizierte Zystitis

Als Teil des Nierensystems, der physischen Verankerung der Seelenorganisation, reagiert die Blase besonders sensibel auf Disharmonien im Bereich der Interaktion der Seelenorganisation sowohl mit dem Sinnes-Nerven- wie auch mit dem Bewegungs-Stoffwechsel-System.

Der **akuten unkomplizierten Blasenentzündung** liegt zumeist eine Unterkühlung der Region des kleinen Beckens zugrunde, häufig auch der entsprechenden Reflexzonen, allen voran der Füße! Diese Unterkühlung deutet auf ein zu geringes Ergreifen der oberen Wesensglieder in dieser Region hin und kann zu einer Stockung in der Lebensorganisation führen, was ein unrhythmisches und unharmonisches Eingreifen der Seelenorganisation weiter begünstigt bzw. verstärkt.

Dies gilt es besonders bei **rezidivierenden Zystitiden** zu bedenken, bei denen es sehr darauf ankommt, zum einen den Organismus gerade im kleinen Becken wieder zu durchwärmen, zu entspannen und zu ergreifen, und zum anderen gezielt die Seelenorganisation zu harmonisieren und die dahinterstehenden Konflikte zu bearbeiten.

Besonders häufig findet man emotionale Themen des Zweifels und der Unsicherheit mit Erkrankungen der Blase vergesellschaftet. Sowohl auf körperlicher, seelischer wie auch geistiger Ebene lassen sich diese Beschwerden ideal mit konstitutioneller Therapie behandeln.

Integrativer anthroposophisch-naturheilkundlicher Therapieansatz

Allgemeine wichtige Grundlagen in der Behandlung bestehen darin, unbedingt eine ausreichende Trinkmenge warmer Getränke (gut geeignet sind Blasen-Nieren-Tees zur Erhöhung der Harnmenge) von mind. 2,5 l einzuhalten sowie wärmende Auflagen im Bereich des Unterbauches sowie der Füße durchzuführen. Auch eine Reduktion säurebildender Speisen zur Verringerung der Reizneigung des Organismus ist empfehlenswert.

Medikamentös steht es im Vordergrund, die akute Entzündung mit Komponenten von potenziertem Quarz und Silber und/oder dem Organpräparat zum Abheilen zu bringen und durch die pflanzlichen Urtinkturen sowohl der Entzündung zu begegnen als auch die Blase zu entspannen, zu durchwärmen und zu kräftigen. Häufig erfährt der Patient innerhalb von 30–60 min eine Linderung. Es ist ratsam, die Therapie, besonders die orale, für ca. 1 Woche weiterzuführen, um Rezidive zu vermeiden.

Injektionstherapie

- Cantharis Blasen Inject (Wala), s. c. an KG 3 und das Symphysengebiet, 1–3 × tgl. 1 ml; fördert ein harmonisches Eingreifen der Seelen- in die Blasenorganisation
- Vesica urinaria Gl D 30 (Wala), s. c. an den oberen Symphysenrand, 1 × tgl. 1 ml; zur Harmonisierung des entzündlichen Reizes zwischen Seelen- und Lebensorganisation
- Argentum/Berberis comp. (Weleda), s. c. in die Blasengegend, 3 ×/Woche bis 1 × tgl.; zur Integration der gestaltend-formenden Kräfte der Seelen- und Ich-Organisation
- Berberis/Apis comp. (Wala), s. c. beschwerdenah, bis 1 × tgl. 1 ml; zur Integration der Wärmeorganisation und Harmonisierung der Interaktion von Seelen- und Lebensorganisation im Bereich der Blasenorganisation

Medikamentöse Therapie

- Ceres Betula, 2–3 × tgl. 2–5 Tr. in Wasser; verbessert die Interaktion zwischen der Lebens- und Seelenorganisation und kann helfen, die Wärme- an die Lebensorganisation anzuschließen; zur Regulierung und Vitalisierung des Flüssigkeitsorganismus; fördert ein lebendiges harmonisches Fühlen und Fließen
- Ceres Equisetum arvense, 1–3 × tgl. 2–5 Tr. in Wasser; zur Harmonisierung von auf- und abbauenden Prozessen der Seelenorganisation in der Nieren- und Blasenorganisation; fördert die Integration von Strukturkräften der Ich-Organisation und Formkräften der Lebensorganisation in den Gesamtorganismus
- Ceres Urtica dioica, 1–3 × tgl. 2–5 Tr. in Wasser; unterstützt die Integration der Seelenorganisation in das Bewegungs-Stoffwechsel-System über die Nieren- und Blasenorganisation und regt die Ich-Organisation speziell zur Entwicklung einer gesunden Willenskraft an
- Ceres Solidago, 1–3 × tgl. 2–5 Tr. in Wasser; zur harmonischen Vereinigung der polaren Prozesse von Sinnes-Nerven- und Bewegungs-Stoffwechsel-System in der Blasen- und Nierenorganisation; emotionale Aspekte: starker Bezug zu Beziehungsthemen (Enttäuschungen, Ängste, Unsicherheiten)

Info

Solidago

An den Blüten der Goldrute lässt sich das „strahlige Prinzip“ erkennen (▶ **Abb. 13.1**), welches man in der Nierenstrahlung im menschlichen Organismus auch vorfinden kann. Gerade hier kann die Goldrute ansetzen und die polaren Prozesse von ab- und aufbauenden Stoffwechselabläufen in Einklang bringen.

- Cantharis Blasen Globuli (Wala), 3 × tgl. 5–10 Glob.; fördert ein harmonisches Eingreifen der Seelen- in die Blasenorganisation; besonders bei stark brennenden Schmerzen!
- Berberis/Apis comp. (Wala), 1–4 × tgl., akut auch 1–2 ×/h 5–10 Glob.; zur Integration der Wärmeorganisation und Harmonisierung der Interaktion von Seelen- und Lebensorganisation im Bereich der Blasenorganisation

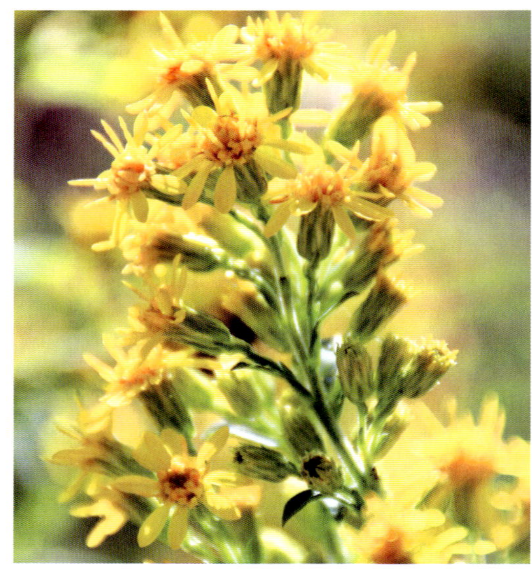

▶ **Abb. 13.1** Solidago.

- Thuja comp. N (Weleda), 3 × tgl. 1 Msp., zwischen den Mahlzeiten; zur Integration der gestaltend-formenden Kräfte von Seelen- und Ich- in die Lebensorganisation

Externa

- Cuprum metallicum praeparatum 0,4 % Salbe (Weleda), 2 × tgl. als Nieren- und Unterbaucheinreibung, mit Wärmeanwendung (z. B. Wärmflasche); zur Integration der Ich-/Wärmeorganisation; ggf. **ergänzen mit** Eucalyptus comp. Paste (Rezepturpräparat Apotheke an der Weleda), als warme Kompresse über Nacht; mit gleicher Wirkrichtung wie Cuprum

13.1.2 Rezidivierende Zystitiden/ Reizblase

Häufig liegt hier eine konstitutionelle Schwäche des **Urogenitalsystems** vor. Bereits in der Kindheit kann es Hinweise geben: spätes Trockenwerden, häufiger Harndrang, eine „nervöse Blase“. Meist leiden die betroffenen Patienten parallel unter chronischer Frösteligkeit, besonders der Extremitäten

Wie bereits bei der akuten Zystitis (S. 197) beschrieben, kommt es zu einer Schwäche mit Stockung der Lebensorganisation, die somit die Seelenorganisation nicht tief genug aufnehmen und halten kann. Es entwickelt sich ein unharmonisches Eingreifen der Seelen- in die Lebensorganisation und letztlich der Physischen Organisation in die Blasenregion. Eine chronische Überreizung und weitere Schwächung der Lebensorganisation führen zu den bekannten Symptomen.

Integrativer anthroposophisch-naturheilkundlicher Therapieansatz

Betroffen sind häufig Frauen von rezidivierenden Infekten der Harnwege. Auf der Ebene der Seelenorganisation liegen fast immer Konflikte im Bereich der partnerschaftlichen Beziehungen vor, die mit Angst, Sorge und einer großen Anspannung einhergehen. Um diese Patientinnen nachhaltig zu behandeln, ist es unumgänglich die Seelenorganisation in ein Gleichgewicht zu bringen, d. h. die emotionalen Themen zu bearbeiten. Dies kann sehr erfolgreich durch eine Kombination aus therapeutischem Gespräch (Biografie-Arbeit) und der Anwendung der Ceres-Urtinkturen gelingen. Es ist in jedem Fall in Erwägung zu ziehen, den Partner mit in die Therapie einzubeziehen.

Bei bereits sehr lang anhaltenden Beschwerden kann eine zusätzliche Therapie mit Heileurythmie, Musik- und/oder Kunsttherapie sehr förderlich sein.

Des Weiteren sollten die Lebens- und Physische Organisation regeneriert und gestärkt werden sowie eine Durchwärmung, im Sinne eines Wiederanschlusses des Nieren-Blasen-Gebiets an die Wärmeorganisation, der Patientinnen erreicht werden.

Im akuten Schub kann die rezidivierende Blasenentzündung wie die akute Zystitis (S. 197) behandelt werden. Nach Abklingen der hochakuten Beschwerden empfiehlt sich dann, mit Gaben von Organpräparaten in niedriger bis mittlerer Potenz die Blase zu stärken und die Blasenfunktion zu regulieren.

Injektionstherapie

- Vesica urinaria Gl D 5 /D 15/D 30 (Wala), s. c. im Gebiet zwischen KG 3 und dem Symphysenrand, 2–3 ×/Woche 1 ml, in aufsteigender und/oder absteigender Potenzfolge; zur Harmonisierung des entzündlichen Reizes zwischen Seelen- und Lebensorganisation und Regulierung der Bilde- und Regenerationskräfte der Lebens- in der Blasenorganisation

Medikamentöse Therapie

Praxistipp

Zu wählen ist eine Ceres-Urtinktur, die wesensgemäß oder der aktuellen Situation der Patientin am besten entspricht. Sehr häufig passt eine der folgenden Pflanzen: Solidago, Betula, Urtica, Tropaeolum und Equisetum. Die Dosierung kann sehr individuell aussehen, z. B. anfangs 3–5 × tgl. 1–3 Tr., bei längerfristiger Besserung langsame Dosisreduktion auf alle 2–3 Tage 1 Tr., s. dazu auch Kap. 13.1.1 Akute unkomplizierte Zystitis (S. 197).

- Ceres Glechoma hederacea, 1–3 × tgl. 2–5 Tr. in Wasser; wirkt Erstarrungs- und Verhärtungstendenzen entgegen durch Integration von Licht- und Wärmekräften in die Ich- und Wärmeorganisation, wirkt dabei harmonisierend auf die Seelenorganisation und vitalisierend auf die Lebensorganisation; speziell bei lang anhaltendem Krankheitsgeschehen und verzweifelter Gemütslage
- Ceres Sambucus nigra, 1–3 × tgl. 2–5 Tr. in Wasser; fördert die Durchwirkung des Gesamtorganismus durch die Wärmeorganisation und kann somit Wärme- und Bewusstheitsprozesse regulieren und harmonisieren
- Ceres Tropaeolum majus, 2–3 × tgl. 2–5 Tr. in Wasser; zur Durchdringung des kleinen Beckens mit Wärme- und Lichtkräften der Wärme- und Ich-Organisation
- Argentum nitricum comp. (Wala), akut 1–2 ×/h 5–10 Glob., dann 3 × tgl. 5–10 Glob.; zur Harmonisierung und Strukturierung aufbauender Stoffwechselprozesse bei Infektionen
- Neurodoron Tbl. (Weleda), 3 × tgl. 1–3 Tbl.; zur Stabilisierung des Sinnes-Nerven-Systems und Gesamtorganismus

Externa

- Kupfersalbe rot (Wala), mehrmals tgl., besonders abends, im Bereich des Unterbauches und der LWS (Nierenreflexzone) einreiben, mit Wärmeanwendung kombinieren; zur Anregung der Durchwärmung des Gesamtorganismus die Fußsohlen sowie Schienbeine dünn einreiben

- Rotöl (verschiedene Hersteller), als Einreibungen im Bereich des Unterbauches und LWS sowie der Innenseite der Oberschenkel; zur Durchlichtung und Durchwärmung

Praxistipp

Die Einreibungen mit Rotöl können ggf. mit frischer Zugabe einiger Tropfen der entsprechenden Ceres-Urtinktur (in der Hand mischen) erfolgen. Sie werden von den Patienten zumeist als sehr wohltuend empfunden.

13.2 Erkrankungen der Niere

Die Niere ist ein wichtiges Organ, über das sich die Seelenorganisation mit dem Gesamtorganismus verbindet und den Organismus aufbauend durchimpulsiert, s. dazu auch Kap. 2.6.3 (S. 43).

Erkrankungen der Niere führen damit zu einer gestörten Verbindung der Seelenorganisation mit dem übrigen Organismus, die sich auch im Verhältnis zu den Mitmenschen, der Kommunikation auf gleicher Ebene, auswirken kann.

13.2.1 Glomerulonephritis

Die Glomerulonephritis zählt nach anthroposophischem Verständnis zu den Sklerose-Erkrankungen, im Sinne einer Überbetonung des Sinnes-Nerven-Systems. Die zumeist übermäßig abbauend tätige Seelenorganisation führt über die akute Entzündung (als Versuch der Kompensation) zu den sklerotischen Veränderungen im glomerulären System.

Die Niere als „Hauptorgan" der Seelenorganisation unterliegt besonders direkt den Auswirkungen einer übersteigerten Funktion der Seelenorganisation. Häufig ist auch eine Wärmehaushaltsstörung zu beobachten, die meist parallel mit einer zu schwachen strukturierenden Wirkung der Ich- auf die Seelenorganisation einhergeht.

Integrativer anthroposophisch-naturheilkundlicher Therapieansatz

Von großer Relevanz sind somit Wärmezuführung, Ruhe und die individuelle Auseinandersetzung mit den Themen der Ich- und Seelenorganisation, s. dazu auch Kap. 13.1.2 (S. 198) und Kap. 13.2.2 (S. 201).

Die medikamentöse Therapie soll bewirken, dass sich die übermäßig abbauende Seelenorganisation entkrampft und wieder sinnvoll in eine aufbauende Funktion in ihrem Hauptorgan integrieren kann. Daneben ist eine ressourcenbetonte Beratung ratsam.

Injektionstherapie

- Renes/Cuprum (Wala), s. c. in die Nierenreflexzone, 1 × tgl. bis 3 ×/Woche; zur Stärkung der Regenerations- und Bildekräfte der Lebens- in der Nierenorganisation und Verankerung der Seelenorganisation im aufbauenden Stoffwechsel
- Renes Gl D 12 **im Wechsel mit** D 30 (Wala), s. c. in die Nierenreflexzone, 1 × tgl. bis 3 ×/Woche 1 ml; zur Harmonisierung des entzündlichen Reizes
- Pancreas/Meteoreisen (Wala), s. c., 1 × tgl. bis 2 ×/Woche; bei Albuminurie, zur Strukturierung des Eiweißstoffwechsels
- nicht onkologische Misteltherapie, z. B. Iscucin (Wala); bei allgemeinen funktionellen Störungen des Wärmehaushalts (Anwendungsempfehlungen der Hersteller beachten!)

Medikamentöse Therapie

- Ceres Solidago, akut bis zu 5 × tgl. 1–3 Tr. in Wasser, bis 3 Wochen nach Abklingen weiternehmen (dann in niedrigerer Dosierung ausschleichen); zur harmonischen Vereinigung der polaren Prozesse von Sinnes-Nerven- und Bewegungs-Stoffwechsel-System in der Blasen- und Nierenorganisation; emotionale Aspekte: starker Bezug zu Beziehungsthemen (Enttäuschungen, Ängste, Unsicherheiten)
- Equisetum cum Sulfure tostum D 3 Trit. (Rezepturpräparat Apotheke an der Weleda), 3–5 × tgl. 1 Msp.; als Urbild der gesunden Nierenfunktion mit Anregung der Aussscheidung und „Einscheidung"

- Ceres Equisetum arvense, 1–3 × tgl. 2–5 Tr. in Wasser; zur Harmonisierung von auf- und abbauenden Prozessen der Seelenorganisation in der Nieren- und Blasenorganisation; fördert die Integration von Strukturkräften der Ich-Organisation und Formkräften der Lebensorganisation in den Gesamtorganismus
- Olivenit D 6 Trit. (Weleda), 2 × tgl. 1 Msp.; zur Anregung des aufbauenden Substanzstroms und bei entzündlichen Nierenerkrankungen
- Pancreas/Equisetum Globuli (Wala), 3 × tgl. 10–15 Glob.; bei Albuminurie, zur Strukturierung des Eiweißstoffwechsels
- zur **Nachbehandlung** (bei Bedarf): Renodoron (Weleda), 3 × tgl. 1–2 Tbl., **oder** Silex-Lapis cancri solutus D 6 (Weleda), [D 4 und D 15 Rezepturpräparat Apotheke an der Weleda] 1–3 × tgl. 5–10 Tr.; zur Harmonisierung der rhythmischen Funktionen von Wahrnehmung (Kiesel) und aufbauender Gestaltung; hält die Kalkprozesse im Lebendigen am Fließen

Praxistipp
Zur Bearbeitung der individuellen Thematik der Ich-Organisation empfiehlt sich der Einsatz der wesensgemäßen Ceres-Urtinktur (manchmal auch parallel zu Ceres Solidago).

Externa

- Cuprum metallicum praeparatum 0,4 % Salbe (Weleda), 2 × tgl. als Niereneinreibung und Wärmeanwendung; zur Durchwärmung über die Nierenreflexzone und Stärkung der Nierenorganisation; bei degenerativen Erkrankungen
- Kupfersalbe rot (Wala), 2 × tgl. als Niereneinreibung und Wärmeanwendung; zur Durchwärmung und Kräftigung der Nierenorganisation über die Nierenreflexzone; zur Harmonisierung der Seelenorganisation

Praxistipp
Die Anwendung der Einreibungen mit Kupfersalbe ist auch während der Nachbehandlung weiterzuführen! Hier können noch 1–3 Tr. Ceres Solidago in der Hand zur Salbe beigemischt und eingerieben werden.

- Equisetum-Wickel mit Equisetum-Essenz (Wala), 2 TL auf 250 ml warmes Wasser geben, ein Baumwolltuch darin tränken, auf die Nierenzone auflegen und mit einem großen Wolltuch oder einer -decke den Patienten einwickeln, ggf. zusätzlich eine Wärmflasche auf den Wickel auflegen; der Wickel sollte 15–20 min einwirken, danach eine Nachruhezeit von ca. 30 min einhalten

13.2.2 Pyelonephritis

Die Niere verbindet das Sinnes-Nerven- mit dem Bewegungs-Stoffwechsel-System, indem sie von den Funktionen des Sinnes-Nerven-Systems in die Stoffwechselfunktion eintaucht (Einscheidung/Ausscheidung). Sie verbindet in sich somit 2 polare Tendenzen und reagiert besonders empfindlich auf die unterschiedlichen Störfaktoren, z. B. Kälte, Schock und zu starke gedankliche Einflüsse aus der Umwelt, die nicht adäquat durch innerliche Auseinandersetzung beantwortet werden.

Zumeist entwickelt sich die Pyelonephritis aus einer heftigen Zystitis als sog. aufsteigende Harnwegsinfektion.

Integrativer anthroposophisch-naturheilkundlicher Therapieansatz

Therapeutisches Ziel sollte sein, die Lebensorganisation zu stärken, die Seelenorganisation zu harmonisieren und darüber hinaus noch stärker die Wärmeorganisation, den Sitz der Ich-Organisation, zu kräftigen und zu unterstützen, gestaltend und strukturierend auf den Organismus einzuwirken, s. dazu auch Kap. 13.1.2 (S. 198).

Zum einen bedeutsam ist dies bei der Wahl der medikamentösen Therapie, zum anderen auch bei der salutogenetischen Beratung, die sehr gut kombinierbar mit der konstitutionellen Therapie der Ceres-Urtinkturen ist: Sehr häufig geht es um die Individualität der Patienten, das „Ich“, das sich in Beziehungen zu anderen nicht richtig entfalten und erfahren kann. Das Thema der Beziehungsfähigkeit im Allgemeinen wie auch im partnerschaftlichen Sinne ist oft schwierig. Ressourcenbetonte Beratung, mit dem Ziel, die eigene Individualität als vollständig und eigenständig zu erfahren, sollte die medikamentöse Therapie unbedingt ergänzen.

Bei starker psychisch-emotionaler Komponente können sowohl Musik- und Gestalttherapie wie auch Heileurythmie das Therapiekonzept wirkungsvoll ergänzen.

Injektionstherapie

- Renes/Argentum nitricum (Wala), s.c. in die Nierenreflexzone, 1×tgl. bis 3×/Woche; zur Harmonisierung auflösender Entzündungsprozesse in der Niere
- Mischinjektion: Equisetum arvense Silicea cultum D2 (Weleda) **und** Renes regio pyelorenalis Gl D5 (Wala), s.c. in die Nierenreflexzone, im akuten Stadium bis 2×tgl. 1 ml; zur Harmonisierung der auf- und abbauenden Prozesse der Seelenorganisation in der Niere
- zur **Nachbehandlung**: Renes/Cuprum (Wala), s.c. in die Nierenreflexzone, 2×/Woche für 3 Wochen 1 ml, dann 1×/Woche 1 ml für weitere 3 Wochen; Nierenspezifikum, das sowohl akut wie chronisch die Nieren kräftigen und regulieren kann – funktionell, organisch wie auch bei analogen emotionalen Beschwerden!

Medikamentöse Therapie

- Argentum nitricum comp. (Wala), akut 1–2×/h 5–10 Glob., dann 3×tgl. 5–10 Glob.; zur Harmonisierung und Strukturierung aufbauender Stoffwechselprozesse bei Infektionen
- Ceres Solidago, 1–3×tgl. 3–5 Tr. in Wasser, bis 3 Wochen nach Abklingen weiternehmen; zur harmonischen Vereinigung der polaren Prozesse von Sinnes-Nerven- und Bewegungs-Stoffwechsel-System in der Blasen- und Nierenorganisation; emotionale Aspekte: starker Bezug zu Beziehungsthemen (Enttäuschungen, Ängste, Unsicherheiten)
- Ceres Equisetum arvense, 1–3×tgl. 2–5 Tr. in Wasser; zur Harmonisierung von auf- und abbauenden Prozessen der Seelenorganisation in der Nieren- und Blasenorganisation; fördert die Integration von Strukturkräften der Ich-Organisation und Formkräften der Lebensorganisation in den Gesamtorganismus
- Equisetum cum Sulfure tostum D3 Trit. (Weleda), 3–5×tgl. 1 Msp.; zur Anregung der Nierentätigkeit im aufbauenden Stoffwechsel
- zur **Nachbehandlung** (bei Bedarf): Solutio Siliceae comp. D3 (Weleda), 2–3×tgl. 10 Tr. in Wasser; zur Anregung der organismusgerichteten Nierentätigkeit

Praxistipp
Bei chronischem Verlauf empfiehlt sich zusätzlich die Gabe von Equisetum/Viscum Globuli (Wala), 2–3×tgl. 10 Glob.; zur Harmonisierung des Ineinanderwirkens von Seelen- und Lebensorganisation in der Nierenorganisation.

Externa

- Cuprum metallicum praeparatum 0,4% Salbe (Weleda), 2×tgl. als Niereneinreibung und Wärmeanwendung; zur Durchwärmung über die Nierenreflexzone und Stärkung der Nierenorganisation bei degenerativen Erkrankungen
- Kupfersalbe rot (Wala), 2×tgl. als Niereneinreibung und Wärmeanwendung; zur Durchwärmung und Kräftigung der Nierenorganisation über die Nierenreflexzone; zur Harmonisierung der Seelenorganisation

Praxistipp
Die Anwendung der Einreibungen mit Kupfersalbe ist auch während der Nachbehandlung weiterzuführen! Hier können noch 1–3 Tr. Ceres Solidago in der Hand zur Salbe beigemischt und eingerieben werden.

- Orbis Silber-Textil-Folie violett (Bezug z.B. über die Apotheke an der Weleda) im akuten Schub/ Stadium auflegen, analog der Argentum metallicum praeparatum Salbe 0,4%, 1×bis mehrmals tgl.; zur Integration der Seelen- und Ich-Organisation in den aufbauend-gestaltenden Stoffwechsel

13.2.3 Urolithiasis

Der Urolithiasis liegt zumeist eine geschwächte Lebensorganisation zugrunde. Sie vermag es nicht mehr, die mineralischen Komponenten des Harns in ihrem ureigenen Medium – dem wässrigen Kolloid – in Lösung zu halten. Die physiologischen Minerale fallen aus und bilden Konkremente.

Häufig geht diese Schwächung der Lebensorganisation auf eine Auskühlung des Organismus zurück, auf die die Niere besonders empfindlich reagiert. Diese Auskühlung wird häufig mitverursacht durch die zu schwache Integration der Wärmeorganisation im Organismus sowie die zu stark zum Sinnes-Nerven-System hin orientierte Aktivität der Seelenorganisation.

Zusätzlich besteht meist eine Schwäche der Seelenorganisation: Sie strukturiert („beseelt") die Lebensorganisation in zu geringem Maße. Auch die Ich-Organisation bedarf zumeist einer Unterstützung durch z. B. die Anregung des Wärmeorganismus!

Integrativer anthroposophisch-naturheilkundlicher Therapieansatz

Ist eine Steinbildung bereits eingetreten, kann diese nur sehr bedingt naturheilkundlich behandelt werden. Es geht – nach dem Abgang oder der operativen Entfernung – um die Stärkung der Lebensorganisation, um eine erneute mineralische Ausfällung zu verhindern. Die Arzneimittel hierzu sind im Folgenden beschrieben.

Daneben sind die emotionale Aufarbeitung der individuellen Themen in Gesprächstherapie, Kunsttherapien sowie Heileurythmie sinnvoll.

Injektionstherapie

- Renes/Cuprum (Wala), s.c. in die Nierenreflexzone, 1 × tgl. bis 3 ×/Woche; zur Stärkung der Regenerations- und Bildekräfte der Lebens- in der Nierenorganisation und Verankerung der Seelenorganisation im aufbauenden Stoffwechsel
- Cuprum aceticum comp. (Wala), s.c. in die Nierenreflexzone, 1 × tgl. bis 3 ×/Woche; zur Spasmolyse der verhakten Seelenorganisation; bei ausgeprägter Krampfsymptomatik und bei Schmerzen

Medikamentöse Therapie

- Renodoron (Weleda), 3 × tgl. 1–2 Tbl., **oder** Silex-Lapis cancri solutus D 6 (Weleda), bzw. D 15 (Rezepturpräparat Apotheke an der Weleda), 1–3 × tgl. 5–10 Tr., a.c.; zur Harmonisierung der wahrnehmenden (Sinnes-Nerven-System – Kiesel) und substanzaufbauenden Kräfte (Bewegungs-Stoffwechsel-System – Kalk)

Info

Renodoron

Im Präparat Renodoron sind Fintstein (Kiesel) und Lapis cancri (Magensteine des Flusskrebses) zusammen verarbeitet, in Silex-Lapis cancri solutus durch Weinessig innig pharmazeutisch miteinander verbunden.

- Juniperus/Berberis comp. (Wala), 1–3 × tgl. 1 Kps., p.c., mit reichlich Wasser; zur Anregung der Lebens- und Ich-Organisation in der Nierenregion
- Ceres Solidago, 1–3 × tgl. 3–5 Tr. in Wasser; zur harmonischen Vereinigung der polaren Prozesse von Sinnes-Nerven- und Bewegungs-Stoffwechsel-System in der Blasen- und Nierenorganisation
- Ceres Taraxacum, 1–3 × tgl. 2–5 Tr. in Wasser; zu Anregung des Flüssigkeitsorganismus und Vitalisierung der Lebensorganisation sowie einer innigen Verbindung der Regulationskräfte der Ich- mit der Lebensorganisation; zur Vitalisierung der Lebensorganisation, um Stockungen entgegenzuwirken und eine Anregung des Fließens aller Säfte zu fördern

Externa

- Kupfersalbe rot (Wala), als Nieren- und Oberbaucheinreibung, mit Wärmflasche kombinieren, **im Wechsel mit** Cuprum/Nicotiana Unguentum (Wala), je 1 × tgl.; zur Integration der Seelenorganisation in den Aufbaustoffwechsel und zur Entspannung/Entkrampfung (Förderung des Ausatmens)

14 Erkrankungen der Schilddrüse

14.1
Einleitung

Die Schilddrüse steht in besonderer Weise als Schaltstelle zwischen dem Bewegungs-Stoffwechsel- und Sinnes-Nerven-System und der Seelen- und Ich-Organisation. So vermittelt sie Kräfte, die aus dem Bewegungs-Stoffwechsel-System entstehen und sozusagen zu ihr „aufsteigen" als Bewusstseinskräfte an die Seelenorganisation weiter. Über die Willensorganisation steht sie dabei in engem Bezug zur Ich-Organisation. Von dort aus wirkt sie in den bewussten Willen hinein und bildet die Grundlage für willkürliche bewusste Tätigkeit. Emotionalität soll hier bewusst wahrgenommen und durch die Ich-Organisation gesteuert werden. Rudolf Steiner spricht von der Schilddrüse als „Gehirn des Stoffwechsels" ([61], S. 826).

Hierbei lässt sich bereits die Wichtigkeit von biografisch orientierter Gesprächstherapie, gerade bei chronischen Schilddrüsenerkrankungen, erkennen: Über das salutogene therapeutische Gespräch kann die Ich-Organisation angesprochen werden, die häufig dramatisch erlebten Schwankungen der Seelenorganisation direkt zu regulieren.

Schilddrüsenhormone sind wesentlich an der Bildung des fetalen Gliedmaßensystems beteiligt.

14.2
Schilddrüsenvergrößerung

Organvergrößerungen weisen hin auf eine zu geringe leibgebundene, strukturierende und gestaltgebende Wirksamkeit der Ich- und Seelenorganisation im Bereich der Schilddrüse; die Lebensorganisation kann in ihrer Funktion schier grenzenlos walten und zur Hypertrophie führen.

14.2.1 Euthyreote Struma

Es gibt 2 Formen der Struma: die **Struma diffusa**, die zumeist im Jugendlichenalter auftritt und der eben ein zu geringes Eingreifen der Ich- und Seelenorganisation zugrunde liegt, und die **Struma nodosa**, die sich vermehrt im höheren Alter entwickelt. Sie fußt auf einer Dominanz der abbauend wirkenden Bewusstseinskräfte, die sklerotisierend das Schilddrüsengewebe umbauen.

Therapeutisch kann man durch eine festere Verankerung der Ich-Organisation beide Arten der Struma behandeln.

Integrativer anthroposophisch-naturheilkundlicher Therapieansatz

Wie bereits erwähnt, ist auch bei euthyreoter Stoffwechsellage bereits eine biografisch-konstitutionelle Behandlung indiziert, da die Schilddrüsenfunktion schon durch geringe weitere Auslöser sehr schnell in eine pathologische Richtung abweichen kann.

Emotionale Themen haben oft einen Bezug zum Thema Schuld, Verpflichtung und Verantwortung bzw. zur Frage: Wie gehe ich konstruktiv zu meinem Wohle und dem Wohle meiner Umwelt mit meiner aktiven Willenskraft um? Eine Begleitung durch die individuell passende Ceres-Urtinktur kann hier heilsam sein.

Heileurythmie kann sehr hilfreich wirken; besonders durch die Nähe des Kehlkopfes zur Schilddrüse kann man über einen gezielten Einsatz von Sprache die Schilddrüse beeinflussen.

Injektionstherapie

- Glandula thyreoidea Gl D6 bzw. D15 (Wala), s. c. an Schilddrüse oder an 3E 15; zur Stärkung der regulativen Kräfte in der Schilddrüse, besonders im Bereich der Bildekräfte (Lebensorganisation)

Medikamentöse Therapie

- Colchicum comp. (Wala), 1–3 × tgl. 5–10 Glob.; fördert ein wirksames Eingreifen der Seelenorganisation in die Schilddrüse und damit ein strukturelles Durchgestalten
- Spongia comp. (Wala), 3 × tgl. 5–10 Glob.; fördert die Integration der Ich- in die Schilddrüsen-

organisation, um die Interaktionen zwischen Seelen- und Lebensorganisation zu regulieren; gerade bei Jodmangelzuständen oder im juvenilen Alter; evtl. **kombinieren mit** Cuprit D 6 Trit. (Rezepturpräparat Apotheke an der Weleda), 2–3 × tgl. 1 Msp.; zur Förderung der Regulation der Schilddrüse durch die Ich-Organisation

Externa

- Cuprum metallicum praeparatum 0,4 % Salbe (Weleda) **oder** Kupfersalbe rot (Wala), je 1–2 × tgl. die Schilddrüse einreiben; zur Integration des Wärmeorganismus in die Schilddrüsenorganisation

14.3 Stoffwechselstörungen der Schilddrüse

Die Schilddrüse und die Schilddrüsenhormone sind Werkzeug der Seelenorganisation, über die sie vom Bewusstseinspol den Leib ergreift und intentionale Willenstätigkeit ermöglicht. Im gesunden Zustand wirkt die Seelenorganisation von oben (Schilddrüse) und unten (Nieren-Nebennieren-System) harmonisch ineinander und miteinander, gesteuert von der übergeordneten Instanz des Hypothalamus-Hypophysen-Systems.

Im Krankheitsgeschehen der Schilddrüse verselbstständigt sich die Seelenorganisation und wirkt entweder zu stark abbauend-bewusstseinsbildend oder zu schwach, sodass die aufbauenden Stoffwechselprozesse der Lebens- von der Seelenorganisation nicht genug ergriffen werden können.

14.3.1 Hyperthyreose

Bei der Hyperthyreose löst sich die Seelenorganisation aus ihrem physiologischen Wirkort, dem Nieren-Nebennieren-System, und greift übermäßig stark über die Schilddrüse in den Organismus ein. Ihre Wirksamkeit im aufbauenden Stoffwechsel (s. Nierenstrahlung, ▶ **Tab. 2.7**) lässt nach.

Es entstehen damit die Symptome ihrer überschießend abbauenden Aktivität: sowohl vom Bewegungs-Stoffwechsel-System aus mit körperlicher Unruhe, starker Schweiß- und Wärmebildung als auch vom Sinnes-Nerven-System aus mit überbetonter Wachheit der Sinne und des Denkens sowie emotionaler Agitiertheit.

Des Weiteren treibt die Seelenorganisation auch das Rhythmische System zu Höchstleistungen an: hohe bis sehr hohe Blutdruck- und Pulswerte, Tachykardie und Extrasystolie gehören zum Erkrankungsbild.

Integrativer anthroposophisch-naturheilkundlicher Therapieansatz

In der Anamnese sind schockartige Erlebnisse zu erfragen, die gut therapeutisch begleitet sein möchten. Häufig leiden Patienten mit hyperthyreoter Stoffwechsellage unter ungesund erhöhten Selbstansprüchen, sind Workaholics, Übermütter/-väter oder beides, s. dazu auch Kap. 14.2.1 (S. 204).

Auf die Wichtigkeit von salutogener Begleitung, konstitutioneller Therapie und Heileurythmie wurde bereits bei der euthyreoten Struma (S. 204) verwiesen.

Injektionstherapie

- Thyreoidea comp. (Wala), s. c. an 3E 15, 2–3 ×/Woche; zur Stärkung der Lebensorganisation in der Schilddrüse und Rückführung der Seelenorganisation in den Nieren-Nebennieren-Bereich
- Thyreoidea/Ferrum (Wala), s. c., 2–3 ×/Woche; zur Regulierung der Schilddrüsenfunktion über die Ich-Organisation; Basistherapie bei leichter bis mittelschwerer Hyperthyreose

Medikamentöse Therapie

- Thyreoidea/Ferrum Globuli (Wala), 3 × tgl. 5–10 Glob.; zur Regulierung der Schilddrüsenfunktion über die Ich-Organisation
- Thyreoidea comp. (Wala), 1–3 × tgl. 5–10 Glob.; zur Stärkung der Lebensorganisation in der Schilddrüse und Rückführung der Seelenorganisation in den Nieren-Nebennieren-Bereich
- Ceres Lycopus europaeus, 1–3 × tgl. 2–5 Tr. in Wasser; harmonisiert die Seelenorganisation bei übermäßiger Wirksamkeit im Bewegungs-

Stoffwechsel-System, die auf die vegetativen Rhythmen und das Rhythmische System übergreift, z. B. bei hyperthyreoter Tachykardie und zur Ökonomisierung und Rhythmisierung des Gesamtstoffwechsels; kann helfen, den eigenen Rhythmus zu finden und zu stabilisieren

- Colchicum, Tuber Rh D6 Dilution (Weleda), 3 × tgl. 20 Tr.; speziell bei hyperthyreoter Unruhe und Angst
- Cuprit D3/D6 Trit. (Weleda), 3–4 × tgl. 1 Msp.; zur Regulierung der Schilddrüse über die Ich-Organisation und zum Einbinden der Seelenorganisation in den aufbauenden Stoffwechsel
- Cardiodoron mite Dilution (Weleda), 2–3 × tgl. 15–20 Tr.; zur Unterstützung des Rhythmischen Systems; besonders bei Tachykardie, Extrasystolie
- Bryophyllum Argento cultum Rh D3 Dilution (Weleda), 1 × tgl. (abends) 10–15 Tr.; besonders bei seelischer Überreiztheit und Unruhe
- Ceres Fraxinus excelsior, 1–3 × tgl. 2–5 Tr. in Wasser; zur Integration immunmodulatorischer Kräfte der Ich-Organisation und Harmonisierung von Abgrenzungsprozessen innerhalb der Seelenorganisation; bei entsprechender seelischer Disposition und Übernahme zu großer Verantwortlichkeit; speziell in Bezug zu autoaggressiver Tendenz
- Thyreoidea/Thymus comp. (Wala), 1 ×/Woche bis 1 × tgl. 5–10 Glob.; speziell bei hyperthyreoter Durchfallneigung (Morbus Basedow!)

Externa

- Ferrum metallicum 0,4 % Salbe (Rezepturpräparat Apotheke an der Weleda), 1 × tgl. als Salbenlappen 30–60 min auf die Schilddrüse; zur Integration der ordnenden Ich-Organisation

14.3.2 Hypothyreose

Die Hypothyreose kann als Sklerose-Erkrankung gesehen werden: Die Seelenorganisation zieht sich aus dem Gebiet der Schilddrüse zurück und reduziert ihre Wirksamkeit im Gesamtorganismus. Dies bedingt über die zu schwache Nierenstrahlung (▶ **Tab. 2.7**) eine zu geringe Tonisierung der Lebensorganisation, was zu Ödemen und Stase führt.

Aufgrund der verminderten Impulsierung des Stoffwechsels entsteht kaum Wärme, was es der Ich-Organisation auf der körperlichen Ebene weiter erschwert, sich mit dem Physischen zu verbinden. Diese Situation entspricht in etwa der Nachtseite des menschlichen Bewusstseins, s. dazu auch Kap. 7.3.3 (S. 132).

Integrativer anthroposophisch-naturheilkundlicher Therapieansatz

Generell ist sehr häufig eine Anregung und Regulierung der Stoffwechseltätigkeit angezeigt, s. dazu auch Kap. 12.3.2 (S. 190) und Kap. 13.2 (S. 200). Ödematöse Erscheinungen lassen sich gut, wie zu den Erkrankungen des Herz-Kreislauf-Systems in Kap. 12.1.2 (S. 181) und Kap. 12.4.2 (S. 193) beschrieben, behandeln. Rhythmische Einreibungen und Heileurythmie sind sehr sinnvoll.

Häufig entsteht eine Hypothyreose aus einer ausgebrannten Hyperthyreose, z. B. im Rahmen einer Basedow-Erkrankung oder anderer Entzündungen. Es können auch seelisch-biografische Ursachen vorliegen, z. B. schwerwiegende Belastungen, Schocksituationen u. Ä., die dazu führen, dass sich die oberen Wesensglieder aus dem Wesensgliedergefüge zurückziehen. Therapeutisch wichtiger Ansatzpunkt kann die Frage sein: Was begeistert mich? Wofür kann ich mich erwärmen/brennen? Eine nachhaltige konstitutionell-biografische Begleitung ist hier sehr sinnvoll.

Injektionstherapie

- Thyreoidea/Ferrum (Wala), s. c. an 3E 15, 1–3 ×/Woche; zur Regulierung der Schilddrüsenfunktion über die Ich-Organisation
- Glandula thyreoidea Gl D6/D15 (Wala), s. c., 1–3 ×/Woche; zur Kräftigung und Vitalisierung der Schilddrüse
- Glandula suprarenalis dextra cum Cupro Gl (Wala); zur Aktivierung der Seelenorganisation (S. 43) und Verankerung im Bewegungs-Stoffwechsel-System; s. c., je 2 ×/Woche; zur Harmonisierung der Organfunktion bei Schwäche- und Erschöpfungszuständen und zur Stärkung der Lebensorganisation im aufbauenden Stoffwechsel

- Renes/Cuprum (Wala), s. c. in der Nierenreflexzone, 2–3 ×/Woche; zur Verankerung der Seelenorganisation im Bewegungs-Stoffwechsel-System (S. 206)

Medikamentöse Therapie

- Hypophysis Gl D 6 (Wala), 3 ×/Woche 1 Ampulle, p. o. (insgesamt 10 Ampullen), **gefolgt von** Glandula thyreoidea Gl D 6 (Wala), 3 ×/Woche 1 Ampulle, p. o. (insgesamt 10 Ampullen); zur Anregung der hypophysären Regulation und Aktivierung der Schilddrüse
- Ceres Hedera helix, 2–3 × tgl. 2–5 Tr. in Wasser; zur Aktivierung der Seelen- und Ich-Organisation im Gesamtorganismus mit anregender Wirkung auf die Schilddrüse; kann bei analogen emotional-geistigen Schwierigkeiten der Bewusstwerdung heilsam sein
- Ceres Rosmarinus, 2 × tgl. (morgens und mittags) 2–5 Tr.; zur Verankerung der Ich-Organisation und Vitalisierung durch die Seelenorganisation im Organismus; speziell bei hypotoner und depressiver Gesamtsituation
- Ceres Hypericum., 1–3 × tgl. 1–3 Tr. in Wasser; zur Integration der Wärme- und Ich-Organisation mit Licht- und Wärmekräften bei Energiemangel und depressiver Stimmungslage
- Levico Dilution D 1 (Weleda), 3 × tgl. 5 Tr.; zur Anregung einer rhythmischen Verbindung von Seelen- und Ich-Organisation mit dem aufbauenden Stoffwechsel; besonders bei Erschöpfung, Hypotonie und Angst; **oder** Levico comp. Globuli (Wala), 2–3 × tgl. 5–10 Glob.; zur Anregung des dynamisierenden Eingreifens der Ich- und Seelenorganisation in den Aufbaustoffwechsel
- Skorodit D 6/D 10 Trit. (Rezepturpräparat Apotheke an der Weleda), 2–3 × tgl. 1 Msp.; zur stärkeren Einbindung der Ich- und Seelenorganisation in den Gesamtorganismus

Externa

- Kupfersalbe rot (Wala), **im Wechsel mit** Ferrum metallicum 0,4 % Salbe (Rezepturpräparat Apotheke an der Weleda), je 1–3 × tgl. als Schilddrüseneinreibung; zur Anregung der Seelenorganisation in der Schilddrüse

14.4 Autoimmunerkrankungen der Schilddrüse

Die Autoimmunerkrankungen der Schilddrüse treten symptomatisch ähnlich einer Über- bzw. Unterfunktion in Erscheinung. Sie deuten, ebenfalls ähnlich wie diese, auf einen pathologischen Verselbstständigungsprozess hin: hier vermittelt über Autoantikörper als Ausdruck davon, dass die Schilddrüse als Organ der Seelenorganisation als Fremdkörper „fehlgedeutet“ wird und die Seelenorganisation durch dieses Werkzeug nicht mehr richtig wirken kann.

14.4.1 Hashimoto-Thyreoiditis

Die Seelenorganisation ist in der Regel vor Ausbruch der Erkrankung zu schwach mit dem Bewegungs-Stoffwechsel-System verbunden und eher im Sinnes-Nerven-System gefangen (neurasthenische Konstitution), was zu einer zu geringen Nierenstrahlung (► **Tab. 2.7**) führt. Auch die Ich-Organisation ist relativ schwach mit dem Organismus verbunden.

Der Beginn der Erkrankung kann als ein Versuch gesehen werden, den Leib endlich stärker mit der Ich- und Seelenorganisation zu ergreifen. Es entsteht eine akute Entzündung, mit zumeist hyperthyreoter Stoffwechsellage. In dieser floriden Entzündungsphase greifen sozusagen die Kräfte des Bewegungs-Stoffwechsel-Systems übermächtig auf die Schilddrüse über. Anamnestisch bedeutsam kann es in diesem Zusammenhang sein, biografische/berufliche Herausforderungen vor Ausbruch der Erkrankung zu erfragen, die zu dem beschriebenen Ungleichgewicht der Wesensglieder geführt haben könnten.

Im chronifizierten Verlauf klingt die akute Entzündlichkeit ab, und es entwickelt sich eine Sklerosetendenz als Ausdruck der nun übersteigerten Kräfte des Sinnes-Nerven-Systems und der konstitutionellen Schwäche des Bewegungs-Stoffwechsel-Systems; die Schilddrüse ist „ausgebrannt“ durch die akute Entzündung und kühlt durch die chronische Reizung weiter aus. Seelen- und Ich-Organisation resignieren und ziehen sich aus dem Wesensgliedergefüge zurück – eine pathologische, schlafähnliche Situation entwickelt sich.

Im Laufe der Zeit wird das Parenchym durch bindegewebige Strukturen ersetzt, was eine Reduktion der Schilddrüsenfunktion mit sich bringt.

Die autoimmunen Prozesse deuten auf ein zu schwaches Wirken der Ich-Organisation im Organismus.

Cave

Häufig treten andere autoaggressive Erkrankungen, z. B. der Leber, Sjögren-Syndrom u. a., mit der Hashimoto-Thyreoiditis vergesellschaftet auf!

Integrativer anthroposophisch-naturheilkundlicher Therapieansatz

Anamnestisch sind Traumata abzuklären bzw. Fragen zu finden, warum sich die Schilddrüse als Organ der willentlichen Aktivität autoaggressiv zerstört. Häufig liegen tiefgreifende Verletzungen im Bereich des Familiensystems vor. Hier ist die konstitutionell-biografische Therapie sehr sinnvoll!

Allgemeines: Bei der Ernährung ist, wie bei der Hyperthyreose, auf jod- und phosphatarme Lebensmittel zu achten! Daneben ist Heileurythmie angeraten.

Injektionstherapie

- Glandula thyreoidea Gl D 15 (Wala), s. c., 2–3 ×/Woche; zur Regulation der Schilddrüse
- Glandula thyreoidea Gl D 6 (Wala), s. c., 2–3 ×/Woche; zur Anregung und Kräftigung der Schilddrüse bei hypothyreoter Stoffwechsellage
- Glandula thyreoidea Gl D 30 (Wala), s. c., 2–3 ×/Woche (auch p. o. Anwendung möglich); bei akut entzündlicher oder hyperthyreoter Situation
- Renes/Cuprum (Wala), s. c. in die Nierenreflexzone, 1–2 ×/Woche; zur Verankerung der Seelenorganisation im Bewegungs-Stoffwechsel-System
- Stibium metallicum praeparatum D 20, D 10, D 6 (Weleda), s. c., 2–3 ×/Woche; zur Unterstützung der ordnenden Funktion der Ich-Organisation

Medikamentöse Therapie

- Ferrum metallicum praeparatum D 6 (Weleda), D 20 (Rezepturpräparat Apotheke an der Weleda) 1–2 × tgl. 1 Msp.; zur Stärkung der Ich-Organisation im strukturierenden Aufbaustoffwechsel und der Wärmeorganisation
- Thyreoidea/Ferrum (Wala), 3 × tgl. 7 Glob.; zur Regulierung der Schilddrüsenfunktion über die Ich-Organisation

Praxistipp

Die Behandlung erfolgt je nach Stoffwechsellage und Vorliegen einer Struma (S. 204).

- Selengaben, laut Anwendungsempfehlungen der Hersteller; Substitutionstherapie bei Selenmangel
- Ceres Glechoma hederacea, 2–3 × tgl. 2–5 Tr. in Wasser; zur Sanierung eines Halsherdes, vgl. Kap. 14.4.2 Morbus Basedow (S. 208)

Externa

- Ferrum metallicum 0,4 % Salbe (Weleda), 1 × tgl. als Salbenlappen 30–60 min auf Schilddrüse; zur Anregung und Lenkung der integrativen Ich-Organisation
- Kupfersalbe rot (Wala), 1–2 × tgl. als Niereneinreibung oder im Rahmen von rhythmischen Einreibungen; zur Integration der Ich- und Seelenorganisation in den aufbauenden Stoffwechsel

14.4.2 Morbus Basedow

Die Seelenorganisation ist zumeist vor Ausbruch der Erkrankung im Bewegungs-Stoffwechsel-System konstitutionell gut verankert und gestaltet den Leib aufbauend von innen.

Bei Ausbruch der Erkrankung entsteht eine Verselbstständigung der Seelenorganisation im Sinnes-Nerven-System und die Verankerung im Bewegungs-Stoffwechsel-System lockert sich. Die Ich-Organisation kann den Organismus konstitutionell über Wärmeprozesse nur ungenügend ergreifen.

Es entwickelt sich zunehmend ein Rückzug, eine Resignation der Ich-Organisation gegenüber der übermächtigen Seelenorganisation, die sie nicht mehr zu regulieren und zu lenken vermag; sinnbildlich gesprochen kommt es beim Patienten zu einem pathologischen „Wachen“ und einer sehr stark empfundenen Emotionalität mit Unruhe und Tremor.

Integrativer anthroposophisch-naturheilkundlicher Therapieansatz

Es sind fast immer biografische Auffälligkeiten vor Ausbruch der Erkrankung zu finden, die meistens mit großer emotionaler Belastung und Stress einhergegangen sind, was zur Lockerung der Seelenorganisation aus dem Bewegungs-Stoffwechsel-System und dem übermäßigen Wirksamwerden im Sinnes-Nerven-System geführt hat!

Autoimmunerkrankungen können als Zeiterkrankungen (S. 237) verstanden werden. Generell möchte das Verhältnis des eigenen Leibes zur Welt geklärt werden. Therapeutisch ist es wichtig, neben der Aufarbeitung der auslösenden Situation, auch die Frage nach gesunder Grenzbildung zu begleiten. Hierfür sind – neben biografischen Ansätzen – salutogenetische Therapien mit den Ceres-Urtinkturen bedeutsam.

Allgemeines: Bei der Ernährung ist, wie bei der Hyperthyreose (S. 205), auf jod- und phosphatarme Lebensmittel zu achten! Daneben sind Heileurythmie und künstlerische Therapieformen angeraten. Es ist wichtig, eine Stressreduktion zu erzielen bzw. den bewussten Umgang mit Stress zu erlernen!

Injektionstherapie

- Glandula thyreoidea Gl D 30 (Wala), s. c. oder p. o., bei akut entzündlicher oder hyperthyreoter Situation je 2–3 ×/Woche; zur Harmonisierung des entzündlichen Reizes in der Schilddrüse
- Thyreoidea comp. (Wala), s. c. an 3E 15, 2–3 ×/Woche; zur Stärkung der Lebensorganisation in der Schilddrüse und Rückführung der Seelenorganisation in den Nieren-Nebennieren-Bereich
- Renes/Cuprum (Wala), s. c. in die Nierenreflexzone, 1–2 ×/Woche; zur Verankerung der Seelenorganisation im Bewegungs-Stoffwechsel-System
- Stibium metallicum praeparatum D 20, D 10, D 6 (Weleda), s. c., 3 ×/Woche bis 1 × tgl., Potenz je nach Konstitution bzw. Zielort; zur Unterstützung der ordnenden Funktion der Ich-Organisation im Organismus und zur Verbindung mit dem dreigliedrigen Organismus

Medikamentöse Therapie

- Cuprit D 3, D 6 Trit. (Rezepturpräparat Apotheke an der Weleda), 3 × tgl. 1 Msp.; zur Stärkung der Ich-Organisation, die die verselbstständigte Seelenorganisation in die unbewusst-aufbauenden Stoffwechselprozesse integriert
- Stibium metallicum praeparatum D 6 Trit. (Weleda), 1–3 × tgl. 1 Msp.; zur Unterstützung der ordnenden Funktion der Ich-Organisation im Bewegungs-Stoffwechsel-System

> **Praxistipp**
> Die hyperthyreote Stoffwechsellage und ihre Folgen sind zu behandeln wie bei Hyperthyreose (S. 205).

- Selengaben, laut Anwendungsempfehlungen der Hersteller; Substitutionstherapie bei Selenmangel
- Ceres Glechoma hederacea, 2–3 × tgl. 2–5 Tr. in Wasser; zur Vitalisierung der Lebensorganisation über die Harmonisierung der Seelenorganisation und zur Integration der Wärme- und Ich-Organisation; bei chronischen und hartnäckig zehrenden Verläufen; hier zur Sanierung des Halsherdes über die Vermittlung von Licht- und Wärmekräften
- Ceres Fraxinus excelsior, 2–3 × tgl. 3–5 Tr.; zur Integration immunmodulatorischer Kräfte der Ich-Organisation und Harmonisierung von Abgrenzungsprozessen innerhalb der Seelenorganisation; zur Reduzierung autoaggressiver Tendenzen, bei stimmigem Wesensbezug

Externa

- Kupfersalbe rot (Wala), 1–2 × tgl. als Niereneinreibung oder im Rahmen von rhythmischen Einreibungen; zur Integration der Ich- und Seelenorganisation in den aufbauenden Stoffwechsel

15 Erkrankungen des Nervensystems

15.1 Einleitung

Das Nervensystem ist physiologische Grundlage der Bewusstseinsprozesse. Diese fast leibfreien Prozesse werden durch eine Zurückhaltung eigener Lebens- und Regenerationsprozesse ermöglicht. Die Nerven können als Bewusstseinsvermittlungsbahnen charakterisiert werden, die selbst aber im physiologisch-gesunden Zustand nicht dem Bewusstsein zugänglich sind.

15.2 Neuralgien und degenerative Nervenerkrankungen

Auch die Erkrankungen des Nervensystems lassen sich vom Wesensgliedergefüge und dem dreigliedrigen Organismus her charakterisieren.

Bei **Neuralgien** werden die Nerven pathologisch bewusst durch verschiedene Schmerzmodalitäten, wenn die physiologischerweise bereits sehr schwache Lebensorganisation noch mehr zurückgedrängt wird und die Seelenorganisation direkt auf die Physische Organisation trifft.

Auch bei den **degenerativen Nervenerkrankungen** tritt die physiologischerweise schwache Lebensorganisation zurück, hier aber die Seelenorganisation mitnehmend, sodass sich das Nervensystem zu physisch werdend verselbstständigt und von der Seelen- und Ich-Organisation nicht mehr bewusstseinsbildend genutzt werden kann.

Bei der **Multiplen Sklerose** wirken beide, d. h. degenerative und Schmerzprozesse, zusammen und führen letztlich zu einem über das Nervensystem nicht mehr durchdringbaren physischen Leib.

15.2.1 Demenz/Morbus Alzheimer

Dieses Krankheitsbild wird in der Anthroposophischen Medizin als Skleroseprozess in der Nervenorganisation verstanden. Zumeist lässt sich die Pathologie in 3 Stadien erkennen:

1. Denkzwänge
2. Skepsis und Negativismus
3. neurasthenische Gehirnveränderungen mit Gedächtnisstörungen, Orientierungslosigkeit und depressivem Verhalten

Diese neurodegenerative Genese führt letztlich zu atrophischen Veränderungen des Gehirns: Die Lebensorganisation kann das Sinnes-Nerven-System nicht mehr durchdringen, das Gehirn wird zu mineralisch, es „versandet" sozusagen.

Konzentration- wie auch Merkvorgänge spielen sich zum Großteil in der Lebensorganisation ab, in engem Zusammenspiel mit der Ich-Organisation. Durch erbliche Komponenten, aber auch ungünstige Lebensweise kann dieser Trocknungsprozess einsetzen: auf der geistigen Ebene durch unzureichende geistige Auseinandersetzung und somit mangelhafte geistige Beweglichkeit („geistiges Fastfood" nach Prof. Fintelmann [8], S. 140), auf der physischen Ebene (S. 211) durch eine Ernährung, die Skleroseprozesse begünstigt.

Integrativer anthroposophisch-naturheilkundlicher Therapieansatz

Therapieziel sollte sein, die Lebensorganisation wieder zu beleben und die Ich-Organisation zu stärken, um ein produktives Zusammenwirken besonders im oberen Nervenmenschen zu ermöglichen. Gleichzeitig kann man die entsprechenden Nervenregionen medikamentös unterstützen sowie die Leber als Hauptorgan der Lebensorganisation kräftigen.

Geistig bedeutet dies, sich wieder aktiv mit individuell interessanten Bereichen auseinanderzusetzen, sei dies ein Rätselspiel, das Lesen der Tageszeitung o. Ä. Besonders zu betonen gilt es die Fragestellung: Was **will** ich denken? Dies ist sicher eine der wichtigsten Fragestellungen auch in der Prophylaxe, da sie ganz gezielt die Ich-Organisation anregt, im Sinnes-Nerven-System individualisierend und tiefgreifend strukturierend wirksam zu werden.

Physisch bedeutsam sind eine entsprechende Ernährung, die laktovegetabil und fleischarm sein sollte (antisklerotisch!), sowie eine große Trinkmenge. Über den Bezug der Wurzeln einer Pflanze zum Sinnes-Nerven-System des Menschen ergibt sich die Empfehlung zum regelmäßigen Verzehr von Wurzelkost.

Weiterhin zu beachten sind ausreichende Bewegung und künstlerische Therapien, Heileurythmie sowie salutogenetisch orientierte Anwendung der Ceres-Urtinkturen.

Injektionstherapie

- nicht onkologische Misteltherapie, z. B. Iscucin Abietis (Wala); zur Anregung des Wärmeorganisation im Sinnes-Nerven-System (Anwendungsempfehlungen der Hersteller beachten!)
- Arnica, Rh D20/D30 (Weleda), s. c., 3×/Woche für 4 Wochen zu Beginn der Therapie; zur Anregung des gestaltenden Eingreifens der Ich-Organisation in das Sinnes-Nerven-System
- Apis regina comp. (Wala), s. c., 2–3×/Woche; zur Anregung der belebenden und formenden Regenerationsprozesse im Sinnes-Nerven-System

Medikamentöse Therapie

- Ceres Ginkgo, 2–3× tgl. 3–5 Tr. in Wasser; harmonisiert Seelen- und Lebensorganisation in der Blut- und Gefäßorganisation; bewirkt eine Verbesserung der Fließeigenschaft des Blutes und kann Schäden in den Blutgefäßen durch hohe Lipidwerte verringern; zur Verbesserung der zerebralen Durchblutung
- Ceres Rosmarinus, 1–2× tgl. (morgens und mittags) 3–5 Tr.; zur Anregung des Interesses und Belebung des Gesamtorganismus durch intensive Integration der Wärmeorganisation
- Hippocampus Gl D15 (Wala), 2×/Woche, als Trinkampulle; zur Geweberegeneration über die Anregung der Regenerations- und Bildekräfte der Lebensorganisation
- Dyskrasit D6 Trit. (Rezepturpräparat Apotheke an der Weleda), 1× tgl. (abends) 1 Msp.; zur Unterstützung der Aufbauprozesse im Sinnes-Nerven-System
- Cichorium Plumbo cultum Rh D3 (Weleda), 1× tgl. (morgens nüchtern) 10 Tr.; zur Unterstützung der Bleiprozesse im Sinnes-Nerven-System
- Hepatodoron (Weleda), 1× tgl. (abends) 3 Tbl., gut lutschen; zur Anregung der hepatogenen Regenerations- und Aufbauprozesse

> **Praxistipp**
> Als **Sklerosetherapie** ist folgendes Therapieschema empfehlenswert: Scleron (Weleda), 3× tgl. 2 Tbl., für 3 Monate, dann Formica D6 (Weleda), 3× tgl. 8 Tr., über 1–2 Monate, alternierend im monatlichen Wechsel mit den Ceres-Urtinkturen Ceres Cynara scolymus und Ceres Allium ursinum, je 2× tgl. 2–5 Tr. in Wasser.

Externa

- Rosmarin-Fußbäder, 2×/Woche; zur Anregung der Integration der Ich- über die Wärmeorganisation

15.2.2 Multiple Sklerose

Die Multiple Sklerose (MS) kann aus anthroposophischer Sicht als ein primär sklerosierender, kälteassoziierter Krankheitsprozess im ZNS mit autoaggressiv-entzündlichen Schüben als Reparaturversuch betrachtet werden.

Ätiologisch lässt sich die MS auf ein Ungleichgewicht in der Seelenorganisation zwischen einem (relativ) zu schwach ausgeprägten Fühlen einerseits und einem (relativ) dominanten rationell-intellektuellen Denken andererseits zurückführen. In der Anamnese finden sich häufig psychische Auffälligkeiten, wie relative emotionale Kontrolliertheit, klar strukturiert-abstraktes Denken und zwanghaftes Verhalten.

Der Kälteprozess der abbauenden Kräfte des Sinnes-Nerven-Systems des intellektuellen Denkens wirkt übermächtig auf das Nervengewebe ein, was durch den Wärmeprozess des „erwärmenden, begeisterten" Fühlens, im ZNS als regenerative Funktion der Myelinscheiden, nicht mehr kompensiert werden kann. Für dieses Ungleichgewicht können zahlreiche Gründe gefunden werden: familiäre (z. B. verfrühtes Leistungsdenken), soziale (gesellschaftliche Coolness), biografische

(Traumatisierung, Verletzung) oder auch karmische (erbliche Prädisposition, Reinkarnation).

Die Ich- und Wärmeorganisation, die physiologisch vermittelnd zwischen Fühlen und Denken einwirkt, vermag diese Diskrepanz nicht mehr auszugleichen. Als Kompensationsversuch trägt sie, physisch als Trägerin des Immunsystems, zur Entwicklung akuter autoaggressiver Entzündungen bei.

Somit führt die sklerotische Überformung des ZNS über funktionell-kompensatorische Entzündungsmechanismen zur Vernarbung der Myelinscheiden und Degeneration des ZNS.

Integrativer anthroposophisch-naturheilkundlicher Therapieansatz

Therapieziel ist die Durchwärmung des Patienten auf allen Ebenen! Gleichzeitig soll in der akuten Entzündungsphase eher antiphlogistisch, in den Intervallen regenerativ-regulierend therapiert werden.

Die Durchwärmung der Physischen bzw. Lebensorganisation sollte durch warme Kleidung, warme Speisen und Getränke unterstützt werden. Besonders der Verzehr von laktovegetabiler Vollwertkost (Dinkel, wärmende Gewürze) und von gekochtem Wurzelgemüse (Bezug von Wurzelgemüsen zum Sinnes-Nerven-System) ist anzuraten sowie eine angepasste, freudige Bewegung zu fördern.

Biografie-Arbeit und künstlerische Therapien tragen ebenfalls zur Durchwärmung der Seelen- und Ich-Organisation bei; wünschenswertes Ziel ist hier das Wahrnehmen der eigenen Gefühlswelt und der Umgang der intellektuellen Kräfte, die in ein individuelles Gleichgewicht gebracht werden mögen.

Körpertherapeutisch mit guter Wirkung auf den Gesamtorganismus sind die Pressel- und die Rhythmische Massage.

Injektionstherapie

Im **akuten Schub**, evtl. je nach Ausprägung adjuvant zu schulmedizinischer Therapie(!), bieten sich folgende Präparate zur Therapie an:

- Mischinjektion mit Medulla oblongata Gl D 30 **und** Apis D 30 **und** Argentum/Quarz (Wala), s. c., bis zu 2 × tgl. je 1 ml; als akut antiphlogistische Therapie, um die Ich-Organisation zu integrieren und die Seelen- und Lebensorganisation harmonisch rhythmisch mit der Nervenorganisation zu verbinden
- Solum Inject 10 (Wala), i. v.; im akuten Schmerzschub
- Thymus Gl D 30 (Wala), s. c., bis zu 1 × tgl.; um antiphlogistisch auf das Immunsystem einzuwirken
- Quarz D 60 (Weleda), s. c., 1 ×/Woche; zur Anregung der Ich- und Wärmeorganisation

Im Intervall **zwischen den Entzündungsschüben** wird regenerativ-regulierend eingegriffen:

- Mischinjektion: Triticum comp. I (Wala) **und** entsprechendes Organpräparat (affizierte Nerven) bis D 10 (Wala); zur Förderung der Aufbaukräfte im Sinnes-Nerven-System, besonders im Gehirn
- nicht onkologische Misteltherapie, z. B. Iscucin Tiliae (Wala); zur Unterstützung der Ich-Organisation auf allen Ebenen (Anwendungsempfehlungen des Herstellers beachten!)
- Apis D 6 (Wala) s. c., 1–2 ×/Woche; zur Anregung der Ich- und Seelenorganisation, um über den Wärmeorganismus gestaltend einzugreifen
- Cuprum aceticum comp. (Wala), s. c., 1–3 ×/Woche; zur Harmonisierung der Seelenorganisation bei Spastik

Medikamentöse Therapie

- Triticum comp. I (Wala), 1 × tgl. 5–10 Glob.; zur Förderung der Aufbaukräfte im Sinnes-Nerven-System, besonders im Gehirn
- Absinthium D 1/Resina Laricis D 3 aa (Weleda), 3 × tgl. 8 Tr. in Wasser, a. c.; fördert das Wirken der Seelenorganisation im Bewegungs-Stoffwechsel-System
- Trinkampulle der betroffenen Nervenregionen in D 5–D 15 (Wala), 2–3 ×/Woche; Anregung der Regenerations- und Bildekräfte
- Skorodit, D 6 Trit. (Rezepturpräparat Apotheke an der Weleda), 2 × tgl. (morgens und mittags) 1 Msp.; bei schlaffen Paresen, besonders der Beine
- Calcium silicicum comp. D 20/D 30 Dil. (Rezepturpräparat an der Weleda), 1 × tgl. zur Stabilisierung und Belebung des ZNS bei Vernarbungen.

Praxistipp

Darüber hinaus sind Ceres-Urtinkturen empfehlenswert, bei deren Gabe die wesensgemäße Verordnung im Vordergrund steht. Diese kann die Wahrnehmung der eigenen Gefühls- und Denkstrukturen unterstützen und gleichzeitig deren Harmonisierung fördern (vgl. Kompendium der Ceres-Urtinkturen und Literatur von Dr. Roger Kalbermatten [20][21]).

Externa

- Primula Muskelnähröl (Wala), 1 × tgl.; fördert das Wirken der Wärmeorganisation und rhythmischer Prozesse in der Muskelorganisation, auch bei neuropathischer Genese
- Öldispersionsbäder oder Einreibungen mit Lavendelöl (z. B. Wala), 1 × bis mehrmals tgl. als Einreibung; kann spezifisch auf schmerzhafte Nervenprozesse einwirken, indem Lavendelöl die im Schmerzbewusstsein verhakte Seelenorganisation löst
- Einreibungen mit Arnica e floribus W 5 % (Wala), Oleum, 1 × tgl.; zur Strukturierung des Wesensgliedergefüges im Bereich der Muskel-, Nerven- und Bindegewebeorganisation

15.2.3 Trigeminusneuralgie

Aus Sicht der Anthroposophischen Medizin liegt der Trigeminusneuralgie ein gestörtes Verhältnis zwischen Seelen- und Lebensorganisation zugrunde. Dabei greift die Seelenorganisation übermäßig stark in die Prozesse der Lebensorganisation ein und „verhakt" sich (sympathische Hyperreagibilität mit gleichzeitig verminderter Vagusausprägung) in der Nervenorganisation. Dies führt zu einer muskulären, vaskulären, neurologischen und emotionalen Grundtonuserhöhung, z. B. zu Spasmen in den Hohlorganen, Muskeln (Myogelosen u. Ä.) und Gefäßen (Migräne etc.), zu erhöhter emotionaler Reizbarkeit und Angespanntsein sowie schmerzhaften Reizungen der Nerven.

Diese spastische Diathese verstärkt die Auskühlung des Nervensystems, das oft durch rationell-analytische Überforderungssituationen bereits per se stark unterkühlt ist; degenerative Veränderungen im Gewebe können die Folge sein.

Integrativer anthroposophisch-naturheilkundlicher Therapieansatz

Therapieziel ist, den Organismus und speziell die Nervenorganisation zu entspannen und zu durchwärmen, in die Ausatmung zu geleiten und gezielt die angegriffene Nervenregion zu unterstützen: akut antiphlogistisch sowie chronisch antidegenerativ.

Zur Vermeidung von Rezidiven sollte die salutogenetische biografische Beratung dabei immer Bestandteil der Therapie sein: Wie kann ich eine Überreizung (Stress, Kälte) mindern?

Injektionstherapie

Behandlung bei **akuter Trigeminusneuralgie** mit Schmerz und Entzündung:

- Mischinjektion: Nervus trigeminus Gl (D 30–D 20) **und** Hypericum ex herba D 30 **und** Aconitum comp. (alle Wala), s. c. an Ma 3 und Ma 7, 1–2 × tgl. je 1 Ampulle; zur Harmonisierung der Seelenorganisation und der entzündlichen Reize in der Nervenorganisation; akute antiphlogistische und schmerzstillende Wirkung!
- Chelidonium Ferro cultum Rh D 2 (Weleda), s. c. an Gb 20, bis zu 1 × tgl.; direkte Einwirkung über den Gb-Meridian zur Lokalisation der Neuralgie; zur Harmonisierung der Seelenorganisation

Behandlung der **chronischen Trigeminusneuralgie**:

- Mischinjektion: Nervus trigeminus Gl (D 30/D 15/D 5) **und** Rhus toxicodendron comp. (beide Wala), s. c. an Ma 3 und Ma 7, 1–2 ×/Woche je 1 Ampulle; zur Regulation der Lebensorganisation im Bereich des Nervus trigeminus und zur Harmonisierung der Interaktion zwischen Seelen- und Lebensorganisation in der Nervenorganisation
- Chelidonium Ferro cultum Rh D 3 (Weleda), s. c. an Gb 20, 1–2 ×/Woche; s. Chelidonium Ferro cultum (S. 213)

Medikamentöse Therapie

Behandlung bei **akuter Trigeminusneuralgie** zur Beeinflussung des Schmerzgeschehens:

- Rhus toxicodendron comp. (Wala), 3–6 × tgl. 5–10 Glob.; harmonisiert das Ineinandergreifen von Seelen- und Lebensorganisation; bei neuralgischen und neuritischen Schmerzen
- Ceres Hypericum, 1–3 × tgl. 1–3 Tr. in Wasser und/oder äußerliche Einreibung des betroffenen Gebiets; fördert die Versorgung des Nervengewebes mit Lichtkraft bei emotionalen sowie funktionellen Belastungen und Nervenschmerzen

Behandlung der **chronischen Trigeminusneuralgie**:

- Ceres Hypericum, 1–3 × tgl. 1–3 Tr. in Wasser; s. Ceres Hypericum (S. 214)
- Rhus toxicodendron comp. (Wala), 1 × tgl. 5–10 Glob.; s. Rhus toxicodendron comp. (Wala) (S. 214)

Praxistipp

Zur Nachbehandlung und Anfallsprophylaxe (z. B. Z. n. Durchnässung oder Unterkühlung) eignen sich Solum Globuli velati (Wala), 2–3 × tgl. 5–7 Glob., für 4–6 Wochen; zur Integration der Wärmeorganisation und Harmonisierung der im Schmerz verhakten Seelenorganisation; speziell bei witterungsbedingten Beschwerden.

Externa

- Aconit Schmerzöl (Wala) zusammen mit einigen Tropfen Ceres Hypericum, mehrmals tgl. in die betroffenen Hautareale einreiben; zur Harmonisierung der Seelen- in der Nervenorganisation
- Kupfersalbe rot (Wala), 2–3 × tgl. in den Nacken einreiben; um spasmolytisch und durchwärmend auf den oberen Nervenpol einzuwirken

16 Erkrankungen durch psychische Traumata

16.1 Einleitung

Psychische Traumata der verschiedensten Genese können das Wesensgliedergefüge dauerhaft verändern und den Organismus schwächen. Dabei ist es von großer Bedeutung, den auslösenden Traumatisierungen gegenüber wertfrei zu bleiben. Was letztlich ein Individuum als schockierend erlebt, hängt auch von seiner Konstitution, Empfänglichkeit und Verwundbarkeit ab.

Beachte

Die hier dargestellten Auslegungen möchten einige Aspekte beleuchten, die in der Therapie gerade chronischer Erkrankungen mit bislang geringem Behandlungserfolg, hilfreich sein können. Keinesfalls sollten sie alleinig in der Therapie schwer traumatisierter Patienten Anwendung finden.

16.2 Traumata als Blockade

Traumatisierende Erfahrungen können bereits während der Schwangerschaft im Mutterleib, in der frühkindlichen Phase sowie im gesamten späteren Leben einen großen Einfluss auf die Gesundheit des Patienten haben.

Bereits Rudolf Steiner weist darauf hin, dass pränatale schockierende Erfahrungen die oberen Wesensglieder „herausschocken" können ([51], S. 203ff.). Erlebnisse der Mutter von Angst, andauernder Trauer, Melancholie oder Gewalt beeinflussen maßgeblich die Entwicklung des Embryos bzw. Fetus.

Die Ich- und Seelenorganisation ziehen sich, je nach Schwere der Traumatisierung, mehr oder weniger stark aus dem Organismus zurück und durchdringen ihn nicht auf physiologische Art und Weise. Diese Regression der oberen Wesensglieder kann sich auf ein Organgebiet beschränken oder in schwereren Fällen auch die Gesamtorganisation betreffen. Das Ausmaß der Regression hängt zum einen von der Schwere des Schocks ab, zum anderen von der Konstitution des Betroffenen.

16.2.1 Therapieansätze bei Trauma

Das fehlende Wirken der Ich-Organisation macht sich v. a. bemerkbar in der Schwierigkeit der Regulation und der Individualisierung/Individuation bzw. in Störungen des Wärmehaushalts (Wärmeorganisation), z. B. mit Energiemangel, Kälteanfälligkeit oder ständigem Frösteln. Hierunter kann man Syndrome fassen, die mit überschießenden und/oder ausgeprägten Mangelsymptomen einhergehen: Störungen der Immunmodulation, des Stoffwechsels und der individuellen Entwicklung der Persönlichkeit, inklusive Inkarnations- und Exkarnationsprozessen.

Die Regression der Seelenorganisation muss nicht vollständig eintreten. Häufig entzieht sich die Seelenorganisation ihren leibgebundenen Funktionen im Stoffwechselgeschehen (Bewegungs-Stoffwechsel-System) und wendet sich übermäßig in Richtung ihrer leibfreien, bewusstseinsbildenden Funktionen (Sinnes-Nerven-System). Dabei kann sie auch als Bewusstsein an falschem Ort erwachen: als Schmerzbewusstsein oder im Bewusstwerden eigentlich unbewusst ablaufender Vorgänge (z. B. Verdauungsprozesse, die physiologischerweise unbewusst vonstattengehen, werden von Patienten als Reizdarmsyndrom sehr bewusst und störend wahrgenommen). Daneben kann sie das emotionale Erleben in den unterschiedlichsten Mustern und Färbungen dominieren.

Integrativer anthroposophisch-naturheilkundlicher Therapieansatz

In fast allen Fällen von Traumatisierungen leidet das Stoffwechselgeschehen unter der zu schwachen Durchwirkung durch die Seelenorganisation. Es können sich spezifische Symptome einstellen, wie Unverträglichkeiten, Verdauungsschwäche, Obstipation, oder allgemeine Syndrome, wie chronische Müdigkeit, Dystonie bzw. Tonusverlust oder Energiemangel.

Über die Verankerung der Seelenorganisation in den abbauenden Stoffwechsel mit entsprechenden Bitterstoffen – s. dazu auch Kap. 7.3.3 (S. 132) – und in den aufbauenden Stoffwechsel über die Luftorganisation im Nierensystem (S. 200) ist bereits ein sehr großer und nachhaltiger Therapieschritt getan, um das Wesensgliedergefüge neu zu ordnen: Die Lebensorganisation und der Gesamtorganismus werden nachhaltig gestärkt, um wieder schwingungsfähig zu werden und sich in das Leben zu reintegrieren.

Auch Geburten und Operationen können als unverarbeitete Erlebnisse Traumatisierungen darstellen, die den Organismus schwächen.

Ein breites Therapiespektrum von biografischer Ressourcenarbeit, Körpertherapien, Atemtherapien, Kunst- und Gestalttherapien, Heileurythmie etc. kann den Patienten effektiv auf seinem Weg begleiten.

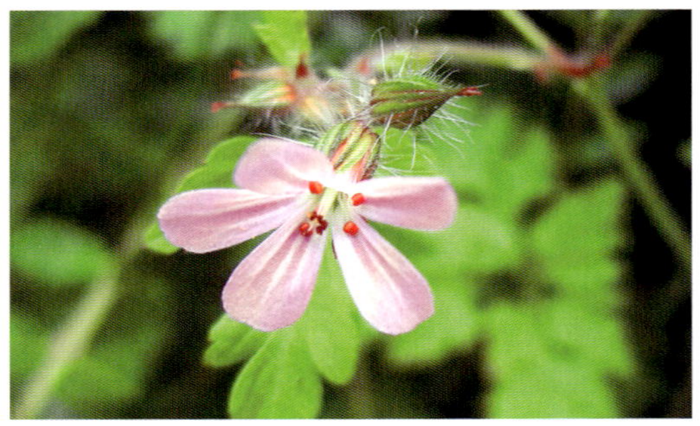

▸ **Abb. 16.1** Geranium robertianum.

Info

Geranium robertianum

Der Stinkende Storchenschnabel zeigt durch die stark gefiederten Blätter (▸ **Abb. 16.1**) und eine sehr flache Verwurzelung eine merkurielle Signatur. Auf seine Wirksamkeit bezogen, lässt sich seine Kraft, zwischen den Wesensgliedern zu vermitteln und sie wieder in Resonanz zueinander zu bringen, erkennen.

Injektions- und medikamentöse Therapie

Praxistipp

Die Verankerung der Seelenorganisation in den abbauenden Stoffwechsel erfolgt über Bitterstoffe – s. dazu auch Kap. 7.3.3 (S. 132) –, ihre Verankerung in den aufbauenden Stoffwechsel über eine Unterstützung der Nierentätigkeit (S. 200). Die Verabreichung **wesensgemäßer Ceres-Urtinkturen** dient allgemein zur Integration der individuellen salutogenetischen Prozesse über die Strukturkräfte der Ich- und Wärmeorganisation und zur Harmonisierung der Seelenorganisation.

- Ceres Arnica D 6, D 12, D 30, 2–5 × tgl. 5 Tr. in Wasser; vermag bei sehr vielen Arten von Traumatisierung das Wesensgliedergefüge wieder harmonisch miteinander zu verbinden; speziell nach Schockerfahrungen und Operationen
- Ceres Geranium robertianum, 1–3 × tgl. 1–5 Tr. in Wasser, einschleichend dosieren mit 1 × tgl. 1 Tr., oder in der Wasserglasmethode (S. 77); zur sanften Verarbeitung gespeicherter Traumata

Praxistipp

Bei einer passenden Dosierung von Ceres Geranium robertianum muss keine erneute bewusste Auseinandersetzung mit dem erlebten Trauma erfolgen; sehr häufig kann das Bewusstsein auf unterbewusster Ebene die Verletzungen verarbeiten, was der Patient oft als Gefühl von Gelöstheit und Trost empfindet. Gerade in solchen Situationen empfiehlt sich die tiefe Dosierung mit der Wasserglasmethode (S. 77).

- Ceres Bellis perennis, 1–3 × tgl. 2–5 Tr. in Wasser; zur Förderung eines harmonischen Zusammenwirkens von Seelen- und Lebensorganisation, besonders bei Z. n. Verletzungen; speziell bei Verletzungen, die in der Kindheit eintraten, und/oder dem Gefühl, ungerecht behandelt worden zu sein

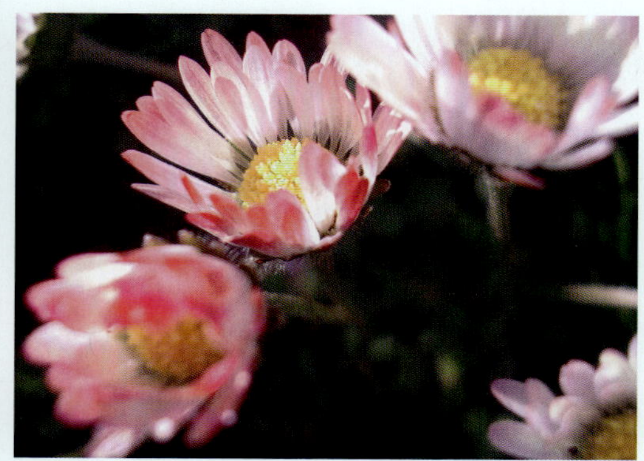

► **Abb. 16.2** Bellis perennis.

Info

Bellis perennis

Die Blüten des Gänseblümchens (► **Abb. 16.2**) sind sehr eng mit dem Sonnenlauf verbunden: Sie folgen ihm tagsüber und verschließen sich bei drohendem schlechtem Wetter. Ähnlich kann die Wirkung im Menschen erfahren werden, indem die Urtinktur von Bellis hilft, Lichtkräfte im Inneren zu assimilieren und sich von unangenehmen Außeneinflüssen abzuschirmen.

- Ceres Lavandula, 1–3 × tgl. 2–5 Tr. oder abends bis zu 7 Tr. in Wasser; zur Harmonisierung und Lösung der Seelenorganisation aus einer Verhakung in der Lebens- und/oder Physischen Organisation über die Verbindung der Ich- mit der Seelenorganisation; gerade zur Behandlung von nervösen Oberbauchbeschwerden bis hin zum Roemheld-Syndrom sehr bewährt; emotional reinigende und transformierende Wirkung, die es den oberen Wesensgliedern ermöglicht, leichter in das regenerierende Nachtbewusstsein einzutauchen und seelische Schmerzen in Bewusstseinsprozesse zu transformieren
- Ceres Chamomilla, 1–3 × tgl. 2–5 Tr. in Wasser; zur Harmonisierung der polaren Prozesse von Sinnes-Nerven- und Bewegungs-Stoffwechsel-System in der Seelenorganisation; emotional bei Überreiztheit und zur Bearbeitung einer Resonanzunterbrechung zwischen Mutter und Kind als mögliche Schockerfahrung (z. B. auch Kaiserschnittentbindungen)
- Ceres Avena sativa, 1–3 × tgl. 2–5 Tr. in Wasser; zur Vitalisierung der Lebensorganisation, Harmonisierung der Seelenorganisation und Vermittlung von Licht- und Strukturkräften über die Ich-Organisation; speziell zur Nervenstärkung nach belastenden und überfordernden Situationen
- Ceres Daucus comp., 1–3 × tgl. 5 Tr., als Intervalltherapie für 4 Wochen, anschließend 1–2 Wochen pausieren, ggf. erneute Einnahme für 4 Wochen; zur Zentrierung der Bewusstseinskräfte, auch auf emotionaler Ebene

Praxistipp

Der Potenzakkord der Wilden Möhre kann im Fertigarzneimittel Daucus comp. (Ceres) bei Überlastung des Sinnes-Nerven-Systems auf der Ebene der Bewusstseinskräfte eine Zentrierung herbeiführen, die bei kognitiven und emotionalen Beschwerden, wie Konzentrationsstörungen, innerlicher Zerissenheit o. Ä., wieder eine Fokussierung auf die individuell essenziellen Bedürfnisse ermöglicht.

- Ceres Carduus marianus, 2–3 × tgl. 2–5 Tr. bzw. abends bis zu 7 Tr. in Wasser; fördert die innige Verbindung von Strukturkräften der Ich-Organisation in den Flüssigkeitsorganismus und die Lebensorganisation; integriert die Wärmeorganisation in den Stoffwechsel, besonders in der Leberorganisation; fördert die Regeneration des Leberparenchyms und -mesenchyms; unterstützt emotional bei Themen von gesunder Abgrenzung, speziell bei Schwierigkeiten der Abgrenzung zwischen Ich und Umwelt mit Tendenz zu aggressivem oder depressivem Verhalten
- Ceres Angelica archangelica, 1–3 × tgl. 2–5 Tr. in Wasser; zur intensiven Durchdringung des Stoffwechsels mit der Wärme- und Seelenorganisation, somit Aktivierung aller Körperdrüsen sowie Harmonisierung des Vegetativums und Integration der Aufrichtekräfte der Ich-Organisation; speziell bei entsprechendem Wesensbezug mit Ängsten und Bedarf an innerer Aufrichtung
- Ceres Hypericum, 1–3 × tgl. 1–3 Tr. in Wasser; fördert die Versorgung des Nervengewebes mit Lichtkraft bei emotionalen sowie funktionellen Belastungen und Nervenschmerzen
- Ceres Rosmarinus, 1–2 × tgl. 2–5 Tr. in Wasser; fördert die Integration der Wärmeorganisation in den Gesamtorganismus, z. B. bei allgemeiner Kälteempfindlichkeit, Interesse- und Mutlosigkeit

- Ceres Absinthium, 1–3 × tgl. 1–3 Tr. in Wasser; fördert als bitter-aromatisches Tonikum die Durchdringung des Stoffwechsels mit der Ich-, Wärme- und Seelenorganisation; zur Stärkung von Wahrnehmungs- und katabolen Stoffwechselprozessen; speziell bei Schwäche und Atonie des Magens und der Galle; emotionales Thema: allgemeine Schwäche mit Desinteresse und depressiver Stimmungslage
- Ceres Crataegus, 1–3 × tgl. 2–5 Tr. in Wasser; zur Stabilisierung des Rhythmischen Systems; speziell bei Gefühlen der Patienten, dem Druck, der von außen auf sie gelegt wird, nicht standhalten zu können; s. dazu auch Kap. 12.1.1 (S. 179)
- Ceres Glechoma hederacea, 1–3 × tgl. 2–5 Tr. in Wasser; kann in chronischen und langwierigen Verläufen dem Patienten helfen, neuen Mut und Hoffnung zu schöpfen sowie sich von alten Glaubensmustern zu lösen
- Ceres Urtica dioica, 2–3 × tgl. 1–5 Tr. in Wasser; zur Verankerung der Seelenorganisation im Bewegungs-Stoffwechsel-System bei allgemeiner Stoffwechselschwäche; kann emotional helfen, eine gesunde Initiativ- und Willenskraft zu entwickeln, um sich von ungesunden Energien trennen zu können
- Amygdala (Wala) Serienpackung III, s.c. oder p.o., 1–2 ×/Woche; bei ausgeprägter Ängstlichkeit infolge Traumatisierung
- Amnion D 5, D 8, D 12, D 15/(Wala) s.c. oder p.o., 1–2 ×/Woche; bei Schockerlebnissen im Mutterleib und sich daraus entwickelnden Störungen; speziell der ektodermalen Gewebe, wie Haut und Nerven
- Olibanum comp. (Weleda), p.o., 1–3 × tgl. 5–10 Tr., oder s.c., 3 ×/Woche 1 Ampulle; zur Harmonisierung und Stabilisierung des Wesensgliedergefüges nach traumatischen Ereignissen
- Myrrha comp. D 8 (Weleda), 1–3 × tgl. 5–10 Tr.; zur Stabilisierung nach Traumata, die das Wesensgliedergefüge tiefgreifend beeinflusst haben
- Aurum metallicum praeparatum D 10, D 12, D 20, D 30 (Weleda), 3 × tgl. 15 Tr. bzw. 3 × tgl. 1 Msp., v.a. mittlere Potenzen; zur Harmonisierung und Stabilisierung des Rhythmischen Systems und des Zusammenwirkens von Ich- und Seelenorganisation in Denken, Fühlen und Wollen
- Aurum D 10 3 Teile/Stibium D 8 2 Teile (Weleda), s.c. oder p.o., 1 × tgl. 1 Ampulle; zur Prävention und Behandlung postnarkotischer Durchgangssyndrome; zur physiologischen Wiedereingliederung der Wesensglieder; bei Angst und Unruhezuständen zur Stabilisierung der integrativen Funktionen der Ich-Organisation besonders im Rhythmischen System
- Stibium metallicum praeparatum (Weleda), Potenz je nach Symptomatik, als Potenzreihe (D 30, D 20, D 10, D 6 nacheinander), 3 ×/Woche bis je 1 × tgl. (morgens, mittags, abends) oder Potenzakkord (alle Potenzen gleichzeitig), s.c., 1 × tgl.; zur Integration und Stabilisierung der Ich-Organisation im Organismus
- Argentum/Rohrzucker (Wala), 1–3 × tgl. 5–10 Glob.; fördert die Reintegration von Ich- und Seelenorganisation in den Gesamtorganismus; speziell bei spastischen Beschwerden und Einschlafstörungen
- Ferrum sidereum D 20 (Weleda), s.c., 3 ×/Woche bis 1 × tgl. 1 Ampulle, oder p.o., 3 × tgl. 1 Msp., zur Anregung des Lebenswillens, d.h. der zukunftsgerichteten Willenstätigkeit
- Ferrum sidereum D 10/Pankreas D 6 aa (Weleda), s.c., 2 ×/Woche; zur Anregung und Verankerung der Ich- und Seelenorganisation im Stoffwechselsystem bei gestörter Nahrungsverwertung
- Bryophyllum Argento cultum Rh D 3 (Weleda), 3 × tgl. 10 Tr.; zur Verankerung der Seelenorganisation im aufbauenden Stoffwechsel bei Schlafstörungen, Unruhe und Erregungszuständen, Schockfolgen
- Thuja occidentalis Argento culta Rh D 3 (Weleda), 1–3 × tgl. 10 Tr.; zur Integration der Seelenorganisation in den aufbauenden Stoffwechsel bei chronischer Erschöpfung und Schwäche
- Quarz D 12, D 20 Trit., (Weleda), 1–3 × tgl. 5–10 Tr.; Quarz D 60 zur Stärkung der Ich-Organisation bei körperlichen und/oder seelisch-geistigen Abgrenzungsstörungen, Z. n. Traumata
- Cuprum metallicum praeparatum D 6, D 12, D 20 (Weleda), 1–3 × tgl. 1 Msp., Potenz je nach Symptomatik; zur Verankerung der Ich- über die Wärmeorganisation im Stoffwechsel-Willens-Bereich und zur Wiederherstellung der Schwingungsfähigkeit

- Ferrum metallicum praeparatum D6 (Weleda), 1–3 × tgl. 1 Msp., zur Integration der Ich-Organisation im Rhythmischen und Bewegungs-Stoffwechsel-System
- Argentum metallicum praeparatum D12, D20 (Rezepturpräparat Apotheke an der Weleda), 3 × tgl. 10 Tr., Potenz je nach Symptomatik; zur Integration der Ich- und Seelenorganisation in den Leib mit Anregung und Strukturierung aufbauender Stoffwechselprozesse; nach akuten und chronischen Belastungssituationen und Traumata
- Organum quadruplex (Wala), 3 × tgl. 5–10 Glob.; unterstützt und revitalisiert die Lebensorganisation und Bildekräfte der 4 Hauptorgane (S. 38)
- Glandulae suprarenales comp. (Wala), 1–3 × tgl. 5–10 Glob.; zur Stärkung der Lebensorganisation und des aufbauenden Stoffwechsels; speziell bei ausgeprägter Stressanamnese mit Erschöpfung

Praxistipp

Eine Rhythmisierung erfolgt z. B. über Medikamente, die das Rhythmische System in besonderer Art und Weise stabilisieren, wie Crataegus oder Aurum/Hyoscyamus comp., bzw. über die morgendliche Verordnung von Arzneien, die die oberen Wesensglieder in die Gesamtorganisation einbinden (z. B. Rosmarinus), und die abendliche Verordnung von Arzneien, die ein sanftes Lösen der oberen Wesensglieder aus der Gesamtorganisation fördern, um einen Raum für die Nachtseite des Bewusstseins zu erschaffen (z. B. Lavandula oder Calmedoron). Siehe auch Empfehlungen bei Stress und Burn-out (S. 220).

Externa

- Oxalis Salbe 10 % (Weleda), 1 × bis mehrmals tgl.; zur Wiederverbindung der Seelenorganisation in den aufbauenden Stoffwechsel
- Kupfersalbe rot (Wala), 1 × tgl.; zur Verbindung der Seelen- und Ich-Organisation über den Wärmeorganismus mit dem aufbauend-regenerierenden Stoffwechsel
- Aurum/Lavandula comp. Creme (Weleda), 1 × bis mehrmals tgl.; zur harmonischen Wiedereingliederung der Seelen- und Ich-Organisation in das Rhythmische System
- Argentum metallicum praeparatum 0,4 % Salbe (Weleda), 1 × tgl.; zur Anregung der Wiedereingliederung der Seelen- und Ich-Organisation in den aufbauenden Stoffwechsel
- Malvenöl (Wala), 1 × tgl.; fördert die Lösung der verkrampften Seelenorganisation und deren Integration in den aufbauenden, regenerierenden Stoffwechsel
- Lavendelöl 10 % (Weleda), 1 × bis mehrmals tgl.; zur harmonisierenden Entspannung
- Solum Öl, Solum-Badezusatz (Wala), 1 × tgl.; zur Harmonisierung des Wesensgliedergefüges und zur Bildung einer Schutzhülle
- Ferrum metallicum 0,4 % Salbe, (Rezepturpräparat Apotheke an der Weleda) 1 × tgl.; zur Integration der herausgeschockten Seelen- und Ich-Organisation in die Willens- (Leber-Galle-Einreibung) bzw. Bewegungsorganisation (Einreiben der Extremitäten)

17 Stressbedingte Erkrankungen

17.1 Einleitung

Früher erforderten Gefahrensituationen spezifische Antworten und Reaktionen, die schnell zur Verfügung stehen mussten, um adäquat handlungsfähig zu sein, verbunden mit geschärftem Bewusstsein und der Bereitstellung von Bewegungsenergie. Heute haben sich durch die zivilisatorische Entwicklung die Gefahrensituationen verändert und erfordern andere, meist mentale Strategien.

Der Organismus reagiert allerdings in der **1. Stressphase** (Phase I) noch so wie in der Vergangenheit mit der Folge, dass die zur Verfügung gestellte Energie für Reaktionen im Bewegungssystem nicht umgesetzt wird. Diese Substanzen schädigen besonders die Organe des Rhythmischen Systems und führen zu einer festeren Verbindung der Seelen- mit der Lebensorganisation. Zunächst erscheint dies positiv, da durch den Sympathikotonus die Leistung gesteigert wird, allerdings unter Verlust der Schwingungsfähigkeit.

Diese unphysiologische längerfristige Anspannung führt zur Gegenreaktion, dem Versuch des Organismus durch Aktivierung des Parasympathikus einen Ausgleich zu schaffen. Da der Organismus sich widersprechende Signale erhält, kommt es in dieser **2. Stressphase** (Phase II) zu paradoxen Reaktionen, die sich in Blutdruckschwankungen, Verdauungsunregelmäßigkeiten, Störungen des Schlaf-Wach-Rhythmus etc. zeigen können.

Die **3. Stressphase** (Phase III) ist gekennzeichnet durch eine langanhaltende leiblich-seelisch-geistige Erschöpfung und einen pathologisch erhöhten Parasympathikotonus.

17.2 Stress-Syndrom und Burn-out

Die Behandlung orientiert sich an den verschiedenen Stressphasen und kann in jeder Phase durch angemessene körperliche Bewegung, äußere Anwendungen, v. a. Massagen nach Wegman/Hauschka oder Pressel, Kunsttherapie und Heileurythmie unterstützt werden. Die Lebensführung gilt es dahingehend zu gestalten, dass Stressoren anamnestisch erfasst und reduziert werden.

Hierzu kann das integrative Selbstregulationstraining genutzt werden, welches aufgrund der Ergebnisse von Ronald Grossarth-Maticek für Krebspatienten entwickelt wurde. Es bietet jedoch weit mehr und kann z. B. prophylaktisch als Gesunderhaltungsprogramm, insbesondere bei äußeren und inneren Belastungssituationen, genutzt werden. Nähere Informationen sind im Internet zu finden unter: www.integratives-selbstregulations-training.de (Stand: April 2023).

In allen Phasen des Stress-Syndroms eignen sich die Ceres-Urtinkturen in ihrer wesensgemäßen Verordnung in hervorragender Weise zur Therapie, um seelische, mentale und geistige Prozesse bewusst zu gestalten und den Patienten in der Integration seiner individuellen Fähigkeiten und Stärken durch die Ich-Organisation und Harmonisierung der Seelenorganisation zu unterstützen. An dieser Stelle sei auf die ausführlichen Wesensbeschreibungen der Ceres-Urtinkturen von Dr. Roger und Hildegard Kalbermatten verwiesen [21].

17.2.1 Behandlung in Phase I

In Phase I geht es v. a. um die Bewusstwerdung des bestehenden Problems und die Änderung des Denkens durch die in Erkenntnis und Selbsterkenntnis wirkende Ich-Organisation in ihrem Zusammenwirken mit der Seelenorganisation.

Injektionstherapie

- Quarz D 30/Resina Laricis D 5 aa (Weleda), s. c., 3 ×/Woche; zur Anregung der Ich-Organisation bei Abgrenzungsstörungen gegenüber äußeren Einwirkungen
- Aurum/Apis regina comp. (Wala), s. c., 3 ×/Woche; zur Anregung des Zusammenwirkens von Ich- und Lebensorganisation im aufbauend-restrukturierenden Prozess; insbesondere bei akuter Belastung und Überforderung

- Aurum/Hyoscyamus comp. (Weleda), s.c., 3×/Woche; zur Harmonisierung des Herz-Kreislauf-Systems; erhält die Schwingungsfähigkeit bzw. stellt sie wieder her
- Antimonit D6 (Weleda), s.c., 3×/Woche; zum Erhalt bzw. zur Wiederherstellung der seelischen Geschlossenheit bzw. geistigen Integrität
- Hypophysis Gl D6, D12, D30 (Wala), s.c., 2–3×/Woche, Potenz je nach Konstitution und Symptomatik; zur Stärkung des Zusammenwirkens der steuernden aufbauenden und formenden Kräfte
- Aurum Valeriana Inject (Wala), s.c., 3×/Woche; zur Anregung und Harmonisierung des Rhythmischen Systems bei vegetativer Dystonie und funktionellen Herzbeschwerden

Info

Aurum

Gold (► Abb. 17.1) spricht uns über seinen warmen Glanz seelisch an. Es ist sehr schwer, fast doppelt so schwer wie Blei, schmiedbar und dehnbar. 1 g Gold lässt sich zu einem Faden von 2 km dehnen, 1,5 g Gold kann zu 1 m^2 Blattgold ausgedehnt werden. Gold stabilisiert und harmonisiert das Herz-Kreislauf-System.

Medikamentöse Therapie

- Neurodoron (Weleda), 3–5×tgl. 1–2 Tbl.; zur Harmonisierung des Gesamtorganismus in Belastungssituationen mit Sinnesreizüberflutung und bei Stoffwechselschwäche
- Cardiodoron/Aurum comp. (Weleda), 3×tgl. 10–15 Tr.; bei Störungen vegetativer Rhythmen, insbesondere bei vorgeschädigtem Herzen

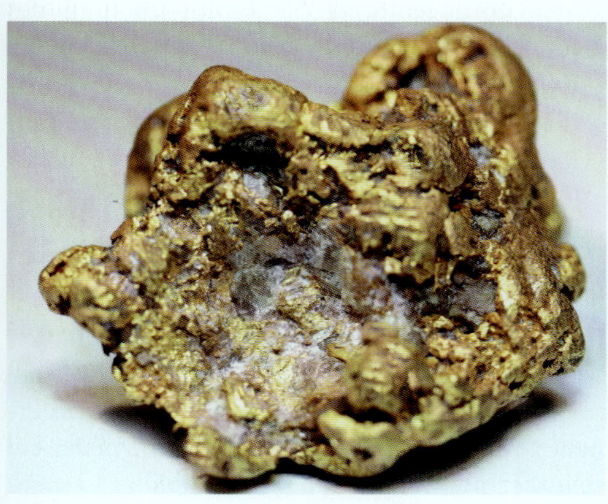

► **Abb. 17.1** Aurum.

- Aurum/Hyoscyamus comp. (Weleda), 3×tgl. 15 Tr.; zur Harmonisierung des Herz-Kreislauf-Systems; erhält die Schwingungsfähigkeit bzw. stellt sie wieder her
- Crataegus comp. (Weleda), 3×tgl. 15 Tr.; zur Unterstützung von Herz und Kreislauf bei physischen oder psychischen Belastungssituationen
- Hepatodoron (Weleda), 1×tgl. 4 Tbl., zur Nacht; zur Anregung und Unterstützung der aufbauenden Leberfunktion
- Bryophyllum Argento cultum D2 (Weleda), 3×tgl. 15 Tr.; zur Verankerung der Seelenorganisation im aufbauenden Stoffwechsel bei Unruhe und Erschöpfung und dadurch bedingten Schlafstörungen
- Ceres Daucus comp., 1–3×tgl. 5 Tr., als Intervalltherapie für 4 Wochen, anschließend 1–2 Wochen pausieren, ggf. erneute Einnahme für 4 Wochen; zur Zentrierung der Bewusstseinskräfte, auch auf emotionaler Ebene, s. Ceres Daucus comp. (S.217)

Externa

- Aurum/Lavandula comp. Creme (Weleda), 1–2×tgl. die Herzgegend einreiben; bei vegetativen Störungen und zur Harmonisierung des Rhythmischen Systems
- Aurum comp. Salbe (Wala), 1–2×tgl. in der Herzgegend einreiben; zur Harmonisierung und Stabilisierung des Wesensgliedergefüges in Belastungssituationen
- Ferrum metallicum 0,4% Salbe (Rezepturpräparat Apotheke an der Weleda), 1–2×tgl. in das Abdomen einreiben; zur Verankerung und Einbindung der oberen Wesensglieder in den aufbauend-gestaltenden Stoffwechsel
- Kupfersalbe rot (Wala), 1–2×tgl. als Einreibung der Nierenzone; zur Durchwärmung und Einbindung der Seelenorganisation in den aufbauenden Stoffwechsel
- Solum Öl (Wala), bei Bedarf mehrmals tgl. einreiben; zur Stärkung der Abgrenzung gegenüber äußeren Einflüssen und zur Harmonisierung des Zusammenwirkens von Lebens- und Seelenorganisation
- Lavendelöl 10% (Weleda), mehrmals tgl. das Abdomen einreiben; zur Entspannung und Lösung der im Einatmungsprozess verhakten Seelenorganisation

17.2.2 Behandlung in Phase II

Die Phase II ist gekennzeichnet durch die Notwendigkeit, die Rhythmischen Prozesse zu unterstützen und die Schwingungsfähigkeit wiederherzustellen sowie das Zusammenwirken von Seelen- und Lebensorganisation zu stärken.

Injektionstherapie

- Aurum/Hyoscyamus comp. (Weleda), s.c., 3×/Woche; zur Harmonisierung des Herz-Kreislauf-Systems; erhält die Schwingungsfähigkeit bzw. stellt sie wieder her
- Bryophyllum Argento cultum Rh D3 (Weleda), s.c., 3×/Woche bis 1×tgl.; zur Verankerung der Seelenorganisation im aufbauenden Stoffwechsel bei Unruhe und Erschöpfung und dadurch bedingten Schlafstörungen
- Glandula suprarenalis dextra/sinistra cum Cupro (Wala), s.c., 3×/Woche; zur Integration der Wärmeorganisation in das Stoffwechselsystem und zur Energetisierung
- Skorodit Kreislauf Inject (Wala), s.c., 1–3×/Woche bis 1×tgl.; zur Anregung des Wesensgliederzusammenwirkens bei Erschöpfungszuständen und funktionellen Kreislaufregulationsstörungen

Medikamentöse Therapie

- Neurodoron (Weleda), 3–5×tgl. 1–2 Tbl.; zur Harmonisierung des Gesamtorganismus in Belastungssituationen mit Sinnesreizüberflutung und bei Stoffwechselschwäche
- Aurum/Hyoscyamus comp. (Weleda), 3×tgl. 15 Tr.; zur Harmonisierung des Herz-Kreislauf-Systems; erhält die Schwingungsfähigkeit bzw. stellt sie wieder her
- Crataegus comp. (Weleda), 3×tgl. 15 Tr.; zur Unterstützung von Herz und Kreislauf bei physischen oder psychischen Belastungssituationen
- Chelidonium comp. (Weleda), 3×tgl. 15 Tr.; zur Harmonisierung der Seelenorganisation im Zusammenspiel der Organe des Oberbauches und des Verdauungstrakts
- Hepatodoron (Weleda), 1×tgl. 4 Tbl., zur Nacht; zur Anregung und Unterstützung der aufbauenden Leberfunktion
- Digestodoron (Weleda), 3×tgl. 10 Tr. bzw. 3×tgl. 1 Tbl.; zur Harmonisierung der Verdauungsfunktion
- Bryophyllum Argento cultum (Weleda), 3×tgl. 15 Tr.; zur Verankerung der Seelenorganisation im aufbauenden Stoffwechsel bei Unruhe und Erschöpfung und dadurch bedingten Schlafstörungen
- Levico D1 (Weleda), 3×tgl. 10 Tr.; zur Anregung der Ich-Organisation im Organismus bei Erschöpfung und Angstzuständen, verbunden mit funktionellen Störungen im Rhythmischen und Bewegungs-Stoffwechsel-System
- Levico comp. (Wala), s.c., 3×/Woche bis 1×tgl., oder p.o.; zur Anregung des Aufbaustoffwechsels durch Integration der Seelen- in die Lebensorganisation; bei durch Überforderung und Selbstüberforderung entstandenen Erschöpfungszuständen und Burn-out-Symptomatik
- Skorodit D6 bzw. D10 (Rezepturpräparat Apotheke an der Weleda), 1–3×tgl. 1 Msp.; zur Dynamisierung von Seelen- und Ich-Organisation bei Erschöpfungszuständen, Erschöpfungsdepression, konstitutioneller Müdigkeit und Ängstlichkeit
- Dyskrasit D6 (Rezepturpräparat Apotheke an der Weleda), 1×tgl. 1 Msp.; zur Verankerung der Ich-Organisation im strukturierten Aufbaustoffwechsel bei Aufmerksamkeits- und Konzentrationsstörungen

Externa

- Aurum/Lavandula comp. Creme (Weleda), 1–2×tgl. die Herzgegend einreiben; bei vegetativen Störungen und zur Harmonisierung des Rhythmischen Systems
- Kupfersalbe rot (Wala), 1–2×tgl. als Einreibung der Nierenzone; zur Durchwärmung und Einbindung der Seelenorganisation in den aufbauenden Stoffwechsel

17.2.3 Behandlung in Phase III

Bei bestehender Phase III sollte zunächst die Lebensorganisation unterstützt und gekräftigt werden, damit die Seelen- und Ich-Organisation erneut gestaltend eingreifen können und wieder ein selbstbestimmtes Leben möglich wird.

Injektionstherapie

- Antimonit D6 (Weleda), s.c., 2–3×/Woche; zur inneren Durchgestaltung und zur Verbindung der Ich-Organisation mit den anderen Wesensgliedern durch integrativ-gestaltende Prozesse, auch bei Störungen der seelischen Geschlossenheit durch langanhaltende Erschöpfungssituationen
- Aurum D10/Ferrum sidereum D10 aa (Weleda), s.c., 1×/Woche bis 1×tgl.; zur Anregung der Ich-geführten Willenstätigkeit durch Harmonisierung des Rhythmischen Systems bei chronischer Erschöpfung
- Aurum/Hyoscyamus comp. (Weleda), s.c., 1×/Woche bis 1×tgl.; zur Harmonisierung und Stabilisierung des Rhythmischen Systems bei funktionellen Störungen durch psychophysische Belastungssituationen
- Aurum/Apis regina comp. (Wala), s.c., 1–3×/Woche; zur Anregung der aufbauenden und restrukturierenden Kräfte der Lebensorganisation und der Integrationskräfte der Ich-Organisation
- Skorodit Kreislauf Inject (Wala), s.c., 3×/Woche bis 1×tgl.; zur Anregung des harmonischen Zusammenwirkens der Lebens-, Seelen- und Ich-Organisation im Rhythmischen System bei erschöpfungsbedingten hypotonen Kreislaufregulationsstörungen
- Levico comp. (Wala), s.c., 3×/Woche bis 1×tgl.; zur Anregung des dynamisierenden Eingreifens der Ich- und Seelenorganisation in den Aufbaustoffwechsel
- Urtica dioica Ferro culta Rh D3 (Weleda), s.c., 2–3×/Woche; zur Dynamisierung des Aufbaustoffwechsels, insbesondere bei geschwächter Atmungsorganisation; bei Erschöpfungs- und Schwächezuständen
- Crataegus/Ferrum sidereum/Saccharum tostum (Weleda), s.c., 2×/Woche bis 1×tgl.; zur Anregung der Ich-Organisation im Rhythmischen System; bei Erschöpfungszuständen und Angstsymptomatik
- Bryophyllum D7/Conchae D7 aa (Weleda), s.c., 3×/Woche bis 1×tgl.; zur Harmonisierung des Rhythmischen und Bewegungs-Stoffwechsel-Systems durch die Seelen- und Lebensorganisation; bei Erschöpfungszuständen mit Unruhe und Erregungszuständen sowie dadurch bedingten Schlafstörungen

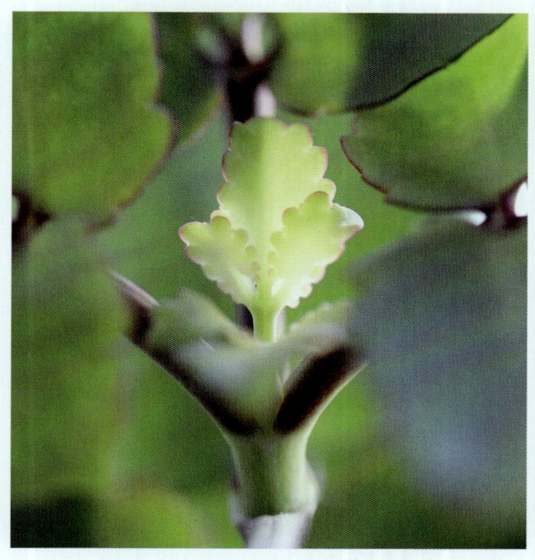

► **Abb. 17.2** Bryophyllum.

Info

Bryophyllum

Das Brutblatt (► **Abb. 17.2**) zeichnet sich durch große vegetative Reproduktionskraft aus. In den Einkerbungen der Blätter entstehen, sobald das Blatt auf dem Erdboden liegt, Brutknospen, aus denen sich neue Pflanzen entwickeln. Es engagiert die Seelenorganisation im aufbauenden Stoffwechsel und beruhigt die vorher leibfrei im Bewusstsein übermäßig wirkende Seelenorganisation (Angst, Sorgen, Kümmernisse).

Medikamentöse Therapie

- Prunuseisen (Wala), 3×tgl. 15 Glob.; zur Anregung der Ich-Organisation im Aufbaustoffwechsel bei Schwäche und Erschöpfungszuständen
- Hypericum Auro cultum, Herba D3 (Weleda; verschreibungspflichtig!), 3×tgl. 10 Tr.; zur Anregung und Strukturierung der Seelenorganisation bei vegetativer Dysregulation v.a. im Rhythmischen System, verbunden mit depressiver Symptomatik

Praxistipp

Als nicht verschreibungspflichtiges Rezepturpräparat ist Hypericum Auro cultum über die Apotheke an der Weleda verfügbar als ApoWelis Rezeptur 5060.

- Roseneisen (Wala), 3 × tgl. 10–15 Glob; zur Anregung der Ich-Organisation im Aufbaustoffwechsel und zur Dynamisierung des Rhythmischen Systems
- Kalium aceticum comp. D 6 (Weleda), 3 × tgl. 1 Msp.; zur Anregung und Strukturierung des Flüssigkeitsorganismus durch die Seelen- und Ich-Organisation, v. a. des venösen und lymphatischen Rückstroms im Bewegungs-Stoffwechsel-System und zur Stärkung der Auftriebskräfte
- Melissa Cupro culta D 3 (Weleda), 3 × tgl. 15 Tr.; zur Anregung der Ich-/Wärmeorganisation und Harmonisierung der Seelenorganisation bei Neigung zu Krämpfen im Bewegungs-Stoffwechsel-System
- Solutio Ferri comp. D 3 (Weleda), 3 × tgl. 5–8 Tr. zur Dynamisierung des Aufbaustoffwechsels durch die Ich- und Seelenorganisation; bei Erschöpfungszuständen mit psychovegetativer Labilität

Praxistipp

Daneben ist eine Behandlung mit Bitterstoffen empfehlenswert, um die Verankerung der Seelenorganisation in den abbauenden Stoffwechsel zu unterstützen, s. dazu auch Kap. 7.3.3 (S. 132).

Externa

- Aurum/Lavandula comp. Creme (Weleda), 1 × bis mehrmals tgl. zum Einreiben oder als Salbenlappen in der Herzgegend; zur Anregung des Eingreifens der Ich- und Seelenorganisation und zur Harmonisierung des Rhythmischen Systems
- Cuprum metallicum praeparatum 0,4 % Salbe (Weleda) bzw. Kupfersalbe rot (Wala), je 1 × tgl. für Nieren- und Lebereinreibungen; zur Anregung der Wärmeorganisation und der Integration der Seelen- und Ich-Organisation in den aufbauenden Stoffwechsel
- Solum Öl (Wala), 1 × tgl. als Einreibung des Abdomens und verspannter Regionen; zur Stärkung und Kräftigung der Lebensorganisation durch abschirmende Hüllebildung und zur Anregung der harmonischen Eingliederung in den aufbauenden Stoffwechsel

Praxistipp

Des Weiteren empfehlen sich die Therapieansätze, die zur Therapie bei Traumata als Blockade (S. 215) aufgeführt sind.

18 Einsatz der Mistel in der Onkologie und bei Erkrankungen des Immunsystems

18.1 Einleitung

Ein neues Arzneimittel der Anthroposophischen Medizin ist die Mistel (Viscum album), die Rudolf Steiner im 13. Vortrag des 1. medizinischen Vortragszyklus als Injektionspräparat für die Tumortherapie empfohlen hat [49]. Zuvor war die Mistel bereits bei einigen Patienten mit dieser Indikation angewandt worden.

Die Mistel ist als Arzneimittel für unterschiedlichste Indikationen schon seit Jahrtausenden eingesetzt worden. Ein Ausgangspunkt ihres Gebrauchs ist die nordische Mythologie, in der die Mistel – da sie aufgrund ihres Jungseins Freya nicht den Schwur leisten musste, dem Sonnengott Baldur nichts anzutun – missbraucht wird; Loki bedient sich des blinden Hödurs, der mit der Mistel Baldur tötet und damit die Götterdämmerung einleitet.

Der Mistel wurden dann allheilende Kräfte zugeschrieben, wenn sie ihrer Signatur entsprechend von den Druiden geerntet und aufbereitet wurde. Auch in der Naturheilkunde war und ist sie für verschiedene Indikationen in Gebrauch.

Mit dem Einsatz in der Tumortherapie wurde ab 1920 ein ganz neues Kapitel aufgeschlagen und durch die Misteltherapie in der Onkologie konnte die Schulmedizin die Anthroposophische Medizin nicht mehr ignorieren und musste sich mit ihr auseinandersetzen. Kein anderes Arzneimittel der Anthroposophischen Medizin wurde so intensiv erforscht wie die Mistel, und an ihr entzündet sich die Frage nach der Methodenvielfalt und dem Pluralismus in der Medizin immer wieder neu.

Der schulmedizinische Beweis für die Wirksamkeit nach dem „Goldstandard“, d. h. eine doppelblind-prospektiv-randomisierte, multizentrische Studie, ist bis heute nicht erbracht. Dennoch profitieren Tumorpatienten durch die Misteltherapie auf ganz unterschiedlichen Ebenen.

Einen – studienergebnisunabhängigen – Zugang zur Mistelwirksamkeit bei der Tumorerkrankung kann das anthroposophische Menschen- und Naturverständnis erschließen.

18.1.1 Tumorerkrankungen

Die Tumorerkrankung wird auch heute noch als „bösartig“ bezeichnet, da sie sich lange im Verborgenen entwickelt und oft erst in einem fortgeschrittenen Stadium diagnostiziert wird. Damit wird ihr – auch in unserer so aufgeklärten Zeit – etwas Wesenhaftes zugeschrieben, was sich hemmend dem Menschen entgegenstellt und seine Leibesgrundlage zerstört.

Nach Diagnosestellung beginnt meist sofort eine standardisierte Therapie, in der Regel Operation, Chemotherapie und/oder Bestrahlung, die meist sehr schnell zum Einsatz kommt, sodass der Betroffene oft gar keine Zeit hat, sich mit den Konsequenzen dieser Diagnose auseinanderzusetzen. Dieses schnelle Vorgehen mit tief eingreifenden, teils verstümmelnden Operationen ist nur in seltenen Fällen wirklich gerechtfertigt. Meist könnte dem Patienten Zeit eingeräumt werden, um sich „in Ruhe“ mit der Diagnose auseinanderzusetzen und die Therapieoptionen mitzugestalten.

Der Ursprung der Erkrankung liegt oft lange zurück, im Durchschnitt bis zu 14 Jahre! Das heißt, der Betroffene war bereits lange krank, die Diagnose war nur noch nicht gestellt. Die Therapie der Tumorerkrankung beginnt somit eigentlich immer zu spät.

Das Immunsystem kann den „Fremdprozess“ im eigenen Leibe bzw. die „Strategien des Tumors“, das Immunsystem zu umgehen (auch hier wird Wesenhaft-Intentionales unterstellt!), nicht erkennen. So entsteht ein sich immer mehr verselbstständigender Prozess, der letztlich die Integrität des Gesamtorganismus infrage stellt.

Signatur der Krebserkrankung ist: Krankhafte Fremdprozesse im eigenen Organismus werden nicht erkannt und verselbstständigen sich.

18.1.2 Erkrankungen des Immunsystems

Polar dazu verhalten sich andere Erkrankungen, die heute auch deutlich zunehmen: Die **Allergien** und „Umweltunverträglichkeiten". Auch hier ist das Organ des „Immunsystems" betroffen. Eigentlich harmloses Fremdes wird fälschlicherweise als gefährlich eingestuft und attackiert. Ein ähnlicher Prozess, nur im Organismus, sind die **Autoimmunerkrankungen**, bei denen fälschlicherweise körpereigenes gesundes Gewebe als „fremd" bzw. „krank" erkannt und vom Immunsystem angegriffen und letztlich zerstört wird.

Alle diese Zeitkrankheiten betreffen das Immunsystem, auch die in diesem Zusammenhang zu erwähnende **HIV** bzw. AIDS, bei der letztlich Zellen des Immunsystems selbst zerstört werden und die Außenwelt in den grenzenlos gewordenen Leib eindringen und sich seiner bemächtigen kann. Auf diese Erkrankung kann im Zusammenhang dieses Buches leider nicht näher eingegangen werden.

Das „Immunsystem" als Organ ist Werkzeug der Ich-Organisation. Es lernt in der Kindheit zwischen Fremdem und Eigenem (Selbst) zu unterscheiden und die Integrität des Gesamtorganismus aufrechtzuerhalten.

Die Zunahme der Erkrankungen des Immunsystems kann einerseits mit der zunehmenden Weltentfremdung und andererseits der Selbstentfremdung in Zusammenhang gebracht werden, auch da es sich hierbei um seelisch-geistige oder kulturelle Aspekte handelt. Denn eine Problematik auf diesen Ebenen kann durch „Etagenwechsel" an anderer Stelle in Erscheinung treten.

Im übertragenen Sinne kann davon gesprochen werden, dass sich im Immunsystem die Orientierungslosigkeit anderer Ebenen zeigt, die dann zu Fehlleistungen (Erkrankungen) führt. Letztlich ist dies Ausdruck dafür, dass die Individualität über die Ich-Organisation die eigene Leiblichkeit nicht mehr richtig ergreifen und durchgestalten kann.

Der Heilbedarf besteht bei allen Erkrankungen, die das Immunsystem betreffen, darin, der Ich-Organisation wieder ein gesundes Vorbild anzubieten. An diesem kann sie sich orientieren und wird in ihrer Individualität bei dem Ergreifen der eigenen Leiblichkeit unterstützt. Das kann z. B. mit der Mistel als Arzneimittel geschehen.

18.2 Die Mistel als Arzneimittel

Die Mistel ist in mehrfacher Hinsicht eine besondere Pflanze. Sie wächst als Halbschmarotzer nur auf Lebendigem und zeigt im Sommer eine endogene „Eigenbewegung", die im Laufe der Jahre zu der charakteristischen Kugelgestalt führt. Während sich die anderen Pflanzen am Erdmittelpunkt als Zentrum orientieren, bildet die Mistel ihr eigenes Zentrum. Ein weiteres Charakteristikum der Mistel ist, dass sie keine Metamorphose in der Blattgestaltung zeigt und nur sehr langsam wächst (ein Blattpaar pro Jahr in der Peripherie). Während andere mehrjährige Pflanzen ihr Alter im Inneren dokumentieren (Baumringe), zeigt die Mistel dieses nach außen: Man kann das Alter an der Anzahl der Verzweigungen von Viscum album abzählen.

Die Blütezeit der Mistel ist der Winter (Januar–März), die Fruchtbildung erfolgt dann an den weiblichen Pflanzen (die Mistel ist zweihäusig) etwa 9 Monate später (November/Dezember).

Weitere Besonderheiten der Mistel sind ein sehr hoher DNA-Gehalt (DNA: Abkürzung von engl. *deoxyribonucleic acid*), dessen Bedeutung und Potenzial bis heute nicht erforscht sind, sowie die Tatsache, dass bereits in der Frucht die potenziell nächste Pflanze Photosynthese betreibt.

So zeigt diese Signatur eine „Verwandtschaft" mit dem Menschen: eine lange Entwicklungszeit sowie ein Stehenbleiben im Keimlingsstadium – Zurückhaltung der Möglichkeit, sich leiblich festlegend zu spezialisieren und diese Kräfte auf eine andere Ebene zu metamorphosieren, s. universelle Gestaltung des Menschen (S. 24).

18.2.1 Inhaltsstoffe der Mistel und ihr Wirkungsspektrum

Diese anderen Ebenen sind bei der Mistel z. B. die vielfältigen Inhaltsstoffe, die heute zunehmend identifiziert und in ihrer Wirkung untersucht werden. Die meisten dieser Substanzen wenden sich direkt oder indirekt an das Immunsystem und unterstützen Prozesse, die als Wirkung der Ich-Organisation im Leibe verstanden werden können.

Mistellektine und Viskotoxine

Mistellektine und Viskotoxine helfen, fremd gewordene Bereiche im Organismus zu erkennen und diesem Krankheitsgeschehen entgegenzuwirken.

Mistellektine greifen im Inneren der Zelle an auf der Ebene der mRNA (engl. *messenger ribonucleic acid*) und führen zur Apoptose der erkrankten Zellen, also dem „selbstinduzierten Zelluntergang" zum Wohle des Gesamtorganismus. Diese Fähigkeit, die bereits in der Embryonalentwicklung bei der Gestaltbildung eine wesentliche Rolle spielt (Auflösung überschüssiger Zellen, z. B. der sog. Schwimmhäute bei der Gestaltung der Hand), ist beim Tumorkranken nicht oder nur noch eingeschränkt vorhanden.

Eine weitere Substanzgruppe, die **Viskotoxine**, bewirken den Abbau der Zelle durch Angriff in der Peripherie der Zellmembran und führen zur Nekrose der erkrankten Zelle.

Im Jahreslauf werden von der Mistel die Lektine besonders im Winter gebildet und entfalten zu dieser Zeit auch ihr größtes zytotoxisches Potenzial, im Sommer entsprechend die Viskotoxine. Vor diesem Hintergrund wird die Aussage Rudolf Steiners verständlich, dass man das wirksame Mistelpräparat zur Behandlung der Tumorerkrankung erhalte, wenn Winter- und Sommerernte gemischt zu einem Gesamtpräparat verarbeitet werden ([51], S. 294f.).

Auch die anderen Mistelinhaltsstoffe wirken auf das Immunsystem und unterstützen die Funktionen der Ich-Organisation.

Allgemeine und spezifische Wirkungen der Mistel

Die Mistel hilft auf verschiedenen Wegen, dass sich die **Ich-Organisation** wieder intensiver mit dem eigenen Leib verbinden und die Krankheitsprozesse überwinden kann: Ihre Signatur entspricht einem gesunden Vorbild für die Ich-Organisation, an dem sich diese orientieren kann. Insofern gehören Mistelpräparate eigentlich zu der besonderen Arzneimittelgruppe der Typenmittel bzw. „Dorone" (S. 82) und ein angemessener Name könnte „Immunodoron" (= Geschenk, Gabe für das Immunsystem) sein.

Die offiziellen Anwendungsgebiete für Viscum album der Monografie C lauten [10]:

Bösartige und gutartige Geschwulsterkrankungen sowie bösartige Erkrankungen und begleitende Störungen der blutbildenden Organe; Anregung der Knochenmarkstätigkeit; Vorbeugung gegen Geschwulstrezidive; definierte Präcancerosen; chronische, grenzüberschreitende Erkrankungen, z. B. Morbus Crohn, chronische Gelenkerkrankungen. Hemmung des malignen Wachstums ohne Beeinträchtigung gesunder Gewebe. Steigerung der körpereigenen Abwehr- und Ordnungskräfte (Immunstimulation). Anregung der Wärmeorganisation, Hebung von Allgemeinbefinden und Leistungsfähigkeit, auch unabhängig von der lokalen Tumorsituation. Linderung tumorbedingter Schmerzen.

Anregung des Wärmeorganismus

Durch die Gabe von Mistelpräparaten wird der Wärmeorganismus angeregt. Dies kann geschehen durch eine allgemeine Anhebung der Körpertemperatur, die Wiederherstellung der zirkadianen Temperaturkurve (Temperaturmaxima am Morgen und am späteren Nachmittag, Temperaturminima nachts und um die Mittagszeit) oder durch die Erzeugung von Fieber.

Tumorpatienten berichten häufig, dass sie doch „immer gesund" waren, d. h. wenig fieber- oder hochfieberhafte Erkrankungen durchgemacht haben. Diese Tatsache ist anamnestisch als ein Risikofaktor für die Tumorerkrankung anzusehen, da fieberhafte Erkrankungen zu einem verstärkten Eingreifen der Ich-Organisation in den Leib führen und helfen, diesen umzugestalten und zu individualisieren – zur Bedeutung von Fieber s. Kinderkrankheiten (S. 50). Vor diesem Hintergrund ist die Aussage Rudolf Steiners zu verstehen, dass mit der Mistel Fieber erzeugt werden solle (und Fieber waren damals Temperaturen von über 40 °C!; [51], S. 138).

Praxistipp

Diese Fiebererzeugung mit Mistelpräparaten ist heute nur noch selten möglich und bei einer Temperaturentwicklung von über 38 °C sollte die Dosis nicht weiter gesteigert bzw. dann reduziert werden, entsprechend der Hinweise der Fachinformation bzw. der Beipackzettel der Mistelpräparate-Hersteller.

Weitere Wirkungen

Eine weitere Wirkungsrichtung bezieht sich auf die Stabilisierung gesunder Zellen, insbesondere solcher, die eine schnelle Zellteilung haben. Diese DNA-stabilisierende Wirkung gesunder Zellen (antimutagene Wirkung – messbar an der Reduktion der Schwesterchromatid-Austausch-Rate) erklärt auch die Reduktion der Nebenwirkungen von Chemo- und Strahlentherapie, wenn parallel zu diesen schulmedizinischen Interventionen eine Misteltherapie durchgeführt wird.

Auch die Psyche wird durch Anregung der Ausschüttung von β-Endorphinen im Gehirn beeinflusst; dies kann sich in Stimmungsaufhellung einerseits und einer veränderten Schmerzwahrnehmung andererseits zeigen.

18.2.2 Mistelpräparate

Anthroposophische Mistelpräparate unterscheiden sich wesentlich durch ihre ganz spezifischen Herstellungsverfahren und auch in den Wirtsbaumempfehlungen für die einzelnen Tumorarten, die sich teilweise aus den unterschiedlichen Herstellungsverfahren und weiteren Gesichtspunkten erklären.

Herstellungsverfahren

Es folgen die Herstellungsverfahren der 4 derzeit verfügbaren anthroposophischen Mistelpräparate.

Iscador (Iscador AG)

Iscador ist ein fermentierter wässriger Auszug aus der Mistel des entsprechenden Wirtsbaums, bei dem die Mischung von Winter- und Sommersaft (1:1) in einem kontinuierlichen Prozess erfolgt: Der Wintersaft fließt über eine sehr schnell rotierende Scheibe, und der Sommersaft tropft durch 12 Rohre hinzu. Die Ernte findet im Winter und im Sommer statt, die Herstellung etwa zur Zeit der Tagundnachtgleiche im Frühjahr und im Herbst.

Es werden Misteln von dem Apfelbaum (Mali, M), der Eiche (Quercus, Qu), der Ulme (Ulmi, U) und der Kiefer (Pini, P), in der Schweiz zusätzlich von der Tanne (Abietis, A), verwendet. Besonderheit bei Iscador ist der Zusatz von Metallsalzen zum Wintersaft (▸ **Tab. 18.1**), die gemäß dem anthroposophischen Menschen- und Naturverständnis die Mistelwirkung auf bestimmte Organbereiche lenken. Die verfügbaren Serienpackungen sind in ▸ **Tab. 18.2**, die verfügbaren Sortenpackungen in ▸ **Tab. 18.3** aufgelistet.

▸ **Tab. 18.1** Iscador-Präparate – unterteilt nach Wirtsbäumen.

Wirtsbaum	Iscador-Präparate
Quercus	Iscador Qu, Iscador Qu c. Arg., Iscador Qu c. Cu, Iscador Qu c. Hg, Iscador Qu 5 mg spezial
Mali	Iscador M, Iscador M c. Arg., Iscador M c. Cu, Iscador M c. Hg, Iscador M 5 mg spezial
Pini	Iscador P, Iscador P c. Hg
Ulmi	Iscador U c. Hg

▸ **Tab. 18.2** Iscador – Zusammensetzung der Serienpackungen mit je 7 Ampullen.

	Serienpackung 0	Serienpackung I	Serienpackung II
2 Ampullen	0,01 mg	0,1 mg	1 mg
2 Ampullen	0,1 mg	1 mg	10 mg
3 Ampullen	1 mg	10 mg	20 mg

▸ **Tab. 18.3** Iscador – verfügbare Sortenpackungen.

Ohne Metallzusätze	Mit Metallzusätzen*	Spezial
0,0001 mg	–	–
0,001 mg	–	–
1 mg	1 mg	5 mg
10 mg	10 mg	–
20 mg	20 mg	–

* Iscador U c. Hg ist auch in den Stärken 0,01 mg und 0,1 mg als Sortenpackung erhältlich.

Iscucin (Wala)

Bei Iscucin handelt es sich um gefriergetrocknete Pflanzen des entsprechenden Wirtsbaums, bei denen die Winter- und die Sommerernte in einem kleinen rotierenden Eigefäß (Wintersaft vorgegeben, Sommersaft fließt von oben zu) gemischt werden (Mischungsverhältnis auch hier 1:1). Das Besondere hier ist das einer homöopathischen Potenzierung ähnliche Mischungsverhältnis von gefriergetrocknetem Gesamtextrakt zu dem Trägermedium (Wasser) von 1:20.

► **Tab. 18.4** Iscucin – Zusammensetzung der Potenzreihen-Packungen mit je 10 Ampullen.

Potenzreihe I		Potenzreihe II		Potenzreihe II Quercus	
3 Ampullen	Stärke A	3 Ampullen	Stärke D	3 Ampullen	Stärke D
3 Ampullen	Stärke B	3 Ampullen	Stärke E	3 Ampullen	Stärke E
3 Ampullen	Stärke C	2 Ampullen	Stärke F	3 Ampullen	Stärke F
1 Ampulle	Stärke D	2 Ampullen	Stärke G	–	–
Konzentrationen: Stärke A = 1:1,024 × 10^{13} ≈ D 13; Stärke B = 1:2,56 × 1010 ≈ D 10; Stärke C = 1:64 000 000 ≈ D 7/D 8; Stärke D = 1:3 200 000 ≈ D 6/D 7; Stärke E = 1:160 000 ≈ D 5; Stärke F = 1:8000 ≈ D 4; Stärke G = 1:400 ≈ D 2/D 3; Stärke H = 1:20 ≈ D 1					

An Wirtsbäumen stehen Tanne (Abietis), Weißdorn (Crataegi), Apfelbaum (Mali), Kiefer (Pini), Pappel (Populi), Eiche (Quercus) und Weide (Salicis) zur Verfügung.

Die Injektionspräparate sind in Potenzreihen-Packungen erhältlich (► **Tab. 18.4**).

Wala stellt ferner noch folgende **homöopathisch registrierte Mistelpräparate** zur Verfügung:

- Viscum Mali e planta tota, Ampullen: 2 %, 3 %, 5 %
- Viscum Mali e planta tota, Ampullen: D 2, D 3, D 4, D 6,
- Viscum Mali e planta tota, Ampullen: D 30, D 40, D 60
- Viscum Mali e planta tota, Gobuli: D 2 Viscum Mali e planta tota, Salbe: 3 %
- Viscum Mali ex herba, Oleum: 5 %
- Viscum Mali Senker, Ampullen: D 30
- Viscum Abietis e planta tota, Ampullen: D 2,
- Viscum Pini e planta tota, Ampullen: D 40, D 60

Abnobaviscum (Abnoba)

Abnobaviscum ist ein Presssaft der Mistel des entsprechenden Wirtsbaums, der zwischen Ernte und Herstellung mit flüssigem Stickstoff tiefgefroren wird. Bei der Herstellung fließt der Wintersaft auf einer rotierenden Scheibe, während der Sommersaft hinzutropft. Die Herstellung erfolgt in einem Mischungsverhältnis von 1:1 im „geschlossenen" System, jeweils mit einer Chargengröße von 48 l. Ein besonderer Zeitpunkt für die Herstellung im Jahreslauf ist nicht definiert.

An Wirtsbäumen stehen zur Verfügung: Ahorn (Aceris), Mandelbaum (Amygdali), Birke (Betulae), Weißdorn (Crataegi), Esche (Fraxini), Apfelbaum (Mali), Eiche (Quercus), Tanne (Abietis) und Kiefer (Pini) in den jeweils unterschiedlichen Konzentrationen (► **Tab. 18.5**).

► **Tab. 18.5** Abnobaviscum – verfügbare Konzentrationen (Packungsgröße: 21 Ampullen).

Stärke	Mengenverhältnisse
20 mg	15 mg Presssaft aus 20 mg Mistelkraut
2 mg	1,5 mg Presssaft aus 2,0 mg Mistelkraut
0,2 mg	0,15 mg Presssaft aus 0,2 mg Mistelkraut
0,02 mg	0,015 mg Presssaft aus 0,02 mg Mistelkraut

Abnobaviscum steht außerdem in folgenden **homöopathischen Potenzen** zur Verfügung (Packungsgröße: 8 und 48 Ampullen):

- D 6, D 10, D 20, D 30

Helixor

Helixor ist ein 5%iger wässriger Auszug aus Viscum album des entsprechenden Wirtsbaums. Die spezifische Besonderheit dieses Präparats besteht einerseits darin, dass 4 ×/Jahr geerntet wird, jeweils zu Sommeranfang und -ende sowie Winteranfang und -ende. Die Ernte wird bis zur Herstellung bei etwa –20 °C tiefgefroren. Aus diesen Ernten wird zunächst in einem 1. Schritt Winter- und Sommersaft hergestellt und erst in einem 2. Schritt das eigentliche Präparat. Der Wintersaft (3 Teile) wird in einem rotierenden Eigefäß vorgegeben, der Sommersaft (1 Teil) tropft von oben hinzu. In einem weiteren Herstellungsprozess wird dann die Endkonzentrationsstufe der Ampullen erreicht.

Bei Helixor gibt es Viscum album der Wirtsbäume Tanne (Abietis), Kiefer (Pini) und Apfelbaum (Mali); dies sind auch die 3 botanischen Unterarten.

▶ **Tab. 18.6** Helixor – Zusammensetzung der Serienpackungen mit je 7 Ampullen (Packungsgröße: 7 und 21 Ampullen).

Serienpackung I		**Serienpackung II**		**Serienpackung IV**		**Serienpackung III***	
3 Ampullen	1 mg	3 Ampullen	10 mg	2 Ampullen	20 mg	1 Ampulle	1 mg
3 Ampullen	5 mg	2 Ampullen	20 mg	2 Ampullen	30 mg	2 Ampullen	5 mg
1 Ampulle	10 mg	2 Ampullen	30 mg	3 Ampullen	50 mg	3 Ampullen	10 mg
–	–	–	–	–	–	1 Ampulle	20 mg

* für eine rasche Dosissteigerung anstelle Serie I und II

▶ **Tab. 18.7** Ausgangssubstanzen der verschiedenen Mistelpräparate.

Präparat	**Ausgangssubstanz**
Abnobaviscum	Frischpflanzenpresssaft
Helixor	wässriger Frischpflanzenextrakt
Iscador	fermentierter Frischpflanzenextrakt
Iscucin	gefriergetrocknete Pflanze

Neben den verfügbaren Konzentrationsstufen in Einzeldosierung (0,01 mg, 0,1 mg, 1 mg, 5 mg, 10 mg, 20 mg, 30 mg, 50 mg, 100 mg in Packungsgröße: 7, 8 und 50 Ampullen) ist Helixor in Serienpackungen erhältlich (▶ **Tab. 18.6**).

Iscador und Abnobaviscum gemeinsam ist beim Herstellungsprozess die rotierende Scheibe, über die der Wintersaft fließt und der Sommersaft hinzutropft, bei Helixor und Iscucin wird der Wintersaft in einem rotierenden Eigefäß vorgegeben und der Sommersaft tropft zu. Die verwendeten Ausgangssubstanzen sind in ▶ **Tab. 18.7** aufgeführt.

Auswahl der Mistelpräparate

Präparateunabhängige bzw. übergreifende Überlegungen bei der Misteltherapie sind:

- Was ist (zunächst) das therapeutische Ziel? Kann der Organismus des Patienten gefordert/angeregt werden oder bedarf er einer unterstützenden Behandlung?
- Welche schulmedizinischen Behandlungsoptionen werden durchgeführt bzw. sind geplant?
- Inwieweit kann der Patient aktiv in die Behandlungsstrategie miteinbezogen werden?
- Welche gesunden Ressourcen können angesprochen bzw. mobilisiert werden?

Wahl des Wirtsbaums

Nadelbaumpräparate haben eher unterstützenden, milderen Charakter und eignen sich bei fortgeschrittener Erkrankung zur Stabilisierung und Besserung des Allgemeinzustands und bei Tumoren oberhalb des Zwerchfells sowie parallel zur Chemotherapie und Bestrahlung. Auch bei allergischer Disposition und bei Patienten mit „neurasthenischer Konstitution“ (Menschen, die ihr Leben vom Kopf her steuern und dazu neigen, das Gefühls- und Willensleben zu vernachlässigen) sollte die Therapie zunächst mit Nadelbaumpräparaten durchgeführt werden.

Laubbaumpräparate sind eher immunstimulierend-fordernd und können daher bei gutem Allgemeinzustand die gesunden Ressourcen mobilisieren. Sie werden empfohlen bei Tumoren unterhalb des Zwerchfells und bei eher durch den Stoffwechsel geprägter Konstitution.

Die einzelnen differenzierten Wirtsbaumempfehlungen beruhen auf Erfahrungen der jeweiligen Hersteller.

Konstitutionelle Aspekte

Eine weitere Möglichkeit der Anwendung der Mistel beruht v. a. auf der seelischen Konstitution des Patienten und der daraus abgeleiteten Wirtsbaumwahl. Dieses System wurde von Johannes Wilkens v. a. für die potenzierten Präparate bzw. Konstitutionen entwickelt [71].

Der wichtige Hinweis von Rudolf Steiner, dass die Mistel (Viscum album) v. a. bei „weiblicher Konstitution“, die Christrose (Helleborus niger) v. a. bei „männlicher Konstitution“ eingesetzt werden sollte, ist bisher leider kaum mit dokumentierten Erfahrungen hinterlegt. Erst seit Kurzem ist **Helleborus niger** wieder ins Bewusstsein gerückt.

Bisher hat sich die Forschung v. a. auf die Mistel konzentriert. Helleborus-niger-Präparate sind teilweise wieder vom Markt genommen worden; die noch vorhandenen Arzneimittel von Helixor und Wala sind homöopathisch registriert ohne Indikationsnennung. Dennoch gibt es – besonders in den letzten Jahren – einige publizierte Erfahrungen, die Hinweise auf den therapeutischen Einsatz geben können ([13]; [14], S. 477–482).

Info

Helleborus niger

- Helleborus niger (Helixor):
  - flüssige Verdünnung zur Injektion D 3, D 4, D 5, D 6, D 12, D 20, D 30
- Helleborus niger (Wala):
  - flüssige Verdünnung zur Injektion D 3 (auch als N 2), D 6, D 12, D 30
  - Helleborus niger, Globuli velati D 6, D 12

Helleborus niger hat sich insbesondere als Zusatztherapie zur Mistel, z. B. bei atypischen Tumoren (besonders schnell wachsend bzw. ungewöhnlich metastasierend), bei malignen Systemerkrankungen (Leukämien und Lymphome) und bei Hirnmetastasen, praktisch bewährt.

Einsatz in der Therapie und Prophylaxe

Die anthroposophischen Mistelpräparate waren bis 2012 noch zulasten der gesetzlichen Krankenkassen verordnungsfähig, wenn die Diagnose „maligner Tumor“ vorlag. 2012 wurde dann das Urteil des Bundessozialgerichts vom 11. Sept. 2011 (Az: B6 KA 25/10 R) rechtskräftig, durch das die Verordnungsfähigkeit auf den palliativen Zustand eingeschränkt wurde, d. h. auf das Tumorstadium IV (inoperabler Tumor und/oder bereits vorhandene Fernmetastasen) oder Rezidive eines zunächst kurativ behandelten Tumors. Damit wurden die anthroposophischen Mistelpräparate den phytotherapeutischen gleichgestellt, die jedoch – im Gegensatz zu den anthroposophischen – nur zur palliativen Therapie zugelassen sind.

Durch dieses Urteil wird die ursprüngliche Intention der Misteltherapie konterkariert. Den größtmöglichen Erfolg für eine Misteltherapie sah Rudolf Steiner in einer frühzeitigen und langfristigen Anwendung bei Krebsdisposition. Leider ist diese Fragestellung bis heute nur unzureichend bearbeitet, geschweige denn erforscht, und die prophylaktische Anwendung der Misteltherapie nicht durch Studienergebnisse belegt.

Ein schlüssiges Konzept hierfür liegt bisher nur von Prof. V. Fintelmann vor ([9], [67], [68]). Von der Viergliedrigkeit ausgehend sei die von Rudolf Steiner genannte Krebsdisposition erkennbar an Störungen des Wärme-, Atmungs- und Flüssigkeitsorganismus:

1. **Störungen des Wärmeorganismus** können sich u. a. zeigen in ständigem Frieren, einem allgemeinen Kältegefühl, in Wärmeverteilungsstörungen (z. B. kalte Nierenlager) und einer fehlenden Tages-Temperatur-Kurve. Das Seelische kann durch Coolness gekennzeichnet sein (fehlende Schwingungsfähigkeit und fehlendes Miterlebenkönnen/mangelnde Empathiefähigkeit) und im Geistigen kann an die Stelle der Begeisterungsfähigkeit ein „bloßes Funktionierenkönnen“ im Alltag getreten sein.
2. **Störungen des Atmungsorganismus** können sich v. a. in einer Betonung der Einatmung mit Erstickungssymptomatik zeigen und einem ständigen Angespanntsein. Diese Symptomatik liegt heute als „kulturell bedingte asthmatische Grundkonstitution“ in der durch Sinnesreizüberflutung und Multitasking geprägten Zeit mit kaum Entspannungsmomenten häufig vor. Seelisch kann sich dies in fehlender Schwingungsfähigkeit und einem fehlenden adäquaten, situationsgerechten Verhalten und in einer skeptisch-depressiven Grundstimmung geltend machen. Das wahre Sein wird hinter Alltagsmasken versteckt.
3. **Störungen des Flüssigkeitsorganismus** können in Erscheinung treten als Stockungen (Harnverhalt, Obstipation), als nicht bewegte oder aus dem Gesamtorganismus herausgefallene Flüssigkeit (Ödeme) oder als Verhärtungen und Verspannungen der Muskulatur (Myogelosen). Auch in der Sprache und im Gedankenfluss können Stockungen auftreten als Symptom der Störungen im Flüssigkeitsorganismus.
4. Diese Anzeichen können und sollten als mögliche Krankheitsdispositionen erkannt und entsprechend behandelt werden, um der erhöhten Wahrscheinlichkeit einer manifesten Tumorerkrankung im Vorfeld zu begegnen, die dann als 4. Stufe („**Störungen des Erdorganismus**“ – verselbstständigter Fremdprozess im Organismus) in Erscheinung tritt.

Die Mistel bei Krebsdisposition anzuwenden, entspricht den ursprünglichen Empfehlungen, die verbunden waren mit der Hoffnung, dass die Mistel das Messer des Chirurgen ersetzen könne.

Gerade aber dieser Einsatz der Misteltherapie ist heute zulasten der gesetzlichen Krankenversicherung (GKV) nicht mehr möglich und ganz in die – auch finanzielle – Eigenverantwortung des Patienten gelegt worden. Die Patienten sind dennoch auf die Behandlung bzw. Begleitung durch Arzt oder Heilpraktiker angewiesen, da das Heilmittelwerbegesetz den Herstellern untersagt, Patienten zu den Möglichkeiten und dem Einsatz der Misteltherapie umfassend zu informieren und zu beraten, und es bisher keine unabhängige Beratungsstelle für Patienten gibt.

18.3 Misteltherapie

Die Mistel (Viscum album) kann mit unterschiedlicher Intention eingesetzt werden:

- **substanzbezogen** im phytotherapeutischen Konzentrationsbereich (Iscador, Helixor, Abnoba), um die Ich-Organisation in das Zusammenwirken von Physischer und Lebensorganisation hineinzuführen
- auf der **homöopathischen Kräfteebene** (Iscucin, Abnoba), hier überwiegend, um die Wärme-/Ich-Organisation mit der Seelenorganisation zu verbinden

Die rhythmisch wechselnden Konzentrationen der Serienpackungen wirken prozessual in den mittleren Konzentrationen auf das Zusammenwirken von Seelen- und Lebensorganisation, die Schwingungsfähigkeit wiederherstellend und stabilisierend.

Bei den Iscador-Präparaten kann die Wirksamkeit der Mistel im Organismus durch den Zusatz der Metallsalze gelenkt werden, bei den Iscucin-Präparaten hat sich eine Kombination mit den entsprechenden Organpräparaten der vom Tumorgeschehen betroffenen Region bewährt.

Weitere Informationen zur Misteltherapie der Anthroposophischen Medizin sind im Internet zu finden z. B. unter: www.mistel-therapie.de (Stand: April 2023).

18.3.1 Nicht onkologische Misteltherapie

Anwendungsempfehlungen zur nicht onkologischen Misteltherapie sind zu den Erkrankungen aufgeführt, bei denen es wichtig ist, das Immunsystem therapeutisch zu unterstützen, u. a. bei den Infektionskrankheiten (S. 161) sowie den Autoimmunerkrankungen (S. 207).

In der nicht onkologischen Therapie kommen v. a. Iscucin und Abnobaviscum zum Einsatz, s. c., 2–3 ×/Woche, zur Integration der strukturierend-gestaltenden Ich-Organisation und Anregung der Wärmeorganisation. Für die Behandlung von Arthrose und Arthritis haben sich auch Helixor und Iscador bewährt. Grundsätzlich sind die Anwendungsempfehlungen der Hersteller zu beachten!

Die Misteltherapie sollte, je nach individuellem Heilungsbedarf bzw. entsprechend der Symptomatik, mit anderen Arzneimitteln ergänzt werden.

18.3.2 Onkologische Misteltherapie

Neben den eingehend beschriebenen Mistelpräparaten hat sich eine Begleitung von Tumorpatienten mit den Ceres-Urtinkturen als sehr heilsam erwiesen, gerade in der Integration der oberen Wesensglieder in den Gesamtorganismus und zur Linderung von Beschwerden im funktionell-prozesshaften Bereich. Anregungen zur Verordnung bei funktionellen Beschwerden können den einzelnen Diagnosen entnommen werden.

Um die emotionalen und geistigen Aspekte beim Patienten anzusprechen, sollte tiefer gehend auf den Wesensbezug der Pflanze zum Patienten geachtet werden. Diese Wesensbezüge adäquat wiederzugeben, würde den Rahmen dieses Kapitels sprengen. Es sei deshalb an dieser Stelle auf die Literatur von Dr. Roger und Hildegard Kalbermatten hingewiesen [21].

Integrativer anthroposophisch-naturheilkundlicher Therapieansatz

Wichtig ist die seelische Begleitung des Patienten besonders durch ressourcenorientierte Biografiebetrachtung und die Anregung dazu, heilende innere Bilder zu entwickeln, die die medikamentöse Therapie unterstützen können. So kann die eigene Lebensmelodie wiedergefunden werden.

Kunsttherapien, besonders das Plastizieren, sowie äußere Anwendungen, v.a. Organeinreibungen, sind hilfreich, um wieder einen besseren Bezug zur eigenen Leiblichkeit zu entwickeln. In jedem Erkrankungsstadium kann Heileurythmie angewandt werden.

Bei stabilem Allgemeinzustand sei auf das Integrative Selbstregulationstraining (S. 220) verwiesen.

Injektionstherapie

- Antimonit D6, (Weleda), s.c., 3×/Woche bis 1×tgl., auch als Potenzreihe; zur Anregung der Verbindung der Ich-Organisation mit dem fremd gewordenen Leib und zur Durchgestaltung des Organismus
- Stibium metallicum praeparatum D6, D10, D20, D30 (Weleda), s.c., 3×/Woche bis 1×tgl., auch als Potenzakkord; zur Anregung der Formprozesse im Aufbaustoffwechsel durch die Ich-Organisation
- Olibanum comp. (Weleda), s.c., 1×/Woche bis 1×tgl.; zur Harmonisierung und Stabilisierung des Wesensgliedergefüges im dreigliedrigen Organismus; auch nach traumatischen Ereignissen
- Myrrha comp. (Weleda), s.c., 1×/Woche bis 1×tgl.; zur Harmonisierung und Stabilisierung des Wesensgliedergefüges im dreigliedrigen Organismus; bei chronischen Prozessen
- Arandisit D6, D15 (Weleda), s.c., 1–3×/Woche; löst zu stark verhärtete, verselbstständigte Prozesse der Lebensorganisation und verbindet sie wieder mit dem Rhythmischen System
- Arsenicum album D20 (Wala), s.c., je nach Bedarf auch mehrmals tgl.; bei Angstzuständen zur Harmonisierung der Seelenorganisation; auch postoperativ und in der Sterbebegleitung
- Aurum metallicum praeparatum D15 (Weleda), s.c. 3×/Woche; zur Harmonisierung der Ich-Organisation im Rhythmischen System und der Wiederherstellung der Schwingungsfähigkeit zwischen Zentrum und Peripherie
- Aurum D10/Ferrum sidereum D10 (Weleda), s.c., 2×/Woche bis 1×tgl.; zur Anregung der Verbindung der Ich-Organisation mit dem Rhythmischen System bei Angstsymptomatik von Tumorpatienten; auch zur Prophylaxe und Therapie postnarkotischer Durchgangssyndrome
- Aurum/Stibium/Hyoscyamus (Wala), s.c., 3×/Woche bis 1×tgl.; zur Anregung einer harmonischen Verbindung der Seelen- und Ich-Organisation im Rhythmischen System
- Bryophyllum 5% (Weleda), i.v., bis mehrmals tgl.; bei Schwäche der Lebensorganisation und akuten Schmerz- und Unruhe- sowie bei seelischen Ausnahmezuständen
- Bryophyllum D5/Conchae D7 aa (Weleda), s.c., 2–3×/Woche; zur Harmonisierung des Rhythmischen Systems im Stoffwechselbereich bei Unruhe-, Erregungs- und Schlafstörungen
- Cerrusit D8 (Weleda), s.c., 2×/Woche bis 1×tgl.; zur Anregung der Verankerung der Ich-Organisation im Knochensystem bei Struktur- und Gestaltveränderungen, Entmineralisierungen, Knochenmetastasen
- Pyromorphit D8 (Weleda), s.c., 2×/Woche bis 1×tgl.; zur Anregung der Knochenaufbau- und Gestaltungskräfte der Ich-Organisation bei schmerzhaften Knochenmetastasen
- Helleborus niger (Helixor oder Wala); s.c., 1–3×/Woche, Potenz je nach Symptomatik oder Lokalisation; zur Eingliederung der Seelenorganisation insbesondere in das Nieren- und Nervensystem bei malignen Tumoren mit atypischem bzw. hochakutem Verlauf; bei Störungen des Bewusstseins verbunden mit lokalen Flüssigkeitsansammlungen (Ödeme, Hirnmetastasen) und Angstsymptomatik
- Marmor D6/Stibium D6 (Weleda), s.c. bzw. 10 ml i.v., 2×/Woche bis 1×tgl.; zur Wiederherstellung der leiblichen Integrität durch die Ich-Organisation bei nicht traumatischen, inneren Blutungen
- Quarz D20/D60 (Weleda), s.c., 1×/Woche; zur Integration der Ich-Organisation in den Organismus; zur Durchgestaltung des Organismus bei Abgrenzungsstörungen; zur Anregung der Wärmeorganisation
- Formica D3, D6 (Weleda), s.c., 3×/Woche; zur Anregung der Ausscheidung und Reintegration des aus dem Gesamtzusammenhang Herausgefallenen
- Solum Inject (Wala), s.c. oder 10 ml i.v., 2×/Woche bis 1×tgl.; zur Anregung der Wärmeorganisation und der Harmonisierung der Seelenorganisation in ihrem Wechselspiel mit der Lebensorganisation bei Schmerzzuständen

Medikamentöse Therapie

- Absinthium/Caryophylli comp. (Weleda), 3 × tgl. 15 Tr., a. c.; zur Anregung der Verdauungstätigkeit; **oder** Absinthium D 1/Resina Laricis D 3 aa (Weleda), 3 × tgl. 10 Tr.; zur Anregung der Wahrnehmungsfunktion der Seelenorganisation im Verdauungstrakt
- Achillea comp. (Weleda), 3 × tgl. 15 Tr.; zur Belebung und Strukturierung des Stoffwechsels durch die Seelenorganisation und Beherrschung zu starker Prozesse des Sinnes-Nerven- im Bewegungs-Stoffwechsel-System
- Agaricus comp./Phosphorus (Weleda), 3 × tgl. 5 Tr.; zur Anregung der Integration der Ich-Organisation in das Knochensystem und Lösung der Seelenorganisation bei schmerzhaften Knochenveränderungen
- Anagallis/Malachit comp. (Weleda), 3 × tgl. 10 Tr.; zur Anregung des Eingreifens der Seelenorganisation und Unterstützung der Lebensorganisation; zur Harmonisierung von Sekretion und Motilität im Verdauungstrakt bei entzündlichen Veränderungen, z. B. während Chemotherapie
- Amara-Tropfen (Weleda), jeweils 10 Tr., a. c.; zur Anregung der Verdauungstätigkeit
- Arsenopyrit D 6 (Rezepturpräparat Apotheke an der Weleda), 3 × tgl. 1 Msp.; zur Anregung der Ich- und Seelenorganisation, sich mit der Lebensorganisation kraftvoll zu verbinden und die Kräfte der Lebensorganisation durchzugestalten
- Birkenkohle comp. (Weleda), 3 × tgl. bis 1 ×/h 2 Kps.; zur Anregung der gestaltenden Seelenorganisation im Verdauungstrakt und der integrativen Ich-Organisation bei intestinalen Entzündungen; zur Wiederherstellung der inneren Geschlossenheit; während und nach Chemotherapie
- Chamomilla/Malachit comp. (Weleda), 3–5 × tgl. 10 Tr.; zur Strukturierung des Aufbaustoffwechsels durch die Ich- und Seelenorganisation bei entzündlichen Veränderungen im Verdauungstrakt
- Chelidonium comp. (Weleda), 2–3 × tgl. 15–20 Tr.; zur Anregung des Zusammenwirkens der Verdauungsorgane des Oberbauches im Zusammenhang mit Tumorleiden
- Crataegus comp. (Weleda), 3 × tgl. 20 Tr.; zur Anregung des Eingreifens der Ich- und Seelenorganisation in das Rhythmische System, um den Gesamtorganismus zu unterstützen und zu harmonisieren
- Colchicum, Tuber Rh D 6 (Weleda), 1 × tgl. 5–7 Tr.; zur Anregung der gestaltenden Seelenorganisation; als Begleitbehandlung insbesondere bei malignen Systemerkrankungen (Lymphome, Leukämien)
- Myrrha comp. D 8 (Weleda), 3 × tgl. 10 Tr.; zur Harmonisierung des Wesensgliedergefüges bei Unruhezuständen; auch bei postoperativen Verwirrtheitszuständen und in der Palliativsituation
- Neurodoron (Weleda), 3 × tgl. 2 Tbl.; zur Harmonisierung und Stabilisierung des Wesensgliedergefüges
- Hepatodoron (Weleda), 1 × tgl. 4 Tbl., zur Nacht; zur Anregung der Leberfunktion und Entgiftung
- Vitis comp. (Weleda), 3 × tgl. 2 Tbl.; zur Anregung des Eingreifens der Ich-Organisation und Kräftigung der Gestaltungskräfte der Lebensorganisation
- Digestodoron (Weleda), 3 × tgl. 15 Tr. bzw. 3 × tgl. 2 Tbl.; zur Anregung und Harmonisierung der Verdauungsfunktion
- Dyskrasit D 6 (Rezepturpräparat Apotheke an der Weleda), 1 × tgl. 1 Msp.; zur Anregung der Ich- und Seelenorganisation im Stoffwechsel bei entzündlichen Veränderungen und bei Konzentrationsstörungen während und nach Chemotherapie
- Formica D 3, D 6 (Weleda/Wala), 3 × tgl. 10 Tr. bzw. 3 × tgl. 10 Glob.; zur Anregung des Zusammenwirkens von Lebens- und Ich-Organisation; zur Unterstützung der Reintegration verselbstständigter Prozesse sowie der Ausscheidung/Entgiftung
- Kalium aceticum comp. D 6 (Weleda), 3 × tgl. 1 Msp.; zur Anregung der Ich-, Seelen- und Lebensorganisation; zur Dynamisierung des Flüssigkeitsorganismus bei venöser Insuffizienz, Versacken des Blutes in der Schwere; auch bei Tendenz zu Verselbstständigungen im seelischen Bereich (Depressionen, Ängste)

- Lobelia comp. (Weleda), 3 × tgl. 10 Tr.; zur Anregung der Ich- und Seelenorganisation im Rhythmischen System; bei Neigung zu verstärkter Einatmung; zur Anregung lösender Entspannung im Rhythmischen System und Abgrenzung gegenüber Fremdeinflüssen
- Organum quadruplex (Wala), 3 × tgl. 10 Glob.; zur Unterstützung der Lebensorganisation, damit die Seelen- und Ich-Organisation in den Gesamtorganismus eingreifen und ihre Tätigkeit entfalten können; auch bei gestörter Körperwahrnehmung
- Ceres Daucus comp., 1–3 × tgl. 5 Tr., als Intervalltherapie für 4 Wochen, anschließend 1–2 Wochen pausieren, ggf. erneute Einnahme für 4 Wochen; zur Zentrierung der Bewusstseinskräfte, auch auf emotionaler Ebene, s. Ceres Daucus comp. (S. 217)

Info

Daucus carotis

Besonders im Verblühen zeigt sich die zentrierende Kraft, die der Wilden Möhre (▶ Abb. 18.1) innewohnt.

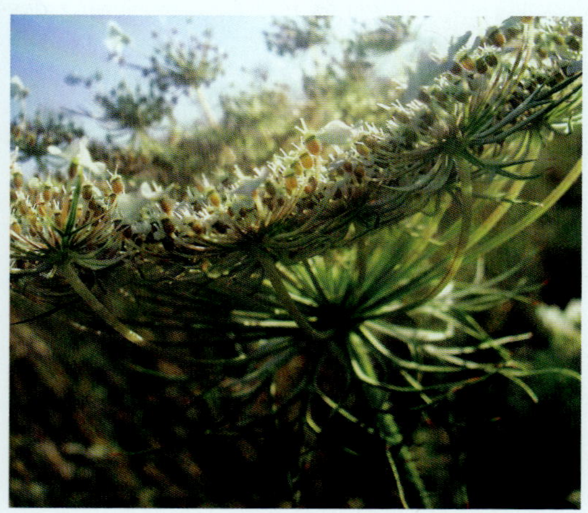

▶ **Abb. 18.1** Daucus carotis.

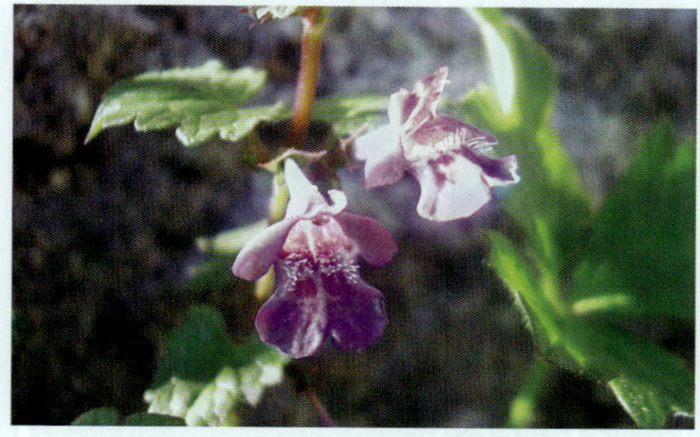

▶ **Abb. 18.2** Glechoma hederacea.

- Ceres Glechoma hederacea, 2 × tgl. (morgens und mittags) 2–5 Tr. in Wasser; wirkt Erstarrungs- und Verhärtungstendenzen entgegen durch Licht- und Wärmekräfte; speziell bei langanhaltendem Krankheitsgeschehen und verzweifelter Gemütslage

Info

Glechoma hederacea

Die Gundelrebe (▶ Abb. 18.2) vermittelt trotz ihrer Zartheit enorme vitale Licht- und Wärmekräfte. Ihre starken Lebenskräfte lassen sich auch daran erkennen, dass sie bis tief in den Winter hinein Blätter trägt und uns als eine der ersten Frühjahrsblüher mit zierlichen violetten Blüten erfreut.

- Solum (Wala), 3 × tgl. 10 Glob.; zur Anregung der rhythmischen Schwingungsfähigkeit der Seelenorganisation und Unterstützung der Lebensorganisation bei Schmerzsymptomatik

Externa

- Oxalis, Folium 20 % (Wala), 1 × tgl. als feuchter Bauchwickel; bei Folgen nach seelischem Schock und bei Angst und Panikstörungen; auch in der Palliativmedizin, zur Anregung der Integration der Seelenorganisation in den gestaltenden Stoffwechsel
- Ratanhia comp. (Weleda), 3 × tgl. 10–15 Tr. auf 1 Schluck Wasser zum Spülen und Gurgeln; bei Entzündungen im Mundbereich, z. B. während Chemotherapie

- Stannum metallicum 5 % Salbe (Weleda), 1–2 × tgl. die Leberregion einreiben; zur Anregung des Eingreifens der Ich- und Seelenorganisation in den gestaltenden Stoffwechsel
- Aurum comp. Salbe (Wala), 1 × tgl. die Herzregion einreiben; zur Harmonisierung und Stabilisierung des Wesensgliedergefüges im Gesamtorganismus
- Conium maculatum 5 %, Salbe (Weleda), je nach Bedarf bis mehrmals tgl.; zur Anregung des ordnenden Eingreifens der Seelenorganisation bei oberflächlich gelegenen Tumoren mit Lymphstau und Kompressionserscheinungen; auch zur Schmerzbehandlung
- Calendula-Essenz (Weleda, Wala), 1 × bis mehrmals tgl. zum Spülen im Mundraum; bei entzündlichen Veränderungen
- Combudoron, Flüssigkeit (Weleda), mehrmals tgl. für Umschläge; bei Bestrahlungsschäden der Haut
- Solum Öl (Wala), bei Bedarf mehrmals tgl. einreiben; zur Schmerzbehandlung und Harmonisierung des Zusammenwirkens von Seelen- und Lebensorganisation

19 Zeitkrankheiten

19.1 Evolution zur Freiheit

Jede Zeit hat ihre spezifischen Herausforderungen, die von den Menschen bewältigt werden möchten. Die Evolution des Menschen ist gekennzeichnet durch die immer größere Unabhängigkeit von der Eingebundenheit in die natürlichen Gegebenheiten und durch die Metamorphose von leiborientierten Kräften in seelisch-geistige Fähigkeiten und Potenziale, verbunden mit Bewusstseinsprozessen.

19.1.1 Kulturhistorische Entwicklung des Menschen

Dieser Prozess verlief in der Geschichte der Menschheit in verschiedenen Stufen: Zunächst galt es, sich abzugrenzen und einen physischen Entwicklungsraum zu schaffen, beginnend mit dem Leben in Höhlen und der Beherrschung des Feuers. Später wurden Städte gegründet, die zum Schutz mit Stadtmauern versehen wurden, gleichzeitig fand eine Spezialisierung in den Berufen statt. Die Nahrungserzeugung war ähnlichen Prozessen unterworfen: Die Selbstversorgung ging mehr und mehr in Fremdversorgung über in der zunehmend arbeitsteiligen Gesellschaft, die heute ja ein Bestandteil des globalen Wirtschaftssystems geworden ist. An die Stelle der lokalen Natureingebundenheit ist ein globales Geflecht getreten, das zu einem differenzierten Menschheitsbewusstsein auffordert.

Das direkte soziale Umfeld hat sich ebenfalls deutlich gewandelt. Während früher „Blutsverwandtschaft“ mit Stamm, Sippe, Großfamilie und Familie das v. a. regional wirksame soziale Geschehen und die Gesellschaftsordnung prägte, ist an ihre Stelle heute die „Wahlverwandtschaft“ getreten, in der sich Menschen – völlig unabhängig von Rasse, Alter, Geschlecht und sozialer Stellung – frei im Hinblick auf ein gemeinsames Ziel verbinden können, in einem ebenfalls die ganze Erde umfassenden Netzwerk.

Das Herauslösen aus den Naturgegebenheiten einerseits, und den gegebenen Gesellschaftsordnungen andererseits haben für die individuelle Entwicklung heute Möglichkeiten geschaffen, die noch vor wenigen Jahrzehnten unmöglich erschienen. So frei wie heute waren wir noch nie!

„Der Mensch ist [im Gegensatz zum Tier] ein ergebnisoffenes Entwicklungswesen und will über sich hinaus wachsen“ (Götz Werner; [69], S. 1); die gegenwärtige Zeit zeigt dies besonders deutlich.

Aus den fast unbegrenzten Möglichkeiten ergeben sich aber auch neue Herausforderungen, für deren Bewältigung/Lösung es keine Modelle in der Vergangenheit gibt.

19.1.2 Neue Herausforderungen in der Behandlung

In dieser Situation der Neuorientierung entstehen völlig neue Krankheitsdispositionen und Erkrankungen bzw. bereits bestehende verändern ihr „Gesicht“ und erfordern neue Strategien in der Behandlung.

Ein Beispiel hierfür ist das, was als **Stress** bezeichnet wird. In der Vergangenheit hat der Körper in Situationen der Gefahr kurzfristig enorme Energiereserven und Bewusstseinskräfte mobilisiert, die dann in sinnvolle körperliche Tätigkeiten („kämpfen oder fliehen“) umgesetzt wurden und dem eigenen Überleben dienten, s. dazu auch Kap. 17.1 (S. 220). Heute haben diese Gefahren eine andere Qualität und erfordern eher auf sozialer oder mentaler Ebene Lösungsstrategien. Unser Organismus liefert jedoch nur die Möglichkeiten für geistesgegenwärtige physische Reaktionen, die dann ungenutzt „verpuffen“ und unseren Körper schädigen, insbesondere das Herz-Kreislauf-System; dies kann zu vielfältigen Krankheitsdispositionen führen.

Unser Organismus ist heute in ganz anderer Weise gefordert. „Gefahrvollen Sinneseindrücken“ sind wir fast ständig ausgeliefert und zu schnellen Reaktionen aufgerufen, die zumeist mit nur minimaler eigener Bewegung einhergehen (z. B. im Straßenverkehr). Dies führt letztlich zu einer

„neurasthenischen Gesamtkonstitution", d.h. dem rationalen Steuern sämtlicher Vorgänge. Diese „Über-Rationalisierung" kann zu zunehmender Missachtung der eigenen körperlichen Bedürfnisse und dem Verlust der Schwingungsfähigkeit auf körperlicher und seelisch-geistiger Ebene führen, da sie die einseitig dominante Wirkung der Seelenorganisation in ihrer abbauenden, verhärtend-sklerosierenden Bewusstseinsbildung bereits überfordert.

Hinzu kommt, dass sich unser Verdauungssystem durch die jetzt jederzeit im Überfluss verfügbaren Nahrungsmittel und deren Verarbeitung mit unbekannten Substanzen auseinandersetzen muss, die es in neuer Weise fordern. Zunehmende **Nahrungsmittelunverträglichkeiten** können als Überforderungen des Organismus angesehen werden, da die oberen Wesensglieder ihn nicht mehr regulierend und aufbauend wirksam durchströmen.

Die bisherigen, Halt vermittelnden kulturell-sozialen Netze tragen kaum noch, das menschliche Miteinander muss bewusst neu ergriffen und gestaltet werden. Auch hier gibt es neue Herausforderungen.

An die Stelle eines äußeren Haltes und die bisher tragenden „Wertesysteme" treten zunehmend individuell zu erringende „innere Werte", welche Sicherheit und Vertrauen vermitteln können. Dieser Prozess kann nun – gerade in unserer Kulturumgebung – keimhaft beginnen, wenn wir das wollen. Hierfür gibt es keine „Naturnotwendigkeit".

Zur Unterstützung und Harmonisierung des Organismus dienen z.B. Arzneimittelkompositionen, die ihm ein gesundes Vorbild vermitteln. Diese sind in Kap. 3.4.3 (S.84) ausführlicher dargestellt.

19.2 Selbstregulation – Salutogenese

Die abendländische Medizin hat sich bemüht um Krankheitserkenntnis und -verständnis (Pathogenese) sowie um Möglichkeiten der Behandlung auf den unterschiedlichen Ebenen.

Erst im 20. Jahrhundert trat die Frage auf, was den Menschen gesund hält. Sie ist in der Anthroposophischen Medizin veranlagt, auch in den neuen, die Gesundheitsprozesse anregenden Arzneimitteln. Ferner können salutogenetische Prozesse durch die aktive Einbindung des Patienten in die Gestaltung des Heilungsprozesses, z.B. durch die Kunsttherapien oder durch die Biografie-Anschauung, zum Finden der Lebensaufgaben gefördert werden.

Durch Aaron Antonovsky [1] und Ronald Grossarth-Maticek ([16], [17]) u.a. wurde die **Salutogenese** auch in wissenschaftlichem Kontext hoffähig und wird in Zukunft an Bedeutung gewinnen. Damit steht prinzipiell jedem die Möglichkeit offen, aktiv einen Beitrag zur Gesunderhaltung zu leisten. Dies beginnt u.a. mit Fragen zu Ernährung, Bewegung und Lebensführung sowie dem Umgang mit den Sinnesreizen.

Ein weiteres Gebiet ist der Erhalt der Schwingungsfähigkeit auf leiblicher und seelisch-geistiger Ebene als Voraussetzung für situationsgerechtes Handeln aus Erkenntnis und das bewusste Pflegen von Rhythmen, die nicht von außen vorgegeben sind, s. dazu auch Kap. 2.9 (S.64).

Letztlich ist die innere Ausrichtung an „geistigen" Zielen entscheidend: Wofür setze ich meine Kräfte ein? Welchen Sinn gebe ich meinem Leben, und wie kann das Leben zunehmend selbstgesteuert geführt werden?

Es geht um ein neues Verhältnis des Menschen zu seiner Umwelt auf allen Ebenen, wie die modernen Erkrankungen gerade des Immunsystems zeigen, das physiologisch die Aufgabe hat, diese Grenze zwischen „Fremdem" und „Eigenem" (Selbst) zu bilden und zu erhalten.

Die Verantwortung für die Gesunderhaltung kann nicht mehr – wie in der Vergangenheit – nur an Spezialisten delegiert werden. Diese können im Falle bereits eingetretener Erkrankung wertvolle Hilfestellung geben. Ihnen kommt aber zunehmend auch die Aufgabe zu, „Berater für gesunde Lebensführung" zu sein.

Das Phänomen Stress (moderne Arbeitsalltagsbewältigung) kann „Hilfsmittel" für die Neuausrichtung der Therapie werden, an dem die Mehrdimensionalität der unterschiedlichen Behandlungsoptionen praktiziert werden kann.

Die Medizin wird künftig auf mehreren Säulen ruhen, die im Folgenden kurz aufgezeigt werden.

19.2.1 Selbstgesteuerte Lebensführung zur Krankheitsvorbeugung

Betroffene können sich in belastender Gesamtsituation auf ihre eigenen gesunden Ressourcen besinnen und sich am Wesentlichen orientieren. Dabei können Fragen hilfreich sein wie:

- Kann ich die äußeren Verhältnisse verändern? Wenn nein, kann ich meine innere Einstellung ändern?
- Was kostet mich Kraft und warum?
- Was gibt mir Kraft, und wie kann ich diese Ereignisse gezielt regelmäßig und rhythmisch in mein Alltagsleben integrieren?
- Bin ich fähig, regelmäßig und rhythmisch Pausen einzulegen und bewusst „auszuatmen"?
- Wie reagiere ich in Stresssituationen? Welches Organ bzw. Organsystem „meldet sich dann zu Wort", und wie reagiere ich darauf?
- Wie kann ich gezielt diesen Bereich stärken und unterstützen, besonders in den stressarmen oder -freien Zeiten?
- Bin ich in der Lage, die Signale des Körpers zu erkennen und ernst zu nehmen?
- Fördere und fordere ich meinen Körper in angemessener Weise durch Ernährung, Bewegung, Rhythmus, Schlaf? Welches Gebiet kann wie aktiv beeinflusst werden?

19.2.2 Mehr Eigenverantwortung für die Gesunderhaltung

Die Zeit, die Verantwortung für jede Krankheit und Unpässlichkeit an andere delegieren zu können, ist weitgehend vorbei. Die Änderungen im Gesundheitssystem der letzten Jahre zeigen, dass zunehmend Eigenverantwortlichkeit gefordert wird. Viele Arzneimittel und Behandlungskosten sind – trotz der „Krankenversicherung" – selbst zu tragen, besonders solche der sog. Alternativ- und Komplementärmedizin oder der gesetzlich verankerten besonderen Therapierichtungen (Phytotherapie, Homöopathie und Anthroposophische Medizin). Hier sollte der Selbstbestimmung mehr Rechnung getragen werden, insbesondere zur Wahl der Behandlungswege.

Die derzeitige Situation fordert den Patienten stetig auf, sich über die verschiedenen Möglichkeiten der Behandlung, aber auch der Prävention kundig zu machen, um gezielt einen Weg einzuschlagen, mit den selbst gewählten fachkundigen Begleitern.

19.2.3 Mitentscheidung bei der Wahl der Fachbegleitung und Therapierichtung

Gerade wenn es um die Behandlung einer Erkrankung oder eine längerfristige Begleitung geht, sollte der Betroffene sowohl frei die Therapierichtung wie auch den fachkundigen Berater und Begleiter wählen können. Die Beziehung zwischen Patient und Therapeut ist immer eine sehr individuelle und sollte durch keinerlei äußere Gegebenheiten beeinflusst werden, z. B. durch den Wohnort und eine dadurch bedingte Zuweisung zu einer für diesen Bereich zuständigen Praxis oder Praxisgemeinschaft, in der der jeweils Diensthabende die zu diesem Zeitpunkt kommenden Patienten nach „Aktenlage" entsprechend Leitlinien behandelt – völlig unabhängig von der individuellen Situation.

Jeder Patient sollte in Freiheit, seinem Schicksal/Karma entsprechend, seine professionellen Begleiter finden und sich von ihnen behandeln lassen können. Andererseits gilt diese Freiheit auch für den Therapeuten, der sich so zur Verfügung stellen können muss, dass er von „seinen Patienten" gefunden wird.

Der Behandler (Heilpraktiker/Arzt) bildet einen geschützten Freiraum, in dem Heilung geschehen kann. Zu dieser besonderen Begegnung kommen dann Arzneimittel und weitere Therapien/Anwendungen, die dem individuellen Heilungsbedarf des Patienten entsprechen.

Anthroposophische Heilkunst erkennt das Geistige genauso an wie die physisch-materielle Welt und verbindet beide Ebenen über das Gefühlsleben.

Anthroposophie ist ein Erkenntnisweg, der das Geistige im Menschenwesen zum Geistigen im Weltenall führen möchte. Sie tritt im Menschen als Herzens- und Gefühlsbedürfnis auf. (Rudolf Steiner, Leitsatz 1; [39], S. 14).

Dies kann Leitstern auch einer anthroposophisch-orientierten Heilkunst und einer anthroposophisch-pharmazeutischen Tätigkeit werden. Rudolf Steiner fasst das in folgenden Worten zusammen ([41], S. 116f.):

Suchet das wirklich praktische materielle Leben,
aber suchet es so,
dass es Euch nicht betäubt über den Geist,
der in ihm wirksam ist.

Suchet den Geist,
aber suchet ihn nicht in übersinnlicher Wollust,
aus übersinnlichem Egoismus,
sondern suchet ihn,
weil ihr ihn selbstlos im praktischen Leben
in der materiellen Welt anwenden wollt.

Wendet an den alten Grundsatz:
Geist niemals ohne Materie.
Materie niemals ohne Geist
in der Art, dass Ihr sagt:
Wir wollen alles Materielle im Lichte des Geistes tun
und wir wollen das Licht des Geistes so suchen,
dass es uns Wärme entwickele für unser praktisches Tun.

Der Geist, der von uns in die Materie geführt wird,
die Materie, die von uns bearbeitet wird bis zu ihrer Offenbarung,
durch die sie den Geist aus sich selber heraustreibt;

die Materie, die von uns den Geist geoffenbart erhält –
der Geist, der von uns an die Materie herangetrieben wird,
die bilden dasjenige lebendige Sein,

welches die Menschheit zum wirklichen Fortschritt bringen kann,
zu demjenigen Fortschritt,
der von den Besten
in den tiefsten Untergründen der Gegenwartsseelen
nur ersehnt werden kann.

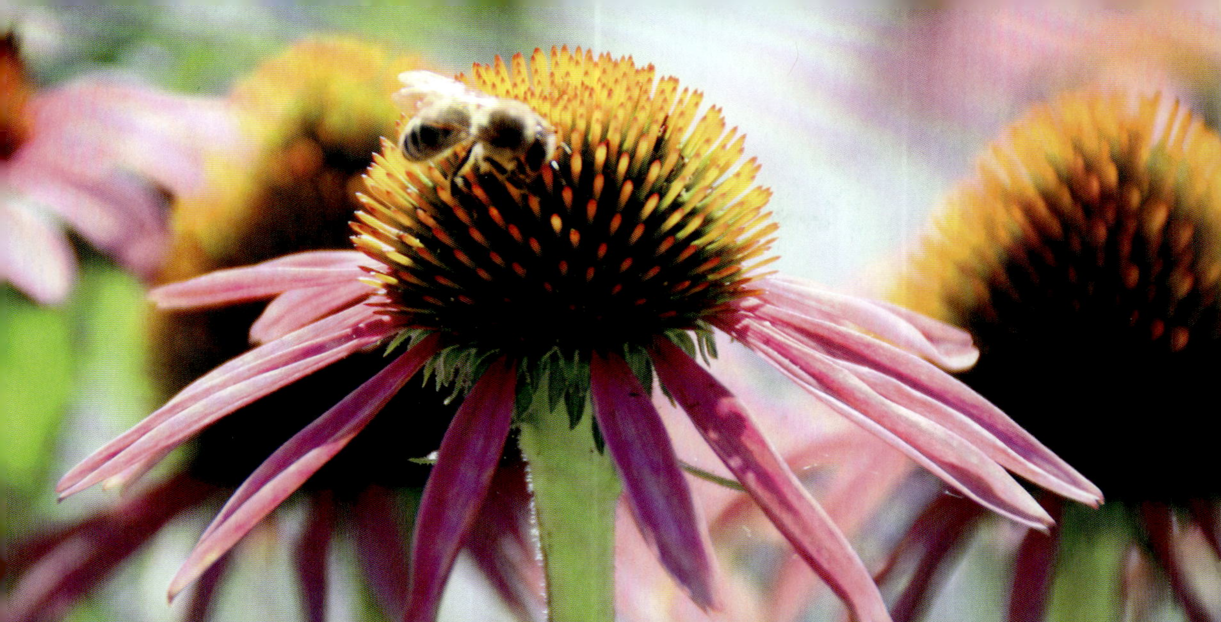

Teil 4
Anhang

20 Adressen

Abnoba GmbH
Allmendstr. 55
D-75223 Niefern-Öschelbronn
Tel.: +49 7233 7043-200
Internet: www.abnoba.de

Ceres Heilmittel GmbH
Schloss Türnich
D-50169 Kerpen
Tel.: +49 2237 63803-0
Internet: www.ceresheilmittel.de

Helixor Heilmittel GmbH
Fischermühle 1
D-72348 Rosenfeld
Tel.: +49 7428 935-0
Internet: www.helixor.de

Iscador AG
Kirschweg 9
CH-4144 Arlesheim
Tel.: +41 61 706 72 22
Internet: www.iscador.com

WALA Heilmittel GmbH
Dorfstr. 1
D-73087 Bad Boll/Eckwälden
Tel.: +49 7164 930-0
Internet: www.wala.world.de,
www.walaarzneimittel.de

Weleda AG
Möhlerstr. 3
D-73525 Schwäbisch Gmünd
Tel.: +49 7171 919-0 oder -555
Internet: www.weleda.de

Apotheke an der Weleda
Möhlerstr. 1
D-73525 Schwäbisch Gmünd
Tel: +49 7171 87444-0
Internet: www.apotheke-weleda.de

Schloss-Apotheke Koblenz
Schlossstr. 17
D-56068 Koblenz
Tel.: +49 261 988255-0
Internet: www.schloss-apotheke-koblenz.de

21 Literaturverzeichnis

[1] Antonovsky A, Franke A. Salutogenese: Zur Entmystifizierung der Gesundheit. Tübingen: Dgvt-Verlag; 1997

[2] Bauer J. Warum ich fühle, was Du fühlst: Intuitive Kommunikation und das Geheimnis der Spiegelneurone. 4. Aufl. München: Heyne; 2006

[3] Bockemühl J. Der Pflanzentypus als Bewegungsgestalt. In: Schad W, Hrsg. Goetheanistische Naturwissenschaft, Bd. 2: Botanik. Stuttgart: Freies Geistesleben; 1982: 7–16

[4] Bopp A, Fried A, Friedenstab U, Hrsg. Die Havelhöher Herzschule. Stuttgart: Freies Geistesleben; 2009

[5] Bott V. Anthroposophische Medizin Bd. 2. Planeten und Metalle. 2. Aufl. Heidelberg: Haug; 1987

[6] Dörre EH. Das Edelsteinfundament. Ein homöopathischer Entwicklungsweg durch 13 Edelsteine und Märchen. Schaffhausen, Schweiz: Novalis; 2007

[7] Dörre EH. Symptome- und Themenverzeichnis: von 13 Edelsteinen für die homöopathische Behandlung. Schaffhausen, Schweiz: Novalis; 2007

[8] Fintelmann V. Intuitive Medizin – Anthroposophische Medizin in der Praxis: Grundlagen – Indikationen – Therapiekonzepte. 5. Aufl. Stuttgart: Hippokrates; 2007

[9] Fintelmann V, Büssing A, Scheffler A, Treichler M, Hrsg. Onkologie auf anthroposophischer Grundlage: Pflichtfortsetzung. Stuttgart: Johannes Meyer; 2010

[10] GAÄD (Gesellschaft Anthroposophischer Ärzte in Deutschland), Med. Sektion (Medizinische Sektion der Freien Hochschule für Geisteswissenschaft), Hrsg. Anthroposophische Arzneimittel, Aufbereitungsmonographien der Kommission C. Sonderdruck. Filderstadt: GAÄD; 1999

[11] Girke, M. Innere Medizin: Grundlagen und therapeutische Konzepte der Anthroposophischen Medizin. 2. Aufl. Berlin: Salumed; 2012

[12] Glöckler M, Girke M, Hrsg. Hepatitis. Sonderheft. Merkurstab Filderstadt: Gesellschaft Anthroposophischer Ärzte in Deutschland e. V.; 1999

[13] Glöckler M, Girke M, Hrsg. Helleborus niger. Heft 6. Der Merkurstab. Filderstadt: Gesellschaft Anthroposophischer Ärzte in Deutschland e. V.; 2010

[14] Glöckler M, Girke M, Hrsg. Vademecum Anthroposophische Arzneimittel. Supplement zur Zeitschrift Der Merkurstab. 4. Aufl. Filderstadt: Gesellschaft Anthroposophischer Ärzte in Deutschland e. V.; 2017

[15] Göbel T. Die Pflanzenidee als Organon: angewandt auf die Rosenverwandten Europas. Niefern-Öschelbronn: Tycho-Brahe; 1988

[16] Grossarth-Maticek R. Autonomietraining: Gesundheit und Problemlösung durch Anregung der Selbstregulation. Berlin: De Gruyter; 2000

[17] Grossarth-Maticek R. Selbstregulation, Autonomie und Gesundheit. Berlin: De Gruyter; 2002

[18] Husemann F, Wolff O. Das Bild des Menschen als Grundlage der Heilkunst. Entwurf einer geisteswissenschaftlich orientierten Medizin. Bd. 3: Zur speziellen Pathologie und Therapie. 4. Aufl. Stuttgart: Freies Geistesleben; 2013

[19] Jachens L. Dermatologie: Grundlagen und therapeutische Konzepte der Anthroposophischen Medizin. Berlin: Salumed; 2012

[20] Kalbermatten R. Wesen und Signatur der Heilpflanzen. Die Gestalt als Schlüssel zur Heilkraft der Pflanzen. 7. Aufl. Aarau, Schweiz: AT; 2011

[21] Kalbermatten R, Kalbermatten H. Pflanzliche Urtinkturen. Wesen und Anwendung. 9. Aufl. Aarau, Schweiz: AT; 2011

[22] Kalbermatten R, Kalbermatten H. Psyche des Menschen und Signatur der Heilpflanzen. 2. Aufl. Aarau, Schweiz: AT; 2022

[23] Kirchner-Bockholt M. Grundelemente der Heileurythmie. 5. Aufl. Dornach, Schweiz: Verlag am Goetheanum; 2010

[24] Kranich E-M. Der innere Mensch und sein Leib – Eine Anthropologie. Stuttgart: Freies Geistesleben; 2003

[25] Lauterwasser A. Wasser – Musik: Geheimnis und Schönheit im Zusammenspiel von Wasser- und Klangwellen. Aarau, Schweiz: AT; 2005

[26] Löwensprung S von. Metalle. Weleda-Praxisforum spezial. Zeitschrift für Anthroposophische Medizin; 2011

[27] Schad W. Gestaltmotive fossiler Menschen. In: Schad W, Hrsg. Goetheanistische Naturwissenschaft, Bd. 4: Anthropologie. Stuttgart: Freies Geistesleben; 1985: 57–152

[28] Schäfer-Blankenhorn K. Das Horoskop als Weg zur Freiheit: Astrologie im Wassermannzeitalter – Dargestellt an Hand von Beispielen aus Leben und Werk des Dichters Rainer Maria Rilke. Freiburg: Auriga; 2003

[29] Schäfer-Blankenhorn K. Wege der Sonne – Wege des Herzens: Traditionelle Seelenübungen in der Sprache einer dreigliedrigen Astrologie – Schwerpunkt Schulungsweg der Anthroposophie. Freiburg: Auriga; 2006

[30] Schäfer-Blankenhorn K. Die Pädagogik als Schlüssel zu einer neuen Astrologie. Freiburg: Auriga; 2012

[31] Schramm H. Metalle und Mineralien in der Therapie. Heilmittelkompendium zur anthroposophischen Medizin. Schaffhausen, Schweiz: Novalis; 1991

[32] Schramm H. Heilmittel der anthroposophischen Medizin. Grundlagen – Arzneimittelporträts – Anwendung. Urban & Fischer/Elsevier; 2009

[33] Selawry A. Metall-Funktionstypen in Psychologie und Medizin. 2. Aufl. Heidelberg: Haug; 1991

[34] Soldner G, Stellmann M. Individuelle Pädiatrie: Leibliche, seelische und geistige Aspekte in Diagnostik und Beratung. Anthroposophisch-homöopathische Therapie. 4. Aufl. Stuttgart: Wissenschaftliche Verlagsgesellschaft; 2011

[35] Steiner R. GA 009: Theosophie. Einführung in übersinnliche Welterkenntnis und Menschenbestimmung (1904). 32. Aufl. Dornach, Schweiz: Rudolf Steiner; 2003

[36] Steiner R. GA 010: Wie erlangt man Erkenntnisse der höheren Welten? (1904/05). 12. Aufl. Dornach, Schweiz: Rudolf Steiner; 2010

[37] Steiner R. GA 011: Aus der Akasha-Chronik (1904–1905). 6. Aufl. Dornach, Schweiz: Rudolf Steiner; 1986

[38] Steiner R. GA 013: Die Geheimwissenschaft im Umriß (1910). Dornach, Schweiz: Rudolf Steiner; 2012

[39] Steiner R. GA 026: Anthroposophische Leitsätze: Der Erkenntnisweg der Anthroposophie. Das Michael-Mysterium (1924/1925). 10. Aufl. Dornach, Schweiz: Rudolf Steiner; 1999

[40] Steiner R, Wegman I. GA 027: Grundlegendes zur Erweiterung der Heilkunst nach geisteswissenschaftlichen Erkenntnissen (1925). Dornach, Schweiz: Rudolf Steiner; 2000

[41] Steiner R, Wiesberger H, Weyrather D, Hrsg. GA 040: Wahrspruchworte (ca. 1886–1925). 9. Aufl. Dornach, Schweiz: Rudolf Steiner; 2005

[42] Steiner R. GA 098: Natur- und Geistwesen, ihr Wirken in unserer sichtbaren Welt. 18 Vorträge, gehalten in verschiedenen Städten zwischen dem 5. Nov. 1907 und dem 14. Juni 1908. Dornach, Schweiz: Rudolf Steiner; 1983

[43] Steiner R. GA 110: Geistige Hierarchien und ihre Wiederspiegelung in der physischen Welt. Tierkreis, Planeten, Kosmos. 10 Vorträge, gehalten in Düsseldorf vom 12. bis 18. Apr. 1909 und 2 Fragebeantwortungen vom 21. und 22. Apr. 1909. 7. Aufl. Dornach, Schweiz: Rudolf Steiner; 1991

[44] Steiner R. GA 128: Eine okkulte Physiologie. Ein Zyklus von 8 Vorträgen, gehalten in Prag vom 20. bis 28. März 1911, und 1 Sondervortrag vom 28. März 1911. Dornach, Schweiz: Rudolf Steiner; 1996

[45] Steiner R. GA 278: Eurythmie als sichtbarer Gesang: Ton-Eurythmie-Kurs. 1 Aufsatz vom 2. März 1924 und 8 Vorträge, gehalten in Dornach vom 19. bis 27. Febr. 1924. 5. Aufl. Dornach, Schweiz: Rudolf Steiner; 2001

[46] Steiner R. GA 279: Eurythmie als sichtbare Sprache: Laut-Eurythmie-Kurs. 15 Vorträge für Eurythmisten, Dornach 24. Juni bis 12. Juli 1924, mit 2 vorangehenden Vorträgen, Dornach 4. Aug. 1922 und Penmaenmawr 26. Aug. 1923. 5. Aufl. Dornach, Schweiz: Rudolf Steiner; 1990

[47] Steiner R, Steiner-von Sivers M. GA 280: Methodik und Wesen der Sprachgestaltung (1919–1924). Dornach, Schweiz: Rudolf Steiner; 1983

[48] Steiner R. GA 308: Die Methodik des Lehrens und die Lebensbedingungen des Erziehens. 5 öffentliche Vorträge, Stuttgart 8. Bis 11. Apr. 1924. 5. Aufl. Dornach, Schweiz: Rudolf Steiner; 1986

[49] Steiner R. GA 312: Geisteswissenschaft und Medizin. 20 Vorträge für Ärzte und Medizinstudierende, Dornach 21. März bis 9. Apr. 1920. 7. Aufl. Dornach, Schweiz: Rudolf Steiner; 1999

[50] Steiner R. GA 313: Geisteswissenschaftliche Gesichtspunkte zur Therapie. 9 Vorträge für Ärzte und Medizinstudierende, Dornach 11. bis 18. Apr. 1921. 5. Aufl. Dornach, Schweiz: Rudolf Steiner; 2001

[51] Steiner R. GA 314: Physiologisch-Therapeutisches auf Grundlage der Geisteswissenschaft. 12 Vorträge, 1 Votum, 1 Ansprache und 2 Besprechungen mit Ärzten, Dornach und Stuttgart 1920, 1922 bis 1924. 4. Aufl. Dornach, Schweiz: Rudolf Steiner; 2011

[52] Steiner R. GA 315: Heileurythmie. 8 Vorträge für Ärzte und Eurythmisten, Dornach 12. bis 18. Apr. 1921 und Stuttgart 28. Okt. 1922. 5. Aufl. Dornach, Schweiz: Rudolf Steiner; 2003

[53] Steiner R. GA 316: Meditative Betrachtungen und Anleitungen zur Vertiefung der Heilkunst. Weihnachtskurs: 8 Vorträge, Dornach 2. bis 9. Jan. 1924; Osterkurs: 5 Vorträge, Dornach 21. bis 25. Apr. 1924; 1. Rundbrief 11. März 1924. Abendzusammenkunft, Dornach 24. Apr. 1924. 5. Aufl. Dornach, Schweiz: Rudolf Steiner; 2009

[54] Steiner R. GA 317: Heilpädagogischer Kurs. 12 Vorträge für Heilpädagogen und Ärzte, Dornach 25. Juni bis 7. Juli 1924. 8. Aufl. Dornach, Schweiz: Rudolf Steiner; 1995

[55] Steiner R. GA 318: Pastoralmedizinischer Kurs. 11 Vorträge für Ärzte und Priester, Dornach 8. bis 18. Sept. 1924 und 1 „Ansprache an die Mediziner" vom 18. Sept. 1924. 4. Aufl. Dornach, Schweiz: Rudolf Steiner; 1994

[56] Steiner R. GA 319: Anthroposophische Menschenerkenntnis und Medizin. Vortrag vom 2. Sept. 1923. 3. Aufl. Dornach, Schweiz: Rudolf Steiner; 1994

[57] Steiner R. GA 347: Die Erkenntnis des Menschen nach Leib, Seele und Geist. Über frühe Erdzustände. Bd. 1: 10 Vorträge, Dornach 2. Aug. bis 30. Sept. 1922. 3. Aufl. Dornach, Schweiz: Rudolf Steiner; 1995

[58] Uecker DM. Metalle in der ganzheitlichen Therapie. Stuttgart: Sonntag; 2008

[59] Vogel H-H. Beiträge zu einer medizinischen Menschenkunde I: Von der Pathologie zur Therapie. 2 Bände. Heidelberg: Haug; 1997

[60] Vogel H-H. Beiträge zu einer medizinischen Menschenkunde II: Von der Pathologie zur Therapie. Heidelberg: Haug; 1999

[61] Vogel H-H. Wege der Heilmittelfindung. Ein Beitrag zum Verständnis der Heilmittel der anthroposophischen Therapierichtung am Beispiel der WALA Heilmittel-Kompositionen. 2 Bände. Berlin: Salumed; 2001

[62] Wais M. Biographie-Arbeit und Lebensberatung: Krisen und Entwicklungschancen des Erwachsenen. 6. Aufl. Stuttgart: Urachhaus; 2010

[63] Wais M. Ich bin, was ich werden könnte: Entwicklungschancen des Lebenslaufs. Aus der Biographieberatung. 5. Aufl. Stuttgart: Mayer; 2011

[64] Wala. Wala-Arzneimittelverzeichnis. 33. Aufl. Eckwälden/Bad Boll: Wala; 2012

[65] Walter H. Die sieben Hauptmetalle. Ihre Beziehungen zu Welt, Erde und Mensch. 3. Aufl. Dornach, Schweiz: Verlag am Goetheanum; 2010

[66] Warm H. Die Signatur der Sphären: Von der Ordnung der Sonnensysteme. 3. Aufl. Hamburg: Keplerstern; 2011

[67] Weihrauch W, Fintelmann V, Dorka R et al. Mistel und Misteltherapie. Heft Nr. 103. Flensburg: Flensburger Hefte; 2009

[68] Weihrauch W, Fintelmann V, Krause P et al. Krebs – Auge zum Abgrund. Heft Nr. 104. Flensburg: Flensburger Hefte; 2009

[69] Werner G. Lehrstunde fürs Leben im Gepäck. Vortrag vom 15. Febr. 2011 in der Europäischen Schule Karlsruhe; 2011

[70] Weleda. Weleda-Arzneimittelverzeichnis. 30. Aufl. Schwäbisch Gmünd: Weleda; 2023

[71] Wilkens J. Misteltherapie. Differenzierte Anwendung der Mistel nach Wirtsbäumen. Stuttgart: Sonntag; 2006

22 Weiterführende Literatur

22.1 Anthroposophische Medizin

[1] Bopp A, Fried A, Friedenstab U, Hrsg. Die Havelhöher Herzschule. Stuttgart: Freies Geistesleben; 2009

[2] Bott V. Anthroposophische Medizin Bd. 2. Planeten und Metalle. 2. Aufl. Heidelberg: Haug; 1987

[3] Bott V. Anthroposophische Medizin Bd. 1. Eine Möglichkeit, die Heilkunst zu erweitern. 4. Aufl. Heidelberg: Haug; 1993

[4] Fintelmann V. Die spirituelle Seite des Immunsystems. Praktische Hilfen zur Stärkung unserer Abwehrkräfte. Stuttgart: Urachhaus; 2022

[5] Fintelmann V. Zufrieden alt werden. Von der Freiheit, alt sein zu dürfen. Stuttgart: Urachhaus; 2021

[6] Fintelmann V. Die Wiedergewinnung des Heilens: Wege zu einer christlichen Medizin. Frankfurt/M.: Info3-Verlagsgesellschaft Brüll und Heisterkamp; 2017

[7] Fintelmann V. Intuitive Medizin – Anthroposophische Medizin in der Praxis: Grundlagen – Indikationen – Therapiekonzepte. 5. Aufl. Stuttgart: Hippokrates; 2007

[8] Fintelmann V, Treichler M. Leib & Seele in Gesundheit und Krankheit. Frankfurt/M.: Info3-Verlagsgesellschaft Brüll und Heisterkamp; 2019

[9] Girke, M. Geriatrie. Grundlagen und therapeutische Konzepte der Anthroposophischen Medizin. Berlin: Salumed; 2014

[10] Girke, M. Innere Medizin: Grundlagen und therapeutische Konzepte der Anthroposophischen Medizin. 2. Aufl. Berlin: Salumed; 2012

[11] Husemann F. Anthroposophische Medizin: Ein Weg zu den heilenden Kräften. 2. Aufl. Dornach, Schweiz: Verlag am Goetheanum; 2011

[12] Husemann F, Wolff O. Das Bild des Menschen als Grundlage der Heilkunst. Entwurf einer geisteswissenschaftlich orientierten Medizin. Bd. 1: Zur Anatomie und Physiologie. 11. Aufl. Stuttgart: Freies Geistesleben; 2003

[13] Husemann F, Wolff O. Das Bild des Menschen als Grundlage der Heilkunst. Entwurf einer geisteswissenschaftlich orientierten Medizin. Bd. 3: Zur speziellen Pathologie und Therapie. 4. Aufl. Stuttgart: Freies Geistesleben; 2013

[14] Jachens L. Dermatologie: Grundlagen und therapeutische Konzepte der Anthroposophischen Medizin. Berlin: Salumed; 2012

[15] Maris B. Frauenheilkunde und Geburtshilfe: Grundlagen und therapeutische Konzepte der Anthroposophischen Medizin. Berlin: Salumed; 2012

[16] McKeen T. Anthroposophische Medizin. Einführende Vorträge und Aufsätze. Reprint. Berlin: Salumed; 2016

[17] Meister D, Oelmüller B, Zühlke H. HNO-Heilkunde. Berlin: Salumed; 2021

[18] Schopper C. Trauma überwinden. Ein Handbuch für Therapeuten und Betroffene. Stuttgart: Urachhaus; 2018

[19] Soldner G, Stellmann M. Individuelle Pädiatrie: Leibliche, seelische und geistige Aspekte in Diagnostik und Beratung. Anthroposophisch-homöopathische Therapie. 4. Aufl. Stuttgart: Wissenschaftliche Verlagsgesellschaft; 2011

[20] Treichler M, Fintelmann V, Reiner J. Die Seele war von Anfang an dabei. Der umfassende Grundgedanke der Anthroposophischen Medizin. Frankfurt/M.: Info3-Verlagsgesellschaft Brüll und Heisterkamp; 2020

[21] Treichler M, Reiner J. Anthroposophie-basierte Psychotherapie. Grundlagen – Methoden – Indikationen – Praxis. Berlin: Salumed; 2019

[22] Vogel H-H. Beiträge zu einer medizinischen Menschenkunde I: Von der Pathologie zur Therapie. 2 Bände. Heidelberg: Haug; 1997

[23] Vogel H-H. Beiträge zu einer medizinischen Menschenkunde II: Von der Pathologie zur Therapie. Heidelberg: Haug; 1999

[24] Wolff O. Das Bild des Menschen als Grundlage der Heilkunst. Entwurf einer geisteswissenschaftlich orientierten Medizin. Bd. 2: Zur allgemeinen Pathologie und Therapie. 6. Aufl. Stuttgart: Freies Geistesleben; 2000

22.2 Anthroposophische Arzneimittel

[1] Dörre EH. Das Edelsteinfundament. Ein homöopathischer Entwicklungsweg durch 13 Edelsteine und Märchen. Schaffhausen, Schweiz: Novalis; 2007

[2] Glöckler M, Girke M, Hrsg. Vademecum Anthroposophische Arzneimittel. Supplement zur Zeitschrift Der Merkurstab. 2. Aufl. Filderstadt: Gesellschaft Anthroposophischer Ärzte in Deutschland e. V.; 2010

[3] Kalbermatten R. Wesen und Signatur der Heilpflanzen. Die Gestalt als Schlüssel zur Heilkraft der Pflanzen. 7. Aufl. Aarau, Schweiz: AT; 2011

[4] Kalbermatten R, Kalbermatten H. Pflanzliche Urtinkturen. Wesen und Anwendung. 9. Aufl. Aarau, Schweiz: AT; 2011

[5] Meyer U, Pedersen PA, Hrsg. Anthroposophische Pharmazie. Grundlagen, Herstellprozesse, Arzneimittel. Berlin: Salumed; 2017

[6] Reinhard J. Sanfte Heilpraxis mit selbstgemachten Medikamenten. Aarau, Schweiz: AT; 2008

[7] Reinhard J, Baumann A. Unerhörtes aus der Medizin. 3. Aufl. Ostfildern: Hallwag; 1997

[8] Rippe O. Heilende Metalle. Rezepte und Therapie im Geist des Paracelsus. Aarau und München: AT-Verlag; 2020

[9] Schramm H. Metalle und Mineralien in der Therapie. Heilmittelkompendium zur anthroposophischen Medizin. Schaffhausen, Schweiz: Novalis; 1991

[10] Schramm H. Heilmittel der anthroposophischen Medizin. Grundlagen – Arzneimittelporträts – Anwendung. Urban & Fischer/Elsevier; 2009

[11] Selawry A. Metall-Funktionstypen in Psychologie und Medizin. Reprint. Berlin: Salumed; 2017

[12] Sommer M. Metalle und Mineralien als Heilmittel. Stuttgart: Urachhaus; 2018

[13] Uecker DM. Metalle in der ganzheitlichen Therapie. Stuttgart: Sonntag; 2008

[14] Vogel H-H. Wege der Heilmittelfindung. Ein Beitrag zum Verständnis der Heilmittel der anthroposophischen Therapierichtung am Beispiel der WALA Heilmittel-Kompositionen. 2 Bände. Berlin: Salumed; 2001

[15] Walter H. Die sieben Hauptmetalle. Ihre Beziehungen zu Welt, Erde und Mensch. 3. Aufl. Dornach, Schweiz: Verlag am Goetheanum; 2010

[16] Wilkens J, Meyer F, Mandera R. Arnika – Königin der Heilpflanzen. Die Arnika als Heilpflanze in Homöopathie, Phytotherapie und anthroposophischer Medizin. Aarau und München: AT-Verlag; 2018

22.3 Goetheanistische Menschen- und Naturbetrachtung

[1] Furst B. Autonomie der Blutbewegung. Ein neuer Blick auf Herz und Kreislauf. Berlin: Salumed; 2020

[2] Göbel T. Die Pflanzenidee als Organon: angewandt auf die Rosenverwandten Europas. Niefern-Öschelbronn: Tycho-Brahe; 1988

[3] Grohmann G. Die Pflanze: Ein Weg zum Verständnis ihres Weges. Reprint. Berlin: Salumed; 2013

[4] Hardtmuth T. Mikrobiom und Mensch. Die Bedeutung der Mikroorganismen und Viren in Medizin, Evolution und Ökologie. Wege zu einer systemischen Perspektive. Berlin: Salumed; 2021

[5] Hoerner W. Zeit und Rhythmus. Die Ordnungsgesetze der Erde und des Menschen. 5. Aufl. Stuttgart: Urachhaus; 2006

[6] Husemann A. Der musikalische Bau des Menschen: Entwurf einer plastisch-musikalischen Menschenkunde. 4. Aufl. Stuttgart: Freies Geistesleben; 2003

[7] Kranich E-M. Der innere Mensch und sein Leib – Eine Anthropologie. Stuttgart: Freies Geistesleben; 2003

[8] McKeen T. Wesen und Gestalt des Menschen. Aufsätze und Vorträge zur anthroposophischen Menschenkunde und Medizin. Stuttgart: Freies Geistesleben; 1996

[9] Pelikan W. Sieben Metalle: Vom Wirken des Metallwesens in Kosmos, Erde und Mensch. Dornach, Schweiz: Verlag am Goetheanum; 2011

[10] Pelikan W. Heilpflanzenkunde 1/3: Der Mensch und die Heilpflanzen: 3 Bände. Dornach, Schweiz: Verlag am Goetheanum; 2012

[11] Rohen JW. Eine funktionelle und spirituelle Anthropologie unter Einbeziehung der Menschenkunde Rudolf Steiners. Stuttgart: Freies Geistesleben; 2009

[12] Rohen JW. Morphologie des menschlichen Organismus. Versuch einer goetheanistischen Gestaltlehre des Menschen. 3. Aufl. Stuttgart: Freies Geistesleben; 2007

[13] Schad W. Goetheanistische Naturwissenschaft, Bd. 1: Allgemeine Biologie. Stuttgart: Freies Geistesleben; 1982

[14] Schad W. Goetheanistische Naturwissenschaft, Bd. 2: Botanik. Stuttgart: Freies Geistesleben; 1982

[15] Schad W. Goetheanistische Naturwissenschaft, Bd. 3: Zoologie. Stuttgart: Freies Geistesleben; 1983

[16] Schad W. Goetheanistische Naturwissenschaft, Bd. 4: Anthropologie. Stuttgart: Freies Geistesleben; 1985

[17] Schad W. Säugetiere und Mensch. 2 Bände: Ihre Gestaltbiologie in Raum und Zeit. Stuttgart: Freies Geistesleben; 2012

[18] Treichler R. Die Entwicklung der Seele im Lebenslauf: Stufen, Störungen und Erkrankungen des Seelenlebens. 6. Aufl. Stuttgart: Freies Geistesleben; 2012

[19] Vogel L. Der dreigegliederte Mensch. Dornach, Schweiz: Verlag am Goetheanum; 2005

[20] Wais M. Biographie-Arbeit und Lebensberatung: Krisen und Entwicklungschancen des Erwachsenen. 6. Aufl. Stuttgart: Urachhaus; 2010

[21] Wolff O. Grundlagen einer geisteswissenschaftlich erweiterten Biochemie. Stuttgart: Freies Geistesleben; 1998

22.4
Mistel und Misteltherapie

[1] Fintelmann V, Büssing A, Scheffler A, Treichler M, Hrsg. Onkologie auf anthroposophischer Grundlage: Pflichtfortsetzung. Stuttgart: Johannes Meyer; 2010

[2] Rippe O, Hrsg. Die Mistel – Eine Heilpflanze für die Krankheiten unserer Zeit. München: Richard Pflaum; 2010

[3] Selg P. Mensch und Mistel. Die Begründung der onkologischen Viscum-Behandlung durch Rudolf Steiner und Ita Wegman. Bd. 1: 1917-1925. Berlin: Salumed; 2016

[4] Weihrauch W, Fintelmann V, Dorka R et al. Mistel und Misteltherapie. Heft Nr. 103. Flensburg: Flensburger Hefte; 2009

[5] Weihrauch W, Fintelmann V, Krause P et al. Krebs – Auge zum Abgrund. Heft Nr. 104. Flensburg: Flensburger Hefte; 2009

[6] Wilkens J. Die Heilkraft der Christrose. Aarau und München: AT-Verlag; 2014

[7] Wilkens J. Misteltherapie. Differenzierte Anwendung der Mistel nach Wirtsbäumen. Stuttgart: Sonntag; 2006

[8] Wilkens J, Bohm G. Misteln – kraftvolle Helfer aus der Natur. Vorbeugen, lindern, heilen. Aarau und München: AT-Verlag; 2016

22.5
Literatur von Rudolf Steiner mit medizinischem Bezug – Auswahl

[1] Steiner R. GA 002: Grundlinien einer Erkenntnistheorie der Goetheschen Weltanschauung, mit besonderer Rücksicht auf Schiller (1886). 8. Aufl. Dornach, Schweiz: Rudolf Steiner; 2003

[2] Steiner R. GA 009: Theosophie. Einführung in übersinnliche Welterkenntnis und Menschenbestimmung (1904). 32. Aufl. Dornach, Schweiz: Rudolf Steiner; 2003

[3] Steiner R. GA 010: Wie erlangt man Erkenntnisse der höheren Welten? (1904/05). 12. Aufl. Dornach, Schweiz: Rudolf Steiner; 2010

[4] Steiner R. GA 013: Die Geheimwissenschaft im Umriß (1910). Dornach, Schweiz: Rudolf Steiner; 2012

[5] Steiner R, Wegman I. GA 027: Grundlegendes zur Erweiterung der Heilkunst nach geisteswissenschaftlichen Erkenntnissen (1925). Dornach, Schweiz: Rudolf Steiner; 2000

[6] Steiner R. GA 102: Das Hereinwirken geistiger Wesen in den Menschen. 13 Vorträge, gehalten in Berlin zwischen dem 6. Jan. und 11. Juni 1908. 4. Aufl. Dornach, Schweiz: Rudolf Steiner; 2001

[7] Steiner R. GA 107: Geisteswissenschaftliche Menschenkunde. 19 Vorträge, gehalten in Berlin vom 19. Okt. 1908 und 17. Juni 1909. 6. Aufl. Dornach, Schweiz: Rudolf Steiner; 2011

[8] Steiner R. GA 115: Anthroposophie, Psychosophie, Pneumatosophie. 12 Vorträge, gehalten in Berlin vom 23. bis 27. Okt. 1909, 1. bis 4. Nov. 1910 und 12. bis 16. Dez. 1911. 4. Aufl. Dornach, Schweiz: Rudolf Steiner; 2001

[9] Steiner R. GA 120: Die Offenbarungen des Karma. Ein Vortragszyklus in Hamburg vom 16. bis 28. Mai 1910. 5. Aufl. Dornach, Schweiz: Rudolf Steiner; 2003

[10] Steiner R. GA 128: Eine okkulte Physiologie. Ein Zyklus von 8 Vorträgen, gehalten in Prag vom 20. bis 28. März 1911, und 1 Sondervortrag vom 28. März 1911. Dornach, Schweiz: Rudolf Steiner; 1996

[11] Steiner R. GA 134: Die Welt der Sinne und die Welt des Geistes. 6 Vorträge, gehalten in Hannover vom 27. Dez. 1911 bis 1. Jan. 1912. 6. Aufl. Dornach, Schweiz: Rudolf Steiner; 2009

[12] Steiner R. GA 136: Die geistigen Wesenheiten in den Himmelskörpern und Naturreichen. 10 Vorträge, Helsingfors 3. bis 14. Apr. 1912, und 1 öffentlicher Vortrag: Der Okkultismus und die Initiation, Helsingfors, 12. Apr. 1912. 7. Aufl. Dornach, Schweiz: Rudolf Steiner; 2009

[13] Steiner R. GA 201: Entsprechungen zwischen Mikrokosmos und Makrokosmos. Der Mensch eine Hieroglyphe des Weltenalls. 16 Vorträge, gehalten in Dornach zwischen dem 9. Apr. und 16. Mai 1920. 2. Aufl. Dornach, Schweiz: Rudolf Steiner; 1987

[14] Steiner R. GA 202: Die Brücke zwischen der Weltgeistigkeit und dem Physischen des Menschen. Die Suche nach der neuen Isis, der göttlichen Sophia. 16 Vorträge, Dornach 26. Nov. bis 26. Dez. 1920, Bern 14., Basel 23. Dez. 1920. 4. Aufl. Dornach, Schweiz: Rudolf Steiner; 1993

[15] Steiner R. GA 203: Die Verantwortung des Menschen für die Weltentwicklung durch seinen geistigen Zusammenhang mit dem Erdplaneten und der Sternenwelt. 18 Vorträge in Stuttgart, Dornach und Den Haag zwischen dem 1. Jan. und 1. Apr. 1921. 2. Aufl. Dornach, Schweiz: Rudolf Steiner; 1989

[16] Steiner R. GA 204: Perspektiven der Menschheitsentwicklung. Der materialistische Erkenntnisimpuls und die Aufgabe der Anthroposophie. 17 Vorträge in Dornach zwischen dem 2. Apr. und 5. Juni 1921. Dornach, Schweiz: Rudolf Steiner; 1979

[17] Steiner R. GA 205: Menschenwerden – Weltenseele – Weltengeist. Erster Teil: Der Mensch als leiblich-seelische Wesenheit in seinem Verhältnis zur Welt. 13 Vorträge, Stuttgart 16. Juni, Bern 28. Juni und Dornach 24. Juni bis 17. Juli 1921. 2. Aufl. Dornach, Schweiz: Rudolf Steiner; 1987

[18] Steiner R. GA 206: Menschenwerden – Weltenseele – Weltengeist. Zweiter Teil: Der Mensch als geistiges Wesen im historischen Werdegang. 11 Vorträge, Dornach 22. Juli bis 20. Aug. 1921. 2. Aufl. Dornach, Schweiz: Rudolf Steiner; 1991

[19] Steiner R. GA 207: Anthroposophie als Kosmosophie. Erster Teil: Wesenszüge des Menschen im irdischen und kosmischen Bereich. 11 Vorträge, Dornach 23. Sept. bis 16. Okt. 1921. 3. Aufl. Dornach, Schweiz: Rudolf Steiner; 1990

[20] Steiner R. GA 208: Anthroposophie als Kosmosophie. Zweiter Teil: Die Gestaltung des Menschen als Ergebnis kosmischer Wirkungen. 11 Vorträge Dornach 21. Okt. bis 13. Nov. 1921. 3. Aufl. Dornach, Schweiz: Rudolf Steiner; 1992

[21] Steiner R. GA 218: Geistige Zusammenhänge in der Gestaltung des menschlichen Organismus. 16 Vorträge, darunter 4 öffentliche, zwischen dem 14. Okt. und 9. Dez. 1922 in verschiedenen Städten. 5. Aufl. Dornach, Schweiz: Rudolf Steiner; 2012

[22] Steiner R. GA 219: Das Verhältnis der Sternenwelt zum Menschen und des Menschen zur Sternenwelt. Die geistige Kommunion der Menschheit. 12 Vorträge, Dornach 26. Nov. bis 31. Dez. 1922, mit Notizbucheintragungen zu 2 Vorträgen. 6. Aufl. Dornach, Schweiz: Rudolf Steiner; 1994

[23] Steiner R. GA 221: Erdenwissen und Himmelserkenntnis. 9 Vorträge, Dornach 2. bis 18. Febr. 1923. 3. Aufl. Dornach, Schweiz: Rudolf Steiner; 1998

[24] Steiner R. GA 230: Der Mensch als Zusammenklang des schaffenden, bildenden und gestaltenden Weltenwortes. 12 Vorträge, Dornach 19. Okt. bis 11. Nov. 1923. 7. Aufl. Dornach, Schweiz: Rudolf Steiner; 1993

[25] Steiner R. GA 293: Allgemeine Menschenkunde als Grundlage der Pädagogik. 14 Vorträge, Stuttgart 21. Aug. bis 5. Sept. 1919. 9. Aufl. Dornach, Schweiz: Rudolf Steiner; 1992

[26] Steiner R. GA 303: Die gesunde Entwicklung des Leiblich-Physischen als Grundlage der freien Entfaltung des Seelisch-Geistigen. 16 Vorträge und 3 Fragenbeantwortungen, Dornach 23. Dez. 1921 bis 7. Jan. 1922. 4. Aufl. Dornach, Schweiz: Rudolf Steiner; 1987

[27] Steiner R. GA 308: Die Methodik des Lehrens und die Lebensbedingungen des Erziehens. 5 öffentliche Vorträge, Stuttgart 8. bis 11. Apr. 1924. 5. Aufl. Dornach, Schweiz: Rudolf Steiner; 1986

[28] Steiner R. GA 312: Geisteswissenschaft und Medizin. 20 Vorträge für Ärzte und Medizinstudierende, Dornach 21. März bis 9. Apr. 1920. 7. Aufl. Dornach, Schweiz: Rudolf Steiner; 1999

[29] Steiner R. GA 313: Geisteswissenschaftliche Gesichtspunkte zur Therapie. 9 Vorträge für Ärzte und Medizinstudierende, Dornach 11. bis 18. Apr. 1921. 5. Aufl. Dornach, Schweiz: Rudolf Steiner; 2001

[30] Steiner R. GA 314: Physiologisch-Therapeutisches auf Grundlage der Geisteswissenschaft. 12 Vorträge, 1 Votum, 1 Ansprache und 2 Besprechungen mit Ärzten, Dornach und Stuttgart 1920, 1922 bis 1924. 4. Aufl. Dornach, Schweiz: Rudolf Steiner; 2011

[31] Steiner R. GA 315: Heileurythmie. 8 Vorträge für Ärzte und Eurythmisten, Dornach 12. bis 18. Apr. 1921 und Stuttgart 28. Okt. 1922. 5. Aufl. Dornach, Schweiz: Rudolf Steiner; 2003

[32] Steiner R. GA 316: Meditative Betrachtungen und Anleitungen zur Vertiefung der Heilkunst. Weihnachtskurs: 8 Vorträge, Dornach 2. bis 9. Jan. 1924; Osterkurs: 5 Vorträge, Dornach 21. bis 25. Apr. 1924; 1. Rundbrief 11. März 1924. Abendzusammenkunft, Dornach 24. Apr. 1924. 5. Aufl. Dornach, Schweiz: Rudolf Steiner; 2009

[33] Steiner R. GA 317: Heilpädagogischer Kurs. 12 Vorträge für Heilpädagogen und Ärzte, Dornach 25. Juni bis 7. Juli 1924. 8. Aufl. Dornach, Schweiz: Rudolf Steiner; 1995

[34] Steiner R. GA 318: Pastoralmedizinischer Kurs. 11 Vorträge für Ärzte und Priester, Dornach 8. bis 18. Sept. 1924 und 1 „Ansprache an die Mediziner" vom 18. Sept. 1924. 4. Aufl. Dornach, Schweiz: Rudolf Steiner; 1994

[35] Steiner R. GA 319: Anthroposophische Menschenerkenntnis und Medizin. 7 Vorträge für Ärzte und Medizinstudierende sowie 4 öffentliche Vorträge, 1923 und 1924 in verschiedenen Städten. 3. Aufl. Dornach, Schweiz: Rudolf Steiner; 1994

[36] Steiner R. GA 327: Geisteswissenschaftliche Grundlagen zum Gedeihen der Landwirtschaft. 8 Vorträge, 1 Ansprache und Fragenbeantwortungen, Koberwitz bei Breslau 7. bis 16. Juni 1924. Mit 1 Vortrag, Dornach 20. Juni 1924. 8. Aufl. Dornach, Schweiz: Rudolf Steiner; 1999

[37] Steiner R. GA 347: Die Erkenntnis des Menschen nach Leib, Seele und Geist. Über frühe Erdzustände. Bd. 1: 10 Vorträge, Dornach 2. Aug. bis 30. Sept. 1922. 3. Aufl. Dornach, Schweiz: Rudolf Steiner; 1995

[38] Steiner R. GA 348: Über Gesundheit und Krankheit. Grundlagen einer geisteswissenschaftlichen Sinneslehre. Bd. 2: 18 Vorträge, Dornach 19. Okt. 1922 bis 10. Febr. 1923. 4. Aufl. Dornach, Schweiz: Rudolf Steiner; 1997

[39] Steiner R. GA 350: Rhythmen im Kosmos und im Menschenwesen. Wie kommt man zum Schauen der geistigen Welt? Bd 4. 16 Vorträge, Dornach 30. Mai bis 22. Sept. 1923. 3. Aufl. Dornach, Schweiz: Rudolf Steiner; 1991

[40] Steiner R. GA 351: Mensch und Welt. Das Wirken des Geistes in der Natur. Über das Wesen der Bienen. Bd. 5. 15 Vorträge, Dornach 8. Okt. bis 22. Dez. 1923. 5. Aufl. Dornach, Schweiz: Rudolf Steiner; 1999

[41] Steiner R. GA 352: Natur und Mensch in geisteswissenschaftlicher Betrachtung. Bd. 6. 10 Vorträge, Dornach 7. Jan. bis 27. Febr. 1924. 3. Aufl. Dornach, Schweiz: Rudolf Steiner; 1981

22.6 Weitere Themen

[1] Antonovsky A, Franke A. Salutogenese: Zur Entmystifizierung der Gesundheit. Tübingen: Dgvt-Verlag; 1997

[2] Bauer J. Warum ich fühle, was Du fühlst: Intuitive Kommunikation und das Geheimnis der Spiegelneurone. 4. Aufl. München: Heyne; 2006

[3] Faulstich J. Das heilende Bewusstsein. Wunder und Hoffnung an den Grenzen der Medizin. 9. Aufl. München: MensSana/Droemer Knaur; 2008

[4] Faulstich J. Das Geheimnis der Heilung: Wie altes Wissen die Medizin verändert. München: MensSana/Droemer Knaur; 2012

[5] Fintelmann V, Hartmann S. Mit Widar Zukunft schaffen. Stuttgart: Freies Geistesleben; 2019

[6] Grossarth-Maticek R. Autonomietraining: Gesundheit und Problemlösung durch Anregung der Selbstregulation. Berlin: De Gruyter; 2000

[7] Grossarth-Maticek R. Selbstregulation, Autonomie und Gesundheit. Berlin: De Gruyter; 2002

[8] Hollerbach L. Der Quanten-Code. Heilung und Selbstheilung durch die Ur-Energie. München: Scorpio in Europa Verlage; 2023

Sachverzeichnis

A

B

C

D

L

M

N